针灸经论纂要

（串注本）

张载义　编著

全国百佳图书出版单位
中国中医药出版社
·北 京·

图书在版编目（CIP）数据

针灸经论纂要：串注本 / 张载义编著 . -- 北京：
中国中医药出版社，2024.4
　ISBN 978-7-5132-8478-3

　Ⅰ.①针… Ⅱ.①张… Ⅲ.①针灸疗法 Ⅳ.
① R245

中国国家版本馆 CIP 数据核字 (2023) 第 189454 号

中国中医药出版社出版
北京经济技术开发区科创十三街 31 号院二区 8 号楼
邮政编码　100176
传真　010-64405721
河北省武强县画业有限责任公司印刷
各地新华书店经销

开本 880×1230　1/32　印张 20.25　字数 488 千字
2024 年 4 月第 1 版　2024 年 4 月第 1 次印刷
书号　ISBN 978 - 7 - 5132 - 8478 - 3

定价　98.00 元
网址　www.cptcm.com

服 务 热 线　**010-64405510**
购 书 热 线　**010-89535836**
维 权 打 假　**010-64405753**

微信服务号　**zgzyycbs**
微商城网址　**https://kdt.im/LIdUGr**
官 方 微 博　**http://e.weibo.com/cptcm**
天猫旗舰店网址　**https://zgzyycbs.tmall.com**

如有印装质量问题请与本社出版部联系（010-64405510）
版权专有　侵权必究

自 序

  针灸学是以中医理论为指导，运用针刺和艾灸防治疾病的一门临床学科，针灸学说是中医学理论体系的重要组成部分，包括经络学、腧穴学、刺法灸法学、临床治疗学等部分。

  《灵枢经》《黄帝内经素问》是针灸理论的基石。从《灵枢经》《黄帝内经素问》的篇章中可以看出，《黄帝内经》（以下简称《内经》）不同章节的经文，不论是文字的古涩程度，还是理论的深浅表述，都不可能出自同一时期，而是逐年积累整理而成的具有划时代意义的医学理论著作。

  针灸的应用，可追溯到石器时代，新石器时代遗址上发掘过无孔眼的石针、骨针，金文、甲骨文中关于"灸"字的象形刻画说明灸法的应用则更趋遥远。

  以脏腑经络学说为主的针灸学，从针灸的初始应用，到《内经》时代，经历了数千年的历史，因此，针灸理论的形成是一个漫长的过程，简、帛作为文字的载体后，理论有了较快的发展，从马王堆出土的《帛书·经脉》可窥其一斑。

  《帛书·经脉》两本，即《足臂十一脉灸经》与《阴阳十一脉灸经》，成文于《灵枢·经脉》之前，是经络学研究的重要文献。

  《灵枢·经脉》中，有诸多"是动则病……；是主……所生病"的论述。《难经·二十二难》首先提出："经言是动者，气也；

所生病者，血也。"其后两千多年，经史学家由此产生出多种不同的说法。

《灵枢·经脉》的"是动则病"在《足臂十一脉灸经》中作"其病"，在《阴阳十一脉灸经》中作"是动则病"。"是主……所生病者"，在《足臂十一脉灸经》无所对应，在《阴阳十一脉灸经》是"……脉主治其所产病"。帛书的出土内容，进一步明确地说明，"是动则病……"，是经脉气血异常时所出现的证候；而"是主……所生病者"，是指本经或本经孔穴能主治某些方面的病证。

《难经》《黄帝明堂经》是继《内经》之后的重要著作。《难经》对《内经》中经脉、腧穴及补泻法的应用，均有所阐述，同时，也陈述了未见于《内经》的内容，在经络学、腧穴学，以及针刺补泻方面都有所发展。《黄帝明堂经》是已知最早的腧穴学专著。原书已佚，魏晋以后此书有多种不同名称的传本及注本，主要为《明堂孔穴针灸治要》。

《内经》《难经》之后，晋代皇甫谧根据《灵枢经》《黄帝内经素问》《明堂孔穴针灸治要》三书，结合相关文献，使"事类相从，删其浮辞，除其重复，论其精要"，写成了《针灸甲乙经》，为我国现存最早而较全面的系统性针灸学专著。

晋以后针灸诸家，其学术观点多源于《内经》《难经》与《针灸甲乙经》等经典著作。他们传承经典，对书中某些内容的理解见仁见智，或有所发挥，或有所发展，或有所创新，以至于形成了不同的针灸流派，针灸特色各异。可惜有些针灸医家，只能从传记中略知一二，并没有留下其著述。而有些则注重于医学的传承，著书立说，其学术思想得以流传。

晋唐与宋，针灸偏重于灸，有关灸法的文献可见于《肘后备急方》《备急千金要方》《外台秘要》《针灸资生经》《扁鹊心书》

等书。元明重针，如《针经指南》《医学入门》《神应经》，则主讲针刺。而《儒门事亲》的刺络放血，则根基于《内经》关于铍针的论述。

明代重视针刺手法的研究，代表性著作有《金针赋》《神应经》《针灸聚英》《针方六集》《针灸大成》等。杨继洲的《针灸大成》一书集中介绍了历代医家的补泻理论，如内经补泻、难经补泻、神应经补泻、南丰李氏补泻、四明高氏补泻，以及家传之杨氏补泻。

明代另一位针灸家汪机，以问对的方式解经释难，别具见解，书中保存了不少未见于《针灸大成》的资料，并认为同时期流行的针灸玄学观点有悖于《内经》之精髓。

反观《内经》《难经》等经典著作，因时代久远，今之传本，由于传抄的疏漏，错讹、脱简、衍文等错误在所难免。

现存唐人卷子本杨上善《黄帝内经太素》是注释《内经》的早期传本，在一定程度上保存了《内经》的原书面目。杨注对于注释字义、引证文献，都较朴实近古，因此，用以校勘今本《灵枢经》和王冰编次、注释的《黄帝内经素问》传本具有重要的价值。

《内经》文字的校勘，主要以《针灸甲乙经》《黄帝内经太素》注本、王冰《黄帝内经素问》次注本为参照。如有些不同章节的经文，虽内容相近，但个别字的字义相反，这可能是因为传本上错误，也可能与不同章节所产生的年代有关，同样需要互参，以厘清正义。如《灵枢·九针十二原》"阳中之少阴，肺也""阴中之太阴，肾也"，在《素问·六节藏象论》中分别为"阳中之太阴，肺也""阴中之少阴，肾也"。《灵枢·寿夭刚柔》"阴中有阴，阳中有阳"，在《针灸甲乙经》中则作"阴中有阳，阳中有阴"。针刺与日时的关系，涉及《内经》的多个篇章，有着不同的表述；在一日分四时刺方面，《难经》与《内经》也有差异。十二经脉气血多，《灵枢·九针论》《灵枢·五音五味》《素问·血气形志》说法不一。

因此，本书以《灵枢经》《黄帝内经素问》为主，选收了历代二十余部中医著作中有关针灸理论的内容，同时参考相关文献，以串注的方式予以诠释，以便于更好地理解经文。

张载义

2024 年 2 月

编写说明

1.本书是一部将古代针灸经文中有关针灸理论的部分加以汇辑，并以串注形式阐释相关内容的串注本。本书收集的针灸经论按医籍面世的年代先后顺次编排，所选医籍的有关内容，仍按原书的编排顺序，不刻意打乱。

2.本书的串注主要表现在以下几个方面：

（1）经文的互参。不同篇章的经文，涉及同一议题，其内容或相近，或相异，或能够前后相为呼应，比如《灵枢·九针十二原》里讲到"小针之要"，串注就会告诉你，与"小针之要"有关的内容在《灵枢·小针解》中还有记述。《灵枢·九针十二原》里提到的九针，串注也会告诉你，在《灵枢·官针》《灵枢·九针论》及《素问·针解》等篇章中都还有所阐述。关于十二经脉的气血多少，《素问·血气形志》与《灵枢·九针论》《灵枢·五音五味》并不完全相同，串注也会指明不同的内容。

（2）校勘。针灸古代典籍在传抄过程中出现的错讹、衍文等，经医学家参考多种不同时期的医学典籍加以纠正，所校勘出来的文字。校勘的重点在《灵枢经》《黄帝内经素问》的篇章中，由于篇幅所限，不影响文义的校勘未收录。

（3）注文收录了经学医家对某些段落文字的理解，其中以杨上善、王冰、马莳、张介宾居多。

（4）某些章节中个别文字过于古奥，予以注释。

3. 与经论有关的针灸歌赋收录本书，并酌加注释。

4. 本书附有分类编目，即针灸医籍按分类所分属的有关篇章。

5. 书末有主要参考书目。

目　录

上篇　经文

第一章　《灵枢经》 …………………………………………… 003

九针十二原第一 …………………………………………… 003

本输第二 …………………………………………………… 013

小针解第三 ………………………………………………… 025

邪气脏腑病形第四 ………………………………………… 029

根结第五 …………………………………………………… 045

寿夭刚柔第六 ……………………………………………… 051

官针第七 …………………………………………………… 055

本神第八 …………………………………………………… 061

终始第九 …………………………………………………… 065

经脉第十 …………………………………………………… 074

　附：足臂十一脉灸经与阴阳十一脉灸经 ……………… 099

经别第十一 ………………………………………………… 108

经水第十二 ………………………………………………… 110

经筋第十三 ………………………………………………… 114

骨度第十四 ………………………………………………… 123

五十营第十五 ……………………………………………… 126

营气第十六 ·· 127

脉度第十七 ·· 128

营卫生会第十八 ·· 132

四时气第十九 ··· 136

五邪第二十 ·· 140

寒热病第二十一 ·· 142

癫狂第二十二（节选）······································ 147

热病第二十三 ··· 150

厥病第二十四 ··· 156

病本第二十五 ··· 159

杂病第二十六 ··· 160

周痹第二十七 ··· 165

口问第二十八 ··· 167

决气第三十 ·· 172

海论第三十三 ··· 174

五乱第三十四 ··· 176

胀论第三十五 ··· 178

逆顺肥瘦第三十八 ·· 182

血络论第三十九 ·· 185

阴阳清浊第四十 ·· 187

阴阳系日月第四十一 ·· 188

顺气一日分为四时第四十四 ······························ 190

本脏第四十七（节选）······································ 193

禁服第四十八（节选）······································ 194

背腧第五十一 ··· 197

卫气第五十二 ··· 198

论痛第五十三 …………………………………… 201

逆顺第五十五 …………………………………… 202

水胀第五十七 …………………………………… 204

卫气失常第五十九 ……………………………… 206

玉版第六十 ……………………………………… 210

五禁第六十一 …………………………………… 215

动输第六十二 …………………………………… 217

五音五味第六十五（节选）…………………… 220

行针第六十七 …………………………………… 222

忧恚无言第六十九 ……………………………… 223

寒热第七十 ……………………………………… 225

邪客第七十一（节选）………………………… 226

官能第七十三 …………………………………… 232

刺节真邪第七十五（节选）…………………… 237

卫气行第七十六（节选）……………………… 246

九针论第七十八（节选）……………………… 249

第二章 《黄帝内经素问》 …………………… 255

上古天真论篇第一（节选）…………………… 255

阴阳应象大论篇第五（节选）………………… 256

阴阳离合论篇第六 ……………………………… 258

阴阳别论篇第七（节选）……………………… 262

六节藏象论篇第九（节选）…………………… 263

五脏生成篇第十（节选）……………………… 265

五脏别论篇第十一 ……………………………… 267

异法方宜论篇第十二 …………………………… 268

汤液醪醴论篇第十四（节选）………………… 270

诊要经终论篇第十六……………………………………… 273

三部九候论篇第二十（节选）…………………………… 277

经脉别论篇第二十一（节选）…………………………… 279

脏气法时论篇第二十二（节选）………………………… 280

血气形志篇第二十四……………………………………… 282

宝命全形论篇第二十五（节选）………………………… 285

八正神明论篇第二十六…………………………………… 287

离合真邪论篇第二十七…………………………………… 292

通评虚实论篇第二十八（节选）………………………… 296

阳明脉解篇第三十………………………………………… 300

刺热篇第三十二…………………………………………… 302

疟论篇第三十五（节选）………………………………… 307

刺疟篇第三十六…………………………………………… 311

举痛论篇第三十九（节选）……………………………… 316

腹中论篇第四十（节选）………………………………… 318

刺腰痛篇第四十一………………………………………… 319

痹论篇第四十三（节选）………………………………… 325

痿论篇第四十四（节选）………………………………… 326

厥论篇第四十五（节选）………………………………… 327

病能论篇第四十六（节选）……………………………… 329

脉解篇第四十九…………………………………………… 330

刺要论篇第五十…………………………………………… 334

刺齐论篇第五十一………………………………………… 336

刺禁论篇第五十二………………………………………… 337

刺志论篇第五十三………………………………………… 340

针解篇第五十四（节选）………………………………… 341

长刺节论篇第五十五 …………………………………… 344

皮部论篇第五十六 ………………………………………… 347

经络论篇第五十七 ………………………………………… 350

气穴论篇第五十八 ………………………………………… 351

气府论篇第五十九 ………………………………………… 355

骨空论篇第六十 …………………………………………… 363

水热穴论篇第六十一 ……………………………………… 371

调经论篇第六十二 ………………………………………… 375

缪刺论篇第六十三 ………………………………………… 389

四时刺逆从论篇第六十四 ………………………………… 400

标本病传论篇第六十五 …………………………………… 405

第三章 《难经》 …………………………………………… 409

论脉 ………………………………………………………… 409

论经络 ……………………………………………………… 412

论脏腑 ……………………………………………………… 422

论穴道 ……………………………………………………… 423

论针法 ……………………………………………………… 427

第四章 《伤寒论》 ………………………………………… 435

辨太阳病脉证并治上第五（节选） ……………………… 435

辨太阳病脉证并治中第六（节选） ……………………… 436

辨太阳病脉证并治下第七（节选） ……………………… 438

辨阳明病脉证并治第八（节选） ………………………… 439

辨少阴病脉证并治第十一（节选） ……………………… 439

辨厥阴病脉证并治第十二（节选） ……………………… 440

第五章 《金匮要略》 ……………………………………… 441

脏腑经络先后病脉证第一（节选） ……………………… 441

疟病脉证并治第四（节选） ················ 442

中风历节病脉证并治第五（节选） ·········· 443

血痹虚劳病脉证并治第六（节选） ·········· 444

奔豚气病脉证治第八（节选） ·············· 444

呕吐哕下利病脉证治第十七（节选） ········ 444

趺蹶手指臂肿转筋阴狐疝蛔虫病脉证治第十九（节选）·· 445

妇人妊娠病脉证并治第二十（节选） ········ 445

妇人杂病脉证并治第二十二（节选） ········ 446

第六章 《肘后备急方》 ················ 447

卷三 治风毒脚弱痹满上气方第二十一（摘录） 447

第七章 《小品方》（转摘） ·············· 449

第八章 《诸病源候论》 ················ 450

卷之四十五 小儿杂病诸候一 ············ 450

第九章 《备急千金要方》 ·············· 452

卷二十九 针灸上 ···················· 452

卷三十 针灸下 ······················ 459

第十章 《针灸资生经》 ················ 461

针灸须药 ·························· 461

针忌（节选） ······················ 462

审方书 ···························· 463

点穴 ······························ 463

论壮数多少 ························ 464

艾炷大小 ·························· 465

第十一章 《扁鹊心书》 ················ 467

卷上 大病宜灸 ···················· 467

第十二章 《针经指南》 ··· 469

　　气血问答 ··· 469

　　真言补泻手法 ·· 471

第十三章 《医经小学》 ··· 477

　　卷之三　经脉交会八穴一首 ································· 477

第十四章 《普济方》 ··· 478

　　卷四百十针灸门　诸经贯舌并取廉泉辨 ··············· 478

第十五章 《神应经》 ··· 480

　　补泻手法 ·· 480

第十六章 《医学正传》 ··· 484

　　卷之一　医学或问（节选） ································· 484

第十七章 《针灸聚英》 ··· 486

　　附辨 ·· 486

第十八章 《针灸问对》 ··· 491

　　卷之上（节选） ·· 491

　　卷之中（节选） ·· 512

　　卷之下（节选） ·· 527

第十九章 《针灸大成》 ··· 530

　　卷三　策 ·· 530

　　卷四　经络迎随设为问答杨氏 ······························ 547

第二十章 《针方六集》 ··· 570

　　卷之四　旁通集 ··· 570

　　附：修《金针赋》 ·· 572

第二十一章 《类经》 ··· 576

　　十九卷　针刺类 ··· 576

第二十二章 《红炉点雪》 ·············· 580

卷四 痰火灸法 ·················· 580

第二十三章 《医门法律》 ·············· 582

卷一 明络脉之法 ················ 582

第二十四章 《医学源流论》 ············· 586

卷下 治法 ···················· 586

卷下 书论 ···················· 591

第二十五章 《神灸经纶》 ·············· 592

卷之三 证治本义 ················ 592

第二十六章 《研经言》 ··············· 595

卷四 读《经脉篇》书后（节选）········· 595

下篇 歌赋

第二十七章 《流注指微赋》 ············· 599

第二十八章 《标幽赋》 ··············· 603

附:《金针赋》 ················· 613

分类编目 ····················· 618

主要参考书目 ·················· 630

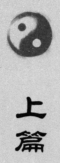

上篇　经文

第一章 《灵枢经》

九针[1] 十二原[2] 第一

【提要】本篇介绍了古代九针的名称、形状及其用途，针刺施治的纲领，述及针刺的常用补泻手法与意义，并谈及针刺的注意事项、禁忌等问题，强调说明针前诊脉、察目、观色，以及针刺时守神候气，把握虚实病机以运用补泻手法的重要性，还谈到了各种误治的不良后果。此外，本篇还介绍了十二原穴，原穴与脏腑在病理上的联系，以及五输穴的命名含义。

黄帝问于岐伯曰：余子[3]万民，养百姓[4]，而收其租税。余哀其不给[5]，而属有疾病。余欲勿使被毒药[6]，无用砭石[7]，欲以微针[8]通其经脉，调其血气，营其逆顺出入[9]之会。令可传于后世，必明为之法。令终而不灭，久而不绝，易用难忘，为之经纪。异其章[10]，别其表里，为之终始。令各有形，先立针经[11]。愿闻其情。

【串注】

[1] 九针：关于九针，另见《灵枢·官针》《灵枢·九针论》。

[2] 原：关于原穴，另见《灵枢·本输》《难经·六十二难》

《难经·六十六难》。

　　[3] 子：抚爱，像爱护自己的子女一样。"子"通"慈"。《书·召诰》："天迪从子保。"王引之云："子，当读为慈。"

　　[4] 百姓：此处指百官。《尚书·尧典》："平章百姓，百姓昭明。"孔传："百姓，百官。"

　　[5] 不给：不能自给。

　　[6] 毒药：药物的统称，古代将其分为大毒、常毒、小毒、无毒四类，见《素问·五常政大论》。

　　[7] 砭石：有关砭石的内容，另见《素问·异法方宜论》《素问·移精变气论》《素问·汤液醪醴论》《素问·病能论》。

　　[8] 微针：本文所说的小针，即毫针。

　　[9] 营其逆顺出入：调整经脉气血的顺逆出入。

　　[10] 异其章：增补《黄帝内经太素》（以下简称《太素》）卷二十一九针要道为"异其篇章"。

　　[11] 针经：指《灵枢经》。

　　岐伯答曰：臣请推而次之，令有纲纪，始于一，终于九焉。请言其道。小针之要，易陈而难入[1]。粗守形，上[2]守神，神乎，神客在门。未睹其疾，恶知其原？刺之微，在速迟。粗守关，上守机，机之[3]动，不离其空[4]。空中之机，清静而[5]微。其来不可逢[6]，其往不可追[7]。知机之道者，不可挂以发，不知机道，扣之不发。知其往来，要与之期。粗之闇[8]乎，妙哉工独有之。往者为逆，来者为顺，明知逆顺，正行无问。逆[9]而夺之，恶得无虚？追[10]而济之，恶[11]得无实？迎之随之，以意和之，针道毕矣。

　　【串注】

　　[1] 易陈而难入……若得若失：该段的解释见《灵枢·小针

解》"所谓易陈者……泻则恍然若有失也"。

［2］上：增补《太素》卷二十一九针要道作"工"，本篇有"粗之闇乎，妙哉工独有之"，《灵枢·顺气一日分为四时》有"顺者为工，逆者为粗"。

［3］之：《针灸甲乙经》（以下简称《甲乙经》）卷五第四针道此下有"不"字。

［4］空：《灵枢·小针解》此下有"中"字。空中，谓腧穴之孔中，参《素问·骨空论》。

［5］而：《甲乙经》卷五第四针道及增补《太素》卷二十一九针要道作"似"。

［6］其来不可逢：张志聪："如其气方来，乃邪气正盛，邪气盛，则正气大虚，不可乘其气来，即迎而补之，当避其邪气之来锐。"

［7］其往不可追：张志聪："其气已往，则邪气已衰，而正气将复，不可乘其气往，追而泻之，恐伤其正气，在于方来方去之微，而发其机也。"

［8］闇（ɑn）：暗昧不明。《小尔雅》："闇，冥也。"

［9］逆：《甲乙经》卷五第四针道及增补《太素》卷二十一九针要道作"迎"，"逆""迎"义同。

［10］追：《针灸大成》卷四作"随"。本句其下有"迎之随之"与其相承。

［11］恶：《素问·调经论》王注引作"安"。

凡用针者，虚则实之，满则泄之，宛陈则除之，邪胜[1]则虚之[2]。《大要》[3]曰：徐而疾则实，疾而徐则虚。言实与虚，若有若无；察后与先，若存若亡；为虚与实，若得若失[4]。

虚实之要，九针最妙，补泻之时，以针为之。泻曰[5]必持内之，放而出之^[6]，排阳得针^[7]，邪气得泄。按而引针，是谓内温，血不得散，气不得出也。补曰随之，随之意，若妄^[8]之。若行若按^[9]，如蚊虻止，如留如还^[10]，去如弦绝，令左属右，其气故止，外门已闭，中气乃实，必无留血，急^[11]取诛之。

【串注】

[1] 胜：《针灸大成》卷四作"盛"。

[2] 凡用针者……邪胜则虚之：《灵枢·经脉》："盛则泻之，虚则补之，热则疾之，寒则留之，陷下则灸之，不盛不虚，以经取之。"《灵枢·禁服》："盛则徒泻之，虚则徒补之，紧则灸刺，且饮药，陷下则徒灸之，不盛不虚以经取之。"

[3] 大要：古经篇名。

[4] 若得若失：马莳："泻之而虚，怳然若有所失，补之而实，佖然若有所得，亦以虚实本于一气，似在得失之间耳。"

[5] 泻曰：《素问·离合真邪论》王注引《针经》《甲乙经》卷五第四针道此下有"迎之，迎之意"五字。

[6] 放而出之：即摇大针孔，引邪外出。开阖补泻之泻法。

[7] 排阳得针：《素问·离合真邪论》王注引《针经》作"排阳出针"。

[8] 妄：《素问·离合真邪论》王注引《针经》《甲乙经》卷五第四针道并作"忘"。

[9] 按：《素问·离合真邪论》王注引《针经》及增补《太素》卷二十一九针要道作"悔"。

[10] 如还：《甲乙经》卷五第四针道作"如环"。张注本作"而还"。

[11] 急：《针灸大成》卷四作"必"。

持针之道，坚者为宝^[1]，正指直刺，无针^[2]左右，神在秋毫，属意病者[3]，审视血脉者[4]，刺之无殆。方刺之时，必[5]在悬阳[6]，及与两卫[7]。神属勿去[8]，知病存亡。血脉者[9]，在腧横居，视之独澄[10]，切之独坚。

【串注】

[1] 坚者为宝：持针要坚实有力。《素问·针解》："手如握虎者，欲其壮也。"王冰注曰："壮，谓持针坚定也。《针经》曰：持针之道，坚者为实。则其义也。"

[2] 无针：疑"针无"之误倒。

[3] 属意病者：《素问·针解》："神无营于众物者，静志观病人，无左右视也。"王冰注曰："目绝妄视，心赚一务，则用之必中，无惑误也。"

[4] 者：《甲乙经》卷五第四针道无此字。

[5] 必：《甲乙经》卷五第四针道作"心"字。

[6] 悬阳：张志聪："悬阳，心也，心藏神，方刺之时，得之于心，则神属于病者，而知病之存亡矣。"刘衡如云："目为悬阳。"看似刘说为是。

[7] 两卫：《甲乙经》卷五第四针道及增补《太素》卷二十一九针要道作"两衡"。

[8] 神属勿去：精神集中，密切注视患者的神态变化，不要分散精力。

[9] 血脉者：《甲乙经》卷五第四针道作"取血脉者"。增补《太素》卷二十一九针要道作"血所"。

[10] 视之独澄：澄，《甲乙经》卷五第四针道及增补《太素》卷二十一九针要道作"满"。视之独澄，看得很清楚。

　　九针之名，各不同形[1]：一曰镵针，长一寸六分；二曰圆针，长一寸六分；三曰锃针，长三寸半；四曰锋针，长一寸六分；

五曰铍针，长四寸，广二分半；六曰圆利针，长一寸六分；七曰毫针，长三寸六分 [2]；八曰长针，长七寸；九曰大针，长四寸。镵针者，头大末锐，去 [3] 泻阳气；圆针者，针 [4] 如卵形，揩摩分 [5] 间，不得伤肌肉 [6]，以泻分气 [7]；锃针者，锋如黍粟之锐，主按脉勿陷，以致其气；锋针者，刃三隅，以发痼疾；铍针者，末如剑锋，以取大脓；圆利针者，大 [8] 如氂，且圆且锐，中身微大，以取暴气 [9]；毫针者，尖如蚊虻喙，静以徐往，微以久留之 [10] 而养，以取痛痹；长针者，锋利身薄 [11]，可以取远痹；大针者，尖如梃 [12]，其锋微圆，以泻机关之水也。九针毕矣。

【串注】

[1] 九针之名，各不同形：另参《灵枢·官针》首"九针之宜，各有所为……"

[2] 三寸六分：《灵枢·九针论》作"一寸六分"。

[3] 去：增补《太素》卷二十一九针所象作"主"。

[4] 针：增补《太素》卷二十一九针所象作"锋"。

[5] 分：《针灸素难要旨》卷二上第四引作"分肉"。

[6] 不得伤肌肉：增补《太素》卷二十一九针所象作"令不得伤肌肉"。

[7] 以泻分气：《灵枢·九针论》作"主治分间气"。

[8] 大：《灵枢·九针论》作"尖"。

[9] 气：增补《太素》卷二十一九针所象杨注正作"痹"。

[10] 静以徐往，微以久留之：此处疑漏，应为"静以徐往，微以久留，正气因之，真邪俱往，出针"，参见《灵枢·九针论》。

[11] 薄：增补《太素》卷二十一九针所象作"博"。

[12] 梃：《灵枢·九针论》"梃"作"挺"，《后汉书》方术传序注："挺专，折竹卜也。"增补《太素》卷二十一九针所象作

"筳"。《离骚》："索藑茅以筳篿"，《注》："筳，小折竹也。""挺"与"筳"义近，谓尖如折竹之锐。

夫气之在脉也[1]，邪气在上，浊气在中，清气在下[2]。故针陷脉则邪气出[3]，针中脉[4]则浊气出，针太深则邪气反沉，病益[5]。故曰：皮肉筋脉，各有所处。病各有所宜[6]。各不同形，各以任其所宜。无实无虚[7]，损不足而益有余，是谓甚病[8]，病益甚。取五脉者死，取三脉者恇[9]；夺阴者死[10]，夺阳者狂，针害毕矣。

刺之而气不至，无问其数；刺之而气至，乃去之，勿复针。针各有所宜，各不同形，各任其所为[11]。刺之要，气至而有效，效之信[12]，若风之吹云，明乎若见苍天[13]，刺之道毕矣。

【串注】

[1] 夫气之在脉也：该段的解释见《灵枢·小针解》"夫气之在脉也"段落。

[2] 清气在下：马蒔："清湿之地气中人也，必从足始，故曰清气在下也。"

[3] 针陷脉则邪气出：《类经》二十二卷第五十九注："诸经孔穴，多在陷者之中……故凡欲去寒邪，须刺各经陷脉，则经气行而邪气出，乃所以取阳邪之在上者。"

[4] 中脉：《灵枢识》："中脉，小针解云：取之阳明之合也。"

[5] 病益：病甚。《甲乙经》卷五第四针道及增补《太素》卷二十一九针要道作"病益甚"。《灵枢·小针解》无"病益"二字。

[6] 病各有所宜：《甲乙经》卷五第四针道作"病各有所舍，针各有所宜"。

[7] 无实无虚：《甲乙经》卷五第四针道作"无实实虚虚"，

增补《太素》卷二十一九针要道作"无实实，无虚虚"。

[8] 甚病：《甲乙经》卷五第四针道及增补《太素》卷二十一九针要道作"重病"。

[9] 恇：衰弱。

[10] 死：《甲乙经》卷五第四针道作"厥"。

[11] 针各有所宜……各任其所为：此十四字与上下文义均隔，疑衍。

[12] 信：增补《太素》卷二十一九针要道作"候"。

[13] 明乎若见苍天：《甲乙经》卷五第四针道作"昭然于天"。增补《太素》卷二十一九针要道"明"作"照"。

黄帝曰：愿闻五脏六腑所出之处。

岐伯曰：五脏五输，五五二十五输；六腑六输，六六三十六输。经脉十二，络脉十五，凡二十七气以上下[1]。所出为井，所溜[2]为荥，所注为输[3]，所行为经，所入为合，二十七气所行，皆在五输也。节之交，三[4]百六十五会，知其要者，一言而终，不知其要，流散无穷[5]。所言节者，神气之所游行出入也。非皮肉筋骨也[6]。

【串注】

[1] 以上下：《甲乙经》卷三第二十四手太阴及臂凡一十八穴作"上下行"。

[2] 溜：《难经·六十八难》作"流"。"溜""流"二字古通。

[3] 所注为输：《甲乙经》卷三第二十四手太阴及臂凡一十八穴此句下有"所过为原"四字。

[4] 三：《甲乙经》卷五第四针道此上有"凡"字。

[5] 知其要者……流散无穷：《灵枢·小针解》无此四句释文，疑为窜误。

[6] 节之交……非皮肉筋骨也：参《灵枢·小针解》"节之交，三百六十五会者，络脉之渗灌诸节者也"；《灵枢·海论》"夫十二经脉者，内属于腑脏，外络于肢节"。

睹其色 [1]，察其目，知其散复。一其形，听其动静，知其 [2] 邪正。右主推之，左持而御之 [3]，气至而去之 [4]。

【串注】

[1] 睹其色：该段的解释见《灵枢·小针解》"睹其色"段落。

[2] 知其：《素问·宝命全形论》王注引作"而知"。

[3] 左持而御之：增补《太素》卷二十一九针要道作"左推之而御持之"。

[4] 气至而去之：《类经》十九卷第十六注："邪气去而谷气至，然后可以出针。"

凡将用针，必先诊脉，视气之剧易 [1]，乃可以治也 [2]。

五脏之气已绝于内 [3]，而用针者反实其外，是谓重竭，重竭必死，其死也静，治之者辄反其气，取腋与膺。五脏之气已绝于外，而用针者反实其内，是谓逆厥，逆厥则必死，其死也躁，治之者反取四末。刺 [4] 之害中而不去，则精泄；害 [5] 中而去，则致气。精泄则病益 [6] 甚而恇 [7]，致气则生为痈疡 [8]。

【串注】

[1] 必先诊脉，视气之剧易：《甲乙经》卷五第四针道作"必先视脉气之剧易。"

[2] 也：《甲乙经》卷五第四针道作"病"。

[3] 五脏之气已绝于内：该段的解释见《灵枢·小针解》"所谓五脏之气"段落。

[4] 刺:《太素》卷二十六寒热杂说此上有"凡"字。

[5] 害:《灵枢·寒热病》、增补《太素》卷二十一九针要道及《太素》卷二十六寒热杂说并作"不"。

[6] 益:《甲乙经》卷五第四针道无"益"字。

[7] 恇（kuāng）:怯弱。

[8] 疡:《灵枢·寒热病》作"疽"。

五脏有六腑，六腑有十二原[1]，十二原出于四关[2]，四关主治五脏。五脏有疾，当[3]取之十二原，十二原者，五脏之所以禀三百六十五节气味[4]也。五脏有疾也，应出[5]十二原，而原各有所出，明知其原，睹其应，而知五脏之害矣。

阳中之少阴[6]，肺也，其原出于太渊，太渊二。阳中之太阳，心也，其原出于大陵，大陵二。阴中之少阳，肝也，其原出于太冲，太冲二。阴中之至阴，脾也，其原出于太白，太白二。阴中之太阴[7]，肾也，其原出于太溪，太溪二。膏之原，出于鸠尾，鸠尾一。肓之原，出于脖胦[8]，脖胦一。凡此十二原者，主治五脏六腑之有疾者也。

胀取三阳，飧泄取三阴[9]。

【串注】

[1] 十二原:此十二原，是以五脏之十二穴为原，不同于《难经·六十六难》六脏六腑十二经各有一对原穴。

[2] 四关:《类经》八卷第十五注:"四关者，即两肘两膝，乃周身骨节之大关也。故凡井荥输原经合穴，皆手不过肘，脚不过膝，而此十二原者，故可以治五脏之疾。"

[3] 当:增补《太素》卷二十一诸原所生作"常"。

[4] 节气味:《甲乙经》卷一第六十二原作"骨之气味者"。孙鼎宜曰:"气当作之，草书形误。味当作会，声误。"从孙，当

作"节之会"。

[5] 应出：《甲乙经》卷一第六十二原作"出于"。

[6] 少阴：《素问·六节藏象论》作"太阴"。

[7] 太阴：《素问·六节藏象论》作"少阴"。

[8] 脖胦：多指气海穴。丹波元简曰："案《玉篇》：脖胦，脐也。犹天枢即脐，而其穴则在挟脐两旁各一寸。"

[9] 胀取三阳，飧泄取三阴：此两句疑似错简。

今夫五脏之有疾也，譬犹刺也，犹污也，犹结也，犹闭[1]也。刺虽久，犹可拔也；污虽久，犹可雪也；结虽久，犹可解也；闭虽久，犹可决也。或言久疾之不可取者，非其说也。夫善用针者，取其疾也，犹拔刺也，犹雪污也，犹解结也，犹决闭也。疾虽久，犹可毕也。言不可治者，未得其术也。

刺诸热者，如以手探汤；刺寒清者，如人不欲行。阴有阳疾者，取之下陵[2]三里，正往无殆，气下乃止，不下复始也。疾高而内者，取之阴之陵泉；疾高而外者，取之阳之陵泉也。

【串注】

[1] 闭：《说文解字》："闭，阖门也。"后引申为堵塞不通之义。

[2] 下陵：《灵枢·本输》："下陵，膝下三寸。"

本输第二

【提要】本篇重点论述脏腑经脉之气，五脏六腑所属经脉各经五输穴的名称和具体位置。脏腑经脉的表里相合关系，输穴的取法和相应的注意事项。

黄帝问于岐伯曰：凡刺之道，必通十二经络[1]之所终始，络脉之所别处[2]，五输之所留[3]，六腑[4]之所与合，四时之所出入，五脏之所溜处[5]，阔数之度，浅深之状，高下所至。愿闻其解。

【串注】

[1] 经络：《太素》卷十一本输作"经脉"。

[2] 处：《太素》卷十一本输作"起"。

[3] 留：《太素》卷十一本输作"留止"。

[4] 六腑：《太素》卷十一本输作"五脏六腑"。

[5] 五脏之所溜处：《太素》卷十一本输作"脏腑之所流行"。

岐伯曰：请言其次也。

肺出于少商，少商者，手大指端内侧也，为井木[1]；溜于鱼际，鱼际者，手鱼也，为荥；注于太渊[2]，太渊[3]，鱼后一寸[4]陷者中也，为输；行于经渠，经渠，寸口[5]中也，动而不居[6]，为经[7]；入于尺泽，尺泽，肘中之动脉也，为合。手太阴经也。

【串注】

[1] 肺出于少商……为井木："出于……为井木"或"出于……为井金"，参《灵枢·根结》中的"根"。

[2] 太渊：《太素》卷十一本输作"太泉"。林校注云："即太渊，避唐祖名，当时改之。"

[3] 渊：《太素》卷十一本输太泉下有"者"。

[4] 一寸：《太素》卷十一本输作"下"。

[5] 口：《太素》卷十一本输此下有"之"字。《甲乙经》卷三第二十四、《千金要方》卷二十九、《外台秘要》卷三十九此下皆有"陷者"二字。

[6] 不居:《太素》卷十一本输注:"居,停也。太阴之脉,动于寸口不息,故曰不居。"

[7] 行于……为经: 参《灵枢·根结》中的"注"(足阳明、手太阳之经有别)。

心 [1] 出于中冲,中冲,手中指之端也,为井木;溜于劳宫,劳宫,掌中中指本节之内间也,为荥;注于大陵,大陵,掌后两骨 [2] 之间方下者 [3] 也,为输;行于间使,间使之道 [4],两筋之间,三寸之中也,有过则至,无过则止,为经;入于曲泽,曲泽,肘内廉下陷者之中也,屈而得之,为合。手少阴 [5] 也。

【串注】

[1] 心:《甲乙经》卷三第二十五手厥阴心主及臂凡一十六穴作"心主"。《素问·气穴论》王注作"心包"。

[2] 骨:《甲乙经》卷三第二十五手厥阴心主及臂凡一十六穴及《素问·气穴论》王注并作"筋"。

[3] 方下者:《甲乙经》卷三第二十五手厥阴心主及臂凡一十六穴作"陷者中"。

[4] 间使之道:《太素》卷十一本输作"间使道",间使道于文不明,似当为"间使者"。

[5] 手少阴:《太素》卷十一本输作"手心主"。

肝出于大敦,大敦者,足大指之端,及三毛之中也,为井木;溜于行间,行间,足大指间也,为荥;注于太冲,太冲,行间上二寸,陷者之中也,为输;行于中封,中封,内踝之前一寸半 [1],陷者之中,使逆则宛 [2],使和则通,摇 [3] 足而得之,为经;入于曲泉,曲泉,辅骨之下,大筋之上 [4] 也,屈膝而得之,为合。足厥阴 [5] 也。

【串注】

[1] 一寸半：《甲乙经》卷三第三十一足厥阴及股凡二十二穴作"一寸"。

[2] 使逆则宛：《太素》卷十一本输注："气行曰使。宛，不伸也，塞也。"

[3] 摇：《甲乙经》卷三第三十一足厥阴及股凡二十二穴作"伸"。

[4] 大筋之上：《甲乙经》卷三第三十一足厥阴及股凡二十二穴作"大筋上，小筋下"，《太素》卷十一本输作"大筋之上，小筋之下"。

[5] 足厥阴：《太素》卷十一本输作"足厥阴经"。

脾出于隐白，隐白者，足大指之端内侧也，为井木；溜于大都，大都，本节之后，下陷者之中也，为荥；注于太白，太白，腕骨[1]之下也，为输；行于商丘，商丘，内踝之下，陷者之中也，为经；入于阴之陵泉，阴之陵泉，辅骨之下，陷者之中也，伸而得之[2]，为合。足太阴也。

【串注】

[1] 腕骨：《甲乙经》卷三第三十足太阴及股凡二十二穴、《太素》卷十一本输及《素问·气穴论》王注作"核骨"。

[2] 伸而得之：《太素》卷十一本输"伸"上有"屈"字。《甲乙经》卷三第三十足太阴及股凡二十二穴作"伸足乃得之"。

肾出于涌泉，涌泉者，足心也，为井木；溜于然谷，然谷，然骨之下者也，为荥；注于太溪，太溪，内踝之后，跟骨之上，陷中者[1]也，为输；行于复溜，复溜，上内踝二寸，动而不休，为经；入于阴谷，阴谷，辅骨之后，大筋之下，小筋之上也，按之应手，屈膝而得之，为合。足少阴经也。

【串注】

[1] 陷中者：《甲乙经》卷三第三十二作"动脉陷中者"，《太素》卷十一本输作"陷者之中"。

膀胱出于至阴，至阴者，足小指之端也，为井金[1]；溜于通谷，通谷，本节之前外侧也，为荥；注于束骨，束骨，本节之后，陷者中[2]也，为输；过于京骨，京骨，足外侧大骨之下[3]，为原；行于昆仑，昆仑，在外踝之后，跟骨之上，为经；入于委中，委中，腘中央[4]，为合，委而取之。足太阳也。

【串注】

[1] 膀胱出于至阴……为井金：出于……为井金，参《灵枢·根结》中的阳经的"根"。

[2] 陷者中：《太素》卷十一本输无。

[3] 足外侧大骨之下：《太素》卷十一本输"足外侧大骨"作"外踝"。《甲乙经》卷三第三十五足太阳及股并阳跷六穴凡三十四穴作"足外侧大骨下赤白肉际陷者中"。

[4] 腘中央：《太素》卷十一本输作"也"。《甲乙经》卷三第三十五足太阳及股并阳跷六穴凡三十四穴作"腘中央约文中动脉"。

胆出于窍阴，窍阴者，足小指次指之端也，为井金；溜于侠溪，侠溪，足小指次指之间也，为荥；注于临泣，临泣，上行一寸半，陷者中也，为输；过于丘墟，丘墟，外踝之前下，陷者中也，为原；行于阳辅，阳辅，外踝之上[1]，辅骨之前，及绝骨之端[2]也，为经；入于阳之陵泉，阳之陵泉，在膝外[3]陷者中也，为合，伸[4]而得之，足少阳也。

【串注】

[1] 外踝之上：《甲乙经》卷三第三十四足少阳及股并阳维四穴凡二十八穴作"外踝上四寸"。

[2] 端：《甲乙经》卷三第三十四足少阳及股并阳维四穴凡二十八穴此下有"如前三分所，去丘墟七寸"十字。

[3] 在膝外：《甲乙经》卷三第三十四作"在膝下一寸𩩲外廉"。

[4] 伸：《太素》卷十一本输作"伸足"字。

胃出于厉兑，厉兑者，足大指内次指之端也[1]，为井金；溜于内庭，内庭，次指外间也[2]，为荥；注于陷谷，陷谷者，上中指内间，上行二寸，陷者中也，为输；过于冲阳，冲阳，足跗上五寸，陷者中也，为原，摇足而得之；行于解溪，解溪，上冲阳[3]一寸半，陷者中也，为经；入于下陵，下陵，膝下三寸，𩩲骨外[4]三里也，为合；复下三里三寸，为巨虚上廉，复下上廉三寸，为巨虚下廉也；大肠属上，小肠属下，足阳明胃脉也。大肠小肠，皆属于胃，是[5]足阳明[6]也。

【串注】

[1] 足大指内次指之端也：《太素》卷十一本输"大指"下有"之"字。《甲乙经》卷三第三十三足阳明及股凡三十穴"大指"下无"内"。

[2] 次指外间也：《甲乙经》卷三第三十三足阳明及股凡三十穴作"足大趾次趾外间陷者中"。《太素》卷十一本输作"次趾外间陷者中"。

[3] 上冲阳：《甲乙经》卷三第三十三足阳明及股凡三十穴作"在冲阳后"。

[4] 𩩲骨外：《素问·骨空论》王注"𩩲"作"骬"。《甲乙

经》卷三第三十三足阳明及股凡三十穴作"胻外廉"。

[5] 是:《太素》卷十一本输作"此"。

[6] 足阳明:《太素》卷十一本输作"足阳明经"。

三焦者,上合[1]手少阳,出于关冲,关冲者,手小指[2]次指之端也,为井金;溜于液门,液门,小指次指之间也,为荥;注于中渚,中渚,本节之后,陷者中也,为输;过于阳池,阳池,在腕上[3],陷者之中也,为原;行于支沟,支沟,上腕[4]三寸,两骨之间,陷者中也,为经;入于天井,天井,在肘外大骨之上[5],陷者中也,为合,屈肘乃得之;三焦下腧[6],在于足大指[7]之前,少阳之后,出于腘中外廉[8],名曰委阳,是太阳络也。手少阳经也。三焦[9]者,足少阳太阴之所将[10],太阳之别也,上踝五寸,别入贯腨肠,出于委阳,并太阳之正,入络膀胱,约下焦[11],实则闭癃,虚则遗溺,遗溺则补之,闭癃则泻之。

【串注】

[1] 上合:与上合对应的下合,见《灵枢·邪气脏腑病形》中的"合治内腑"。

[2] 小指:《素问·缪刺论》作"手中指",误也。

[3] 腕上:《甲乙经》卷三第二十八手少阳及臂凡一十六穴此上有"手表腕上"。

[4] 上腕:《太素》卷十一本输作"腕上"。《甲乙经》卷三第二十八手少阳及臂凡一十六穴作"在腕后"。

[5] 上:《甲乙经》卷三第二十八手少阳及臂凡一十六穴作"后",其下有"肘后一寸两筋间"。

[6] 三焦下腧:《甲乙经》卷三第三十五足太阳及股并阳跷六穴凡三十四穴此下作"三焦下辅腧"。

[7] 足大指:《甲乙经》卷三第三十五足太阳及股并阳跷六穴

凡三十四穴及《太素》卷十一本输并作"足太阳"。

[8] 外廉：《甲乙经》卷三第三十五足太阳及股并阳跷六穴凡三十四穴此下有"两筋间"三字。

[9] 三焦：《太素》卷十一本输、《素问·金匮真言论》《素问·宣明五气论》王注并作"足三焦"。杨上善曰："……下焦即膀胱也，原气太阳，络于膀胱，节约膀胱，使溲便调也，以此三焦原气行足，故名足三焦也。"

[10] 足少阳太阴之所将：《太素》卷十一本输无"足少阳"三字，"太阴"作"太阳"。

[11] 入络膀胱，约下焦：《太素》卷十一本输作"入络膀胱下焦"。

手太阳小肠者[1]，上合手太阳，出于少泽，少泽，小指之端也，为井金；溜于前谷，前谷，在手外廉本节前[2]，陷者中也，为荥；注于后溪，后溪者，在手外侧[3]本节之后也，为输；过于腕骨，腕骨，在手外侧腕骨之前[4]，为原；行于阳谷，阳谷，在[5]锐骨之下，陷者中也，为经；入于小海，小海，在肘内[6]大骨之外，去[7]端半寸，陷者中也，伸臂[8]而得之，为合。手太阳经也。

【串注】

[1] 手太阳小肠者：《太素》卷十一本输为"小肠"。

[2] 在手外廉本节前：《太素》卷十一本输无"在"字。《太素》卷十一本输及《甲乙经》卷三第二十九手太阳及臂凡一十六穴"外廉"作"小指"。

[3] 在手外侧：《太素》卷十一本输无。《甲乙经》卷三第二十九手太阳及臂凡一十六穴作"在手小指外侧"。

[4] 腕骨之前：《甲乙经》卷三第二十九手太阳及臂凡一十六

穴作"腕前起骨下"。

[5] 在:《甲乙经》卷三第二十九手太阳及臂凡一十六穴此下有"手外侧腕中"。

[6] 内:《针灸大成》卷六小肠经穴"内"作"外"。

[7] 去:《太素》卷十一本输及《甲乙经》卷三第二十九手太阳及臂凡一十六穴此下有"肘"字。

[8] 伸臂:《甲乙经》卷三第二十九手太阳及臂凡一十六穴作"屈肘"。

大肠上合手阳明,出于商阳,商阳,大指次指之端也,为井金;溜于本节之前二间,为荥;注于本节之后三间,为输;过于合谷,合谷,在大指歧骨之间,为原;行于阳溪,阳溪,在两筋间,陷者中也,为经;入于曲池,曲池,在肘外辅骨陷者中 [1],屈臂而得之 [2],为合。手阳明也。

是谓五脏六腑之输,五五二十五输,六六三十六输也。六腑皆出足之三阳,上合于手者也。

【串注】

[1] 在肘外辅骨陷者中:《太素》卷十一本输作"在肘外辅曲骨之中"。《甲乙经》卷三第二十七手阳明及臂凡二十八穴作"在肘外辅,屈肘曲骨之中"。

[2] 屈臂而得之:《太素》卷十一本输"臂"作"肘"。《甲乙经》卷三第二十七手阳明及臂凡二十八穴作"以手按胸取之"。

【按语】关于原穴,《灵枢·九针十二原》提到了五脏的原穴,《灵枢·本输》谈到六腑的原穴,是《难经·六十六难》完成了六脏六腑的十二条经脉的原穴。

缺盆之中，任脉也，名曰天突。一次任脉侧之动脉，足阳明也，名曰人迎；二次脉手阳明也，名曰扶突；三次脉手太阳也，名曰天窗；四次脉足少阳也，名曰天容[1]；五次脉手少阳也，名曰天牖；六次脉足太阳也，名曰天柱；七次脉[2]颈[3]中央之脉，督脉也，名曰风府。腋内动脉，手太阴也，名曰天府[4]。腋下三寸，手心主也，名曰天池。

【串注】

[1] 天容：本篇天容穴归属于四次脉足少阳，天容穴的归属另见《灵枢·根结》。

[2] 七次脉：颈部七次脉，参《灵枢·根结》六阳经根、溜、注、入中的上"入"。

[3] 颈：《太素》卷十一本输作"项"。

[4] 腋内动脉……名曰天府：《灵枢·寒热病》作"腋下动脉，臂太阴也，名曰天府"。

【按语】本篇颈部的七次脉，除天突外，都是《灵枢·根结》六阳经根、溜、注、入中的上"入"。天容穴在本篇归属于足少阳经，在《灵枢·根结》中亦属于足少阳经。

刺上关者，呿不能欠[1]。刺下关者，欠不能呿。刺犊鼻者，屈不能伸。刺两关[2]者，伸不能屈。

足阳明，夹喉之动脉[3]也，其腧在膺中[4]。手阳明次在其腧外，不至曲颊一寸。手太阳当曲颊。足少阳在耳下曲颊之后。手少阳出耳后，上加完骨之上[5]。足太阳夹项大筋之中发际[6]。

阴尺动脉在五里，五腧之禁也[7]。

【串注】

[1] 呿不能欠：《甲乙经》卷五第四针道并作"欳"，《素

问·气穴论》上关王注："《针经》所谓刺之则欨不能欠者也。"
欨，张口。欠，疑"欱"之误，"欱"通"合"。

[2] 两关:《太素》卷十一本输及《甲乙经》卷五第四针道并
作"内关"。

[3] 夹喉之动脉:《类经》七卷第十注："此下乃言上文六阳经
脉，以明其详也。夹喉动脉，即足阳明人迎也。"

[4] 其腧在膺中:《类经》七卷第十注："自夹喉而下行于胸
膺，凡气户、库房之类，皆阳明之腧，故曰其腧在膺中。"

[5] 上加完骨之上:《太素》卷十一本输注："手少阳上项夹
耳后，故直上出耳上角，完骨在耳后，故上加完骨上是也。"《类
经》七卷第十注："此复言天牖穴也。"

[6] 夹项大筋之中发际:《太素》卷十一本输注："两大筋中发
际，此太阳腧也。"《类经》七卷第十注："此复言天柱穴，夹后项
大筋中发际也。"

[7] 五腧之禁也:《太素》卷十一本输注："五脏动脉，在肘上
五里五腧大脉之上。《明堂》云:五里在肘上三寸，手阳明脉气
所发，行向里大脉中央，禁不可刺，灸十壮，左取右，右取左。
大脉，五脏大脉气腧也，故禁刺不禁灸也。"《类经》二十二卷第
六十一注："阴尺动脉言阴气之所在也。小针解曰:夺阴者死，言
取尺之五里。其义即此。"

肺合大肠，大肠者，传道之腑。心合小肠，小肠者，受盛之
腑。肝合胆，胆者，中精之腑。脾合胃，胃者，五谷之腑。肾合
膀胱，膀胱者，津液之腑也。少阳[1]属肾，肾上连肺[2]，故将
两脏。三焦者，中渎之腑也，水道出焉，属膀胱，是孤之腑也。
是六腑之所与[3]合者。

【串注】

[1]少阳:《太素》卷十一本输及《甲乙经》卷一第三五脏六腑阴阳表里并作"少阴"。

[2]肾上连肺:《甲乙经》卷一第三五脏六腑阴阳表里无"肾"字。

[3]与:《甲乙经》卷一第三五脏六腑阴阳表里无"与"字。

春取络脉诸荥大经分肉之间，甚者深取[1]之，间者浅取之。夏取诸输孙络肌肉皮肤之上。秋取诸合，余如春法。冬取诸井诸输之分，欲深而留之[2]。此四时之序，气之所处，病之所舍，脏[3]之所宜。转筋者，立而取之，可令遂已。痿厥者，张而刺之[4]，可令立快也[5]。

【串注】

[1]取:《灵枢·四时气》作"刺"。

[2]春取络脉诸荥大经分肉之间……欲深而留之:四季针刺的有关内容，另见《灵枢·四时气》:"春取经，血脉分肉之间，甚者，深刺之，间者，浅刺之。夏取盛经孙络，取分间，绝皮肤。秋取经俞，邪在腑，取之合。冬取井荥，必深以留之。"《灵枢·寒热病》:"春取络脉，夏取分腠，秋取气口，冬取经俞，凡此四时，各以时为齐。"

该小节谈论了针刺的深浅，有关针刺深浅的内容，另见《灵枢·终始》中段，《灵枢·阴阳清浊》的最后一小节，以及《素问·四时刺逆从论》"逆四时而生乱气奈何"段。

[3]脏:疑"针"之讹。

[4]刺之:《甲乙经》卷十第三八虚受病发拘挛作"引之"。

[5]转筋者……可令立快也:此段与其上四时刺文字不合，疑误入，当合与刺上关段文中。

小针解第三

【提要】本篇是对首篇九针十二原论述的进一步解释。

所谓"易陈"者，易言也。"难入"者，难著于人也[1]。"粗守形"者，守刺法也。"上[2]守神"者，守人之血气有余不足，可补泻也。"神客"者，正邪共会也。"神"者，正气也。"客者"，邪气也。"在门"者，邪循正气之所出入也。"未睹其疾"者，先知邪正何经之疾也[3]。"恶知其原"者，先知何经之病，所取之处也。

"刺之微在数[4]迟"者，徐疾之意也。"粗守关"者，守四肢而不知血气正邪之往来也。"上守机"者，知守气也。"机之动不离其空中[5]"者，知气之虚实，用针之徐疾也。"空中之机，清静以[6]微"者，针以得气，密意守气勿失也。"其来不可逢"者，气盛不可补也。"其往不可追"者，气虚不可泻也。"不可挂以发"者，言[7]气易失也。"扣之不发"者，言不知补泻之意也，血气已尽而气不下也。"知其往来"者，知气之逆顺盛虚也。"要与之期"者，知气之可取之时也。

【串注】

[1] 难著于人也：《广雅》释诂："著，明也。"明白的意思。

[2] 上：增补《太素》卷二十一九针要解作"工"。

[3] 先知邪正何经之疾也：孙鼎宜："'先'当作'未'。'正'当作'在'，'之疾'二字衍。"

[4] 数：《灵枢·九针十二原》作"速"。

[5] 中：增补《太素》卷二十一九针要解无"中"字。《灵枢·九针十二原》原无"中"字。况"中"与"动"不协韵，而"空"与"动"协韵。

[6] 以：《灵枢·九针十二原》作"而"。

[7] 者，言：原作"言者"，据《灵枢·九针十二原》改作"者，言"。

"粗之暗"者，冥冥[1]不知气之微密也。"妙哉！工独有之"者，尽知针意也。"往者为逆"者，言气之虚而小，小者逆也。"来者为顺"者，言形气之平，平者顺也。"明知逆顺，正行无间[2]"者，言知所取之处也。"迎而夺之"者，泻也；"追[3]而济之"者，补也。

所谓"虚则实之"者，气口[4]虚而当补之也。"满则泄之"者，气口盛而当泻之也。"宛陈则除之"者，去血脉也。"邪胜[5]则虚之"者，言诸经有盛者，皆泻其邪也。"徐而疾则实"者，言徐内而疾出也。"疾而徐则虚"者，言疾内而徐出也。"言实与虚，若有若无"者，言实者有气，虚者无气也。"察后与先，若亡若存"者，言气之虚实，补泻之先后也，察其气之已下与常[6]存也。"为虚与实，若得若失"者，言补者佖然[7]若有得也，泻则恍然[8]若有失也[9]。

【串注】

[1] 冥冥：《说文》冥部："冥，幽也。"《文选》寡妇赋："虽冥冥而罔觌兮。"善注："幽昧也。"

[2] 间：《灵枢·九针十二原》作"问"。

[3] 追：《针灸大成》卷四引追作"随"。

[4] 气口：《素问·五脏别论》王冰注："气口则寸口也，亦谓脉口。以寸口可候气之盛衰，故云气口；可以切脉之动静，故云

脉口，皆同取于手鱼际之后，同身寸之一寸，是则寸口也。"

[5] 胜：《类经》十九卷第七引"胜"作"盛"。

[6] 常：增补《太素》卷二十一九针要解常作"尚"。

[7] 佖（bì）然：《文选》羽猎赋："骈行佖路。"注引晋灼："佖，满也。"

[8] 怳然：即恍然、忽然之意。

[9] 所谓易陈者……泻则怳然若有失也：该段落为对《灵枢·九针十二原》"易陈而难入……若得若失"段的解释。

"夫气之在脉也 [1]，邪气在上"者，言邪气之中人也高，故邪气在上也。"浊气在中"者，言水谷皆入于胃，其精 [2] 气上注于肺，浊溜于肠胃，言 [3] 寒温不适，饮食不节，而病生于肠胃，故命曰浊气在中也。"清气在下"者，言清湿地气之中人也，必从足始，故曰清气在下也。"针陷脉则邪气出"者，取之上。"针中脉则浊 [4] 气出"者，取之阳明合也。"针太深则邪气反沉"者，言浅浮之病，不欲深刺也。深则邪气从之入，故曰反沉也。"皮肉筋脉各有所处"者，言经络各有所主也。

【串注】

[1] 夫气之在脉也：该段落是对《灵枢·九针十二原》"夫气之在脉也"段的解释。

[2] 精：《黄帝内经灵枢略》（以下简称《灵枢略》）六气论作"清"。

[3] 言：疑衍。

[4] 浊：有多个不同版本作"邪"。

"取五脉 [1] 者死"，言病在中，气不足，但用针尽大泻其诸阴之脉也。"取三阳之脉者唯 [2]"，言尽泻三阳之气，令病人怏然不复也。"夺阴者死"，言取尺之五里，五往者也。"夺阳者狂"，正言也。

"睹其色^[3]，察其目，知其散复，一其形，听其动静"者，言上工知相五色于目。有知调尺寸小大缓急滑涩，以言所病也。"知其邪正"者，知论虚邪与正邪之风^[4]也。

"右主推之，左持而御之"者，言持针而出入也。"气至而去之"者，言补泻气调而去之也。"调气在于终始^[5]"。一者，持心也^[6]。"节之交三百六十五会"者，络脉之渗灌诸节者也^[7]。

【串注】

[1] 五脉：五脏五输穴。

[2] 取三阳之脉者唯：增补《太素》卷二十一九针要解及《灵枢·九针十二原》作"取三脉者恇"。三脉，六脏五输及原穴。

[3] 睹其色：该段落是对《灵枢·九针十二原》"睹其色"段的解释。关于"睹其色"，另见《灵枢·四时气》的叙述。

[4] 风：孙鼎宜曰："'风'疑当作'分'。"

[5] 调气在于终始：《灵枢·九针十二原》无此文。

[6] 一者，持心也：刘衡如："此五字应移至前'知其邪正者'之前。"

[7] "节之交三百六十五会"者，络脉之渗灌诸节者也：刘衡如："此十九字应移至前'正言者'之后。"

所谓"五脏之气，已绝于内"者^[1]，脉口气内绝不至，反取其外之病处与阳经之合，有^[2]留针以致阳气，阳气至则内重竭，重竭则死矣，其死也，无气以动，故静。

所谓"五脏之气，已绝于外"者，脉口气外绝不至，反取其四末之输，有留针以致其阴气，阴气至则阳气反入，入则逆，逆则死矣。其死也，阴气有余，故躁。

所以察其目者，五脏[3]使五色循明[4]。循明则声章。声章者，则言声与平生异也[5]。

【串注】

[1] 所谓"五脏之气，已绝于内"者：该段落是对《灵枢·九针十二原》"五脏之气，已绝于内"段的解释。

[2] 有：通"又"。

[3] 五脏：据《素问·六节藏象论》当为"五气"。

[4] 循明：疑作"修明"。《素问·六节藏象论》："五气入鼻，藏于心肺，上使五色修明，音声能彰。"

[5] 所以察其目者……则言声与平生异也：刘衡如："此段当移至前'以言所病也'之后。"

【按语】阳气仰赖阴精的充养，即所谓阳根于阴。五脏之气已绝于内，即阴精衰竭，表现在气口则为脉弱无根，故阴精衰竭所致的阳虚，不宜补阳，补阳反会更损其阴。

本段落可与《素问·六节藏象论》互参。

邪气脏腑病形第四

【提要】本篇讨论的是外邪袭入人体的不同部位和原因，以及所出现的症状，述说望色、切脉、诊皮肤在诊断上的重要性，五脏病变在脉象上的变化，列举出五脏六脉甚微的不同病形，六腑病形及有关的取穴、针刺方法。

黄帝问于岐伯曰：邪气之中人也奈何？

岐伯答曰：邪气之中人高也。

黄帝曰：高下有度乎？

岐伯曰：身半已上者，邪中之也。身半已下者，湿中之也。故曰：邪之中人也。无有常[1]，中于阴则溜于腑，中于阳则溜于经[2]。

黄帝曰：阴之与阳也，异名同类，上下相会，经络之相贯，如环无端。邪之中人，或中于阴，或中于阳，上下左右，无有恒常，其故何也？

岐伯曰：诸阳之会，皆在于面。中人也方乘虚时，及新用力，若[3]饮食汗出，腠理开而中于邪。中于面则下阳明。中于项则下太阳。中于颊则下少阳。其中于膺背两胁亦中其经。

黄帝曰：其中于阴，奈何？

岐伯答曰：中于阴者，常从臂胻始。夫臂与胻，其阴[4]皮薄，其肉淖泽[5]，故俱受于风，独伤其阴。

黄帝曰：此故[6]伤其脏乎？

岐伯答曰：身之中于风也，不必动脏。故邪入于阴经，则其脏气实，邪气入而不能客[7]，故还之于腑。故中阳[8]则溜[9]于经，中阴[10]则溜于府。

【串注】

[1] 常：《太素》卷二十七邪中作"恒常"。

[2] 中于阴则溜于腑，中于阳则溜于经：溜，《甲乙经》卷四第二病形脉诊上及《太素》卷二十七邪中作"留"。

[3] 若：《太素》卷二十七邪中及《甲乙经》卷四第二病形脉诊上此下并有"热"字。

[4] 阴：孙鼎宜曰："阴字疑衍。"但《太素》卷二十七邪中及《甲乙经》卷四第二病形脉诊上同"阴"字。

[5] 淖泽：《素问·经络论》王冰注："淖，湿也，泽，润液

也，谓微湿润也。"此处可作柔软解。

[6] 故：此"故"有"先"之含义。

[7] 客：《甲乙经》卷四第二病形脉诊上作"容"。

[8] 中阳：《太素》卷二十七邪中及《甲乙经》卷四第二病形脉诊上此下并作"阳中"。

[9] 溜：《甲乙经》卷四第二病形脉诊上作"留"，与前说同。《太素》卷二十七邪中作"溜"，与前说不一致。

[10] 中阴：《太素》卷二十七邪中及《甲乙经》卷四第二病形脉诊上此下并作"阴中"。

黄帝曰：邪之中人脏[1]奈何？

岐伯曰：愁忧恐惧[2]则伤心，形寒寒饮则伤肺，以其两寒相感，中外皆伤，故气逆而上行。有所堕坠，恶血留内，若有所大怒，气上而不下[3]，积于胁下[4]，则伤肝。有所击仆，若醉入房，汗出当风，则伤脾[5]。有所用力举重，若入房过度，汗出浴水，则伤肾[6]。

黄帝曰：五脏之中风，奈何？

岐伯曰：阴阳俱感，邪乃得往[7]。

黄帝曰：善哉[8]。

【串注】

[1] 邪之中人脏：《太素》卷二十七邪中及《甲乙经》卷四第二病形脉诊上并作"邪之中脏者"。

[2] 愁忧恐惧：《难经·四十九难》作"忧愁思虑"。

[3] 气上而不下：《难经·四十九难》作"气逆上而不下"。《甲乙经》卷四第二病形脉诊上作"气上而不能下"。

[4] 积于胁下：《难经·四十九难》无"积于胁下"四字。

[5] 若醉入房……则伤脾：《难经·四十九难》作"饮食劳倦

则伤脾"。

　　[6] 有所用力举重……则伤肾：《难经·四十九难》作"久坐湿地，强力入水则伤肾"。

　　[7] 往：《灵枢略》作"住"，"住"乃"驻"之古文，留止之义。

　　[8] 邪之中人脏奈何？……善哉：本节相关内容参见《难经·四十九难》。

　　黄帝问于岐伯曰：首面与身形也，属骨连筋，同血合于气耳。天寒则裂地凌冰，其卒寒，或手足懈惰[1]，然而其面不衣，何也？

　　岐伯答曰：十二经脉，三百六十五络，其血气皆上于面而走空窍，其精阳气上走于目而为睛[2]，其别气走于耳而为听，其宗气上出于鼻而为臭，其浊气[3]出于胃，走唇舌而为味。其气之津液，皆上熏于面，而皮[4]又厚，其肉坚，故天气甚寒，不能胜之也[5]。

　　黄帝曰：邪之中人，其病形何如？

　　岐伯曰：虚邪之中身也[6]，洒淅[7]动形；正邪之中人也微，先见于色，不知于[8]身，若有若无[9]，若亡若存，有形无形，莫知其情。

　　黄帝曰：善哉。

【串注】

　　[1] 惰：《景岳全书》卷二十六面病类引作"怠"。

　　[2] 其精阳气上走于目而为睛：《太素》卷二十七邪中"上"下无"走"字，"睛"作"精"。

　　[3] 气：《甲乙经》卷四第二病形脉诊上此下有"下"字。

　　[4] 而皮：《太素》卷二十七邪中作"面皮"。

　　[5] 故天气甚寒，不能胜之也：《太素》卷二十七邪中作"故热甚，寒不能胜也"。《甲乙经》卷四第二病形脉诊上作"故大热甚，寒不能胜之也"。

　　[6] 虚邪之中身也：《灵枢·官能》"虚邪"作"邪气"，"身"作"人"。

　　[7] 洒淅：《太素》卷十五色脉尺诊作"洫沂"。

　　[8] 于：《灵枢·官能》此下有"其"字。

　　[9] 若有若无：《甲乙经》卷四第二病形脉诊上无此四字。

　　黄帝问于岐伯曰：余闻之，见其色，知其病，命曰明。按其脉，知其病，命曰神。问其病，知其处，命曰工。余愿闻见而知之，按而得之，问而极之，为之奈何？

　　岐伯答曰：夫色脉与尺之[1]相应也，如桴鼓影响之相应也，不得相失也，此亦本末根叶之出候也，故根死则叶枯矣。色脉形肉，不得相失也，故知一则为工，知二则为神，知三则神且明矣。

　　黄帝曰：愿卒闻之。

　　岐伯答曰：色青者，其脉弦也；赤者，其脉钩[2]也；黄者，其脉代[3]也；白者，其脉毛[4]；黑者，其脉石[5]。见其色而不得其脉，反得其相胜之脉[6]，则死矣；得其相生之脉[7]，则病已矣。

【串注】

　　[1] 之：《甲乙经》卷四第二病形脉诊上此下有"皮肤"二字。

　　[2] 钩：心脉，脉来盛去衰曰"钩"。

　　[3] 代：此处的"代"，为脾之平脉。莫文泉《研经言》卷二："以《脉经》脾平脉长长而弱，来疏去数参之，则此所谓代，实即乍数乍疏之意。盖有数有疏，则气不调匀，如相更代，故曰代。"

[4] 毛:《脉经》卷三第四:"肺脉来泛泛,而轻如微风吹鸟背上毛。"

[5] 石:《素问·五脏生成》王注引"石"作"坚"。

[6] 相胜之脉:《太素》卷十五色脉尺诊注:"假令肝病,得见青色,其脉当弦,反得毛脉,是肺来乘,肝被克,故死。"

[7] 相生之脉:《太素》卷十五色脉尺诊注:"假令见肝病青色,虽不见弦,而得石脉,石为肾脉,是水生木,是得相生之脉,故病已也。"

黄帝问于岐伯曰:五脏之所生[1],变化之病形何如?

岐伯答曰:先[2]定其五色五脉之应,其病乃可别也。

黄帝曰:色脉已定,别之奈何?

岐伯说:调其脉[3]之缓、急、小、大、滑、涩,而病[4]变定矣。

黄帝曰:调之奈何?

岐伯答曰:脉急者,尺之皮肤亦急;脉缓者,尺之皮肤亦缓;脉小者,尺之皮肤亦减而少气[5];脉大者,尺之皮肤亦贲而起[6];脉滑者,尺之皮肤亦滑;脉涩者,尺之皮肤亦涩。凡此变[7]者,有微有甚。故善调尺者,不待于寸[8],善调脉者,不待于色。能参合而行之者,可以为上工,上工[9]十全九[10];行二者,为中工,中工十全七[11]。行一者,为下工,下工十全六[12]。

【串注】

[1] 生:或曰"主"之误。

[2] 先:《太素》卷十五色脉尺诊作"必先"。

[3] 调其脉:《脉经》卷四第一作"审其尺"。调,诊察。

[4] 病:《甲乙经》卷四第二病形脉诊上作"病形"。

[5] 气:疑衍,《脉经》卷四第一就无"气"字。

[6] 亦贲而起:《甲乙经》卷四第二病形脉诊上作"亦大"。《太素》卷十五色脉尺诊注:"寸口脉大,尺之皮肤贲起能大。一曰亦大没,疑似人改从大。"

[7] 变:《太素》卷十五色脉尺诊、《脉经》卷四第一作"六变"。

[8] 寸:《太素》卷十五色脉尺诊作"寸口"。

[9] 上工:《甲乙经》卷四第二病形脉诊上不重"上工"二字,其下的中工、下工亦不重。

[10] 十全九:《甲乙经》卷四第二病形脉诊上作"十全其九"。

[11] 七:《千金翼方》卷二十五诊气色法第一作"六"。

[12] 六:《千金翼方》卷二十五诊气色法第一作"三"。

黄帝曰:请问脉之缓、急,小、大,滑、涩之病形何如?

岐伯曰:臣请言五脏之病变也。

心脉急甚者为瘛疭[1];微急为心痛引背,食不下。缓甚为狂笑;微缓为伏梁[2],在心下,上下行,时[3]唾血。大甚为喉吤[4];微大为心痹引背,善泪出。小甚为善哕;微小为消瘅[5]。滑甚为善渴;微滑为心疝引脐,小腹鸣。涩甚为瘖;微涩为血溢,维厥[6],耳鸣,颠[7]疾。

【串注】

[1] 瘛疭:朱骏声云:"疭者言纵,瘛者言掣,苏俗所谓惊风。"

[2] 伏梁:《太素》卷十五五脏脉诊注:"心脉微缓,即知心下热聚,以为伏梁之病,大如人臂,从脐上至于心,伏在心下,下至于脐,如彼桥梁,故曰伏梁。"

[3] 时:《千金要方》卷十三第一作"有时"。

[4] 喉吤：《素问·咳论》云："喉中吤吤如梗状。"介、芥古通，乃芥蒂之芥，喉间有物，有妨碍之谓。吤，唯是介字从口者，必非有声之义。

[5] 消瘅：见《素问·通评虚实论》王冰注："消，谓内消。瘅，谓伏热。"

[6] 维厥：维，四维，即手足。维厥，即手足厥逆的意思。

[7] 颠：《太素》卷十五五脏脉诊、《甲乙经》卷四第二病形脉诊上作"癫"。

肺脉急甚为癫疾；微急为肺寒热，怠惰，咳唾血，引[1]腰背胸，若[2]鼻息肉[3]不通。缓甚为多汗；微缓为痿瘘[4]，偏风[5]，头以下汗出不可止。大甚为胫肿；微大[6]为肺痹引胸背，起恶日光[7]。小甚为泄[8]；微小为消瘅。滑甚为息贲[9]上气；微滑为上下出血。涩甚为呕血；微涩为鼠瘘[10]，在颈支腋之间，下不胜其上，其应善酸[11]矣。

【串注】

[1] 引："痛引"。

[2] 若：《脉经》卷三第四"若"作"苦"。

[3] 息肉：《太素》卷十五五脏脉诊"息"作"宿"。

[4] 痿瘘：《太素》卷十五五脏脉诊"痿"下无"瘘"字。

[5] 偏风：《太素》卷十五五脏脉诊"偏"作"漏"。丹波元简："案《脉经》注云：偏风，一作漏风。据汗出不可止，作漏风近是。"

[6] 微大：《脉经》卷三第四作"微汗"。

[7] 起恶日光：《太素》卷十五五脏脉诊，作"起恶日"。《脉经》卷三第二、《千金要方》卷十七第一并作"起腰内"。

[8] 泄：《脉经》卷三第四作"飧泄"。

　　[9] 息贲：肺积，呼吸急促，气逆上奔之症。

　　[10] 鼠瘘："瘘，一作漏"。

　　[11] 其应善酸矣:《甲乙经》卷四第二病形脉诊上"其"作"甚"。《太素》卷十五五脏脉诊"应善酸"作"能喜酸"。

　　肝脉急甚者为恶言[1]；微急为肥气[2]，在胁下若覆杯。缓甚为善呕；微缓为水瘕痹[3]也。大甚为内痈，善呕衄；微大为肝痹[4]，阴缩，咳引小腹。小甚为多饮；微小为消瘅。滑甚为癀疝；微滑为遗溺。涩甚为溢饮；微涩为瘛挛筋痹[5]。

【串注】

　　[1] 急甚者为恶言:《太素》卷十五五脏脉诊"甚"下无"者"字。《甲乙经》卷四第二病形脉诊上校注"恶言一作忘言"。

　　[2] 肥气：肝积的病名。《太素》卷十五五脏脉诊注："肝受寒，气急在左胁下，状若覆杯，名曰肥气。"

　　[3] 水畦痹：瘕，瘕聚一类的病，因其假物成形而聚散无常，故名曰瘕。水瘕是因积水而瘕聚成形。痹，是痹阻。水瘕痹是由于水邪痹阻，结于胸胁下而导致的小便不通的病变。

　　[4] 肝痹：《素问·痹论》："肝痹者，夜卧则惊，多饮，数小便，上为饮如杯。"

　　[5] 瘛挛筋痹:《太素》卷十五五脏脉诊作"瘛挛筋"。《甲乙经》卷四第二病形脉诊上作"瘛瘲挛筋"。

　　脾脉急甚为瘛瘲；微急为膈中[1]，食饮入而还出，后沃沫[2]。缓甚为痿厥[3]；微缓为风痿，四肢不用，心慧然若无病[4]。大甚为击仆[5]；微大为疝气[6]，腹里[7]大脓血在肠胃之外。小甚为寒热；微小为消瘅。滑甚为癀癃；微滑为虫毒蛕蝎腹热[8]。涩甚为肠癀[9]；微涩为内癀，多下脓血[10]。

【串注】

［1］膈中：食入即吐的病。《太素》卷十五五脏脉诊注："膈中，当咽冷，不受食也。"

［2］后沃沫：大便下冷沫。《太素》卷十五五脏脉诊注："大便沃冷沫也。"

［3］痿厥：《太素》卷十五五脏脉诊注："缓甚者，脾中虚热也，脾中主营四肢，脾气热不营，故曰四肢痿弱。厥，逆冷也。"

［4］心慧然若无病：《太素》卷十五五脏脉诊注："脾中有热受风，营其四肢，令其痿弱不用，风不入心，故心慧然明了，安若无病。"

［5］击仆：《本草纲目》卷十："卒然仆倒者，称为'击仆'，世又称为卒中。"

［6］疝气：《脉经》卷三第三作"痞"。

［7］腹里：《脉经》卷三第三、《千金要方》卷十五第一作"腹裹"。

［8］滑甚为癀癃；微滑为虫毒蛕蝎腹热：滑甚为阴囊肿大疲困不解的癀疝病；微滑为腹内有寄生虫。《太素》卷十五五脏脉诊注："蛕，腹中长虫也，蝎，为腹中虫，如桑蠹也，阳盛有热，腹中生此二虫为病，绞作腹中。"

［9］涩甚为肠癀：《太素》卷十五五脏脉诊作"肠颓"，其注："脉涩，气少血多而寒，故冷气冲下，广肠脱出，名曰肠颓，亦妇人带下病也。"

［10］微涩为内癀，多下脓血：《太素》卷十五五脏脉诊注："微涩，是血多聚于腹中，溃坏而下脓血也。"

肾脉急甚为骨癫疾［1］；微急为沉厥奔豚［2］，足不收，不得前后。缓甚为折脊［3］；微缓为洞［4］，洞者，食不化，下嗌［5］还出。大甚为阴痿；微大为石水[6]，起脐以下至小腹腄腄然[7]，上至胃脘，死不治。小甚为洞泄；微小为消瘅。滑甚为癫疝[8]；微滑为骨痿，坐不能起，起则目无所见[9]。涩甚为大痈；微涩为不月[10]沉痔[11]。

【串注】

[1] 骨癫疾：《脉经》卷三第五、《甲乙经》卷四第二病形脉诊下作"骨痿癫疾"。骨癫疾是癫疾的危重症，病深在骨，脾肾两败。

[2] 沉厥奔豚：《太素》卷十五五脏脉诊无"奔豚"二字。《难经·五十六难》作"贲豚"。沉厥指下肢沉重厥冷；奔豚为肾积，发自少腹，上至胸咽，若豚之奔突，故名。

[3] 折脊：《太素》卷十五五脏脉诊注："阳气盛热，阴气虚弱，肾受寒气，致令腰脊痛如折。"

[4] 洞：《甲乙经》卷四第二病形脉诊下与《脉经》卷三第五作"洞下"。

[5] 下嗌：《脉经》卷三第五、《千金要方》卷十九第一作"入咽"。

[6] 石水：水肿病之一种。以腹水、腹部胀满为其主证。《金匮要略》："石水，其脉自沉，外证腹满不喘。"《类经》六卷第二十四注："石水者，凝结少腹，沉坚在下也。"

[7] 腄腄然：《太素》卷十五五脏脉诊及《甲乙经》卷四第二病形脉诊下作"垂垂然"。腄同垂，重而下坠的意思。

[8] 癫疝：《甲乙经》卷四第二病形脉诊下作"痫癫"。

[9] 起则目无所见：《脉经》卷三第五其下有"视见黑花"，《甲乙经》卷四第二病形脉诊下为"视黑丸"。

[10] 不月：《脉经》卷三第五作"月水"。

[11] 沉痔：《太素》卷十五五脏脉诊注："沉，内也。"指内

痔。也有说法认为是久治不愈的痔。

黄帝曰：病之六变者，刺之奈何？

岐伯答曰：诸急者多寒；缓者多热；大者多气少血；小者血气皆少；滑者阳气盛，微有热；涩者多血[1]少气，微有寒。是故刺急者，深内而久留之；刺缓者，浅内而疾发针，以去其热；刺大者，微泻其气，无出其血；刺滑者，疾发针而浅内之，以泻其阳气而去其热。刺涩者，必中其脉，随其逆顺而久留之，必先按[2]而循[3]之，已发针，疾按其痏[4]，无令其血出，以和其脉。诸小者，阴阳形气俱不足，勿取以针而调以甘药也。

【串注】

[1] 多血：《景岳全书》卷四："多血二字，乃传写之误，观本篇下文曰：刺涩者无令其血出，其为少血可知。仲景曰：涩者，营气不足，是亦少血之谓。"

[2] 按：《太素》卷十五五脏脉诊作"扪"。

[3] 循：循按。

[4] 痏：《太素》卷十五五脏脉诊注："痏，谓疮瘢之也。针之痏，是指针孔。"

黄帝曰：余闻五脏六腑之气，荥、输所入为合，令何道从入，入安连过[1]，愿闻其故。

岐伯答曰：此阳脉之别入于内，属于腑者也。

黄帝曰：荥输与合，各有名乎？

岐伯答曰：荥输治外经，合治内腑。

黄帝曰：治内腑奈何？

岐伯曰：取之于合。

黄帝曰：合各有名乎？

岐伯答曰：胃合于[2]三里，大肠合入于巨虚上廉，小肠合入于巨虚下廉，三焦合入于委阳，膀胱合入于委中央[3]，胆合入于阳陵泉。

黄帝曰：取之奈何？

岐伯答曰：取之三里者，低跗；取之巨虚者，举足；取之委阳者，屈伸而索[4]之；委中者，屈[5]而取之；阳陵泉者，正竖膝予之齐[6]，下至委阳之阳取之；取诸外经者，揄申而从之[7]。

【串注】

[1] 连过：《甲乙经》卷四第二病形脉诊下作"从道"。入安连过，是问足三阳进入合穴后，和哪些脏腑经脉发生互相连属的关系。孙鼎宜："问手足三阳，其上下从何处连属以通气脉也。"

[2] 于：《太素》卷十一腑病合输及《甲乙经》卷四第二病形脉诊下作"入于"。

[3] 委中央：《太素》卷十一腑病合输作"委中"。

[4] 索：《甲乙经》卷四第二病形脉诊下作"取"。

[5] 屈：《甲乙经》卷四第二病形脉诊下作"屈膝"。

[6] 正竖膝予之齐：《太素》卷十一腑病合输及《甲乙经》卷四第二病形脉诊下"正"作"正立"。正竖膝予之齐，是要正身蹲坐，使两膝齐平。

[7] 揄申而从之：《太素》卷十一腑病合输"申"作"伸"。《甲乙经》卷四第二病形脉诊下"从"作"取"。揄，牵引。揄申而从之，是说通过牵引与伸展来寻找穴位。

黄帝曰：愿闻六腑之病[1]。

岐伯答曰：面热者，足阳明病，鱼络血者手阳明病，两跗之上脉竖陷者[2]，足阳明病，此胃脉也。

大肠病者，肠中切痛，而鸣濯濯。冬日[3]重感于寒即泄[4]，当脐而痛，不能久立，与胃同候，取巨虚上廉。

胃病者，腹䐜胀[5]，胃脘当心而痛，上肢[6]两胁，膈咽不通，食饮不下，取之三里也。

小肠病者，小腹痛，腰脊控睾[7]而痛，时窘之后[8]，当耳前热，若寒甚，若独肩上热甚，及手小指次指之间热，若脉陷者，此其候也。手太阳病也[9]，取之巨虚下廉。

【串注】

[1] 六腑之病：六腑所属六阳经经脉病候见《灵枢·经脉》的"是动……是主所生病"相关内容。

[2] 脉坚陷者：《太素》卷十一腑病合输及《甲乙经》卷四第二病形脉诊下作"脉坚若陷者"。

[3] 日：原"曰"。《脉经》卷六第八、《千金要方》卷十八第一等作"日"。据改。

[4] 即泄：《甲乙经》卷九第七脾胃大肠受病发腹胀满肠中鸣短气作"则泄"二字。

[5] 䐜胀：《脉经》卷六第六作"腹胀"。䐜胀，《说文》肉部："䐜胀，起也。"䐜胀，胀满膨起。

[6] 肢：《太素》卷十一腑病合输作"交"，《千金要方》卷十六作"支"。

[7] 睾：《太素》卷十一腑病合输作"尻"。

[8] 时窘之后：马莳："痛时窘甚，而欲去后也。"后，排大便。

[9] 手太阳病也：《太素》卷十一腑病合输"阳"下无"病"字。《脉经》卷六第四、《甲乙经》卷九第八肾小肠受病发腹胀腰痛引背少腹控睾无此五字。

三焦病者，腹[1]气满，小腹尤坚，不得小便，窘急，溢则水，留即为胀[2]。候在足太阳之外大络，大络[3]在太阳少阳之间，亦[4]见于脉，取委阳。

膀胱病者，小腹[5]偏肿而痛，以手按之，即欲小便而不得，肩[6]上热，若脉陷，及足小指外廉及胫踝后皆热，若脉陷[7]，取委中央[8]。

胆病者，善太息，口苦，呕宿汁[9]，心下[10]澹澹[11]，恐[12]人将捕之，嗌中吘吘然，数唾[13]。在[14]足少阳之本末[15]，亦视其脉之陷下者灸之，其寒热者取阳陵泉。

【串注】

[1]腹：《脉经》卷六第十一、《甲乙经》卷九第九三焦膀胱受病发少腹肿不得小便作"腹胀"。

[2]溢则水，留即为胀：《太素》卷十一腑病合输、《甲乙经》卷四第二病形脉诊下作"溢则为水，留即为胀"。

[3]大络：《太素》卷十一腑病合输、《甲乙经》卷九第九三焦膀胱受病发少腹肿不得小便作"络"。

[4]亦：《脉经》卷六第十一作"赤"。

[5]小腹：《太素》卷十一腑病合输作"少腹"。

[6]肩：《甲乙经》卷九第九三焦膀胱受病发少腹肿不得小便作"眉"。

[7]若脉陷：《甲乙经》卷九第九三焦膀胱受病发少腹肿不得小便无此三字。

[8]委中央：《甲乙经》卷九第九三焦膀胱受病发少腹肿不得小便作"委中"。

[9]宿汁：《甲乙经》卷九第五邪在心胆及诸脏腑发悲恐太息口苦不乐及惊作"宿水"。

[10]下：《脉经》卷六第二无"下"字，《针灸问对》卷上作"中"。

[11]澹澹：丹波元简："澹与憺同，为跳动貌。"

[12]恐：《太素》卷十一腑病合输作"如"。《甲乙经》卷九第五作"善恐如"。

[13]嗌中吩吩然，数唾：嗌中吩吩然，咽部如物梗塞。《脉经》卷六第二"吩吩"作"介介"。"数唾"，《甲乙经》卷九第九三焦膀胱受病发少腹肿不得小便作"数咳唾"。

[14]在：《太素》卷十一腑病合输、《甲乙经》卷九第五邪在心胆及诸脏腑发悲恐太息口苦不乐及惊作"候在"。

[15]足少阳之本末：《太素》卷十一腑病合输注："足少阳本在窍阴之间，标在窗笼，即本末也。"参《灵枢·卫气》。《类经》二十卷第二十四注："本末者，在腑为本，在经为末也。"

黄帝曰：刺之有道乎？

岐伯答曰：刺此者[1]，必中气穴[2]，无中肉节[3]。中气穴则针游于巷[4]，中肉节即皮[5]肤痛，补泻反则病益笃。中筋则筋缓，邪气不出，与其真相搏[6]，乱而不去，反还内著。用针不审，以顺为逆也。

【串注】

[1]刺此者：《甲乙经》卷五第一针刺禁忌作"凡刺之道"。

[2]气穴：即腧穴，见《素问·气穴论》。《类经》二十卷第二十四注："经气所至是谓气穴。"

[3]肉节：《类经》二十卷第二十四注："肉有节界，是谓肉节。"

[4]中气穴则针游于巷：《太素》卷十一腑病合输注："巷，谓街巷空穴之处也。"马莳："中气穴，则针游于巷，而气脉相通，即《素问》气穴论游针之居也。"

[5]即皮：《太素》卷十一腑病合输作"则肉"。

[6] 与其真相搏：《甲乙经》卷五第一针刺禁忌作"与真相搏"。《太素》卷十一腑病合输作"与真气相薄"。

根结[1]第五

【提要】本篇论述的内容有：三阴三阳各经脉的根结部位与穴位名称，手足三阳经根、溜、注、入的腧穴，阴阳各经的开、阖、枢作用及其所主病证与治疗，通过脉动的状况测候脏气的盛衰与死期，体质不同的个体，针刺的深浅、徐疾等手法应有所不同。

岐伯曰：天地相感，寒暖相移，阴阳之道[2]，孰少孰多？阴道偶，阳道奇。发于春夏，阴气少，阳气多，阴阳不调，何补何泻？发于秋冬，阳气少，阴气多；阴气盛而阳气衰，故茎叶枯槁，湿雨下归[3]，阴阳相移[4]，何泻何补？奇邪离经，不可胜数，不知根结，五脏六腑，折关败枢，开阖而走，阴阳大失，不可复取。九针之玄[5]，要在终始；故能知终始，一言而毕，不知终始，针道咸绝。

【串注】

[1] 根结：本篇的根结内容可与《灵枢·卫气》中的标本内容互参。

[2] 道：《甲乙经》卷二第五经脉根结作"数"。

[3] 湿雨下归：《太素》卷十经脉根结作"湿雨下渧"。渧与浸同。

[4] 移：《甲乙经》卷二第五经脉根结作"离"。

[5] 玄：《太素》卷十经脉根结及《甲乙经》卷二第五经脉根

结作"要"。

太阳根于至阴，结于命门，命门者，目也[1]。阳明根于厉兑，结于颡大[2]，颡大者，钳耳也[3]。少阳根于窍阴，结于窗笼，窗笼者，耳中也[4]。太阳为开[5]，阳明为阖，少阳为枢，故开折，则肉[6]节渎[7]而暴病起矣，故暴病者取之太阳，视有余不足，渎者皮肉宛膲而弱也[8]。阖折则气无所止息而痿疾[9]起矣，故痿疾者取之阳明，视有余不足，无所止息者，真气稽留，邪气居之也。枢折即骨繇[10]而不[11]安于地。故骨繇者，取之少阳，视有余不足，骨繇者节缓而不收也。所谓骨繇者摇故也。当穷其本[12]也。

【串注】

[1] 命门者，目也：《素问·阴阳离合论》及《太素》卷十经脉根结均无。

[2] 颡大：《甲乙经》卷二第五经脉根结作"颃颡"。

[3] 颡大者，钳耳也：《甲乙经》卷二第五经脉根结作"颡大者钳大，钳大者耳也"。

[4] 窗笼者，耳中也：《太素》卷十经脉根结无。

[5] 开：《太素》卷十经脉根结作"关"。

[6] 肉：《甲乙经》卷二第五经脉根结作"内"。

[7] 渎：《太素》卷十经脉根结作"殰"，《素问·阴阳离合论》新校正引《九墟》及《甲乙经》卷二第五经脉根结作"溃缓"。

[8] 渎者皮肉宛膲而弱也：《太素》卷十经脉根结"渎"作"殰"，无"皮"字。《甲乙经》卷二第五经脉根结作"溃缓者皮肉缓膲而弱也"。

[9] 痿疾：《甲乙经》卷二第五经脉根结作"痿病"。

[10] 骨繇：《甲乙经》卷二第五经脉根结作"骨摇"。

[11] 不：《甲乙经》卷二第五经脉根结作"不能"。

[12] 当穷其本：《太素》卷十经脉根结作"当窍其本"，《甲乙经》卷二第五经脉根结作"当核其本"。

太阴根于隐白，结于太仓[1]。少阴根于涌泉，结于廉泉[2]。厥阴根于大敦，结于玉英，络[3]于膻中。太阴为开[4]，厥阴为阖，少阳为枢。故开折则仓廪无所输膈洞，膈洞者取之太阴，视有余不足，故开折者气不足而生病也。阖折即气绝[5]而喜悲[6]，悲者取之厥阴，视有余不足。枢折，则脉有所结而不通，不通者取之少阴，视有余不足，有结者皆取之不足[7]。

【串注】

[1] 太仓：参见《灵枢·胀论》："胃者，太仓也。"

[2] 廉泉：《灵枢·卫气》为舌下两脉；《素问·刺疟》："舌下两脉者，廉泉也。"

[3] 络：《太素》卷十经脉根结作"终"。

[4] 开：《太素》卷十经脉根结及卷五阴阳合并作"关"。

[5] 绝：《甲乙经》卷二第五经脉根结作"弛"。

[6] 悲：《甲乙经》卷二第五经脉根结作"善悲"。

[7] 不足：《太素》卷十经脉根结及《甲乙经》卷二第五经脉根结无此二字。

足太阳根[1]于至阴，溜[2]于京骨，注[3]于昆仑，入于天柱、飞扬也[4]。足少阳根于窍阴，溜于丘墟，注于阳辅，入于天容[5]、光明也。足阳明根于厉兑，溜于冲阳，注于下陵，入于人迎、丰隆也。手太阳根于少泽，溜于阳谷，注于小海，入于天窗、支正也。手少阳根于关冲，溜于阳池，注于支沟，入于天牖、外关也。手阳明根于商阳，溜于合谷，注于阳谿，入于扶突、偏历也。此所谓十二经者，盛络皆当取之。

【串注】

[1] 根：与"根"有关的腧穴，另参见《灵枢·本输》："出于……为井木"或"出于……为井金"。

[2] 溜：与"溜"有关的腧穴，另参见《灵枢·本输》："过于……为原"（手太阳之原应为腕骨）。

[3] 注：与"注"有关的腧穴，另参见《灵枢·本输》："行于……为经"（足阳明之经应为解溪，手太阳之经应为阳谷）。

[4] 入于天柱、飞扬也：六阳经根、溜、注、入中的上"入"，参《灵枢·本输》中的七次脉。六阳经根、溜、注、入中的下"入"，参《灵枢·经脉》中的六阳经之别（络穴）。

[5] 天容：《甲乙经》卷三第十二颈凡十七穴谓手少阳脉气所发。《太素》卷十经脉根结仍作天容，杨上善注谓足少阳正经。

一日一夜五十营[1]，以营五脏之精，不应数者，名曰狂生[2]。所谓五十营者，五脏皆受气，持其脉口，数其至也。五十动而不一代[3]者，五脏皆受气；四十动一代者，一脏无气[4]；三十动一代者，二脏无气；二十动一代者，三脏无气；十动一代者，四脏无气；不满十动一代者，五脏无气。予之短期[5]，要在终始。所谓五十动而不一代者，以为常也，以知五脏之期。予之短期者，乍数乍疏也。

【串注】

[1] 五十营：另参《灵枢·五十营》。

[2] 狂生：《类经》五卷第四注："其有太过不及，而不应此数者，名曰狂生。"

[3] 代：《类经》五卷第四注："代，更代之义，谓于平脉之

中，而忽见软弱，或乍数乍疏，或断而复起，盖其脏有所损，则气有所亏，故变异若此，均名曰代。"

[4] 一脏无气：《类经》五卷第四注："一脏无气者，何脏也？然。人吸者随阴入，呼者因阳出，今吸不能至肾，至肝而还，故知一脏无气者，肾气先尽也……观此一脏无气，必先乎肾，如下文所谓二脏、三脏、四脏、五脏者……则由肾及肝，由肝及脾，由脾及心，由心及肺。故凡病将危者，必气促似喘，仅呼吸于胸中数寸之间。盖其真阴绝于下，孤阳浮于上，此气绝之极也。"

[5] 短期：李中梓："短，近也，死期近矣。"

黄帝曰：逆顺五体者[1]，言人骨节之大小，肉之坚脆，皮之厚薄，血之清浊，气之滑涩，脉之长短，血之多少，经络之数，余已知之矣，此皆布衣匹夫之士也。夫王公大人，血食之君，身体柔脆，肌肉[2]软弱，血气慓悍滑利，其刺之徐疾浅深多少，可得同之乎？

岐伯答曰：膏粱菽藿之味，何可同也？气滑即[3]出疾，气涩则出迟，气悍则针小而入浅，气涩则针大而入深，深则欲留，浅则欲疾。以此观之，刺布衣者，深以留之，刺大人者，微以徐之，此皆因气慓悍滑利也。

【串注】

[1] 逆顺五体者：《太素》卷二十二刺法作"逆顺五体"。刘衡如《灵枢经》校语："逆顺五体，乃本书第三十八篇篇名，今本作'逆顺肥瘦'。"参《灵枢·逆顺肥瘦》。

[2] 肌肉：《太素》卷二十二刺法及《甲乙经》卷五第六针灸自然逆顺作"肤肉"。

[3] 即：《太素》卷二十二刺法及《甲乙经》卷五第六针灸自然逆顺作"则"。

黄帝曰：形气[1]之逆顺奈何？

岐伯曰：形气不足，病气有余，是邪胜也，急泻之。形气有余，病气不足，急补之。形气不足，病气不足，此阴阳气俱不足也，不可刺之[2]，刺之则重不足。重不足则阴阳俱竭，血气皆尽，五脏空虚，筋骨髓枯，老者绝灭，壮者不复矣。形气有余，病气有余，此谓阴阳俱有余也。急泻其邪，调其虚实。

故曰：有余者泻之，不足者补之，此之谓也。

故曰：刺不知逆顺，真邪相搏。满而补之，则阴阳四溢[3]，肠胃充郭，肝肺内膜[4]，阴阳相错。虚而泻之，则经脉空虚，血气竭枯，肠胃僻辟[5]，皮肤薄着，毛腠夭膲[6]，予之死期。

故曰：用针之要，在于知调阴与阳[7]。调阴与阳，精气乃光[8]，合形与气，使神内藏。

故曰：上工平气，中工乱脉[9]，下工绝气危生。

故曰：下工不可不慎也，必审五脏变化之病，五脉之应，经络[10]之实虚，皮[11]之柔粗，而后取之也。

【串注】

[1] 形气：本节参《灵枢·邪气脏腑病形》。

[2] 不可刺之：《甲乙经》卷五第六针灸自然逆顺作"不可复刺之"。

[3] 阴阳四溢：《甲乙经》卷五第六针灸自然逆顺作"阴阳血气皆溢"。

[4] 膜：《甲乙经》卷五第六针灸自然逆顺作"胀"。

[5] 僻辟：僻，《太素》卷二十二刺法作"摄"。其注："摄辟，肠胃无气也。"《素问·调经论》："虚者，聂辟气不足。"

[6] 膲：《太素》卷二十二刺法及《甲乙经》卷五第六针灸自然逆顺作"焦"。焦：枯焦。

[7] 阴与阳：《太素》卷二十二刺法及《甲乙经》卷五第六针

灸自然逆顺无此三字。

　　[8] 光：《甲乙经》卷五第六作"充"。

　　[9] 脉：《太素》卷二十二刺法及《甲乙经》卷五第六针灸自然逆顺作"经"。

　　[10] 经络：《甲乙经》卷五第六针灸自然逆顺作"经脉"。

　　[11] 皮：《甲乙经》卷五第六针灸自然逆顺作"皮肤"。

寿夭刚柔第六

　　【提要】本篇介绍了阴阳刚柔的不同体质类型，并从形与气的平衡角度论述到体质的差异与生命长短的关系，同时指出了根据病在阴阳、筋骨、皮肉及不同的病因、性质、病程等情况，所采用的刺治与药熨的方法。

　　黄帝问于少师曰：余闻人之生也，有刚有柔，有弱有强，有短有长，有阴有阳，愿闻其方。

　　少师[1]答曰：阴中有阴[2]，阳中有阳[3]，审知阴阳，刺之有方。得病所始，刺之有理。谨度病端，与时相应。内合于五脏六腑，外合于筋骨皮肤，是故内有阴阳，外亦有阴阳。在内者，五脏为阴，六腑为阳；在外者，筋骨为阴，皮肤为阳。故曰，病在阴之阴者，刺阴之荥俞；病在阳之阳者，刺阳之合[4]；病在阳之阴者，刺阴之经；病在阴之阳者，刺络脉[5]。

　　故曰：病在阳者命曰风，病在阴者命曰痹，阴阳俱病命曰风痹。病有形而不痛者，阳之类也；无形而痛者，阴之类也。无形而痛者，其阳完而阴伤之也，急治其阴，无攻其阳[6]；有形而不痛者，其阴完而阳伤之也，急治其阳，无攻其阴[7]。阴阳俱动，乍有形，乍无形[8]，加以烦心，命曰阴胜其阳。此谓不表不里，其形不久。

【串注】

[1] 少师：《甲乙经》卷六第六内外形诊老壮肥瘦病旦慧夜甚大论作"岐伯"。

[2] 阴中有阴：《甲乙经》卷六第六内外形诊老壮肥瘦病旦慧夜甚大论作"阴中有阳"。

[3] 阳中有阳：《甲乙经》卷六第六内外形诊老壮肥瘦病旦慧夜甚大论作"阳中有阴"。

[4] 病在阳之阳者，刺阳之合：参《灵枢·四时气》："邪在腑，取之合。"合治内腑，其病在内之六腑，似应在阴之阳。

[5] 病在阴之阳者，刺络脉：《甲乙经》卷六第六内外形诊老壮肥瘦病旦慧夜甚大论作"刺阳之络"。刺表浅之阳络，其病似应在阳之阳。

[6] 急治其阴，无攻其阳：《甲乙经》卷六第六内外形诊老壮肥瘦病旦慧夜甚大论作"急治其阳，无攻其阴"。其后注文为"《九墟》作急治其阴，无攻其阳"。

[7] 急治其阳，无攻其阴：《甲乙经》卷六第六内外形诊老壮肥瘦病旦慧夜甚大论作"急治其阴，无攻其阳"。其后注文为"《九墟》作急治其阳，无攻其阴"。

[8] 乍有形，乍无形：《甲乙经》卷六第六内外形诊老壮肥瘦病旦慧夜甚大论作"乍有乍无"。

黄帝问于伯高曰：余闻形气病之先后、外内之应奈何？

伯高答曰：风寒伤形，忧恐忿怒伤气。气伤脏，乃病脏；寒伤形，乃应形；风伤筋脉，筋脉乃应。此形气外内之相应也。

黄帝曰：刺之奈何？

伯高答曰：病九日者，三刺而已；病一月者，十刺而已。多少远近，以此衰之。久痹不去身者，视其血络，尽出其血。

黄帝曰：外内之病，难易之治奈何？

伯高答曰：形先病而未入脏者，刺之半其日；脏先病而形乃应者，刺之倍其日。此月内 [1] 难易之应也。

黄帝问于伯高曰：余闻形有缓急，气有盛衰，骨有大小，肉有坚脆，皮有厚薄，其以立寿夭奈何？

伯高答曰：形与气相任则寿，不相任则夭。皮与肉相果 [2] 则寿，不相果则夭。血气经络胜形则寿，不胜形则夭。

黄帝曰：何谓形之缓急？

伯高答曰：形充而皮肤缓者则寿，形充而皮肤急者则夭。形充而脉坚大者顺也，形充而脉小以弱者气衰，衰则危矣。若形充而颧不起者骨小，骨 [3] 小则夭矣。形充而大肉䐃坚而有分者肉坚，肉坚则寿矣；形充而大肉无分理不坚者肉脆，肉脆则夭矣。此天之生命，所以立形定气而视寿夭者。必明乎此，立形定气，而后以 [4] 临病人，决死生。

黄帝曰：余闻寿夭，无以度之。

伯高答曰：墙基卑，高不及其地者，不满三十而死。其有因加疾者，不及二十而死也。

黄帝曰：形气之相胜，以立寿夭奈何？

伯高答曰：平人而气胜形者寿；病而形肉脱，气胜形者死，形胜气者危矣。

【串注】

[1] 月内：《甲乙经》卷六第六内外形诊老壮肥瘦病旦慧夜甚大论作"外内"。

[2] 相果：《甲乙经》卷六第十一寿夭形诊病耐痛不耐痛大论

作"相裹"。

[3] 骨:《甲乙经》卷六第十一寿夭形诊病耐痛不耐痛大论无"骨"字。

[4] 以:《甲乙经》卷六第十一寿夭形诊病耐痛不耐痛大论作"可以"。

黄帝曰:余闻刺有三变,何谓三变?

伯高答曰:有刺营者,有刺卫者,有刺寒痹之留经者。

黄帝曰:刺三变者奈何?

伯高答曰:刺营者出血,刺卫者出气,刺寒痹者内热。

黄帝曰:营卫寒痹之为病奈何?

伯高答曰:营之生病也,寒热少气,血上下行。卫之生病也,气痛时来时去,怫忾贲响[1],风寒客于肠胃之中。寒痹之为病也,留而不去,时痛而皮不仁。

黄帝曰:刺寒痹内热奈何?

伯高答曰:刺布衣者,以火焠之;刺大人者,以药熨之。

黄帝曰:药熨奈何?

伯高答曰:用淳酒[2]二十斤,蜀椒一斤,干姜一斤,桂心一斤[3],凡四种,皆㕮咀,渍酒中,用绵絮一斤,细白布四丈[4],并[5]内酒中。置酒马矢煴[6]中,盖封涂,勿使泄[7]。五日五夜,出布绵絮,曝干之,干复渍,以尽其汁。每渍必晬其日,乃出干。干,并用滓与绵絮,复布为复巾,长六七尺,为六七巾,则用之生桑炭炙巾,以熨寒痹所刺之处,令热入至于病所,寒复炙巾以熨之,三十遍而止。汗出以巾拭身[8],亦三十遍而止。起步内中,无见风。每刺必熨,如此病已矣。此所谓内热也。

【串注】

[1] 怫忾贲响:《太素》卷二十二三变刺注:"怫忾,气盛满

054

貌；赍响，腹胀貌也。"忾：《针灸问对》卷上引作"气"。

[2] 用淳酒：《甲乙经》卷十第一阴受病发痹上作"方用醇酒"。

[3] 桂心一斤：《甲乙经》卷十第一阴受病发痹上作"桂一升"。

[4] 四丈：《甲乙经》卷十第一阴受病发痹上作"四丈二尺"。

[5] 并：《太素》卷二十二三变刺作"皆并"。

[6] 熅：《太素》卷二十二三变刺作"温"。

[7] 勿使泄：《甲乙经》卷十第一阴受病发痹上作"勿使气泄"。

[8] 以巾拭身：《甲乙经》卷十第一阴受病发痹上及《太素》卷二十二三变刺作"炙巾以拭身"。

官针第七

【提要】本篇介绍了古代九针的适应证及各自的性能。介绍了适应于病情变化的九刺；适用于不同经脉病患的十二刺；适应于邪气深浅程度的三刺法与适应于五脏疾病的五刺法。

凡刺之要，官针最妙。九针之宜，各有所为[1]，长、短、大、小，各有所施也。不得其用，病弗能移。疾[2]浅针深，内伤良肉，皮肤为痈；病深针浅，病气不泻，支[3]为大脓。病小针大，气泻太甚，疾必为害[4]；病大针小，气不泄泻[5]，亦复为败[6]。失[7]针之宜。大者泻[8]，小者不移。已言其过，请言其所施。

【串注】

[1] 九针之宜，各有所为：本篇开始介绍了九种针具的适应证和各自的性能。关于九针，另参见《灵枢·九针十二原》"九针之名，各不同形……"段落。《圣济总录》卷一百九十二引正作"九针之为，各有所宜"。

[2] 疾：《太素》卷二十二九针所生作"病"。

[3] 支：《太素》卷二十二九针所生及《甲乙经》卷五第二九针九变十二节五刺五邪作"反"。

[4] 气泻太甚，疾必为害：《甲乙经》卷五第二九针九变十二节五刺五邪作"气泻太甚，病后必为害"。《太素》卷二十二九针所生作"气泻大疾，必后为害"。

[5] 气不泄泻：《甲乙经》卷五第二九针九变十二节五刺五邪及《太素》卷二十二九针所生作"大气不泻"。

[6] 亦复为败：《甲乙经》卷五第二九针九变十二节五刺五邪作"后亦为败"。

[7] 失：《甲乙经》卷五第二九针九变十二节五刺五邪及《太素》卷二十二九针所生作"夫"。

[8] 大者泻：《甲乙经》卷五第二九针九变十二节五刺五邪及《太素》卷二十二九针所生作"大者大泻"。

病在皮肤无常处者，取以镵针于病所，肤白勿取[1]。病在分肉间，取以圆针于病所。病在经络痼痹者，取以锋针[2]。病在脉，气少当补之者，取以锓针于井荥分输。病为大脓者[3]，取以铍针。病痹气暴发者，取以圆利针。病痹气痛而不去者，取以毫针。病在中者[4]，取以长针。病水肿不能通关节者[5]，取以大针。病在五脏固居者，取以锋针，泻于井荥分输，取以四时[6]。

【串注】

[1] 肤白勿取：《太素》卷二十二九针所生注："痛处肤当色赤，故白处痛移，不可取也。"

[2] 病在经络痼痹者，取以锋针：《甲乙经》卷五第二九针九变十二节五刺五邪作"病在五脏固居者"。

[3] 大脓者：《甲乙经》卷五第二九针九变十二节五刺五邪作"大脓血"。

[4] 病在中者：《类经》十九卷第四注："中者，言其远也。"

[5] 病水肿不能通关节者：《太素》卷二十二九针所生作"病为水肿不能过关节者"。

[6] 泻于井荥分输，取以四时：据《灵枢·九针论》，"四者时也"，锋针于九针中，序为第四。

凡刺有九，以应九变。一曰输刺，输刺者，刺诸经荥输脏俞也。二曰远道刺，远道刺者，病在上，取之下，刺腑腧也。三曰经刺，经刺者，刺大经之结络经分也[1]。四曰络刺，络刺者，刺小络之血脉也。五曰分刺，分刺者，刺分肉之间也。六曰大泻刺，大泻刺者，刺大脓以铍针也。七曰毛刺，毛刺者，刺浮痹皮肤也[2]。八曰巨刺，巨刺者，左取右，右取左。九曰焠刺，焠刺者，刺[3]燔针则取痹也。

【串注】

[1] 刺大经之结络经分也：张志聪："大经者，五脏六腑之大络也，邪客于皮毛，入客于孙络，留而不去，闭结不通，则留溢于大经之分而生奇病，故刺大经之结络以通之。"

[2] 刺浮痹皮肤也：《甲乙经》卷五第二九针九变十二节五刺五邪作"刺浮痹于皮肤也"。

[3] 刺：《甲乙经》卷五第二九针九变十二节五刺五邪无

"刺"字。

凡刺有十二节，以应十二经。一曰偶刺，偶刺者，以手直心若背，直痛所，一刺前，一刺后，以治[1]心痹，刺此者，旁针之也。二曰报刺，报刺者，刺痛无常处也，上下行者，直内无拔针[2]，以左手随病所按之，乃出针，复刺之也。三曰恢刺，恢刺者，直刺旁之，举之前后，恢筋急，以治筋痹也。四曰齐刺，齐刺者，直入一，旁入二，以治寒气[3]小深者。或曰三刺，三刺者，治痹气小深者也。五曰扬刺[4]，扬刺者，正内一，旁内四，而浮之，以治寒气[5]之博大者也。六曰直针刺，直针刺者，引皮乃刺之，以治寒气之浅者也。七曰输刺，输刺者，直入直出，稀发针而深之，以治气盛而热者也[6]。八曰短刺，短刺者，刺骨痹[7]，稍摇而深之，致针骨所，以上下摩骨也。九曰浮刺，浮刺者，旁入而浮之，以治肌急而寒者也。十曰阴刺，阴刺者，左右率刺[8]之，以治寒厥，中寒厥[9]，足[10]踝后少阴也。十一曰旁针刺，旁针刺者，直刺旁刺各一，以治留痹久居者也。十二曰赞刺，赞刺者，直入直出，数发针而浅之出血，是谓治痈肿也。

【串注】

[1]治:《甲乙经》卷五第二九针九变十二节五刺五邪作"刺"。

[2]直内无拔针:《甲乙经》卷五第二九针九变十二节五刺五邪作"直纳无拔针"。

[3]寒气:《甲乙经》卷五第二九针九变十二节五刺五邪作"寒热气"。

[4]扬刺:《素问·长刺节论》新校正引《甲乙经》作"阳刺"。阳刺，似可与其下阴刺互对。

[5]寒气:《甲乙经》卷五第二九针九变十二节五刺五邪作"寒热"。

[6]输刺者……以治气盛而热者也:参《灵枢·邪气脏腑病形》:"缓者多热……刺缓者浅内而疾发针。"

[7]骨痹:《素问·长刺节论》曰:"骨重不可举,骨髓酸痛,寒气至,名曰骨痹"。

[8]率刺:《素问·长刺节论》新校正引《甲乙经》作"卒刺"。

[9]中寒厥:《甲乙经》卷五第二九针九变十二节五刺五邪作"中寒者"。

[10]足:《甲乙经》卷五第二九针九变十二节五刺五邪作"取"。

脉之所居深不见者,刺之微内针而久留之,以致其空脉气也[1]。脉浅者勿刺,按绝其脉乃刺之,无令精[2]出,独出其邪气耳。

所谓三刺则谷气出[3]者。先浅刺绝[4]皮,以出阳邪;再刺则阴邪出者,少益深绝皮,致肌肉,未入分肉间也;已入分肉之间,则谷气出。故刺法曰:始刺浅之,以逐邪气[5],而来血气[6];后刺深之,以致阴气之邪[7];最后刺极深之,以下谷气。此之谓也。故用针者,不知年之所加,气之盛衰,虚实之所起,不可以为工也。

【串注】

[1]刺之微内针而久留之,以致其空脉气也:《类经》十九卷第六注:"深刺脉者,亦必微纳其针,盖恐太过,反伤正气。故但久留而引致之,使其空中之脉气上行也。"

[2]精:《圣济总录》卷一百九十二引作"精气"。

[3] 所谓三刺则谷气出：《类经》十九卷第六注："谷气，即正气，亦曰神气，出，至也，终始篇曰：所谓谷气者，已补而实，已泻而虚，故以知谷气至也。"谷气至，指针下的补泻感觉。

[4] 绝：《吕氏春秋》异宝："丈人渡之绝江。"高注："绝，过也。"

[5] 以逐邪气：《甲乙经》卷五第二九针九变十二节五刺五邪作"以逐阳邪之气"。

[6] 而来血气：《甲乙经》卷五第二九针九变十二节五刺五邪无此四字。

[7] 阴气之邪：《甲乙经》卷五第二九针九变十二节五刺五邪作"阴邪之气"。

凡刺有五，以应五脏。一曰半刺[1]，半刺者，浅内而疾发针，无针伤肉[2]，如拔毛[3]状，以取皮气，此肺之应也。二曰豹文刺[4]，豹文刺者，左右前后针之，中脉为故，以取经络之血者，此心之应也。三曰关刺[5]，关刺者，直刺左右[6]尽筋上[7]，以取筋痹，慎无出血，此肝之应也，或曰渊刺，一曰岂刺[8]。四曰合谷刺[9]，合谷刺者，左右鸡足，针于分肉之间，以取肌痹，此脾之应也。五曰输刺，输刺者，直入直出，深内之至骨，以取骨痹，此肾之应也。

【串注】

[1] 半刺：《太素》卷二十二五刺注："凡刺不减一分，今言半刺，当是五分。"

[2] 无针伤肉：《太素》卷二十二五刺作"毋令针伤多"。

[3] 拔毛：《太素》卷二十二五刺及《甲乙经》卷五第二九针九变十二节五刺五邪作"发"，《素问·刺要论》王注亦作"发"。

[4] 豹文刺：《太素》卷二十二五刺注："左右前后，针瘢状若

豹纹，故曰豹文刺。"

[5] 关刺：《类经》十九卷第六注："关，关节也。"

[6] 左右：《类经》十九卷第六注："左右，四肢也。"

[7] 尽筋上：《类经》十九卷第六注："尽筋上，即关节之处也。"

[8] 或曰渊刺，一曰岂刺：《太素》卷二十二五刺作"或曰开刺，一曰岂刺"。《甲乙经》卷五第二九针九变十二节五刺五邪作"或曰渊刺，又曰岂刺"，且置于"四曰合谷刺"之后。

[9] 合谷刺：《太素》卷二十二五刺作"合刺"。

本神第八

【提要】本篇对神在针刺疗法中的重要意义，做了全面的分析，论述了七情变化对五脏的影响和危害，只有在全面地了解病人的精神状态之后，才可以根据其具体情况有选择地予以针刺治疗。

黄帝问于岐伯曰：凡刺之法，先必[1]本于神。血、脉、营、气、精神，此五脏之所藏也。至其淫泆离脏则精失、魂魄飞扬、志意恍乱、智虑去身者，何因而然乎？天之罪与？人之过乎？何谓德、气、生、精、神、魂、魄、心、意、志、思、智、虑？请问其故。

岐伯答曰：天之在我者德也，地之在我者气也[2]。德流气薄而生者也。故生之来谓之精[3]，两精相搏谓之神[4]，随神往来者谓之魂[5]，并精而出入者谓之魄[6]，所以任物者谓之心[7]，心有所忆谓之意，意之所存谓之志，因志而存变谓之思，因思而远慕谓之虑，因虑而处物谓之智。故智者之养生也，必顺四时而适寒暑，和喜怒而安居处，节阴阳而调刚柔^[8]。如是，则僻邪不至，长生久视^[9]。

【串注】

[1] 先必：《甲乙经》卷一第一精神五脏作"必先"。

[2] 天之在我者德也，地之在我者气也：《易经》曰："天地之大德曰生。"《太素》卷六脏腑之一注："未形之分，施与我身，谓之德者，天之道也。故庄子曰，'未形之分，物得之以生，谓之德也。阴阳和气，质成我身者，地之道也'。"

[3] 故生之来谓之精：《太素》卷六脏腑之一注："雌雄两神相搏，共成一形，先我身生，故谓之精也。"

[4] 两精相搏谓之神：《太素》卷六脏腑之一注："即前两精相搏，共成一形。一形之中灵者谓之神者也，即乃身之微也。"《类经》三卷第九注："两精者，阴阳之精也。搏者，交结也，凡万物生长之道，莫不阴阳交而后神明见，故人之生也，必合阴阳之气，构父母之精，两精相搏，形神乃成。所谓天地合气，命之曰人也。"

[5] 随神往来者谓之魂：《太素》卷六脏腑之一注："魂者，神之别灵也。故随神往来，藏于肝，名曰魂。"汪昂曰："魂属阳，肝藏魂，人之知觉属焉。"

[6] 并精而出入者谓之魄：汪昂曰："魂属阳，肝藏魂，人之知觉属焉。"

[7] 所以任物者谓之心：《素问·灵兰秘典论》："心者，君主之官，神明出焉。"心出神明，故能任物。

[8] 节阴阳而调刚柔：《太素》卷六脏腑之一注："阴以致刚，阳以起柔，两者有节，则刚柔得也。"

[9] 如是，则僻邪不至，长生久视:《太素》卷六脏腑之一注:"智者行和节养之道，则五脏神安，六腑气调，经脉用营，腠理密致。如此疵疠元本不生，八正四邪，无由得至，自斯已往，或齐天地，莫见冬揭，或类彭年，长生久视也。"张志聪曰:"此皆心神之运用，故智者顺天地之性，而得养生之道也。"

是故怵惕思虑者则伤神，神伤则恐惧流淫而不止[1]。因悲哀动中者，竭[2]绝而失生。喜乐者，神惮散而不藏[3]。愁忧者，气闭塞而不行。盛怒者，迷惑而不治。恐惧者，神荡惮而不收。

心，怵惕思虑则伤神，神伤则恐惧自失。破䐃脱肉，毛悴色夭死于冬。

脾，愁忧而不解则伤意，意伤则悗乱，四肢不举，毛悴色夭死于春。

肝，悲哀动中则伤魂，魂伤则狂忘不精，不精则不正，当人[4]阴缩而挛筋，两胁骨不举，毛悴色夭死于秋。

肺，喜乐无极则伤魄[5]，魄伤则狂，狂者意不存人，皮革焦，毛悴色夭死于夏。

肾，盛怒而不止则伤志，志伤则喜忘其前言，腰脊[6]不可以俯仰屈伸，毛悴色夭死于季夏。

【串注】

[1] 流淫而不止:《太素》卷六脏腑之一作"流溢而不固"。

[2] 竭:《甲乙经》卷一第一精神五脏"竭"前有"则"字。

[3] 神惮散而不藏:神惮散，指精神耗散。《太素》卷六脏腑之一注:"喜悦志达气散，伤于肺魄，故精不守藏。"

[4] 狂忘不精，不精则不正，当人:《太素》卷六脏腑之一作"狂妄不精，不敢正当人"。《甲乙经》卷一第一作"其精不守（一本作不精，不精则不正当），令人"。

[5] 肺，喜乐无极则伤魄：《甲乙经》卷一第一精神五脏"无极"作"乐极"。

[6] 腰脊：《脉经》卷三第五、《千金要方》卷十九第一作"腰脊痛"。

恐惧而不解则伤精[1]，精伤则骨酸痿厥，精时自下。是故五脏主藏精者也，不可伤，伤则失守而阴虚；阴虚则无气，无气则死矣。

是故用针者，察观病人之态，以知精、神、魂、魄之存亡，得失之意，五者以伤[2]，针不可以治之也。

肝藏血，血舍魂，肝气虚则恐，实则怒。脾藏营，营舍意，脾气虚则四肢不用，五脏不安，实则腹胀，经[3]溲不利。心藏脉，脉舍神，心气虚则悲，实则笑不休。肺藏气，气舍魄，肺气虚，则鼻塞不利[4]少气，实则喘喝胸盈仰息。肾藏精，精舍志，肾气虚则厥[5]，实则胀[6]，五脏不安[7]。必审五脏之病形，以知其气之虚实，谨而调之也[8]。

【串注】

[1] 恐惧而不解则伤精：《甲乙经》卷一第一精神五脏作"精气并于肾则恐，故恐惧而不改（一作解）则伤精"。

[2] 五者以伤：《太素》卷六脏腑之一作"五脏已伤"。

[3] 经：《太素》卷六脏腑之一杨注释"经"为女子月经。《甲乙经》卷一第一精神五脏、《脉经》卷六第五作"泾"，《千金要方》卷十五第一及《素问·调经论》王注引《针经》文亦作"泾"。王冰释"泾"为大便，溲为小便。

[4] 鼻塞不利：《甲乙经》卷一第一精神五脏作"鼻息不利"。

[5] 厥：《脉经》卷六第九作"厥逆"。

[6] 胀：《脉经》卷六第九作"胀满"。

［7］五脏不安：《脉经》卷六第九作"四肢正黑"。

［8］肝藏血……谨而调之也：本段五脏所藏对精神疾病的影响，另见《素问·宣明五气》："五脏所藏：心藏神，肺藏魄，肝藏魂，脾藏意，肾藏志。""五精所并：精气并于心则喜，并于肺则悲，并于肝则忧，并于脾则畏，并于肾则恐。"《素问·本病论》："人犯五神易位，即神光不圆也。"《难经·三十四难》："五脏有七神……脏者，人之神气所舍藏也。故肝藏魂，肺藏魄，心藏神，脾藏意与智，肾藏精与志也。"

【按语】本篇末段"经溲不利"，杨上善认为"经"系指女子月经，而王冰引《灵枢经》，将"经"当作"泾"，解释为大便。在临床中，当脾实腹胀时，大小便和月经都有可能导致不利。

终始第九

【提要】本篇论述了脏腑阴阳、经脉气血运行的终始及脉象的变化与针刺补泻的关系，针刺治疗的效果应以针下得气、脉象调和为标准，治疗时应注意到循经取穴，由浅入深，针孔开闭与否等，以达到阴阳调和的目的。上病下取、下病上取、局部取穴与否，应根据体质、季节的不同而选择相应的取穴方法。

本篇还介绍了针刺十二禁及各经所见的死症。

凡刺之道，毕于终始，明知终始，五脏为纪，阴阳定矣。阴者主脏，阳者主腑，阳受气于四末[1]，阴受气于五脏。故泻者迎之，补者随之，知迎知随，气可令和。和气之方，必通阴阳，五脏为阴，六腑为阳。传之后世，以血为盟，敬之者昌，慢之者亡，无道行私，必得夭殃[2]。

谨奉天道，请言终始。终始者，经脉为纪。持其脉口人迎，以知阴阳有余不足，平与不平，天道毕矣。所谓平人者不病，不病者，脉口人迎应四时也，上下相应而俱往来也[3]，六经之脉不结动也，本末之寒温之相守司也[4]，形肉血气必相称也，是谓平人。

【串注】

[1] 末：《甲乙经》卷五第五针道终始作"肢"。

[2] 传之后世……必得夭殃：《甲乙经》卷五第五针道终始无此段，且话语上下文不太相合，疑似衍文。该段文字像是《素问·天元纪大论》中的话语。

[3] 上下相应而俱往来也：《太素》卷十四人迎脉口诊杨注引《九卷》作"应四时者，上下相应俱往俱来也"。

[4] 本末之寒温之相守司也：相守司，作相互协调解，《类经》二十卷第二十八注："脏气为本，机体为末，表里寒温，司守不致相失。"

少气者，脉口、人迎俱少而不称尺寸也。如是者，则阴阳俱不足，补阳则阴竭，泻阴则阳脱。如是者，可将以甘药，不[1]可饮以至剂。如此者弗灸，不已者因而泻之，则五脏气坏矣[2]。

【串注】

[1] 不：《太素》卷十四人迎脉口诊作"不愈"。

[2] 如此者弗灸……则五脏气坏矣：《太素》卷十四人迎脉口诊杨注："如此二皆是虚，可以汤液补者，日渐方愈，故曰不久不已。若不如此，即用针泻，必坏五脏之气也。为不灸于义不顺，灸当为久也。"

人迎一盛，病在足少阳，一盛而躁，病在手少阳；人迎二盛，病在足太阳，二盛而躁，病在手太阳；人迎三盛，病在足阳明，三盛而躁，病在手阳明；人迎四盛，且大且数，名曰溢阳[1]，溢阳为外格。

脉口[2]一盛，病在足厥阴，一盛而躁，在手心主；脉口二盛，病在足少阴，二盛而躁，在手少阴；脉口三盛，病在足太阴，三盛而躁，在手太阴；脉口四盛，且大且数者，名曰溢阴[3]。溢阴为内关，内关不通，死不治。人迎与太阴脉口俱盛四倍以上，名曰关格，关格者，与之短期。

【串注】

[1] 溢阳：《素问·六节藏象论》作"格阳"。

[2] 脉口：《素问·六节藏象论》作"寸口"。

[3] 溢阴：《素问·六节藏象论》作关阴。

人迎一盛，泻足少阳而补足厥阴，二泻一补，日一取之，必切而验之，疏取之上，气和乃止[1]。人迎二盛，泻足太阳而补足少阴，二泻一补，二日一取之，必切而验之，疏取之上，气和乃止。人迎三盛，泻足阳明而补足太阴，二泻一补，日二取之，必切而验之，疏取之上，气和乃止。

脉口一盛，泻足厥阴而补足少阳，二补一泻，日一取之，必切而验之，疏而取之上，气和乃止。脉口二盛，泻足少阴而补足太阳，二补一泻[2]，二日一取之，必切而验之，疏取之上，气和乃止。脉口三盛，泻足太阴而补足阳明，二补一泻，日二取之，必切而验之，疏而取之上，气和乃止。所以日二取之者，太阳[3]主胃，大富于谷气，故可日二取之也。

人迎与脉口俱盛三倍[4]以上，命曰阴阳俱溢，如是者不开，则血脉闭塞，气无所行，流淫于中，五脏内伤。如此者，因而灸之，则变易而为他病矣。

【串注】

[1] 疏取之上，气和乃止：《太素》卷十四人迎脉口诊为"躁取之上，气和乃止"。杨上善曰："人迎躁而上行，皆在手脉，故曰取上，取者，取于此经所发穴也。"

[2] 二补一泻：《甲乙经》卷五第五针道终始作"二泻一补"。

[3] 太阳：《太素》卷十四人迎脉口诊及《甲乙经》卷五第五针道终始为"太阴"。

[4] 三倍：《甲乙经》卷五第五针道终始作"四倍"。

凡刺之道，气调而止，补阴泻阳，音气益彰，耳目聪明。反此者血气不行。

所谓气至而有效者，泻则益虚，虚者，脉大如其故而不坚也；坚如其故者，适虽言故[1]，病未去也。补则益实，实者脉大如其故而益坚也，夫[2]如其故而不坚者，适虽言快，病未去也。故补则实、泻则虚，痛[3]虽不随针[4]，病必衰去。必先通十二经脉之所生病，而后可得传于终始矣。故阴阳不相移，虚实不相倾，取之其经。

【串注】

[1] 故：《太素》卷十四人迎脉口诊作"快"。

[2] 夫：《太素》卷十四人迎脉口诊及《甲乙经》卷五第五针道终始作"大"。

[3] 痛：《甲乙经》卷五第五针道终始作"病"。

[4] 不随针：《甲乙经》卷五第五针道终始作"不随针减"。

凡刺之属，三刺至谷气，邪僻妄合，阴阳易[1]居，逆顺相反，沉浮异处，四时不得[2]，稽留淫泆，须针而去。故一刺则阳邪出，再刺则阴邪出，三刺则谷气至，谷气至而止。所谓谷气至者，已补而实，已泻而虚，故以知谷气至也。邪气独去者，阴与阳未能调，而病知愈也。故曰：补则实，泻则虚，痛[3]虽不随针[4]，病必衰去矣。

阴盛而阳虚，先补其阳，后泻其阴而和之。阴虚而阳盛，先补其阴，后泻其阳而和之。

【串注】

[1] 易：《甲乙经》卷五第五针道终始作"移"。

[2] 不得：《甲乙经》卷五第五针道终始作"不相得"。

[3] 痛：《甲乙经》卷五第五针道终始作"病"。

[4] 虽不随针：《太素》卷二十二三刺及《甲乙经》卷五第五针道终始作"虽不随针减"。

三脉动于足大指之间，必审其实虚，虚而泻之，是谓重虚，重虚病益甚。凡刺此者，以指按之，脉动而实且疾者疾[1]泻之，虚而徐者则补之。反此者，病益甚。其动也，阳明在上，厥阴在中，少阴[2]在下。

【串注】

[1] 疾：《甲乙经》卷五第五针道终始作"则"。

[2] 少阴：《太素》卷二十二三刺作"太阴"。

膺腧中膺，背腧中背，肩膊[1]虚者，取之上。重舌，刺舌柱以铍针[2]也。手屈而不伸者，其病在筋，伸而不屈者，其病在骨，在骨守骨，在筋守筋。

补须[3]一方实，深取之，稀按其痏，以极出其邪气。一方虚，浅刺之，以养其脉，疾按其痏，无使邪气得入。邪气来也紧[4]而疾，谷气来也徐而和。脉实者深刺之，以泄其气；脉虚者，浅刺之，使精气无得出，以养其脉，独出其邪气。刺诸痛者[5]，其脉皆实。

故曰：从腰以上者，手太阴阳明皆主之；从腰以下者，足太阴阳明皆主之。病在上者下取之；病在下者高[6]取之；病在头者取之足；病在足[7]者取之腘[8]。病生于头者，头重；生于手者，臂重；生于足者，足重。治病者，先刺其病所从生者也。

【串注】

[1] 肩膊：《太素》卷二十二三刺及《甲乙经》卷五第五针道终始作"髆"。

[2] 铍针：《太素》卷二十二三刺及《圣济总录》卷一百九十三作"鈹针"。

[3] 补须：《太素》卷二十二三刺注："量此'补'下脱一'泻'字。"

[4] 紧：《太素》卷二十二三刺作"坚"。

[5] 刺诸痛者：《太素》卷二十二三刺及《甲乙经》卷五第五针道终始此下还有"深刺之，诸痛者"六字。

[6] 高：《针灸问对》卷上引作"上"。

[7] 足：《太素》卷二十二三刺及《甲乙经》卷五第五针道终始作"腰"。

[8] 病在上者下取之……病在足者取之腘：参见《素问·五常政大论》"病在上，取之下，病在下，取之上，病在中，旁取之"。

春气在毛，夏气在皮肤，秋气在分肉，冬气在筋骨。刺此病者，各以其时为齐。故刺肥人者，以秋冬之齐，刺瘦人者，以春夏之齐。

病痛者，阴也，痛而以手按之不得者，阴也，深刺之。病在上者，阳也。病在下者，阴也。痒者，阳也，浅刺之。

病先起于阴者，先治其阴，而后治其阳；病先起于阳者，先治其阳，而后治其阴。

刺热厥[1]者，留针反为寒；刺寒厥[2]者，留针反为热。刺热厥者，二阴一阳[3]；刺寒厥者，二阳一阴[4]。所谓二阴者，二刺阴也；一阳者，一刺阳也。

久病者，邪气入深。刺此病者，深内而久留之，间日而复刺之，必先调其左右，去其血脉，刺道毕矣[5]。

【串注】

[1] 热厥：《素问·厥论》："阴气衰于下，则为热厥。"

[2] 寒厥：《素问·厥论》："阳气衰于下，则为寒厥。"

[3] 二阴一阳：《针灸问对》卷上引作"二刺阴而一刺阳"。

[4] 二阳一阴：《针灸问对》卷上引作"二刺阳而一刺阴"。

[5] 春气在毛……刺道毕矣：有关针刺深浅的记述另见《灵枢·本输》最后一小节，《灵枢·阴阳清浊》最后一小节，以及《素问·四时刺逆从论》"逆四时而生乱气奈何"段。毛：《太素》卷二十二三刺及《甲乙经》卷五第五针道终始作"毫毛"。

凡刺之法，必察其形气。形肉未脱，少气而脉又躁，躁厥者[1]，必为缪刺[2]之，散气可收，聚气可布。深居静处，占神往来[3]，闭户塞牖，魂魄不散，专意一神，精气之分[4]，毋闻人声，以收其精，必一其神，令志在针[5]。浅而留之，微而浮之，以移其神，气至乃休。男内女外[6]，坚拒勿出，谨守勿内，是谓得气[7]。

【串注】

[1] 躁厥者：气虚脉躁而厥的病。

[2] 缪刺：有关缪刺的内容，另见《素问·缪刺论》。

[3] 占神往来：《太素》卷二十二三刺作"与神往来"。

[4] 精气之分：《太素》卷二十二三刺作"精气不分"。

[5] 令志在针：《太素》卷二十二三刺"志"作"之"，《灵枢略》六气论"令志在针"作"闭其外门，真气乃存"八个字。

[6] 男内女外：《难经·七十八难》作"男外女内"。

[7] 得气：得气的现象，参见《标幽赋》中的记述。

凡刺之禁：新内勿刺，新刺勿内[1]；已[2]醉勿刺，已刺勿醉；新怒勿刺，已刺勿怒；新劳[3]勿刺，已刺勿劳；已饱勿刺，已刺勿饱；已饥勿刺，已刺勿饥；已渴勿刺，已刺勿渴；大惊大恐，必定其气乃刺之。乘车来者，卧而休之，如食顷乃刺之。出行来者，坐而休之，如行十里顷乃刺之。凡此十二禁者，其脉乱气散，逆其营卫，经气不次，因而刺之，则阳病入于阴，阴病出为阳，则邪气复生。粗工勿察[4]，是谓伐身[5]，形体淫乱[6]，乃消脑髓[7]，津液不化，脱其五味，是谓失气[8]也。

【串注】

[1] 新内勿刺，新刺勿内：《脉经》卷七第十二、《甲乙经》卷五第一针刺禁忌上作"新纳勿刺，已刺勿纳"。

[2] 已：《脉经》卷七第十二、《甲乙经》卷五第一针刺禁忌上作"大"。

[3] 新劳：《脉经》卷七第十二、《甲乙经》卷五第一针刺禁忌上作"大劳"。

[4] 勿察：《甲乙经》卷五第一针刺禁忌上作"不察"。

[5] 伐身：《甲乙经》卷五第一针刺禁忌上作"伐形"。

[6] 形体淫乱：《甲乙经》卷五第一针刺禁忌上作"形体淫泺"。《素问·骨空论》王冰注："淫泺，谓似酸痛而无力也。"

[7] 乃消脑髓：《甲乙经》卷五第一针刺禁忌上作"反消

骨髓”。

[8] 脱其五味，是谓失气：张志聪："五味入口，藏于肠胃，味有所藏，以养五气，气和而生，津液相成，神乃自生。针刺之道，贵在得神致气。犯此禁者，则脱其五味所生之神气，是谓失气也。"

太阳之脉^[1]，其终也。戴眼^[2]，反折，瘛疭^[3]，其色白，绝皮乃绝汗，绝汗则终矣^[4]。少阳终者^[5]，耳聋，百节尽纵，目系绝^[6]，目系绝，一日半则死矣，其死也，色青白^[7]，乃死。阳明终者^[8]，口目动作^[9]，喜惊^[10]、妄言、色黄；其上下之经盛而不行^[11]，则终矣。少阴终者，面黑，齿长而垢，腹胀闭塞，上下不通而终矣。厥阴终者，中热溢干，喜溺，心烦，甚则舌卷，卵上缩而终矣。太阴终者，腹胀闭，不得息，气噫^[12]，善呕^[13]，呕则逆，逆则面赤，不逆则上下不通，上下不通则面黑，皮毛焦而终矣。

【串注】

[1] 太阳之脉：《甲乙经》卷二第一十二经脉络脉支别上作"太阳脉绝"。

[2] 戴眼：汪昂："戴眼，谓上视。"

[3] 瘛疭：抽搐，俗称抽风。

[4] 绝皮乃绝汗，绝汗则终矣：《素问·诊要经终论》作"绝汗乃出，出则死矣"。王冰注曰："绝汗谓汗暴出，如珠而不流，旋复干也。"皮肤败绝汗绝，死象。

[5] 少阳终者：《甲乙经》卷二第一十二经脉络脉支别上作"少阳脉绝，其终也"。

[6] 目系绝：参《素问·诊要经终论》，"目寰绝系"。

[7] 色青白：《甲乙经》卷二第一十二经脉络脉支别上作"目

白"。《素问·诊要经终论》为"色先青白"。

[8] 阳明终者:《甲乙经》卷二第一十二经脉络脉支别上作"阳明脉绝,其绝也"。

[9] 口目动作:《类经》十八卷第九十七注:"手阳明之脉,皆夹口入目,故为口目动作而牵引歪斜也。"

[10] 喜惊: 参《素问·诊要经终论》及《甲乙经》卷二第一十二经脉络脉支别上作"善惊"。

[11] 不行: 参《素问·诊要经终论》,"不仁"。

[12] 气噫:《甲乙经》卷二第一十二经脉络脉支别上作"善噫"。

[13] 善呕:《素问·诊要经终论》新校正引《灵枢经》文作"噫则呕"。

经脉第十 [1]

【提要】本篇重点论述了十二经脉、十五络脉的名称、循行路线、发病证候及治疗原则,同时也阐述了五阴经气绝所出现的特征和预后,以及经脉对于决生死、处百病、调虚实等有关疾病诊断、治疗上的重要作用。

雷公问于黄帝曰:《禁脉》[2]之言,凡刺之理,经脉为始,营其所行,制其度量 [3],内次五脏,外别六腑,愿尽闻其道。

黄帝曰:人始生,先成精,精成而脑髓生,骨为干,脉为营,筋为刚 [4],肉为墙,皮肤坚而毛发长,谷入于胃,脉道以通,血气乃行。

雷公曰：愿卒闻经脉之始生。

黄帝曰：经脉者，所以能决死生、处百病、调虚实，不可不通[5]。

【串注】

[1] 经脉第十：本篇可与《足臂十一脉灸经》与《阴阳十一脉灸经》互参。

[2] 禁脉：《铜人》卷一作《禁服》，当为《灵枢·禁服》。《太素》卷二十四天忌杨注及《素问·八正神明论》王注谓："服，事也。"

[3] 制其度量：《灵枢·禁服》作"知其度量"。

[4] 筋为刚：疑"纲"之误。《灵枢·经筋》有"肘纲"，《太素》卷十三经筋杨注"人肘屈伸，以此筋为纲维，故曰肘纲也"。

[5] 经脉者……不可不通：参《灵枢·经别》："夫十二经脉者，人之所以生，病之所以成，人之所以治，病之所以起……"

肺手太阴之脉[1]，起于中焦，下络大肠，还循胃口，上膈属肺，从肺系横出腋下，下循臑[2]内，行少阴心主之前，下肘中，循臂内上骨下廉，入寸口，上鱼，循鱼际，出大指之端；其支者，从腕后直出次指内廉，出其端。是动则病[3]肺胀满，膨膨而喘咳，缺盆中痛，甚则交两手而瞀，此为臂厥[4]。是主肺所生病者[5]，咳，上气，喘渴[6]，烦心，胸满，臑臂内前廉痛厥，掌中热。气盛有余，则肩背痛，风寒汗出中风[7]，小便数而欠[8]。气虚则肩背痛寒，少气不足以息，溺色变[9]。为此诸病，盛则泻之，虚则补之，热则疾之，寒则留之，陷下则灸之，不盛不虚，以经取之。盛者，寸口大三倍于人迎；虚者，则寸口反小于人迎也。

【串注】

[1] 肺手太阴之脉：参《足臂十一脉灸经》中的臂泰阴脉，《阴阳十一脉灸经》中的臂钜阴脉。

[2] 臑（nao）：上臂肩至肘处。

[3] 是动则病：是动病的解释，参见《难经·二十二难》，另参见《足臂十一脉灸经》中的其病，《阴阳十一脉灸经》中的主治，其所产病。

[4] 交两手而瞀，此为臂厥：臂厥逆，两手交叉于胸部，视物不清。瞀（mao），视物模糊不清，精神昏乱。

[5] 是主……所生病者：所生病的解释，参见《难经·二十二难》，另参见《阴阳十一脉灸经》中的主治，其所产病。是动则病、所生病，张志聪曰："夫是动者，病因于外；所生病者，病因于内。"即经脉因受外邪侵犯所发生的病证叫是动病；本脏发生疾病影响到本经的叫所生病。

[6] 喘渴：《甲乙经》卷二第一十二经脉络脉支别上、《脉经》卷六第七作"喘喝"。

[7] 肩背痛，风寒汗出中风：《脉经》卷六第七作"肩背痛风，汗出"。

[8] 小便数而欠：《太素》卷八经脉之一作"数欠"。

[9] 溺色变：《脉经》卷六第七作"卒遗矢无度"。《图经》卷一作"卒遗失无度"。

大肠手阳明之脉[1]，起于大指次指之端，循指上廉，出合谷两骨之间，上入两筋之中，循臂上廉，入肘外廉，上[2]臑外前廉，上肩，出髃骨之前廉，上出于柱骨之会上，下入缺盆，络肺，下膈，属大肠；其支者，从缺盆上[2]颈，贯颊，入下齿[3]中，还出夹口，交人中，左之右，右之左，上夹鼻孔。是动则病齿痛，颈肿。是主津液所生病[4]者，目黄，口干，鼽衄[5]，喉痹，肩前臑痛，大指次指痛不用。气有余则当脉所过者热肿；虚则寒栗不复。为此诸病，盛则泻之，虚则补之，热则疾之，寒则留之，陷下则灸之，不盛不虚，以经取之。盛者，人迎大三倍于寸口；虚者，人迎反小于寸口也。

【串注】

[1] 大肠手阳明之脉：参帛一《足臂十一脉灸经》中的臂阳明脉，帛二《阴阳十一脉灸经》中的齿脉。

[2] 上：《脉经》卷六第八作"循"。

[3] 下齿：《脉经》卷六第八、《千金要方》卷十八第一、《素问·上古天真论》王注作"下齿缝"。

[4] 是主津液所生病："液"疑衍出，《脉经》卷六第八、《太素》卷八经脉之一、《千金要方》卷十八第一及《图经》皆无"液"字。大肠与肺相表里，肺主气，津由气而化，故大肠主津所生疾病。

[5] 鼽衄：鼻塞称鼽，鼻出血称衄。

胃足阳明之脉[1]，起于鼻之交頞中[2]，旁纳[3]太阳之脉，下循鼻外，入上齿中，还出夹口环唇，下交承浆，却循颐[4]后下廉，出大迎，循颊车，上耳前，过客主人，循发际，至额颅；其支者，从大迎前下人迎，循喉咙，入缺盆，下膈，属胃，络脾；其直者，从缺盆下乳内廉，下夹脐，入气街中；其支者，起于胃口，下循腹里，下至气街中而合，以下髀关[5]，抵伏兔，下[6]膝髌中，下循胫外廉，下足跗，入中指内间；其支者，下廉三寸而别[7]，下入中指外间；其支者，别跗上，入大指间出其端。是动则病洒洒振寒，善呻[8]，数欠，颜黑，病至则恶人与火，闻木声则惕然而惊[9]，心欲动，独闭户塞牖而处[10]。甚则欲上高而歌，弃衣而走，贲响[11]腹胀，是为骭厥[12]。是主血所生病者[13]，狂疟[14]温淫，汗出，鼽衄，口㖞，唇胗[15]，颈肿，喉痹，大腹水肿，膝膑肿痛，循膺乳、气街、股、伏兔、骭外廉、足跗上皆痛，中指不用，气盛则身以前皆热，其有余于胃，则消谷善饥，溺色黄；气不足则身以前皆寒栗，胃中寒则胀满。为此诸病[16]，盛则泻之，虚则补之，热则疾之，寒则留之，陷下则灸之，不盛不虚，以经取之。盛者，人迎大三倍于寸口；虚者，人迎反小于寸口也。

【串注】

[1] 胃足阳明之脉：参《足臂十一脉灸经》中的足阳明脉，《阴阳十一脉灸经》中的阳明脉。

[2] 起于鼻之交频中：《素问·上古天真论》王注引《灵枢经》文、《太素》卷八经脉之一、《甲乙经》卷二第一十二经脉络脉支别上作"起于鼻，交频中"。频（è）中，鼻梁的凹陷处。

[3] 纳：《甲乙经》卷二第一十二经脉络脉支别上、《脉经》卷六第六作"约"。约，缠束之意。《图经》注云："足太阳起于目眦（睛明穴）而阳明旁行约之。"

[4] 颐：口角后，腮的下部。

[5] 髀关：《类经图翼》："伏兔上交纹处，曰'髀关'。"《太素》卷八经脉之一及《素问·厥论》王冰注引文无"关"字。

[6] 下：《甲乙经》卷二第一十二经脉络脉支别上、《太素》卷八经脉之一及《素问·厥论》王冰注引文作"下入"。

[7] 下廉三寸而别：《甲乙经》卷二第一十二经脉络脉支别上、《太素》卷八经脉之一作"下膝三寸而别"。

[8] 善呻：《甲乙经》卷二第一十二经脉络脉支别上、《太素》卷八经脉之一及《脉经》卷六第六作"善伸"。

[9] 闻木声则惕然而惊：《素问·阴阳脉解》："阳明者，胃脉

也，胃者土也，故闻木音而惊者，土恶木也。"

[10] 心欲动，独闭户塞牖而处：《素问·针解》为"心动，欲独闭户牖而处"。

[11] 贲响：《脉经》卷六第六、《太素》卷八经脉之一作"贲向"。贲响，气攻冲而鸣响，即肠鸣。

[12] 骭厥：骭，胫骨的古称。

[13] 是主血所生病者：本经阳明为多气多血之经，主血所生之疾病。胃为水谷之海，化生精微主生营血，所谓营出中焦之意。

[14] 疟：《甲乙经》卷二第一十二经脉络脉支别上作"瘛"。

[15] 胗：《说文》："胗，唇疮也。"

[16] 为此诸病：足阳明胃经有关病候的解释，另参见《素问·阳明脉解》。

脾足太阴之脉[1]，起于大指之端，循指内侧白肉际，过核骨[2]后，上内踝前廉，上踹[3]内，循胫[4]骨后，交出厥阴之前，上[5]膝股内前廉，入腹，属脾，络胃，上膈，夹咽，连舌本，散舌下；其支者，复从胃，别上膈，注心中。是动则病舌本强，食则呕，胃脘痛，腹胀，善噫，得后与气[6]，则快然如[7]衰，身体皆重。是主脾所生病者，舌本痛，体不能动摇，食不下，烦心，心下急痛，溏、瘕泄[8]、水闭、黄疸，不能卧[9]，强立，股膝内肿厥[10]，足大指不用。为此诸病，盛则泻之，虚则补之，热则疾之，寒则留之，陷下则灸之，不盛不虚，以经取之。盛者，寸口大三倍于人迎；虚者，寸口反小于人迎也。

【串注】

[1] 脾足太阴之脉：参《足臂十一脉灸经》中的足泰阴脉，《阴阳十一脉灸经》中的大阴脉。

[2]核骨：足大趾本节后内侧凸出的圆骨，形如果核，故称为核骨。《类经》七卷第二"核骨，即大指本节后内侧圆骨也。"

[3]踹：《素问·阳明离合论》王注引《灵枢经》文作"腨"。《太素》卷八经脉之一杨注："胫后腓肠名为腨。"

[4]胫：《素问·阳明离合论》《素问·脉要精微论》王注引《灵枢经》文作"胻"。

[5]上：《素问·脉要精微论》王注、《甲乙经》卷二第一十二经脉络脉支别上、《太素》卷八经脉之一作"上循"。

[6]后与气：大便与矢气。

[7]如：《脉经》卷六第五、《甲乙经》卷二第一十二经脉络脉支别上作"而"。

[8]溏、瘕泄：《太素》卷八经脉之一杨注："溏，食消，利也。瘕，食不消，瘕而为积病也。泄，食不消，飧泄也。"

[9]不能卧：《甲乙经》卷二第一十二经脉络脉支别上作"不能食，唇青"。《脉经》卷六第五作"好卧，不能食肉，唇青"。

[10]股膝内肿厥：《甲乙经》卷二第一十二经脉络脉支别上作"股膝内肿痛"。《脉经》卷六第五作"股膝内痛"。

心手少阴之脉[1]，起于心中，出属心系，下膈，络小肠；其支者，从心系，上夹咽[2]，系目系；其直[3]者，复从心系却上肺，下[4]出腋下，下循臑内后廉，行太阴心主之后，下肘内，循臂内后廉，抵掌后锐骨[5]之端，入掌内后廉[6]，循小指之内出其端。是动则病嗌干，心痛，渴而欲饮，是为臂厥。是主心所生病者，目黄，胁痛[7]，臑臂内后廉痛厥，掌中热痛。为此诸病，盛则泻之，虚则补之，热则疾之，寒则留之，陷下则灸之，不盛不虚，以经取之。盛者，寸口大再倍于人迎；虚者，寸口反小于人迎也。

【串注】

[1] 心手少阴之脉：《足臂十一脉灸经》《阴阳十一脉灸经》没有记载这条走向的经脉。

[2] 夹咽：《素问·脏气法时论》《素问·刺禁论》等王注引作"夹咽喉"。

[3] 直：《素问·脏气法时论》《素问·刺禁论》等王注引作"直行"。

[4] 下：《千金要方》卷十三第一、《针灸聚英》卷一上及《十四经发挥》卷中无"下"字。

[5] 锐骨：《类经》七卷第二注："手腕下髁为锐骨神门穴也。"

[6] 掌内后廉：《太素》卷八经脉之一作"掌内廉"。

[7] 胁痛：《甲乙经》卷二第一十二经脉络脉支别上作"胁满痛"。

小肠手太阳之脉[1]，起于小指之端，循手外侧上腕，出踝[2]中，直上循臂骨[3]下廉，出肘内侧两筋[4]之间，上循臑外后廉，出肩解[5]，绕肩胛，交肩上，入缺盆，络心，循咽，下膈，抵胃，属小肠；其支者，从缺盆循颈上颊，至目锐眦，却入耳中；其支者，别颊上𩑒[6]，抵鼻，至目内眦，斜络于颧[7]。是动则病嗌痛，颔肿，不可以顾，肩似拔，臑似折。是主液所生病者[8]，耳聋、目黄、颊肿、颈、颔、肩、臑、肘、臂外后廉痛。为此诸病，盛则泻之，虚则补之，热则疾之，寒则留之，陷下则灸之，不盛不虚，以经取之。盛者，人迎大再倍于寸口；虚者，人迎反小于寸口也。

【串注】

[1] 小肠手太阳之脉：参《足臂十一脉灸经》中的臂太阳脉，《阴阳十一脉灸经》中的肩脉。

[2] 踝：手腕后方小指侧的高骨。

[3] 臂骨：《太素》卷八经脉之一作"下骨"。

[4] 两筋：《甲乙经》卷二第一十二经脉络脉支别上、《脉经》卷六第四及《太素》卷八经脉之一作"两骨"。

[5] 肩解：肩后骨缝。

[6] 顒（zhuo）：眼眶下方，包括颧骨内连及上牙床的部位。

[7] 斜络于颧：《太素》没有这四个字。

[8] 是主液所生病者：小肠受盛胃腑传下来的腐熟水谷后，进一步消化并秘别清浊，其精华成分由脾传输而营养全身，糟粕下走大肠，水液归于膀胱，因为小肠可产生水液，故言主液所生病。

膀胱足太阳之脉[1]，起于目内眦，上额，交颠[2]；其支者，从颠至耳上角；其直者，从颠入络脑，还出别下项，循肩髆[3]内，夹脊[4]，抵腰中，入循膂[5]，络肾，属膀胱；其支者，从腰中下夹脊[6]，贯臀，入腘中；其支者，从髆内左右，别下，贯胛，夹脊内[7]，过髀枢，循髀外，从后廉[8]下合腘中，以下贯踹内，出外踝之后，循京骨[9]，至小指外侧[10]。是动则病冲头痛，目似脱，项如拔，脊痛，腰似折，髀不可以曲[11]，腘如结，踹如裂，是为踝厥。是主筋所生病者，痔、疟、狂、癫疾、头囟项痛[12]，目黄、泪出、鼽衄，项、背、腰、尻、腘、踹、脚皆痛，小指不用。为此诸病，盛则泻之，虚则补之，热则疾之，寒则留之，陷下则灸之，不盛不虚，以经取之。盛者，人迎大再倍于寸口；虚者，人迎反小于寸口也。

【串注】

[1] 膀胱足太阳之脉：参《足臂十一脉灸经》中的足泰阳脉，《阴阳十一脉灸经》中的钜阳脉。

　　[2]颠:《素问·五脏生成》王注引、《脉经》卷六第十及《太素》卷八经脉之一作"颠上"。

　　[3]肩髆:《脉经》卷六第十及《甲乙经》卷二第一十二经脉络脉支别上作"肩膊"。

　　[4]夹脊:《素问·厥论》王冰注引文无"夹脊"两字。

　　[5]膂:夹脊两旁的肌肉。

　　[6]夹脊:《素问·厥论》王冰注引文、《太素》卷八经脉之一无。《甲乙经》卷二第一十二经脉络脉支别上作"会于后阴";《脉经》卷六第十作"下会于后阴"。

　　[7]贯胂,夹脊内:胂,《太素》作"肿"。《太素》卷八经脉之一及《素问·厥论》王冰注引文无"夹脊内"三字。

　　[8]循髀外,从后廉:《甲乙经》卷二第一十二经脉络脉支别上、《脉经》卷六第十、《太素》卷八经脉之一、《千金要方》卷二十第一、《素问·厥论》王注引皆无"从"字。

　　[9]京骨:足外侧小趾本节后凸起的半圆骨。

　　[10]小指外侧:《素问·厥论》王注引文作"小指之端外侧"。

　　[11]曲:《素问·至真要大论》作"回",《太素》卷八经脉之一作"迴"。

　　[12]头囟项痛:《素问·至真要大论》作"头项囟顶脑户中痛",《甲乙经》卷二第一十二经脉络脉支别上作"头囟项颈间痛",《脉经》卷六第十作"头脑顶痛"。

　　肾足少阴之脉[1],起于小指之下,邪走[2]足心,出于然谷[3]之下,循内踝之后,别入跟中,以[4]上踹内,出腘[5]内廉,上股内后廉,贯脊,属肾,络膀胱;其直者,从肾上贯肝膈,入肺中,循喉咙,夹舌本;其支者,从肺出络心,注胸中。是动则病饥不欲食，面如漆柴[6]，咳唾则有血，喝喝[7]而喘，坐而欲起，目䀮䀮[8]如无所见，心如悬[9]若饥状。气不足则善恐，心惕惕如人将捕之，是为骨厥。是主肾所生病者，口热，舌干，咽肿，上气，嗌干及痛，烦心，心痛，黄疸，肠澼，脊股内后廉痛，痿厥，嗜卧，足下热而痛。为此诸病，盛则泻之，虚则补之，热则疾之，寒则留之，陷下则灸之，不盛不虚，以经取之。灸则强食生肉[10]，缓带披发[11]，大杖重履而步。盛者，寸口大再倍于人迎；虚者，寸口反小于人迎也。

【串注】

[1] 肾足少阴之脉：参《足臂十一脉灸经》中的足少阴脉，《阴阳十一脉灸经》中的少阴脉。

[2] 邪走：《甲乙经》卷二第一十二经脉络脉支别上、《脉经》卷六第九、《太素》卷八经脉之一为"斜趋"。

[3] 然谷：《素问·阳明离合论》王注引《灵枢经》文作"然骨"。《太素》卷八经脉之一注："然骨，在内踝下近前起骨是也。"《图经》卷一注："然骨，然谷所居。"

[4] 以：《十四经发挥》卷中及《针灸聚英》卷一下无"以"字。

[5] 腘：《甲乙经》卷二第一十二经脉络脉支别上、《脉经》卷六第九作"腘中"。

[6] 面如漆柴：《太素》卷八经脉之一作"面黑如地色"。《甲乙经》卷二第一十二经脉络脉支别上、《脉经》卷六第九作"面黑如炭色"。

[7] 喝喝：《脉经》卷六第九作"喉鸣"。

[8] 䀮䀮：《玉篇·目部》："䀮，目不明。"

[9] 心如悬：《脉经》卷六第九作"心悬"。

[10] 生肉：《太素》卷八经脉之一作"生食"。《太素》卷八杨

注：“肾有虚风冷病，故强令人生食豕肉，温中补虚，脚腰轻健。”

[11]披发：《甲乙经》卷二第一十二经脉络脉支别上、《脉经》卷六第九及《太素》卷八经脉之一作“被发”。

心主手厥阴心包络之脉[1]，起于胸中，出属心包络，下膈，历络三焦；其支者，循胸出胁，下腋三寸，上抵腋下，循臑内[2]，行太阴、少阴之间，入肘中，下臂[3]，行两筋之间，入掌中，循中指[4]，出其端；其支者，别掌中，循小指次指，出其端。是动则病手心热，臂肘挛急，腋肿，甚则胸胁支满[5]，心中憺憺[6]大动，面赤，目黄，喜笑不休。是主脉[7]所生病者，烦心，心痛，掌中热。为此诸病，盛则泻之，虚则补之，热则疾之，寒则留之，陷下则灸之，不盛不虚，以经取之。盛者，寸口大一倍于人迎；虚者，寸口反小于人迎也。

【串注】

[1]心主手厥阴心包络之脉：参《足臂十一脉灸经》臂少阴脉，《阴阳十一脉灸经》少阴脉。

[2]上抵腋下，循臑内：《素问·脏气法时论》王注引及《太素》卷八经脉之一作“上抵腋下，下循臑内”。

[3]下臂：《素问·脏气法时论》王注引及《甲乙经》卷二第一上作“下循臂”。

[4]循中指：《灵枢·邪客》：“心主之脉，出于中指之端，内屈循中指内廉……”

[5]胸胁支满：《太素》卷八经脉之一作“胸中满”。

[6]憺憺：《素问·至真要大论》《脉经》卷六第三及《太素》卷八经脉之一作“澹澹”。

[7]主脉：《太素》卷八经脉之一作“心主脉”。《图经》卷二作“心包主脉”。

三焦手少阳之脉[1]，起于小指次指之端，上出两指之间，循手表腕，出臂外两骨之间，上贯肘，循臑外，上肩，而交出足少阳之后，入缺盆，布[2]膻中，散落[3]心包，下膈，循[4]属三焦；其支者，从膻中上出缺盆，上项，系[5]耳后，直上出耳上角，以屈下颊[6]至𬮱，其支者，从耳后入耳中，出走耳前，过客主人前，交颊，至目锐眦。是动则病耳聋浑浑焞焞[7]，嗌肿，喉痹。是主气所生病者[8]，汗出，目锐眦痛，颊痛[9]，耳后、肩、臑、肘、臂外皆痛，小指次指不用。为此诸病，盛则泻之，虚则补之，热则疾之，寒则留之，陷下则灸之，不盛不虚，以经取之。盛者，人迎大一倍于寸口；虚者，人迎反小于寸口也。

【串注】

[1] 三焦手少阳之脉：参《足臂十一脉灸经》臂少阳脉，《阴阳十一脉灸经》耳脉。

[2] 布：《脉经》卷六第十一作"交"。《太素》卷八经脉之一："有本布作交者，检非也。"

[3] 落：《脉经》卷六第十一、《甲乙经》卷二第一十二经脉络脉支别上及《太素》卷八经脉之一作"络"。

[4] 循：《脉经》卷六第十一及《太素》卷八经脉之一作"遍"。

[5] 系：《脉经》卷六第十一、《甲乙经》卷二第一十二经脉络脉支别上作"侠"。《太素》卷八经脉之一杨注："有本作侠也。"

[6] 颊：《脉经》卷六第十一、《甲乙经》卷二第一十二经脉络脉支别上作"额"。

[7] 浑浑焞焞：形容听觉模糊不清，耳内出现烘烘的响声。《脉经》卷六第十一"浑浑"作"辉辉"，《太素》卷八经脉之一"焞焞"作"淳淳"。

[8] 是主气所生病者：《类经》十四卷第十注："三焦为水渎

之腑，水病必由于气也。"三焦通调水道，水病多由于气化失常，故主气所生病。

[9] 颊痛：《脉经》卷六第十一作"颊肿"。

胆足少阳之脉[1]，起于目锐眦，上抵头角，下耳后，循颈行手少阳之前，至肩上却交出手少阳之后，入缺盆；其支者，从耳后入耳中，出走耳前，至目锐眦后；其支者，别锐眦[2]，下大迎，合于手少阳，抵于顑[3]，下加颊车，下颈，合缺盆，以下胸中，贯膈，络肝，属胆，循胁里，出气街，绕毛际，横入髀厌中；其直者，从缺盆下腋，循胸，过季胁，下合髀厌[4]中，以下循髀阳[5]，出膝外廉，下[6]外辅骨之前，直下抵绝骨之端[7]，下出外踝之前，循足跗上，入小指次指之间；其支者，别跗上，入大指之间，循大指歧骨内，出其端，还贯[8]爪甲，出三毛。是动则病口苦，善太息，心胁痛，不能转侧[9]，甚则面微有尘[10]，体无膏泽，足外反热，是为阳厥。是主骨所生病者[11]，头痛颔痛[12]，目锐眦痛，缺盆中肿痛，腋下肿，马刀侠瘿[13]，汗出振寒，疟，胸[14]、胁、肋、髀、膝外至胫、绝骨、外踝[15]前及诸节皆痛，小指次指不用。为此诸病，盛则泻之，虚则补之，热则疾之，寒则留之，陷下则灸之，不盛不虚，以经取之。盛者，人迎大一倍于寸口；虚者，人迎反小于寸口也。

【串注】

[1] 胆足少阳之脉：参《足臂十一脉灸经》足少阳脉，《阴阳十一脉灸经》少阳脉。

[2] 别锐眦：《素问·刺腰痛》王注引、《太素》卷八经脉之一及《十四经发挥》为"别目锐眦"。

[3] 合于手少阳，抵于顑：《脉经》卷六第二、《太素》卷八经脉之一作"合手少阳于顑"。

[4] 髀厌：髀枢，即环跳位。

[5] 髀阳：《太素》卷八经脉之一作"髀太阳"。

[6] 下：《素问·厥论》王注引此下有"入"字。

[7] 直下抵绝骨之端：《太素》卷二十六厥注作"抵绝骨"，无"直下""之端"四字。

[8] 贯：《脉经》卷六第二、《千金要方》卷十一第一及《十四经发挥》卷中作"贯入"。

[9] 转侧：《太素》卷八经脉之一、《甲乙经》卷二第一十二经脉络脉支别上作"反侧"。

[10] 面微有尘：面色灰暗，像是蒙上尘土。

[11] 是主骨所生病者：《类经》十四卷第十注："胆味苦，苦走骨，故胆主骨所生病。又骨为干，其质刚，胆为中正之官，其气亦刚，胆病则失其刚，故病及于骨。凡惊伤胆者骨必软，即其明证。"

[12] 头痛颔痛：《太素》卷八经脉之一作"头角颔痛"。

[13] 马刀侠瘿：瘰疬生在颈项或腋下等部位。

[14] 胸：《甲乙经》卷二第一十二经脉络脉支别上、《脉经》卷六第二作"胸中"。

[15] 外髁：周本、统本及张注本均作"外踝"，当是。

　　肝足厥阴之脉[1]，起于大指丛毛[2]之际，上循足跗上廉，去内踝一寸，上踝八寸，交出太阴之后，上腘内廉，循股阴[3]入毛中，过[4]阴器，抵小腹[5]，夹胃，属肝，络胆，上贯膈，布胁肋，循喉咙之后，上入颃颡[6]，连目系，上出额，与督脉会于颠[7]；其支者，从目系下颊里，环唇内；其支者，复从肝，别贯膈，上注肺[8]。是动则病腰痛不可以俯仰，丈夫㿉疝[9]，妇人少腹肿，甚则嗌干，面尘，脱色。是肝所生病者[10]，胸满，呕逆，飧泄[11]，狐疝，遗溺，闭癃。为此诸病，盛则泻之，虚则补之，热则疾之，寒则留之，陷下则灸之，不盛不虚，以经取之。盛者，寸口大一倍于人迎；虚者，寸口反小于人迎也。

【串注】

[1] 肝足厥阴之脉：参见《足臂十一脉灸经》足厥阴脉，《阴阳十一脉灸经》厥阴脉。

[2] 丛毛：《素问·阴阳离合论》王注引《灵枢经》文作"聚"。

[3] 股阴：《太素》卷八经脉之一作"阴股"。

[4] 过：《甲乙经》卷二第一十二经脉络脉支别上、《太素》卷八经脉之一作"环"。

[5] 抵小腹：抵，《素问·诊要经终论》王注引作"上抵"。抵小腹，《太素》卷八经脉之一、《脉经》卷六第一、《甲乙经》卷二第一十二经脉络脉支别上作"抵少腹"。

[6] 颃颡：《太素》卷八经脉之一注："喉咙上孔名颃颡。"

[7] 会于颠：《素问·刺腰痛》王注此下有"其支者，从少腹与太阴、少阳结于腰髁下夹脊第三第四骨孔中"二十五字。

[8] 肺：《脉经》卷六第一、《甲乙经》卷二第一十二经脉络脉支别上作"肺中"。

[9] 癀疝：疝气的一种，发病时阴囊肿痛下坠。

[10] 肝所生病者：《脉经》卷六第一、《甲乙经》卷二第一十二经脉络脉支别上及《太素》卷八经脉之一作"主肝所生病者"。

[11] 飧泄：大便稀薄，完谷不化叫飧泄。

手太阴气绝，则皮毛焦。太阴者，行气温于皮毛者也，故气不荣[1]则皮毛焦；皮毛焦，则津液去皮节[2]；津液去皮节者[3]则爪[4]枯毛折；毛折者则毛[5]先死，丙笃丁死，火胜金也。

手少阴气绝，则脉不通[6]；脉不通则血不流，血不流则髦[7]色不泽，故其面黑如漆柴[8]者，血先死，壬笃癸死，水胜火也。

【串注】

[1] 不荣：《难经·二十四难》、《脉经》卷三第四和《甲乙经》卷二第一十二经脉络脉支别上作"弗营"。

[2] 皮节：指肌表。

[3] 皮节者：《难经·二十四难》、《脉经》卷三第四作"则皮节伤，皮节伤"。

[4] 爪：《难经·二十四难》、《脉经》卷三第四作"皮"。

[5] 毛：《难经·二十四难》、《脉经》卷三第四作"气"。

[6] 脉不通：《脉经》卷三第四此后有"少阴者心脉也，心者脉之合也"十二字。

[7] 髦：《难经·二十四难》无"髦"字。

[8] 黑如漆柴：《难经·二十四难》及《甲乙经》卷二第一十二经脉络脉支别上作"色如黧"。

足太阴气绝者，则脉不荣肌肉[1]，唇舌[2]者，肌肉之本也，脉不荣，则肌肉软[3]，肌肉软，则舌萎[4]人中[5]满，人中满，则唇反，唇反者肉先死，甲笃乙死，木胜土也。

足少阴气绝则骨枯，少阴者冬脉也，伏行而濡[6]骨髓者也，故骨不濡则肉不能着[7]也；骨肉不相亲，则肉软却[8]；肉软却，故齿长而垢[9]，发无泽；发无泽者[10]，骨先死。戊笃己死，土胜水也。

足厥阴气绝则筋绝[11]，厥阴者肝脉也，肝者筋之合也，筋者聚于阴气[12]，而脉[13]络于舌本也。故脉弗荣则筋[14]急；筋急则引舌与卵，故唇青舌卷卵缩，则筋先死。庚笃辛死，金胜木也。

【串注】

[1] 肌肉：《难经·二十四难》、《脉经》卷三第三和《甲乙经》卷二第一十二经脉络脉支别上作"其口唇"。

[2] 唇舌：《难经·二十四难》、《脉经》卷三第三和《甲乙经》卷二第一十二经脉络脉支别上作"口唇"。

[3] 软：《难经·二十四难》、《脉经》卷三第三和《甲乙经》卷二第一十二经脉络脉支别上作"濡"。

[4] 舌萎：《难经·二十四难》、《脉经》卷三第三和《甲乙经》卷二第一十二经脉络脉支别上无。

[5] 人中：《难经·二十四难》作"肉"。

[6] 濡：《难经·二十四难》作"温"。

[7] 着：《难经·二十四难》、《脉经》卷三第五和《甲乙经》卷二第一十二经脉络脉支别上作"着骨"。

[8] 则肉软却：《难经·二十四难》、《脉经》卷三第五和《甲乙经》卷二第一十二经脉络脉支别上作"即肉濡而却"。却，短缩之意。

[9] 垢：《难经·二十四难》作"枯"。

[10] 泽者：《难经·二十四难》及《甲乙经》卷二第一十二经脉络脉支别上作"润泽者"。

[11] 筋绝：《难经·二十四难》作"筋缩引卵与舌卷"。

[12] 阴气：《素问·诊要经终论》王注引《灵枢经》为"阴器"。《难经》《脉经》《针灸甲乙经》同。

[13] 脉：《难经·二十四难》无。

[14] 筋：《难经·二十四难》、《脉经》卷三第一和《甲乙经》卷二第一十二经脉络脉支别上作"筋缩"。

五阴气俱绝，则目系转，转则目运，目运者，为志先死，志先死，则远一日半死矣。六阳气绝[1]，则阴与阳相离，离[2]则腠理发泄，绝汗乃出[3]，故旦占夕死，夕占旦死[4]。

【串注】

[1] 绝：《难经·二十四难》及《甲乙经》卷二第一十二经脉络脉支别上作"俱绝"。

[2] 离：《难经·二十四难》及《甲乙经》卷二第一十二经脉络脉支别上作"阴阳相离"。

[3] 绝汗乃出：《难经·二十四难》作"大如贯珠，转出不流，即气先死"，《甲乙经》卷二第一十二经脉络脉支别上作"大如贯珠，转出不流，则气先死矣"。

[4] 故旦占夕死，夕占旦死：《甲乙经》卷二第一十二经脉络脉支别上此下有"此十二经之败也"。占，预示之意。

【按语】 五阴气绝的内容，可参考《素问·六节藏象论》中各脏生理功能的论述。

经脉十二者，伏行分肉之间，深而不见；其常见者，足太阴过于外踝[1]之上，无所隐故也[2]。诸脉之浮而常见者，皆络脉也。六经络手阳明少阳之大络，起于五指间，上合肘中。饮酒者，卫气先行皮肤，先充络脉，络脉先盛。故[3]卫气已平[4]，营气乃满，而经脉大盛。脉之卒然动[5]者，皆邪气[6]居之，留于本末，不动则热，不坚则陷且空，不与众同，是以知其何脉之动[7]也。

雷公曰：何以知经脉之与络脉异也？

黄帝曰：经脉者，常不可见也，其虚实也，以气口知之。脉之见者，皆络脉也。

雷公曰：细子无以明其然也。

黄帝曰：诸络脉皆不能经大节之间，必行绝道而出，入复合于皮中，其会皆见于外。故诸刺络脉者，必刺其结上，甚血者虽无结，急取之，以泻其邪而出其血。留之发为痹也。

【串注】

[1] 外踝：《太素》卷九经络别异作"内踝"，外踝疑误。然《类经》七卷第六注曰："足太阴当作手太阴。经脉深而直行，故手足十二经脉，皆伏行分肉之间，不可得见。其有见者，惟手太阴一经，过于手外踝之上，因其骨露皮浅，故不能隐。下文云经脉者常不可见也，其虚实也以气口知之，正谓此耳。"

[2] 无所隐故也：《太素》卷九经络别异作"毋所隐故见也"。

[3] 故：《甲乙经》卷二第一十二经脉络脉支别下作"则"。

[4] 平：《类经》七卷第六注："平，犹潮平也，即盛满之谓。"

[5] 动：马注本及张注本作"盛"。

[6] 邪气：杨上善："酒即邪也。"《类经》七卷第六注："邪气者，即指酒气为言。"

[7] 动：《太素》卷九经络别异作"病"。

凡诊络脉[1]，脉色青则寒且痛，赤则有热。胃中寒，手鱼之络多青矣；胃中有热，鱼际络赤。其暴[2]黑者，留久痹也；其有赤、有黑、有青者，寒热气也；其青短者，少气也[3]。凡刺寒热者，皆多血络，必间日而一取之，血尽而止，乃调其虚实，其小而短者少气，甚者泻之则闷，闷甚则仆不得[4]言，闷则急坐之也。

【串注】

[1] 凡诊络脉：本段宜与《灵枢·经脉》《素问·经络论》互参。

[2] 暴：《太素》卷九经络别异作"鱼"。

[3] 其青短者，少气也：疑衍。

[4] 得：《甲乙经》卷二第一十二经脉络脉支别下及《太素》卷九经络别异作"能"。

手太阴之别 [1]，名曰列缺，起于腕上分间，并太阴之经，直入掌中，散入于鱼际。其病实则手锐掌热；虚则欠㰦 [2]，小便遗数，取之去腕半寸 [3]，别走阳明也。

手少阴之别，名曰通里，去腕一寸半 [4]，别而上行，循经入于心 [5] 中，系舌本，属目系 [6]。其实则支膈，虚则不能言，取之掌 [7] 后一寸，别走太阳也。

手心主之别，名曰内关，去腕二寸，出于两筋之间 [8]，循经以上，系于心包，络心系。实 [9] 则心痛，虚则为头强 [10]，取之两筋间也 [11]。

【串注】

[1] 手太阴之别：络脉的病候及针灸治疗方法，另见《素问·缪刺论》邪客于络脉。

[2] 欠㰦：张口呵欠。

[3] 半寸：《脉经》卷六第七及《太素》卷九十五络脉作"一寸半"。

[4] 一寸半：《太素》卷九十五络脉作"一寸"。

[5] 心：《千金要方》卷十三第一作"咽"。

[6] 系舌本，属目系：手少阴之脉有"上夹咽，系目系"文。

[7] 掌：《太素》卷九十五络脉及《甲乙经》卷二第一十二经脉络脉支别下作"腕"。

[8] 两筋之间：《太素》卷九十五络脉杨注此下有"检《明堂经》两筋间下，有别走少阳之言，此经无者，当是脱也"。

[9] 实：《脉经》卷六第三及《千金要方》卷十三第一作

"气实"。

[10] 头强：《脉经》卷六第三及《甲乙经》卷二第一十二经脉络脉支别下作"烦心"。

[11] 手心主之别……取之两筋间也：有关病后及刺法，另见《素问·缪刺论》："邪客于臂掌之间，不可得屈。刺其踝后，先以指按之痛，乃刺之。以月死生为数，月生一日一痏，二日二痏，十五日十五痏，十六日十四痏。"

手太阳之别，名曰支正，上[1]腕五寸，内注少阴；其别者，上走肘，络肩髃。实则节弛肘废；虚则生肬[2]，小者如指痂疥，取之所别也。

手阳明之别，名曰偏历，去腕三寸，别入[3]太阴；其别者，上循臂，乘肩髃，上曲颊偏齿；其别者，入耳合于宗脉[4]。实则龋聋[5]；虚则齿寒痹隔[6]，取之所别也[7]。

手少阳之别，名曰外关，去腕二寸，外绕臂，注胸中，合心主。病实则肘挛，虚则不收，取之所别也[8]。

【串注】

[1] 上：《太素》九十五络脉作"去"。

[2] 肬：同疣，皮上赘肉。

[3] 入：《甲乙经》卷二第一十二经脉络脉支别下及《太素》九十五络脉作"走"。

[4] 宗脉：《灵枢·口问》："耳者，宗脉之所聚也。"

[5] 龋聋：《太素》九十五络脉作"龋耳聋"，《甲乙经》卷二第一十二经脉络脉支别下作"龋齿耳聋"。

[6] 痹隔：形容膈间闭塞不畅。

[7] 手阳明之别……取之所别也：参《素问·缪刺论》："邪客于手阳明之络，令人气满胸中，喘息而肢肤，胸中热。刺手大

指、次指爪甲上，去端如韭叶，各一痏，左取右，右取左，如食顷已。"

[8]手少阳之别……取之所别也：参《素问·缪刺论》："邪客于手少阳之络，令人喉痹，舌倦口干，心烦，臂外廉痛，手不及头，刺手中指次指爪甲上，去端如韭叶，各一痏，壮者立已，老者有顷已，左取右，右取左，此新病数日已。"

足太阳之别，名曰飞扬，去踝七寸，别走少阴。实则鼽窒，头背痛；虚则鼽衄，取之所别也[1]。

足少阳之别，名曰光明，去踝五寸，别走厥阴，下络足跗[2]。实则厥，虚则痿躄[3]，坐不能起，取之所别也[4]。

足阳明之别，名曰丰隆，去踝八寸，别走太阴；其别者，循胫骨外廉，上络头项，合诸经之气，下络喉嗌。其病气逆则喉痹瘁[5]喑，实则狂癫，虚则足不收，胫枯，取之所别也[6]。

【串注】

[1]足太阳之别……取之所别也：参《素问·缪刺论》："邪客于足太阳之络，令人头项肩痛。刺足小指爪甲上与肉交者，各一痏，立已。不已，刺外踝下三痏，左取右，右取左，如食顷已。"鼽窒，鼻塞不通。

[2]下络足跗：《甲乙经》卷二第一十二经脉络脉支别下及《素问·刺腰痛》王注作"并经下络足跗"。

[3]痿躄：下肢软弱无力不能走路。

[4]足少阳之别……取之所别也：参《素问·缪刺论》："邪客于足少阳之络，令人胁痛，不得息，咳而汗出。刺足小指次指爪甲上与肉交者，各一痏，不得息立已，汗出立止，咳者温衣饮食，一日已。左刺右，右刺左，病立已，不已，覆刺如法。"

[5]瘁：参《太素》卷九十五络脉，应作"卒"。

[6]足阳明之别……取之所别也：参《素问·缪刺论》："邪客于足阳明之经，令人鼽衄，上齿寒。刺足中指次指爪甲上与肉交者，各一痏，左刺右，右刺左。"

足太阴之别，名曰公孙，去本节之后一寸，别走阳明；其别者，入络肠胃，厥气上逆则霍乱，实则肠[1]中切痛；虚则鼓胀，取之所别也[2]。

足少阴之别，名曰大钟，当踝后绕跟，别走太阳；其别者，并经上走于心包，下外[3]贯腰脊。其病气逆则烦闷，实则闭癃，虚则腰痛，取之所别者也[4]。

足厥阴之别，名曰蠡沟，去内踝五寸，别走少阳；其别者，经胫[5]上睾，结于茎。其病气逆则睾肿[6]卒疝，实则挺长[7]，虚则暴痒。取之所别也[8]。

【串注】

[1]肠：《脉经》卷六第五及《甲乙经》卷二第一十二经脉络脉支别下作"腹"。

[2]足太阴之别，名曰公孙……取之所别也：参《素问·缪刺论》："邪客于足太阴之络，令人腰痛，引少腹控眇，不可以仰息，刺腰尻之解，两胂之上，是腰俞，以月死生为痏数，发针立已，左刺右，右刺左。"

[3]外：《脉经》卷六第九及《太素》九十五络脉无"外"字。

[4]足少阴之别，名曰大钟……取之所别者也：《素问·缪刺论》："邪客于足少阴之络，令人卒心痛、暴胀、胸胁支满、无积者，刺然骨之前出血，如食顷而已，不已左取右，右取左。病新发者，取五日已。"参《素问·缪刺论》："邪客于足少阴之络，令人嗌痛，不可内食，无故善怒，气上走贲上。刺足下中央之脉，各三痏，凡六刺，立已。左刺右，右刺左，嗌中肿，不能内唾，

时不能出唾者，刺然骨之前，出血立已，左刺右，右刺左。"

[5] 经胫：《甲乙经》卷二第一十二经脉络脉支别下及《脉经》卷六第一作"循经"。

[6] 睾肿：《太素》卷二十三量缪刺注作"暴痛"。

[7] 挺长：《甲乙经》卷二第一十二经脉络脉支别下及《脉经》卷六第一及《太素》九十五络脉此下有"热"字。

[8] 足厥阴之别，名曰蠡沟……取之所别也：参《素问·缪刺论》："邪客于足厥阴之络，令人卒疝暴痛。刺足大指爪甲上与肉交者，各一痏，男子立已，女子有顷已，左取右，右取左。"

任脉之别，名曰尾翳，下鸠尾，散于腹。实则腹皮痛，虚则痒瘙，取之所别也。

督脉之别，名曰长强，夹膂上项，散头上，下当肩胛左右，别走太阳，入贯膂。实则脊强，虚则头重，高摇之，夹脊之有过者[1]，取之所别也。

脾之大络，名曰大包，出渊腋下三寸，布胸胁。实则身尽痛，虚则百节尽皆纵，此脉若罗络之血者[2]，皆取之脾之大络脉也。

凡此十五络者，实则必见，虚则必下，视之不见，求之上下，人经不同，络脉亦所别也。

【串注】

[1] 高摇之，夹脊之有过者：《甲乙经》卷二第一十二经脉络脉支别下校语："《九墟》无此九字。""高摇之"三字疑"头重"之旁注，"夹脊之有过者"疑"入贯膂"之旁注。

[2] 罗络之血者：《类经》七卷第五注："罗络之血者，此言大络，包罗诸络之血。"

附：足臂十一脉灸经与阴阳十一脉灸经

足臂十一脉灸经[1]（帛书一本）

　　足泰阳脉[2]：出外踝窭[3]中，上贯腨[4]，出于卻[5]；枝之下髀[6]；其直者，贯口[7]，夹脊，［出项］[8]，上于豆[9]；枝颜下，之耳；其直者，贯目内眦，之鼻。其病[10]：病足小指废，腨痛，胑[11]挛，脽[12]痛，产[13]痔，腰痛，夹脊痛，口痛，项痛，手痛，颜寒，产聋，目痛，鼽衄，数癫疾。诸病此物者[14]，皆灸泰阳脉。

【串注】

　　[1] 足臂十一脉灸经：参阅《阴阳十一脉灸经》《灵枢·经脉》。

　　[2] 足泰阳脉：参《阴阳十一脉灸经》钜阳脉，《灵枢·经脉》膀胱足太阳之脉。

　　[3] 窭：空穴。

　　[4] 腨：即腨，小腿肚。

　　[5] 卻：同"却"。

　　[6] 枝之下髀：枝，支脉。之，往。下髀，人体部位名，不详。

　　[7] 口：符号口，帛书中缺的字。下同。

　　[8]［出项］：此处的方括号，指帛书中残缺不全的字，尚能辨别出来，或前后文能够对应出来。下同。

　　[9] 豆：此谓头。

　　[10] 其病：参《阴阳十一脉灸经》"主治其所产病"，《灵枢·经脉》"是动，所生病"。

[11] 胎：疑指腘。

[12] 雕：《说文》注："臀也。"

[13] 产：指产生某种疾病。下同。

[14] 诸病此物者：参《灵枢·经脉》的"为此诸病"。

足少阳脉 [1]：出于踝前，枝 [2] 于骨间，上贯膝外廉，出于股外廉，出胁；枝之肩薄 [3]。其直者，贯腋，出于项、耳，出腒 [4]，出目外眦。其病：病足小指次 [指] 废：胎外廉痛，胎寒，膝外廉痛，股外廉痛，髀外廉痛，胁痛，□痛，产马 [5]，缺盆痛，瘘，聋，腸痛，耳前痛，目外眦痛，胁外肿。诸 [病] 此物者，皆灸少阳脉。

【串注】

[1] 足少阳脉：参《阴阳十一脉灸经》少阳脉，《灵枢·经脉》胆足少阳之脉。

[2] 枝：分支。

[3] 肩薄：肩膊。

[4] 腒：疑是"枕"字。

[5] 马：疑指马刀挟瘿。

足阳明脉 [1]：循胎 [2] 中，上贯膝中，出股，夹少腹 [3]，上出乳内廉，出嗌 [4]，夹口以上，之鼻。其病：病足中指废，胎痛，膝中肿，腹肿，乳内廉痛，腹外肿，頄 [5] 痛，肌蚀，数欠，热汗出，脞 [6] 瘦，颜寒。诸病此物者，皆灸阳明脉。

【串注】

[1] 足阳明脉：参《阴阳十一脉灸经》阳明脉，《灵枢·经脉》胃足阳明之脉。

[2] 胎：胫骨。

[3] 少腹：腹的下部，脐与骨盆之间，即小腹。

[4] 嗌：咽喉。

[5] 頯：读 kuái 或 kuí。指颧骨。

[6] 脞：疑"胜"之误，大腿上部与腰相连的部分。

足少阴脉[1]：出内踝窭中，上贯腨，入胳，出股，入腹，循脊内□廉，出肝，入胠[2]，系舌本。其病：病足热，腨内痛，股内痛，腹街、脊内廉痛，肝痛，心痛，烦心，咽□□□□舌辂[3]，□旦尚[4]［气］□□数喝，牧牧[5]嗜卧以咳。诸病此物者，皆灸足少阴脉。

【串注】

[1] 足少阴脉：参《阴阳十一脉灸经》少阴脉，《灵枢·经脉》肾足少阴之脉。

[2] 胠：腋下胁上的部位。

[3] 舌辂：疑指舌干。

[4] 尚：通上。

[5] 牧牧：即默默。

足泰阴脉[1]：出大指内廉骨际，出内踝上廉，循胻内［廉］，□膝内廉，出股内廉。其病：病足大指废，胻内廉痛，股内痛，腹痛，腹胀，复□，不嗜食，善噫，心□，善肘[2]。诸病此物者，皆灸足泰阴脉。

【串注】

[1] 足泰阴脉：参《阴阳十一脉灸经》大阴脉，《灵枢·经脉》脾足太阴之脉。

[2] 肘：疑为"疛"。《吕氏春秋·尽数》："处腹则为张为疛。"注：疛，跳动，皆腹疾。

足厥阴脉^[1]：循大指间，以上出骱内廉，上八寸，交泰阴脉，□股内，上入脞间。其病：病脞瘦，多溺，嗜饮，足胕肿疾，痹。诸病此物者，灸厥阴脉。

【串注】

[1] 足厥阴脉：参《阴阳十一脉灸经》厥阴脉，《灵枢·经脉》肝足厥阴之脉。

臂泰阴脉^[1]：循筋上廉，以奏^[2]臑内，出腋内廉，之心。其病：心痛，心烦而噫。诸病此物者，皆灸臂泰阴脉。

臂少阴脉^[3]：循筋下廉，出臑内下廉，出腋，奏胁。其病：病胁痛。诸病此物者，皆灸臂少阴脉。

臂泰阳脉^[4]：出小指，循骨下廉，出臑下廉，出肩外廉，出项□□□目外眦。其病：臂外廉痛。诸病此物者，皆灸臂泰阳脉。

臂少阳脉^[5]：出中指，循臂上骨下廉，奏耳。其病：病产^[6]聋，□痛。诸病此物者，皆灸臂少阳之脉。

臂阳明脉^[7]：出中指间，循骨上廉，出臑［外廉］，上奏胑，之口。其病：病齿痛，□□□□。诸病此物者，皆灸臂阳明脉。

【串注】

[1] 臂泰阴脉：参《阴阳十一脉灸经》臂钜阴脉，《灵枢·经脉》肺手太阴之脉。

[2] 奏：通"凑"。

[3] 臂少阴脉：参《阴阳十一脉灸经》臂少阴脉，《灵枢·经脉》心包手厥阴之脉。

[4] 臂泰阳脉：参《阴阳十一脉灸经》肩脉，《灵枢·经脉》小肠手太阳之脉。

[5] 臂少阳脉：参《阴阳十一脉灸经》少阳脉，《灵枢·经

脉》三焦手少阳之脉。

[6] 病产：病生之意。

[7] 臂阳明脉：参《阴阳十一脉灸经》齿脉，《灵枢·经脉》大肠手阳明之脉。

阴阳十一脉灸经 [1]（帛书二本）

钜阳脉 [2]：系于潼 [3] 外踝娄 [4] 中，出卻中，上穿跰 [5]，出厌中，夹脊，出于项，上头角，下颜，夹鼻 [6]，系目内廉。是动则病：潼头痛 [7]，□□□□，脊痛，腰似折，脾 [8] 不可以运，腘如结，腨如［裂，此］为踝蹶。是钜阳脉主治其所产病 [9]：头痛，耳聋，项痛，耳彊 [10]，疟，背痛，腰痛，尻痛，痔，胳 [11] 痛，腨痛，足小指痹，为十二病。

【串注】

[1] 阴阳十一脉灸经：参《足臂十一脉灸经》《灵枢·经脉》。

[2] 钜阳脉：参《足臂十一脉灸经》足泰阳脉，《灵枢·经脉》膀胱足太阳之脉。

[3] 潼：疑为"踵"。

[4] 娄：同"窭"。

[5] 跰：部位不详，根据上下文义，可能指"臀"。

[6] 鼻：即"頄"字。

[7] 潼头痛：参《灵枢·经脉》足太阳病候，潼头痛，可能就是"冲头痛"。

[8] 脾：疑指"髀"。

[9] 主治其所产病：参《足臂十一脉灸经》"其病"，《灵枢·经脉》"是动，所生病"。

[10] 耳彊：病名。彊通强，硬感的意思。

[11] 腘：即"郤（却）"，后世常写作"郄"。《素问·刺腰痛》王冰注："膝后两旁，大筋双上，股之后，两筋之间，横文之处，努肉高起，则郄中之分也。古《中诰》以腘中为太阳之郄。"

[少] 阳脉[1]：系于外踝之前廉，上出鱼股之 [外，出] □[2]，上 [出目前]。是动则病：[心与胁痛，不] 可以反稷[3]，甚则无膏[4]，足外反[5]，此为阳 [蹶]。是少阳脉主治其所产病：□□□痛，[头颈痛]，胁痛，疟，汗出，节尽痛，髀 [外] 廉 [痛]，□ [痛]，鱼股痛，[膝外廉] 痛，振寒，[足中指] 踝[6]，为十二病。

【串注】

[1] 少阳脉：参《足臂十一脉灸经》足少阳脉，《灵枢·经脉》胆足少阳之脉。

[2] □：参《足臂十一脉灸经》足少阳脉，此缺疑为"胁"字。

[3] 反稷：反侧。

[4] 无膏：《灵枢·经脉》作"体无膏泽"，指全身皮肤失去润泽。

[5] 足外反：《灵枢·经脉》作"足外反热"。

[6] 踝：疑"痹"之误。

阳明脉[1]：[系] 于骭骨[2] 外廉，循骭而上，穿膑，出鱼股 □□□□[3] 穿乳，穿颊，[出目外] 廉，环 [颜] □。是动则病：洒洒病寒，喜龙娄吹[4]，颜 [黑，病肿，病至则恶人与火，闻] 木音则惕然惊，心惕，欲独闭户牖而处，[病甚] 则欲登高而歌，弃衣 [而走，此为] 骭蹶。是阳明脉主治其所产病：颜痛，鼻鼽，颔 [颈痛，乳痛]，肩痛，心与肤痛，腹外肿，肠痛，膝跳，跗□□^[5]，［为］十二病。

【串注】

[1] 阳明脉：参《足臂十一脉灸经》足阳明脉，《灵枢·经脉》胃足阳明之脉。

[2] 骭骨：胫骨。

[3] □□□□：疑为"之外廉，上"四字。

[4] 喜龙娄吹：善伸数欠。

[5] □□：此处缺字疑是"上痹"两字。

肩脉^[1]：起于耳后，下肩，出臑外［廉］，出□□□□^[2]，乘手背^[3]。是［动则病：嗌痛，颔肿］，不可以顾，肩似脱，臑似折。是肩脉主治［其所产病］：颔痛，［喉痹，臂痛，肘］痛，为四病。

耳脉^[4]：起于手背，出臂外两骨之间，［上骨］下廉，出［肘中］，入耳中。是动则病：耳聋，浑浑焞焞^[5]，嗌肿。是耳脉主治其所产病：目外眦痛，颊［痛］，耳聋，为三病。

齿脉^[6]：起于次指与大指，上出臂上廉，入肘中，乘臑，［穿］颊，入齿中，夹鼻。是［动］则病：齿痛，朏^[7]肿。是齿脉主治其所产病：齿痛，朏肿，目黄，口干，臑痛，为五［病］。

【串注】

[1] 肩脉：参《足臂十一脉灸经》臂泰阳脉，《灵枢·经脉》小肠手太阳之脉。

[2] □□□□：此缺以为"臂外，腕上"四字。

[3] 乘手背：此句《阴阳十一脉灸经》的乙本作"出臂外，出指上廉"。

[4] 耳脉：参《足臂十一脉灸经》臂少阳脉，《灵枢·经脉》三焦手少阳之脉。

[5] 浑浑腪腪：《灵枢·经脉》作"浑浑焞焞"，《太素》卷八作"浑浑淳淳"。

[6] 齿脉：参《足臂十一脉灸经》臂阳明脉，《灵枢·经脉》大肠手阳明之脉。

[7] 胅：音拙。指眼眶下部。

大阴脉 [1]：是胃脉殹 [2]。彼 [3] 胃，出鱼股 [4] 阴下廉，腨上廉，出[内]踝之上廉。是动则病：上[当]走心，使腹胀，善噫，食欲欧 [5]，得后与气则快然 [6] 衰。是钜阴脉主治其所[产病]：□□，心烦，死；心痛与腹胀，死；不能食，不能卧，强吹 [7]，三者同则死；溏泄，死；[水与]闭同则死，为十病。

【串注】

[1] 大阴脉：参《足臂十一脉灸经》足泰阴脉，《灵枢·经脉》脾足太阴之脉。

[2] 胃脉殹：胃脉也。

[3] 彼：覆盖之意。

[4] 鱼股：指股部前面的股四头肌，屈膝时状如鱼形。

[5] 欧：同"呕"。

[6] 快然：《灵枢·经脉》作"快然"，乙本作"逢然"。

[7] 强吹：应为强欠。《太素》卷八杨注："将欠不得欠，名曰强欠。"

厥阴脉 [1]：系于足大指丛[毛]之上，乘足[跗上廉]，去内踝一寸，上[踝]五寸，而出[大（太）阴之后]，上出鱼股内廉，触少腹，大渍 [2] 旁。是动则[病：丈]夫㿗 [3][疝，妇人则少腹肿，腰痛]不可以仰，甚则嗌干，面疵 [4]。是厥阴脉主治[其]所产病：热中，[癃，颓，偏疝]，□□。

【串注】

[1] 厥阴脉：参《足臂十一脉灸经》足厥阴脉，《灵枢·经脉》肝足厥阴之脉。

[2] 大渍：大眦，内眼角。

[3] 陨：即"癫"。

[4] 面疵：面有微尘。

少阴脉[1]：系于内踝外廉，穿腨，出腘[中]央，上贯脊，之口廉[2]，系于肾，夹舌。[是动则病]：喝喝如喘，坐而起则目䀮[3]如无毋见，心如悬，病饥，气[不足]，善怒，心惕，恐[人将捕之]，不欲食，面黔若炱色[4]，咳则有血，此为骨蹷。是少[阴]脉主治其[所产病]：口口口口口口热，舌柝[5]，嗌中干，上气，噎，嗌中痛，瘅，嗜卧，咳，瘖，为十病。

【串注】

[1] 少阴脉：参《足臂十一脉灸经》足少阴脉，《灵枢·经脉》肾足少阴之脉。

[2] 口廉：疑是"内廉"。

[3] 䀮：目不明。

[4] 面黔若炱色：黔，黑色。炱，乙本作"灺"，《说文》："烛尽也。"面黔如灺色，形容面色暗黑如烛灭后的焦炭。

[5] 柝：音彻。燥裂象。

臂钜阴脉[1]：在于手掌中，出内阴两骨之间，上骨下廉，筋之上，出臂[内阴，入心中]。是动则病：心滂滂[2]如[3]痛，缺盆痛，甚[则]交两手而战，此为臂蹷。[是臂钜阴脉主]治其所产病：胸痛，瘛[4]痛，[心痛]，四末[5]痛，瘕，为五病。

臂少阴脉[6]：起于臂两骨之间，之下骨上廉，筋之下。[出]

臑内阴。［是动则病：心］痛，嗌渴欲饮，此为臂蹶。是臂少阴脉主治其所产［病：胁］痛，为［一病］。

【串注】

［1］臂钜阴脉：参《足臂十一脉灸经》臂泰阴脉，《灵枢·经脉》肺手太阴之脉。

［2］滂滂：形容心跳，如同"怦怦"。

［3］如：用法同"而"。

［4］瘛：音义不详。疑为"脘"。

［5］四末：四肢。

［6］臂少阴脉：参《足臂十一脉灸经》臂少阴脉，《灵枢·经脉》心包手厥阴之脉。

经别第十一

【提要】本篇重点阐述了十二经别的循行路线以及表里相应的阴经与阳经离、合、出、入的配合关系。

黄帝问于岐伯曰：余闻人之合于天道[1]也，内有五脏，以应五音、五色、五时、五味、五位也；外有六腑，以应六律，六律建[2]阴阳诸经而合之十二月、十二辰、十二节、十二经水、十二时、十二经脉者，此五脏六腑之所以应天道。夫十二经脉者，人之所以生，病之所以成，人之所以治，病之所以起[3]，学之所始，工之所止也，粗之所易，上[4]之所难也。请问其离合，出入奈何？

岐伯稽首再拜曰：明乎哉问也！此粗之所过，上之所息[5]

也，请卒言之。

【串注】

[1] 道：《甲乙经》卷二第一十二经脉络脉支别下作"地"。

[2] 建：《甲乙经》卷二第一十二经脉络脉支别下作"主持"，《太素》卷九经脉正别作"建主"。

[3] 起："愈"之意，如《史记·扁鹊列传》："越人能使之起耳。"

[4] 上：《太素》卷九经脉正别作"工"。下段之"上"同。

[5] 息：《甲乙经》卷二第一十二经脉络脉支别下作"悉"。

足太阳之正，别入于腘中，其一道下尻五寸，别入于肛，属于膀胱，散之肾，循膂，当心入散；直者，从膂上出于项，复属于太阳，此为一经也。足少阴之正，至腘中，别走太阳而合，上至肾，当十四颇[1]出属带脉；直者，系舌本，复出于项，合于太阳，此为一合。成[2]以诸阴之别，皆为正也。

足少阳之正，绕髀入毛际，合于厥阴；别者入季胁之间，循胸里属胆，散之上肝贯心[3]，以上夹咽，出颐颔中，散于面，系目系，合少阳于外眦也。足厥阴之正，别跗上，上至毛际，合于少阳，与别俱行，此为二合也。

足阳明之正，上至髀，入于腹里，属胃，散之脾，上通于心，上循咽出于口，上颊颡，还系目系，合于阳明也。足太阴之正，上至髀，合于阳明，与别俱行，上结[4]于咽，贯舌中[5]，此为三合也。

手太阳之正，指地，别于肩解，入腋走心，系小肠也。手少阴之正，别入于渊腋两筋之间，属于心，上走喉咙，出于面，合目内眦，此为四合也。

手少阳之正，指天，别于颠，入缺盆，下走三焦，散于胸中也。手心主之正，别下渊腋三寸，入胸中，别属三焦，出^[6]循喉咙，出耳后，合少阳完骨之下，此为五合也。

手阳明之正，从手循膺乳，别于肩髃，入柱骨，下走大肠，属于肺，上循喉咙，出缺盆，合于阳明也。手太阴之正，别入渊腋少阴之前，入走肺，散之太阳^[7]，上出缺盆，循喉咙，复合阳明，此六合^[8]也。

【串注】

[1] 颡：《太素》卷九经脉正别作"椎"。

[2] 成：《太素》卷九经脉正别作"或"。

[3] 散之上肝贯心：参本篇足阳明条，疑为"散之肝，上贯心"方合文义。

[4] 结：《太素》卷九经脉正别作"络"。

[5] 舌中：《太素》卷九经脉正别作"舌本"。

[6] 出：《太素》卷九经脉正别作"上"。

[7] 太阳：《太素》卷九经脉正别作"大肠"。

[8] 六合：阴阳经脉于颈项部相合的六个位置，可参考《灵枢·根结》六阳经根、溜、注、入中入穴的上入。

经水第十二

【提要】本篇以古代十二大水系的大小、深浅、远近，用来说明人体十二经的气血多少和循行内外、营灌全身的作用。同时强调，十二经脉的针刺深度、留针久暂，必须结合人体的高矮肥瘦，灵活应用。

黄帝问于岐伯曰：经脉十二者，外合于十二经水，而内属于五脏六腑。夫十二经水者，其有[1]大小、深浅、广狭、远近各不同；五脏六腑之高下、大小、受谷之多少亦不等，相应奈何？夫经水者，受水而行之；五脏者，合神气魂魄而藏之；六腑者，受谷而行之，受气而扬之；经脉者，受血而营之。合而以治奈何？刺之深浅，灸之壮数，可得闻乎？

岐伯答曰：善哉问也！天至高不可度，地至广不可量，此之谓也。且夫人生于天地之间，六合[2]之内，此天之高，地之广也，非人力之所能度量而至也。若夫八尺之士[3]，皮肉在此，外可度量切循而得之，其死可解剖而视之。其脏之坚脆，腑之大小，谷之多少，脉之长短，血之清浊，气之多少，十二经之多血少气，与其少血多气，与其皆多血气，与其皆少血气，皆有大数[4]。其治以针艾，各调其经气，固其常有合乎。

【串注】

[1] 有：《太素》卷五十二水无"有"字。

[2] 六合：指上下前后左右六方。

[3] 若夫八尺之士：泛指人体的约数，参《灵枢·骨度》："众人之度，人长七尺五寸者，其骨节之大小长短各几何。"

[4] 大数：《甲乙经》卷一第七十二经水作"定数"。

黄帝曰：余闻之，快于耳不解于心[1]，愿卒闻之。

岐伯答曰：此人之所以参天地而应阴阳也，不可不察。足太阳外合[2]清水[3]，内属于膀胱，而通水道焉。足少阳外合于渭水，内属于胆。足阳明外合于海水，内属于胃。足太阴外合于湖水，内属于脾。足少阴外合于汝水，内属于肾。足厥阴外合于渑水[4]，内属于肝。手太阳外合于淮水，内属于小肠，而水道出焉[5]。手少阳外合于漯水，内属于三焦。手阳明外合于江水，内属于大肠。手太阴外合于河水，内属于肺。手少阴外合于济水，内属于心。手心主外合于漳水，内属于心包。凡此五脏六腑十二经水者，外有^[6]源泉而内有所禀，此皆内外相贯，如环无端，人经亦然。故天为阳，地为阴，腰以上为天，腰以下为地。故海以北者为阴，湖以北者为阴中之阴；漳以南者为阳，河以北至漳者为阳中之阴；漂以南至江者，为阳中之太阳，此一隅^[7]之阴阳也，所以人与天地相参也。

【串注】

[1] 快于耳不解于心：《太素》卷五十二水注："快于耳，浅知也；解于心，深识也。"不解于心，不能透彻地了解。

[2] 外合：《太素》卷五十二水作"外合于"。

[3] 清水：《素问·离合真邪论》王注作"渍水"。

[4] 渑水：《太素》卷五十二水及《素问·离合真邪论》王注作"沔水"。

[5] 而水道出焉：《太素》卷五十二水作"而通水道焉"。

[6] 外有：《太素》卷五十二水及《甲乙经》卷一第七十二经水作"皆外有"。

[7] 隅：《太素》卷五十二水及《甲乙经》卷一第七十二经水作"州"。

黄帝曰：夫经水之应经脉也，其远近浅深，水血之多少各不同，合而以刺之奈何？

岐伯答曰：足阳明，五脏六腑之海也，其脉大血多，气盛热壮，刺此者不深弗散，不留不泻也。足阳明^[1]刺深六分，留十呼。足太阳^[2]深五分，留七呼。足少阳^[3]深四分，留五呼。足太阴^[4]深三分，留四呼。足少阴^[5]深二分，留三呼。足厥阴^[6]深一分，留二呼。手之阴阳，其受气之道近，其气之来疾，其刺深者，皆无过二分，其留，皆无过一呼。其少长、大小、肥瘦，以心撩之[7]，命曰法天之常。灸之亦然。灸而过此者，得恶火则骨枯脉涩，刺而过此者，则脱气。

【串注】

[1]足阳明：《素问》血气形志新校正引《甲乙经》文。此下有"多血多气"四字。

[2]足太阳：《素问》血气形志新校正引《甲乙经》文。此下有"多血多气，刺"五字。

[3]足少阳：《素问》血气形志新校正引《甲乙经》文。此下有"少血多气，刺"五字。

[4]足太阴：《甲乙经》卷一第七十二经水此下有"多血少气，刺"五字。

[5]足少阴：《甲乙经》卷一第七十二经水此下有"少血多气，刺"五字。

[6]足厥阴：《甲乙经》卷一第七十二经水此下有"多血少气，刺"五字。

[7]以心撩之：撩，《太素》卷五十二水注："撩，取也。"《甲乙经》卷一第一精神五脏作"以心料之"，料度之意。以心撩之，指医生针刺治疗时，应该心中有数，因人而异，做出恰当的处理。

黄帝曰：夫经脉之小大，血之多少，肤之厚薄，肉之坚脆及腘[1]之大小，可为量度[2]乎？

岐伯答曰：其可为度量者，取其中度也。不甚脱肉而血气不衰也。若夫度[3]之人，痟瘦[4]而形肉脱者，恶可以度量刺乎。审、切、循、扪、按，视其寒温盛衰而调之[5]，是谓因适而为之真也。

【串注】

[1] 䏚:《甲乙经》卷一第七十二经水及《太素》卷五十二水作"朡"。《太素》杨注:"朡,臑等块肉也。"

[2] 量度:《太素》卷五十二水及《甲乙经》卷一第七十二经水作"度量"。

[3] 夫度:《太素》卷五十二水及《甲乙经》卷一第七十二经水作"失度",当是。

[4] 痟瘦:"痟","消"之借字。杨注:"痟,音藉也。"

[5] 审、切、循、扪、按,视其寒温盛衰而调之:参见《素问·三部九候论》"视其经络浮沉,以上下逆从循之";《灵枢·背俞》"按其处,应在中而痛解"。

【按语】《灵枢识》曰:"切,谓诊寸口;循,谓循尺肤;盖经脉之大小,肤之厚薄,当尺寸度之;如肉之坚脆,朡之大小,非一一扪按不能知之,故举此四字,以见其义。"

经筋第十三

【提要】本篇介绍了十二经筋在人体肌体上的走向分布、经筋病候以及治疗原则。

足太阳之筋,起于[1] 足小指,上结于踝,邪[2] 上结于膝,其下循足外踝[3],结于踵,上循跟,结于腘;其别者,结于踹[4] 外,上腘中内廉,与腘中并上结于臀,上夹脊上项;其支者,别入结于舌本;其直者,结于枕骨,上头,下颜,结于鼻;其支者，为目上网[5]，下结于頄[6]；其[7]支者，从腋后外廉结于肩髃；其支者，入腋下，上出缺盆，上结于完骨；其支者，出缺盆，邪上出[8]于頄。其病小指支，跟肿痛[9]，腘挛[10]，脊反折，项筋急，肩不举，腋支，缺盆中纽痛，不可左右摇。治在燔针劫刺，以知为数[11]，以痛为腧，名曰仲春痹也。

【串注】

[1] 之筋，起于：十二经筋的起点，同帛书《足臂十一脉灸经》与《阴阳十一脉灸经》，起于四肢的末端。

[2] 邪：《甲乙经》卷二第六经筋及《圣济总录》卷一九一作"斜"。

[3] 足外踝：《太素》卷十三经筋及《甲乙经》卷二第六经筋作"足外侧"。

[4] 踹：《太素》卷十三经筋及《甲乙经》卷二第六经筋、《圣济总录》卷一九一作"腨"。

[5] 网：《太素》卷十三经筋及《甲乙经》卷二第六经筋、《圣济总录》卷一九一作"纲"。

[6] 頄：《太素》卷十三经筋及《甲乙经》卷二第六经筋作"䪼"。

[7] 其：《太素》卷十三经筋及《甲乙经》卷二第六经筋作"其下"。

[8] 出：《甲乙经》卷二第六经筋作"入"。

[9] 跟肿痛：《太素》卷十三经筋及《甲乙经》卷二第六经筋作"踵跟痛"。

[10] 挛：《甲乙经》卷二第六经筋作"挛急"。

[11] 以知为数：知，治病获效或病愈；数，针刺次数的限定。

足少阳之筋，起于小指次指[1]，上结外踝，上循胫外廉，结于膝外廉；其支者，别起[2]外辅骨，上走髀，前者结于伏兔之上，后者，结于尻；其直者，上乘䏚季胁[3]，上走腋前廉，系[4]于膺乳，结于缺盆；直者，上出腋，贯缺盆，出太阳之前，循耳后，上额角，交颠上，下走颔，上结于頄；支者，结于目眦[5]为外维[6]。其病小指次指支转筋，引膝外转筋，膝不可屈伸，腘筋急，前引髀，后引尻，即上乘䏚季胁痛，上引缺盆、膺乳、颈，维筋急，从左之右，右目不开[7]，上过右角，并跷脉而行，左络于右，故伤左角，右足不用，命曰维筋相交[8]。治在燔针劫刺，以知为数，以痛为腧，名曰孟春痹也。

【串注】

[1] 小指次指：《太素》卷十三经筋、《甲乙经》卷二第六经筋、《千金要方》卷十一第一及《圣济总录》卷一九一此下皆有"之上"二字。

[2] 别起：《太素》卷十三经筋作"起于"。

[3] 上乘䏚季胁：《太素》卷十三经筋、《千金要方》卷十一第一、《圣济总录》卷一九一及《普济方》卷四百十二作"上䏚乘季胁"。䏚，季胁之下空软处。

[4] 系：《千金要方》卷十一第一作"侠"。

[5] 目眦：《太素》卷十三经筋、《甲乙经》卷二第六经筋、《千金要方》卷十一第一及《圣济总录》卷一九一均作"目外眦"。

[6] 外维：维系目外眦之筋。《类经》七卷第四注："此支者，从颧上斜趋结于目外眦，而为目之外维，凡人能左右盼视者，正以此筋为之伸缩也。"

[7] 从左之右，右目不开：《太素》卷十三经筋注："此筋本起于足，至项上而交至左右目，故左箱有病，引右箱目不得开，右

箱有病，引左箱目不得开也。"

[8] 上过右角……命曰维筋相交：《太素》卷十三经筋注："乔脉至于目眦，故此筋交颠，左右下于目眦，与之并行也。筋既交于左右，故伤于左右，故伤左额角，右足不用；伤右额角，左足不用，以此维筋相交故也。"

足阳明之筋，起于中三指，结于跗上，邪外上加于辅骨，上结于膝外廉，直上结于髀枢，上循胁属脊；其直者，上循骭，结于膝；其支者，结于外辅骨，合少阳；其直者，上循伏兔，上结于髀，聚于阴器，上腹而布，至缺盆而结，上颈，上挟口，合于頄，下结于鼻，上合于太阳。太阳为目上网，阳明为目下网[1]；其支者，从颊结于耳前。其病足中指支胫转筋，脚跳坚[2]，伏兔转筋，髀前肿，㿉疝，腹筋急，引缺盆及颊，卒口僻；急者，目不合，热则筋纵，目不开，颊筋有寒，则急引颊移口，有热则筋弛纵缓，不胜收，故僻。治之以马膏，膏其急者，以白酒和桂，以涂其缓者，以桑钩钩之，即以生桑灰置之坎中，高下以[3]坐等。以膏熨急颊，且饮美酒，噉美炙肉，不饮酒者，自强也，为之三拊[4]而已。治在燔针劫刺，以知为数，以痛为腧，名曰季春痹也。

【串注】

[1] 太阳为目上网，阳明为目下网：网，《太素》卷十三经筋、《甲乙经》卷二第六经筋作"纲"。

[2] 脚跳坚：《类经》十七卷第六十九注："跳者跳动；坚者，坚强也。"谓足部有跳动及强硬不适感。

[3] 以：《太素》卷十三经筋、《甲乙经》卷二第六经筋作"与"。

[4] 三拊：拊，同抚。三拊，即再三抚摩患处。

足太阴之筋，起于大指之端内侧，上结于内踝；其直者，络于[1]膝内辅骨，上循阴股，结于髀，聚于阴器，上腹结于脐，循腹里，结于肋[2]，散于胸中；其内者，着于脊。其病足大指支，内踝痛，转筋痛，膝内辅骨痛，阴股引髀而痛，阴器纽痛，下[3]引脐两胁痛[4]，引膺中脊内痛[5]。治在燔针劫刺，以知为数，以痛为腧，命曰孟[6]秋痹也。

【串注】

[1] 络于：《太素》卷十三经筋作"上结于"。

[2] 肋：《太素》卷十三经筋、《甲乙经》卷二第六经筋作"胁"。

[3] 下：《太素》卷十三经筋、《甲乙经》卷二第六经筋作"上"，当是。

[4] 引脐两胁痛：《太素》卷十三经筋作"引脐与两胁痛"。

[5] 膺中脊内痛：《太素》卷十三经筋作"膺中与脊内痛"。

[6] 孟：《太素》卷十三经筋作"仲秋痹"。

【按语】孟秋痹当作仲秋痹，《类经》十七卷第六十九注："孟秋痹当作仲秋，此与下文足少阴条谬误，当迭更之。"张志聪："酉者八月，主左足之太阴，故为仲秋之痹。"

足少阴之筋，起于小指之下[1]，并足太阴之筋，邪走[2]内踝之下，结于踵，与太阳之筋合而上结于内辅之下，并太阴之筋而上循阴股，结于阴器，循脊内挟膂上至项，结于枕骨，与足太阳之筋合。其病足下转筋，及所过而结者皆痛及转筋。病在此者主痫瘛及痉[3]，在[4]外者不能俯，在内者不能仰。故阳病者，腰反折不能俯，阴病者不能仰[5]。治在燔针劫刺，以知为数，以痛为腧。在内者熨引饮药，此筋折纽，纽发数甚者，死不治，名曰仲秋痹[6]也。

【串注】

[1] 之下:《甲乙经》卷二第六经筋此下有"入足心"三字。

[2] 邪走:《太素》卷十三经筋、《甲乙经》卷二第六经筋此上有"而"字。

[3] 痫瘛及痉:《类经》十七卷第六十九注:"痫,癫痫也。瘛,牵引也。痉,坚强反张尤甚于瘛者也。"

[4] 在:《甲乙经》卷二第六经筋此上有"病"字。

[5] 在外者不能俯……阴病者不能仰:《太素》卷十三经筋注:"背为外为阳也,腹为内为阴也。故病在背筋,筋急故不得低头也;病在腹筋,筋急不得仰身也。"

[6] 仲秋痹:《太素》卷十三经筋作"孟秋痹"。

【按语】仲秋痹当改作孟秋痹,《类经》十七卷第六十九注:"仲秋误也,当作孟秋。"张志聪:"申者七月之生阴,主左足之少阴,故为孟秋之痹。"

足厥阴之筋,起于大指之上,上结于内踝之前,上循胫,上结内辅之下,上循阴股,结于阴器,络[1]诸筋[2]。其病足大指支,内踝之前痛,内辅痛,阴股痛转筋,阴器不用,伤于内则不起,伤于寒则阴缩入,伤于热则纵挺不收,治在行水清阴气;其病转筋者,治在燔针劫刺,以知为数,以痛为腧,命曰季秋痹也。

【串注】

[1] 络:《太素》卷十三经筋作"结络"。

[2] 诸筋:《甲乙经》卷二第六经筋作"诸经"。

手太阳之筋,起于小指之上,结于腕,上循臂内廉,结于肘内锐骨之后，弹之应小指之上，入结于腋下；其支者，后走腋后廉，上绕肩胛[1]，循颈出走太阳之前[2]，结于耳后完骨；其支者，入耳中；直者，出耳上，下结于颔，上属目外眦。其病小指支[3]，肘内锐骨后廉痛，循臂阴，入腋下，腋下痛，腋后廉痛，绕肩胛引颈而痛，应耳中鸣痛，引颔目瞑，良久乃得视[4]，颈筋急，则为筋瘘[5]颈肿。寒热在颈者，治在燔针劫刺之，以知为数，以痛为腧。其为肿者，复而锐之。名曰仲夏痹也。

【串注】

[1] 上绕肩胛：《甲乙经》卷二第六经筋作"上绕臑外廉，上肩胛"。

[2] 循颈出走太阳之前：《太素》卷十三经筋、《甲乙经》卷二第六经筋作"循颈出足太阳之筋前"。

[3] 其病小指支：《太素》卷十三经筋作"其病手小指支痛"。

[4] 得视：《太素》卷十三经筋、《甲乙经》卷二第六经筋作"能视"。

[5] 瘘：《太素》《甲乙经》均作"痿"。

手少阳之筋，起于小指次指之端，结于腕，中[1]循臂，结于肘，上绕臑外廉、上肩、走颈，合手太阳；其支者，当曲颊入系舌本；其支者，上曲牙[2]，循耳前，属目外眦，上乘颔[3]，结于角。其病当所过者，即[4]支[5]转筋，舌卷。治在燔针劫刺，以知为数，以痛为腧，名曰季夏痹也。

【串注】

[1] 中：《太素》卷十三经筋、《甲乙经》卷二第六经筋作"上"。

[2] 牙：《太素》卷十三经筋作"耳"。

[3] 颔：《太素》卷十三经筋作"颔"。肖延平按："颔均作颔"。

[4] 即:《太素》卷十三经筋无。

[5] 支:《证治准绳》八册舌类引此下有"痛"字。

手阳明之筋,起于大指次指之端,结于腕,上循臂,上结于肘外,上臑[1],结于髃;其支者,绕肩胛,挟脊;直者,从肩髃上颈;其支者,上颊,结于頄;直者,上出手太阳之前,上左角,络头,下右颔。其病当所过者,支痛及转筋,肩不举,颈不可左右视。治在燔针劫刺,以知为数,以痛为腧,名曰孟夏痹也。

【串注】

[1] 上臑:《甲乙经》卷二第六经筋作"上绕臑"。

手太阴之筋,起于大指之上,循指上行,结于鱼[1]后,行寸口外侧,上循臂,结肘中,上臑内廉,入腋下,出缺盆,结肩前髃,上结缺盆,下结[2]胸里,散贯贲[3],合贲下[4],抵季胁[5]。其病当所过者,支转筋,痛甚成息贲[6],胁急吐血。治在燔针劫刺,以知为数,以痛为腧。名曰仲冬痹也。

【串注】

[1] 鱼:《甲乙经》卷二第六经筋作"鱼际"。

[2] 结:《太素》卷十三经筋作"络"。

[3] 散贯贲:《太素》卷十三经筋注:"贲,谓膈也,筋虽不入脏腑,仍散于膈也。"

[4] 合贲下:《甲乙经》卷二第六经筋作"合胁下"。《千金要方》卷十七第一无"合贲"二字。

[5] 季胁:《太素》卷十三经筋、《甲乙经》卷二第六经筋作"季肋"。

[6] 息贲:五积病之一,肺气积于胁下,喘息上贲,因而得

名。其证见恶寒发热，右胁痛，背痛呕逆等。《太素》卷十三经筋注："息，谓喘息，肺之积，名息贲。在右胁下，大如杯，久不愈，令人洒淅振寒热，喘咳，发肺痈也。"

手心主之筋，起于中指，与太阴之筋并行，结于肘内廉，上臂阴，结腋下，下散前后挟胁；其支者，入腋[1]，散胸中，结于臂[2]。其病当所过者，支转筋，前[3]及胸痛息贲。治在燔针劫刺，以知为数，以痛为腧，名曰孟冬痹也。

【串注】

[1] 入腋：《太素》卷十三经筋作"入腋下"。

[2] 臂：《太素》卷十三经筋作"贲"。

[3] 前：《太素》卷十三经筋无。

手少阴之筋，起于小指之内侧，结于锐骨，上结肘内廉，上入腋，交太阴，挟[1]乳里，结于胸中，循臂[2]，下系于脐。其病内急，心承伏梁[3]，下为肘网[4]。其病当所过者，支转筋，筋痛。治在燔针劫刺，以知为数，以痛为腧。其成伏梁唾血脓者[5]，死不治，名曰季冬痹也。

经筋之病，寒则反折筋急[6]，热则筋弛纵不收，阴痿不用。阳急则反折，阴急则俯不伸。焠刺者，刺寒急也，热则筋纵不收，无用燔针。

足之阳明，手之太阳，筋急则口目为僻[7]，眦急不能卒视，治皆如右方也。

【串注】

[1] 挟：《太素》卷十三经筋杨注作"伏"。

[2] 臂：《太素》卷十三经筋、《甲乙经》卷二第六经筋作"贲"。

[3] 心承伏梁：心承，指在内的筋拘急坚伏承于心下。伏梁，

是五脏积病之一，此病当脐旁或脐上突起如手臂之物，伏而不动，如屋之梁，故而得名。《太素》卷十三经筋注："心之积，名曰伏梁，起脐上，如臂，上至心下。其筋循膈下脐，在此痛下，故曰承也。"

[4] 肘网：肘部感觉如罗网一样牵制不适。《太素》卷十三经筋、《甲乙经》卷二第六经筋 "网" 作 "纲"。

[5] 其成伏梁唾血脓者：《类经》十七卷第六十九注："若伏梁已成而唾见血脓者，病剧脏伤，故死不治。"唾，《甲乙经》卷二第六经筋作 "吐"。血脓，《太素》卷十三经筋、《甲乙经》卷二第六经筋作 "脓血"。

[6] 反折筋急：《太素》卷十三经筋无 "反折" 二字。

[7] 噼：《甲乙经》卷二第六经筋作 "僻"。

骨度第十四

【提要】 本篇以古代成人平均高度为例，讲述了人的头围、胸围、腰围的尺寸，以及头面、颈项、胸腹、四肢等各部位骨的长短、大小与宽窄。骨度，即以骨量体，用以度量经脉的长短和脏腑的大小，为针灸取穴提供可靠的依据。

黄帝问于伯高曰：脉度[1]言经脉之长短，何以立之？

伯高曰：先度其骨节之大小、广狭、长短，而脉度定矣。

黄帝曰：愿闻众人之度，人长七尺五寸者[2]，其骨节之大小长短各几何？

伯高曰：头之大骨围，二尺六寸，胸围四尺五寸。腰围四尺二寸。发所覆者，颅至项^[3]尺二寸。发以下至颐，长一尺，君子终折^[4]。

结喉以下至缺盆中，长四寸。缺盆以下至𩩲骬，长九寸，过则肺大，不满则肺小。𩩲骬^[5]以下至天枢，长八寸，过则胃大，不及^[6]则胃小。天枢以下至横骨，长六寸半，过则回肠广长，不满则狭短。横骨，长六寸半。横骨上廉以下至内辅之上廉，长一尺八寸。内辅之上廉以下至下廉，长三寸半。内辅下廉，下至内踝，长一尺三寸。内踝以下至地，长三寸。膝腘以下至跗属，长一尺六寸。跗属^[7]以下至地，长三寸。故骨围大则太过，小则不及。

角以下至柱骨^[8]，长一尺。行腋中不见者^[9]，长四寸。腋以下至季胁，长一尺二寸。季胁以下至髀枢，长六寸，髀枢以下至膝中，长一尺九寸。膝以下至外踝，长一尺六寸。外踝以下至京骨，长三寸。京骨以下至地，长一寸。

耳后当完骨者，广九寸。耳前当耳门者，广一尺三寸。两颧之间，相去七寸。两乳之间，广九寸半^[10]。两髀之间，广六寸半。

足长一尺二寸，广四寸半。肩至肘，长一尺七寸；肘至腕，长一尺二寸半。腕至中指本节，长四寸。本节至其末，长四寸半。

项发以下至背骨^[11]，长二寸半^[12]，膂骨以下至尾骶，二十一节，长三尺，上节长一寸四分分之一，奇分在下，故上七节^[13]至于膂骨，九寸八分分之七。此众人骨之度也，所以立经脉之长短也。是故视其经脉^[14]之在于身也，其见浮而坚，其见明而大者，多血，细而沉者，多气也。

【串注】

[1] 脉度：脉度的有关内容，参见《灵枢·脉度》。

[2] 人长七尺五寸者:《灵枢·经水》泛言"八尺之士"。

[3] 项:《太素》卷十三骨度此下有"长"字。

[4] 终折:《太素》卷十三骨度、《甲乙经》卷二第七骨度长度肠胃所受及《圣济总录》卷一九一作"参折"。参折,即面部的三等分,前发际至眉中,眉中至鼻端,鼻端至下巴端。

[5] 髑骬(hé yú):胸骨下端之蔽心骨,即剑突。

[6] 不及:《太素》卷十三骨度及《圣济总录》卷一九一作"不满"。

[7] 跗属:跗,跟骨结节。跗属,跟骨结节的连属组织,即跟腱的下端。

[8] 角以下至柱骨:额角至肩胛上颈骨隆起处。

[9] 行腋中不见者:马莳:"自柱骨行于腋下之隐处。"

[10] 两乳之间,广九寸半:《十四经发挥》曰:"自膻中横至神封二寸左右,合而得八寸也"。《类经图翼》《古今医统大全》《针方六集》等皆当折八寸。

[11] 项发以下至背骨:项后发际至大椎之间。《太素》卷十三骨度及《圣济总录》卷一九一"背"作"膂"。

[12] 二寸半:《太素》卷十三骨度、《甲乙经》卷二第七骨度长度肠胃所受作"三寸半"。

[13] 七节:《太素》卷十三骨度、《甲乙经》卷二第七骨度长度肠胃所受及《圣济总录》卷一九一此下有"下"字。

[14] 经脉:《太素》卷十三骨度及《圣济总录》卷一九一作"经络"。

五十营第十五

【提要】 本篇介绍经脉之气在人体内运行的情况。

黄帝曰：余愿闻五十营[1]奈何？

岐伯答曰：天周[2]二十八宿，宿三十六分；人气行一周[3]，千八分，日行二十八宿[4]。人经脉上下左右前后二十八脉，周身十六丈二尺，以应二十八宿，漏水下百刻，以分昼夜。故人一呼，脉再动，气[5]行三寸，一吸，脉亦再动，气行三寸，呼吸定息，气行六寸。十息，气[6]行六尺，日行二分。二百七十息，气行十六丈二尺，气行交通于中，一周于身，下水二刻，日行二十五分[7]。五百四十息，气行再周于身，下水四刻，日行四十分。二千七百息，气行十周于身，下水二十刻，日行五宿二十分。一万三千五百息，气行五十营于身，水下百刻，日行二十八宿，漏水皆尽脉终矣。所谓交通者，并行一数也。故五十营备，得尽天地之寿矣，凡[8]行八百一十丈也。

【串注】

[1] 五十营：《类经》八卷第二十六："五十营者，即营气运行之数，昼夜凡五十度也。"

[2] 天周：《甲乙经》卷一第九作"周天"。

[3] 周：《素问》八正神明论此下有"天"字。

[4] 日行二十八宿：《太素》卷十二营五十周作"日行二十八分"，《甲乙经》卷一第九无此六字。

[5] 气：《难经·一难》作"脉"。下文"气行三寸"之"气"同。

[6] 气:《甲乙经》卷一第九作"脉"。

[7] 二十五分:《甲乙经》卷一第九作"二十分有奇"。

[8] 凡:《太素》卷十二营五十周及《甲乙经》卷一第九在"凡"字前有"气"字。

【按语】本文所叙述的数字，可能与实际有些出入，仅供参考。

营气第十六

【提要】本篇论述了营气的形成和循行的情况。

黄帝曰：营气之道，内谷为宝。谷入于胃，气[1]传之肺，流溢于中，布散于外，精专者，行于经隧，常营无已，终而复始，是谓天地之纪。故气从太阴出[2]，注手阳明，上行[3]注足阳明，下行至跗上，注大指间，与太阴合；上行抵髀[4]。从脾注心中，循手少阴，出腋中臂，注小指[5]，合手太阳；上行乘腋出䪼内，注目内眦，上颠下项，合足太阳，循脊下尻，下行注小指之端，循足心注足少阴，上行注肾。从肾注心，外散于胸中，循心主脉，出腋下臂，出[6]两筋之间，入掌中，出中指之端，还注小指次指之端，合手少阳；上行注膻中，散于三焦，从三焦注胆，出胁，注足少阳，下行至跗上，复从跗注大指间，合足厥阴，上行至肝，从肝上注肺，上循喉咙，入颃颡之窍，究于畜门[7]。其支别者，上额循颠下项中，循脊入骶，是督脉也，络阴器，上过毛中，入脐中，上循腹里，入缺盆，下注肺中，复出太阴。此营气之所行也，逆顺之常也。

【串注】

[1] 气:《素问·平人气象论》王冰注引《灵枢经》文作"乃"。

[2] 太阴出:《甲乙经》卷一第十营气此下有"循臂内上廉"五字。

[3] 上行:《太素》卷十二营卫气及《甲乙经》卷一第十营气作"上行至面"。

[4] 髀:《太素》卷十二营卫气及《甲乙经》卷一第十营气作"脾"。

[5] 小指:《太素》卷十二营卫气及《甲乙经》卷一第十营气此后有"之端"两字。

[6] 出:《太素》卷十二营卫气及《甲乙经》卷一第十营气作"入"。

[7] 究于畜门:究，终也。畜，同嗅。畜门，指鼻的外孔道。《灵枢识》简按:"畜门者，鼻孔中通于脑之门户。"

【按语】该篇阐述营气由水谷精气化生而成，营气在十二正经与督脉、任脉间的循环流注。

脉度第十七

【提要】本篇介绍了十四经脉的长度，跷脉的长度、循行与作用，同时对脏腑经脉的生理病理情况及由于阴阳偏盛形成的关格做出的阐述。

黄帝曰：愿闻脉度[1]。

岐伯答曰：手之六阳，从手至头，长五尺，五六三丈。手之六阴，从手至胸中，三尺五寸，三六一丈八尺，五六三尺，合二丈一尺。足之六阳，从足上至头，八尺，六八四丈八尺。足之六阴，从足至胸中，六尺五寸，六六三丈六尺，五六三尺，合三丈九尺。跷脉从足至目，七尺五寸，二七一丈四尺，二五一尺，合一丈五尺。督脉、任脉，各四尺五寸，二四八尺，二五一尺，合九尺。凡都合[2]一十六丈二尺，此气之大经隧也。

经脉为里，支而横者为络，络之别者为孙[3]，盛而[4]血者疾诛之，盛者[5]泻之，虚者饮药以补之。

【串注】

[1] 脉度：脉度的有关内容，另参见《难经·二十三难》。

[2] 都合：《难经·二十三难》"都合"为"脉长"。

[3] 孙：《太素》卷十三脉度及《甲乙经》卷二第三脉度此下有"络"字。

[4] 盛而：《太素》卷十三脉度及《甲乙经》卷二第三脉度此下有"有"字。

[5] 盛者：《太素》卷十三脉度此下有"徐"字。

五脏常内阅于上七窍也[1]。故肺气通于鼻，肺[2]和则鼻能知臭香矣；心气通于舌，心[3]和则舌能知五味矣；肝气通于目，肝[4]和则目能辨五色[5]矣；脾气通于口，脾[6]和则口能知五谷[7]矣；肾气通于耳，肾[8]和则耳能闻五音矣。五脏不和，则七窍不通；六腑不和则留[9]为痈。故邪在腑则阳脉不和，阳脉不和则气留之，气留之则阳气盛矣[10]。阳气太盛[11]，则阴[12]不利，阴脉不利[13]则血[14]留之，血留之则阴气[15]盛矣。阴气太盛则阳气不能荣[16]也，故曰关。阳气太盛，则阴气弗能荣[17]

也，故曰格。阴阳俱盛，不得相荣，故曰关格。关格者[18]，不得尽期而死也[19]。

【串注】

［1］七窍也：《太素》卷六脏腑气液作"在七窍"。

［2］肺：《太素》卷六脏腑气液、《难经·三十七难》及《甲乙经》卷一第四五脏六腑官作"鼻"。

［3］心：《太素》卷六脏腑气液及《甲乙经》卷一第四五脏六腑官作"舌"。

［4］肝：《太素》卷六脏腑气液及《甲乙经》卷一第四五脏六腑官作"目"。

［5］五色：《难经·三十七难》作"白黑"。

［6］脾：《太素》卷六脏腑气液、《难经·三十七难》及《甲乙经》卷一第四五脏六腑官作"口"。

［7］知五谷：《甲乙经》卷一第四五脏六腑官作"别五谷味"。

［8］肾：《太素》卷六脏腑气液及《甲乙经》卷一第四五脏六腑官作"耳"。

［9］留：《难经·三十七难》及《甲乙经》卷一第四五脏六腑官此下有"结"字。

［10］阳脉不和则气留之，气留之则阳气盛矣：此句之气，《难经·三十七难》均作"脉"。

［11］阳气太盛：《难经·三十七难》作"邪在五脏"。

［12］阴：《太素》卷六脏腑气液、《难经·三十七难》及《甲乙经》卷一第四五脏六腑官此下有"脉"字。

［13］则阴不利，阴脉不利：此句之利，《难经·三十七难》及《甲乙经》卷一第四五脏六腑官均作"和"。

［14］血：《太素》卷六脏腑气液作"气"。下句之"血"同。

［15］气：《难经·三十七难》作"脉"。

[16] 不能荣：《难经·三十七难》及《甲乙经》卷一第四五脏六腑官作"不得相营"。

[17] 弗能荣：《难经·三十七难》及《甲乙经》卷一第四五脏六腑官作"不得相营"。

[18] 关格者：关格的有关内容，另参见《灵枢·终始》《素问·六节藏象论》《伤寒论·平脉法》等篇。

[19] 不得尽期而死也：《难经·三十七难》作"不得尽其命而死矣"。

黄帝曰：跷脉安起安止，何气荣水[1]？

岐伯答曰：跷脉者[2]，少阴之别，起于然骨之后[3]。上内踝之上，直上循阴股，入阴，上循胸里，入缺盆，上出人迎之前，入頄，属目内眦，合于太阳、阳跷而上行，气并相还，则为濡，目气不荣，则目不合。

黄帝曰：气独行五脏，不荣六腑，何也[4]？

岐伯答曰：气之不得无行也[5]，如水之流，如日月之行不休，故阴脉荣其脏，阳脉荣其腑，如环之无端，莫知其纪，终而复始，其流溢之气，内溉脏腑，外濡腠理。

黄帝曰：跷脉有阴阳，何脉当其数？

岐伯曰：男子数其阳，女子数其阴，当数者为经，其不当数者为络也。

【串注】

[1] 荣水：《太素》卷十阴阳跷脉作"营此"，《甲乙经》卷二第二奇经八脉作"营也"。

[2] 跷脉者：楼英谈及本文曰："跷脉始终，独言阴跷，而不及阳跷者，有脱简也。"《太素》卷十阴阳跷脉杨注："阳跷从风池脑空至口边，会地仓承泣，与阴跷与目锐眦相交已。"有关跷脉

的内容，另见《灵枢·寒热病》。

[3] 然骨之后：指照海穴。

[4] 气独行五脏……何也：与本段有关的论述，另见《难经·三十七难》。

[5] 气之不得无行也：《难经·三十七难》作"然气之所行也"。

营卫生会[1]第十八

【提要】 本篇讨论了营卫的三个方面：营卫的生成、分布与作用；老人夜不寐与营卫的关系；三焦的分布及其活动。

黄帝问于岐伯曰：人焉受气？阴阳焉会？何气为营？何气为卫？营安从生？卫于焉会[2]？老壮不同气，阴阳异位，愿闻其会。

岐伯答曰：人受气于谷，谷入于胃，以[3]传与肺[4]，五脏六腑，皆以受气，其清者为营，浊者为卫，营在脉中，卫在脉外[5]，营周不休，五十度而复大会，阴阳相贯，如环无端，卫气行于阴二十五度，行于阳二十五度，分为昼夜，故气至阳而起，至阴而止。故曰：日中而阳陇[6]为重阳，夜半而阴陇为重阴，故太阴主内，太阳主外，各行二十五度分为昼夜。夜半为阴陇，夜半后而为阴衰，平旦阴尽而阳受气矣。日中而阳陇，日西而阳衰，日入阳尽而阴受气矣。夜半而大会，万民皆卧，命曰合阴，平旦阴尽而阳受气，如是无已，与天地同纪。

【串注】

[1] 营卫生会：有关内容另见《难经·三十难》《难经·三

十一难》。

[2] 卫于焉会:《甲乙经》卷一第十一营卫三焦作"卫安从会"。

[3] 以:《甲乙经》卷一第十一营卫三焦作"气"。

[4] 肺:《难经·三十难》作"五脏六腑"。

[5] 营在脉中，卫在脉外:在，《难经·三十难》、《甲乙经》卷一第十一营卫三焦及《伤寒论·辨太阳病脉证并治》中作"行"。本段下同。

[6] 陇:日刻本作"隆"。《素问·生气通天论》:"日中而阳气隆。"

黄帝曰：老人之不夜瞑者，何气使然？少壮之人，不昼瞑[1]者，何气使然？

岐伯答曰：壮者之气血盛，其肌肉滑，气道通[2]，营卫之行不失其常，故昼精[3]而夜瞑。老者之气血衰，其肌肉枯，气道涩，五脏之气相搏[4]，其营气衰少而卫气内伐，故昼不精，夜不瞑。

【串注】

[1] 不昼瞑:《难经·四十六难》作"夜不寤"，《甲乙经》卷一第十一营卫三焦作"不夜寤"。

[2] 通:《甲乙经》卷一第十一营卫三焦作"利"。

[3] 昼精：白天精力充沛，精神饱满。

[4] 搏:《甲乙经》卷一第十一营卫三焦作"薄"。

黄帝曰：愿闻营卫之所行，皆何道从来？

岐伯答曰：营出于中焦，卫出于下焦[1]。

黄帝曰：愿闻三焦之所出。

岐伯答曰：上焦出于胃上口，并咽以上，贯膈，而布胸中，走腋，循太阴[2]之分而行，还至阳明[3]，上至舌，下[4]足阳明，常与营俱行于阳二十五度，行于阴亦二十五度一周也。故五十度[5]而复大会于手太阴矣。

黄帝曰：人有热，饮食下胃，其气未定，汗则出，或出于面，或出于背，或出于身半，其不循卫气之道而出，何也？

岐伯曰：此外伤于风，内开腠理，毛蒸理泄，卫气走之，固[6]不得循其道，此气慓悍滑疾，见开而出，故不得从其道，故命曰漏泄[7]。

【串注】

[1] 下焦：《太素》卷十二营卫气、《千金要方》卷二十第四作"上焦"，当为"上焦"。

[2] 循太阴：《甲乙经》卷一第十一营卫三焦及《千金要方》卷二十第五作"循足太阴"。

[3] 至阳明：《甲乙经》卷一第十一营卫三焦作"注手阳明"。

[4] 下：《甲乙经》卷一第十一营卫三焦作"下注"。

[5] 度：《太素》卷十二营卫气作"周"。

[6] 固：《甲乙经》卷一第十一营卫三焦作"故"。

[7] 命曰漏泄：《甲乙经》卷一第十一营卫三焦作"名曰漏泄"，《千金要方》卷二十第五作"名曰漏气"。因其皮肤被风热之邪所伤。卫气不能卫护皮肤而汗出，故曰漏泄。

黄帝曰：愿闻中焦之所出。

岐伯答曰：中焦亦并胃中[1]，出上焦之后，此所[2]受气者，泌糟粕，蒸津液，化其精微，上注于肺脉[3]，乃化而为血，以奉生身，莫贵于此，故独得行于经隧，命曰营气。

黄帝曰：夫血之与气，异名同类。何谓也？

岐伯答曰：营卫者，精气也，血者，神气也，故血之与气，异名同类焉。故夺血者无汗，夺汗者无血，故人生有两死而无两生[4]。

【串注】

[1] 胃中：《太素》卷十二营卫气及《甲乙经》卷一第十一营卫三焦作"胃口"。

[2] 此所：《太素》卷十二营卫气作"此所谓"。

[3] 肺脉：《甲乙经》卷一第十一营卫三焦作"肺"。

[4] 营卫者，精气也……故人生有两死而无两生：《类经》八卷第二十三注："营卫之气，虽分清浊，然皆水谷之精华，故曰营卫者精气也……然血化于液。液化于气，是血之与气，本为同类，而血之与汗，亦非两种；但血主营，为阴为里，汗主卫，为阳为表，一表一里，无可并攻，故夺血者无取其汗，故夺汗者无取其血。若表里俱夺，则不脱于阴，必脱于阳，脱阳亦死，脱阴亦死，故曰人生有两死。然而人之生也，阴阳之气皆不可无，未有孤阳能生者，亦未有孤阴能生者，故曰无两生也。"

黄帝曰：愿闻下焦之所出。

岐伯答曰：下焦者，别回肠，注于膀胱，而渗入焉；故水谷者，常并居于胃中，成糟粕，而俱下于大肠，而成下焦，渗而俱下[1]，济泌别汁[2]，循下焦而渗入膀胱焉。

黄帝曰：人饮酒，酒亦入胃，谷未熟，而小便独先下何也？

岐伯答曰：酒者，熟谷之液也。其气悍以清[3]，故后谷而入，先谷而液出焉。

黄帝曰：善。余闻上焦如雾，中焦如沤，下焦如渎，此之谓也。

【串注】

[1] 而成下焦，渗而俱下：《素问·咳论》王注引无此八字。

[2] 济泌别汁：济泌，《素问·咳论》王注引无"济"字，《甲乙经》卷一第十一营卫三焦作"渗泄"。济，古文作"涕"，指酿酒，有过滤的意思。济泌别汁，是将水谷之液，经过精细过滤，以分别清浊，清者渗入膀胱，浊者即糟粕归入大肠。

[3] 清：《太素》卷十二营卫气、《甲乙经》卷一第十一营卫三焦及《千金要方》卷二十第五作"滑"。

四时气^[1]第十九

【提要】本篇阐述了四时对人体的影响，针刺的治疗方法，如在选穴、进针的深度以及针刺的手法等方面，也应因气候的变化而有所不同。最后，对大肠、小肠、胃、膀胱、胆的病理、治疗，也做出了相应的表述。

黄帝问于岐伯曰：夫四时之气，各不同形，百病之起，皆有所生，灸刺之道，何者为定^[2]？

岐伯答曰：四时之气，各有所在，灸刺之道，得气穴为定。故春取经、血脉、分肉之间，甚者深刺之，间者浅刺之；夏取盛经孙络，取分间绝皮肤；秋取经俞。邪^[3]在腑，取之合；冬取井荥，必深以留之。

【串注】

[1] 四时气：另参见《灵枢·本输》《灵枢·寒热病》《灵枢·师传》《素问·诊要经终论》《素问·四时刺逆从论》等篇的论述。

　　[2]为定:《太素》卷二十三杂刺作"可保",《甲乙经》卷五第一针灸禁忌上作"为宝"。

　　[3]邪:《太素》卷二十三杂刺及《甲乙经》卷五第一针灸禁忌上此下有"气"字。

　　温疟[1]汗不出,为五十九痏[2]。风痋[3]肤胀,为五十七[4]痏,取皮肤之血者,尽取之。飧泄补三阴之上,补阴陵泉,皆久留之,热行乃止。转筋于阳,治其阳;转筋于阴,治其阴。皆卒刺之。

【串注】

　　[1]温疟:有关疟病的论述,另见《素问·疟论》《素问·刺疟》《金匮要略·疟病脉证并治第四》。温疟,属伤于风邪,以先热后寒为特征的一种疟疾。

　　[2]五十九痏:就是五十九个治疗热病的穴位。《太素》卷二十三杂刺及《甲乙经》卷七第五阴阳相移发三疟"痏"作"刺"。五十九刺详见《灵枢·热病》。

　　[3]风痋:是内有水气,外感风邪,风与水相合而形成的一种水气病。《太素》卷二十三杂刺及《甲乙经》卷八第四水腹胀鼓胀肠覃石瘕作"风水"。马莳注曰:"痋为水,以水为疾,故加以疾之首。"

　　[4]五十七:《太素》卷二十三杂刺及《甲乙经》卷八第四水腹胀鼓胀肠覃石瘕作"五十九"。

　　徒痋[1]先取环谷[2]下三寸,以铍针针之,已刺而筩[3]之,而内之[4],入而复之[5],以尽其痋,必坚[6]。来[7]缓则烦悗,来[7]急则安静,间日一刺之,痋尽乃止。饮闭药[8],方刺之时徒饮之,方饮无食,方食无饮,无食他食,百三十五日。

【串注】

[1] 徒痜：风痜肤胀、徒痜，与水肿胀有关的内容，另见《灵枢·胀论》《灵枢·水胀》《素问·水热穴论》《灵枢·杂病》《灵枢·癫狂》。《类经》二十一卷第三十八注："徒，但也，有水无风，故曰徒水。"

[2] 环谷：《太素》卷二十三杂刺杨注："环谷当是齐中也，齐下三寸，关元之穴也。"待考。

[3] 筩：楼英："筩针，针中有空窍，如筩出水也。"

[4] 已刺而筩之，而内之：《太素》卷二十三杂刺作"已刺而筩之，筩而内之"，《甲乙经》卷八第四水腹胀鼓胀肠覃石瘕作"而藏之，引而纳之"。

[5] 复之：《甲乙经》卷八第四水腹胀鼓胀肠覃石瘕作"复出"。

[6] 必坚：《太素》卷二十三杂刺及《甲乙经》卷八第四水腹胀鼓胀肠覃石瘕此下有"束之"。

[7] 来：《甲乙经》卷八第四水腹胀鼓胀肠覃石瘕作"束"。

[8] 闭药：马莳："必饮通闭之药，以利其水，防其再肿。"

着痹不去，久寒不已，卒取其三里。骨为干[1]。肠中不便，取三里，盛泻之，虚补之。疠风者，素[2]刺其肿上。已刺，以锐针针其处，按出其恶气[3]，肿尽乃止。常食方食，无食他食。

【串注】

[1] 骨为干：《甲乙经》卷十第一阴受病发痹作"为肝痹（一作骭痹）"。

[2] 素：《太素》卷二十三杂刺及《甲乙经》卷十一第九寒气客于经络之中发痈疽风成发厉浸淫作"索"。

[3] 气：《甲乙经》卷十一第九寒气客于经络之中发痈疽风成发厉浸淫作"血"。

腹中常[1]鸣，气上[2]冲胸，喘不能久立。邪在大肠，刺肓之原[3]，巨虚上廉、三里。小腹控睾，引腰脊，上冲心[4]。邪在小肠者，连睾系，属于脊，贯肝肺，络心系。气盛则厥逆，上冲肠胃，熏肝，散于肓，结于脐，故取之肓原以散之，刺太阴以予之，取厥阴以下之，取巨虚下廉以去之，按其所过之经以调之。

【串注】

[1] 常：《甲乙经》卷九第七脾胃大肠受病发腹胀满肠中鸣短气、《脉经》卷六第八作"肠"。

[2] 上：《甲乙经》卷九第七脾胃大肠受病发腹胀满肠中鸣短气作"常"。

[3] 肓之原：《灵枢·九针十二原》载"肓之原，出于脖胦"。

[4] 心：《甲乙经》卷九第八肾小肠受病发腹胀腰痛引背少腹控睾此下有"肺"字。

善呕，呕有苦，长太息，心中憺憺[1]，恐人将捕之；邪在胆，逆在胃，胆液泄，则口苦，胃气逆，则呕苦，故曰呕胆。取三里，以下胃气逆，则[2]刺少阳血络，以闭胆逆，却调其虚实，以去其邪[3]。

饮食不下，膈塞不通，邪在胃脘，在上脘，则刺抑而下之，在下脘，则散而去之。小腹痛肿，不得小便，邪在三焦约[4]，取之太阳大络，视其络脉与厥阴小络结而血者，肿上及胃脘，取三里。

睹其色，察其以[5]，知其散复者，视其目色，以知病之存亡也。一其形，听其动静者，持气口人迎以视其脉，坚且盛且滑者，病日进，脉软[6]者，病将下，诸经实者，病三日已。气口候阴，人迎候阳也。

【串注】

[1] 憺憺：《灵枢·邪气脏腑病形》作"澹澹"。

[2] 则：疑衍。《脉经》卷六第二、《太素》卷二十三杂刺均无"则"字。

[3] 善呕……以去其邪：本节可参阅《灵枢·邪气脏腑病形》"胆病者……其寒热者取阳陵泉"。

[4] 三焦约：参《灵枢·本输》"三焦者……出于委阳，并太阳之正，入络膀胱，约下焦，实则闭癃，虚则遗溺"，此段三焦约，丹波元简认为："本节三焦，即指膀胱，上文列六腑之病，而不及膀胱，知是三焦为膀胱明矣。"

[5] 以：《太素》卷二十三杂刺及《灵枢·九针十二原》《灵枢·小针解》作"目"。

[6] 软：《太素》卷二十三杂刺作"濡"。

五邪[1] 第二十

【提要】本篇介绍了邪气侵入五脏所引起的病证及治疗应选用的经穴。

邪在肺，则病皮肤痛，寒热[2]，上气喘，汗出，咳动肩背。取之膺中外腧[3]，背三节五脏[4]之旁，以手疾按之，快然，乃刺之。取之缺盆中[5]以越[6]之。

邪在肝，则两胁中痛，寒中，恶血在内，行[7]善掣[8]，节时脚[9]肿。取之行间以引胁下，补三里以温胃中，取血脉以散恶血；取耳间青脉以去其掣。

邪在脾胃，则病肌肉痛，阳气有余，阴气不足，则热中善饥；阳气不足，阴气有余，则寒中肠鸣、腹痛；阴阳俱有余，若俱不足，则有寒有热，皆调于三里。

邪在肾，则病骨痛阴痹[10]。阴痹者，按之而不得，腹胀，腰痛，大便难，肩背颈项痛[11]，时眩。取之涌泉、昆仑。视有血者，尽取之。

邪在心，则病心痛，喜悲，时眩仆；视有余不足而调之其输也。

【串注】

[1] 五邪：有关邪气侵入五脏所引起病证的针灸治疗，另参见《灵枢·邪气脏腑病形》《灵枢·杂病》《灵枢·热病》《灵枢·厥病》《灵枢·癫狂》《素问·通评虚实论》《素问·脏气法时论》等篇。

[2] 寒热：《甲乙经》卷九第三邪在肺五脏六腑受病发咳逆上气作"发寒热"。

[3] 膺中外腧：即锁骨下窝外侧的中府、云门等穴。

[4] 三节五脏：《甲乙经》卷九第三邪在肺五脏六腑受病发咳逆上气作"三椎"。

[5] 缺盆中：《灵枢·本输》载："缺盆之中任脉也，名曰天突。"

[6] 越：《太素》卷二十二五脏刺作"起"。

[7] 行：《甲乙经》卷九第四肝受病及卫气留积发胸胁满痛、《脉经》卷六第一及《千金要方》卷十一第一作"胻"。

[8] 掣：《太素》卷二十二五脏刺作"瘛"。

[9] 脚：《太素》卷二十二五脏刺、《甲乙经》卷九第四肝受病及卫气留积发胸胁满痛、《脉经》卷六第一及《千金要方》卷十一第一无"脚"字。

[10] 阴痹：马莳："阴痹者，痛无定所，按之而不可得，即

痹论之所谓以寒胜者为痛痹也。"

[11] 颈项痛：《甲乙经》卷九第八肾小肠受病发腹胀腰痛引背少腹控睾、《脉经》卷六第九及《千金要方》卷十九第一作"颈项强痛"。

寒热病第二十一

【提要】本篇介绍了皮、肌、骨的寒热病，骨痹、热痹的证候、治疗和预后，以及七次脉中天牖五部的部位和主治，并阐述了热厥、寒热等证的表现及相关疾病虚实的治则和治法，最后提出了四时取穴的常规、人体五个重要的针刺部位、中病即止原则的运用及针刺太过和不及所造成的后果。

皮寒热者，不可[1] 附席[2]，毛发焦[3]，鼻槁腊[4]，不得汗。取三阳之络，以补手太阴[5]。肌寒热者，肌痛，毛发焦而唇槁腊，不得汗。取三阳于下以去其血者，补足太阴，以出其汗。

骨寒热者，病无所安，汗注不休。齿未槁[6]，取其少阴于阴股之络；齿已槁，死不治。骨厥亦然。骨痹，举节不用而痛[7]，汗注烦心。取三阴之经，补之。

身有所伤，血出多及中风寒，若有所堕坠，四肢懈惰[8] 不收，名曰体惰[9]。取其小腹脐下三结交[10]。三结交者，阳明太阴[11] 也，脐下三寸关元也。厥痹者，厥气上及腹。取阴阳之络，视主病也，泻阳补阴经也。

【串注】

[1] 不可：《难经·五十八难》、《太素》卷二十六寒热杂说及

《甲乙经》卷八第一五脏传病发寒热上"不可"前有"皮"字。

[2] 附席:《难经·五十八难》作"近席"。

[3] 毛发焦:《太素》卷二十六寒热杂说杨注作"皮毛焦"。

[4] 鼻槁腊:鼻腔干燥。槁腊,同义复词,干的意思。

[5] 以补手太阴:《甲乙经》卷八第一五脏传病发寒热上作"补手太阳"。

[6] 齿未槁:《难经·五十八难》及《甲乙经》卷八第一五脏传病发寒热上作"齿本藁痛"。

[7] 举节不用而痛:《灵枢识》:"举,合也,谓支节尽痛。"

[8] 懈惰:《太素》卷二十六寒热杂说及《甲乙经》卷十第二阳受病发风下作"解㑊"。解,即懈怠,㑊,即困倦。《素问·刺要论》王注:"解㑊解㑊,谓强不强,弱不弱,热不热,寒不寒,解解㑊㑊然,不可名之也。"

[9] 惰:《太素》卷二十六寒热杂说及《甲乙经》卷十第二阳受病发风下作"解"。

[10] 取其小腹脐下三结交:马莳:"盖本经为任脉,而足阳明胃、足太阴脾经之脉,亦结于此,故谓之三交结也,即脐下三寸关元穴耳。"

[11] 太阴:《甲乙经》卷十第二阳受病发风下其后注文为"一本作阳"。

颈侧之动脉[1]人迎。人迎,足阳明也,在婴筋之前。婴筋[2]之后,手阳明也,名曰扶突。次脉,足少阳脉也,名曰天牖。次脉,足太阳也,名曰天柱。腋下动脉,臂太阴也,名曰天府。

阳迎头痛,胸满不得息,取之人迎。暴喑气硬,取扶突与舌本出血。暴聋气蒙[3],耳目不明,取天牖。暴挛痫眩,足不任身,取天柱。暴瘅内逆,肝肺相搏,血溢鼻口,取天府。此为天膪五部。

【串注】

[1] 颈侧之动脉：颈侧旁之动脉，另见《灵枢·本输》。

[2] 婴筋：《说文》："婴，颈饰也。"颈侧的筋称婴筋。

[3] 暴瘖气硬……暴聋气蒙：有关五官证治的论述，另见《灵枢·热病》《灵枢·厥病》《灵枢·杂病》《灵枢·忧恚无言》。气硬，《类经》二十一卷第四十四注："气硬，喉舌强硬也。"

臂阳明，有入颃遍齿者，名曰大迎。下齿龋取之。臂恶寒补之，不恶寒泻之。足太阳[1] 有入颃[2] 遍齿者，名曰角孙。上齿龋取之，在鼻与颃前。方病之时，其脉盛，盛则泻之，虚则补之。一曰取之出鼻[3] 外。

足阳明有挟鼻入于面者，名曰悬颅。属口，对入系目本[4]，视有过者取之。损有余，益不足，反者益其[5]。足太阳有通项入于脑者，正属目本，名曰眼系。头目苦痛取之，在项中两筋间，入脑乃别。阴跷、阳跷，阴阳相交，阳入阴，阴出阳，交于目锐眦[6]，阳气盛则瞋目，阴气盛则瞑目。

【串注】

[1] 足太阳：《甲乙经》卷十二第六手足阳明脉动发口齿病作"手太阳"。

[2] 颃：《太素》卷二十六寒热杂说作"颊"。

[3] 鼻：《太素》卷二十六寒热杂说及《甲乙经》卷十二第六手足阳明脉动发口齿病作"眉"。

[4] 目本：《甲乙经》卷十二第四足太阳阳明手少阳脉动发目病此后有"头痛引颌取之"之句。

[5] 其：《甲乙经》卷十二第四足太阳阳明手少阳脉动发目病、《太素》卷二十六寒热杂说及《千金要方》卷六上第一作"甚"。

[6] 阳入阴，阴出阳，交于目锐眦:《甲乙经》卷十二第四足太阳阳明手少阳脉动发目病、《太素》卷二十六寒热杂说作"阳入阴出，阴阳交于目锐眦"。《本草纲目》卷十五卧类夹注:"以跷脉考之，当作目内眦。"

热厥取足太阴、少阳，皆留之[1]；寒厥取足阳明[2]、少阴于足，皆留之。舌纵涎下，烦悗，取足少阴。振寒洒洒[3]，鼓颔，不得汗出，腹胀烦悗，取手太阴。刺虚者，刺其去也；刺实者，刺其来也。

春取络脉，夏取分腠，秋取气口，冬取经腧[4]。凡此四时，各以时为齐。络脉治皮肤，分腠治肌肉，气口治筋脉，经输治骨髓、五脏。

【串注】

[1] 热厥取足太阴、少阳，皆留之:《类经》二十二卷第五十注:"热厥者，阳邪有余，阴气不足也，故当取足太阴而补之，足少阳而泻之。"《甲乙经》卷七第三阴衰发热厥阳衰发寒厥无"足"字。

[2] 足阳明:《甲乙经》卷七第三阴衰发热厥阳衰发寒厥及《太素》卷二十六寒热杂说无"足"字。

[3] 洒洒:《甲乙经》卷七第一六经受病发伤寒热病中作"凄凄"。

[4] 春取络脉……冬取经腧:另见《灵枢·四时气》，互参。

身有五部[1]:伏兔一；腓[2]二，腓者腨也[3]；背三；五脏之俞四；项五。此五部有痈疽者死[4]。

病始手臂者，先取手阳明、太阴而汗出[5]；病始头首者，先取项太阳而汗出；病始足胫者，先取足阳明而汗出。臂太阴可汗出，足阳明可汗出，故取阴而汗出甚者，止之于阳，取阳而汗出甚者，止之于阴[6]。

凡刺之害，中而不去则精泄；不中而去则致气。精泄则病甚而恇，致气则生为痈疽[7]也。

【串注】

[1] 身有五部：《甲乙经》卷十一第九寒气客于经络之中发痈疽风成发厉浸淫下作"曰：有疽死者奈何？曰：身五部"。《千金翼方》卷二十三作"帝曰，有疽死者奈何？岐伯曰：身有五部"。

[2] 腓：《甲乙经》卷十一第九寒气客于经络之中发痈疽风成发厉浸淫下作"腨"。

[3] 腓者腨也：《甲乙经》卷十一第九寒气客于经络之中发痈疽风成发厉浸淫下无"腨"字，疑为后人将解释的词语混入正文。

[4] 此五部有痈疽者死：《太素》卷二十六寒热杂说无"此"字；《甲乙经》卷十一第九寒气客于经络之中发痈疽风成发厉浸淫下无"痈"字。

[5] 汗出：《素问·刺热》类同的句子及其下的两个分句作"汗出止"。

[6] 病始手臂者……止之于阴：该段宜与《素问·刺热》相似的内容互参。

[7] 疽：《灵枢·九针十二原》《甲乙经》卷五第四针道及《太素》卷二十六寒热杂说作"疡"。

癫狂第二十二（节选）

【提要】本篇叙述了癫狂的发病原因，各类癫狂的证候及针刺、艾灸的治疗方法，以及个别癫症的预后。最后讨论了风逆、厥逆等病的证情与针刺治疗。

癫疾始生，先不乐，头重痛，视举目赤，甚[1]作极已而烦心，候之于颜。取手太阳、阳明、太阴，血变为止。癫疾始作，而引口啼呼喘悸者，候之手阳明、太阳，左强者攻其右；右强者攻其左，血变为止。癫疾始作，先[2]反僵，因而脊痛，候之足太阳、阳明、太阴、手太阳，血变为止。

【串注】

[1] 甚：《太素》卷三十癫疾及《千金要方》卷十四第五作"其"。

[2] 先：《太素》卷三十癫疾及《千金要方》卷十四第五作"而"。

……

骨癫疾者，顑[1]齿、诸腧、分肉皆满而骨居[2]，汗出烦悗。呕多沃沫，气下泄，不治。

筋癫疾者，身倦挛急大，刺项大经之大杼脉。呕多沃[3]沫，气下泄，不治。

脉癫疾者，暴仆，四肢之脉皆胀而纵。脉满，尽刺之出血；不满，灸之夹项太阳，灸带脉于腰相去三寸，诸分肉本输。呕吐沃沫，气下泄，不治。癫疾者，疾发如狂者，死不治。

【串注】

[1] 颠:《甲乙经》卷十一第二阳厥大惊发狂痫、《太素》卷三十癫疾及《千金要方》卷十四第五作"额"。

[2] 骨居:《甲乙经》卷十一第二阳厥大惊发狂痫及《千金要方》卷十四第五作"倨"，下有"强直"二字。《灵枢识》简按:"骨倨，即强直之义"。

[3] 沃:《甲乙经》卷十一第二阳厥大惊发狂痫、《太素》卷三十癫疾及《千金要方》卷十四第五作"涎"。

狂始生，先自悲也，喜忘、苦怒、善恐者得之忧饥，治之取手太阴、阳明，血变而止，及取足太阴、阳明。狂始发，少卧不饥，自高贤也，自辩智也，自尊贵也，善骂詈，日夜不休，治之取手阳明、太阳、太阴、舌下少阴，视[1]之盛者，皆取之，不盛，释之也。

狂言，惊，善笑，好歌乐，妄行不休者，得之大恐，治之取手阳明、太阳、太阴。狂，目妄见，耳妄闻，善呼者，少气之所生也；治之取手太阳、太阴、阳明，足太阴、头两颠。

狂者多食，善见鬼神，善笑而不发于外者，得之有所大喜，治之取足太阴、太阳、阳明，后取手太阴、太阳、阳明。狂而新发，未应如此者，先取曲泉左右动脉，及盛者见血，有顷[2]已，不已，以法取之，灸骨骶[3]二十壮。

【串注】

[1] 视:《甲乙经》卷十一第二阳厥大惊发狂痫及《太素》卷三十惊狂此下有"脉"字。

[2] 有顷:《甲乙经》卷十一第二阳厥大惊发狂痫作"立顷"，《太素》卷三十惊狂作"食顷"。

[3] 骨骶:《甲乙经》卷十一第二阳厥大惊发狂痫及《太素》卷三十惊狂作"骶骨"。骶骨，此指长强穴。

风逆[1]，暴四肢肿[2]，身漯漯，晞然[3]时寒，饥则烦，饱则善变，取手太阴表里，足少阴、阳明之经，肉清[4]取荥，骨清取井、经也。

厥逆为病也，足暴清，胸若将裂，肠若将以刀切之，烦[5]而不能食，脉大小皆涩，暖取足少阴，清取足阳明，清则补之，温则泻之。

厥逆腹胀满，肠鸣，胸满不得息，取之下胸二胁[6]咳而动手者，与背腧，以手按之，立快者是也。内闭不得溲，刺足少阴、太阳与骶上以长针，气逆，则取其太阴、阳明、厥阴，甚取[7]少阴、阳明，动者之经也。

少气，身漯漯也，言吸吸[8]也，骨酸体重，懈惰不能动，补足少阴。短气，息短不属，动作气索，补足少阴，去血络也。

【串注】

[1] 风逆:《类经》二十二卷第五十注:"风感于外，厥气内逆，是为风逆。"

[2] 四肢肿:与肿胀有关的内容，另见《灵枢·胀论》《灵枢·水胀》《素问·水热穴论》《灵枢·杂病》《灵枢·四时气》。

[3] 身漯漯，晞然:身漯漯，形容身体有如水淋而寒栗发抖;晞然，即寒栗时发出的唏嘘声。

[4] 清:《类经》二十二卷第五十注:"清，寒冷也。"

[5] 烦:《甲乙经》卷七第三阴衰发热厥阳衰发寒厥作"膜"。膜，肿胀也。

[6] 胁:《甲乙经》卷七第三阴衰发热厥阳衰发寒厥及《太素》卷三十厥逆作"肋"。

[7] 厥阴，其取：《甲乙经》卷九第十三焦约内闭发不得大小便及《太素》卷三十厥逆作"厥甚取"。

[8] 言吸吸：气虚声怯，声音时断时续，不能连接。

热病第二十三

【提要】本篇论述了热病的证候、诊断、治疗和预后，各种热病的针刺治疗和刺禁，还介绍了五十九个治疗热病的穴位及喘息、心疝等杂病的针刺方法。

偏枯[1]，身偏[2]不用而痛，言不变，志[3]不乱，病在分腠之间[4]，巨针取之，益其不足，损其有余，乃可复也。

痱[5]之为病也，身无痛者，四肢不收；智乱不甚，其言微知，可治，甚则不能言，不可治也。病先起于阳，后入于阴者，先取其阳，后取其阴，浮而取之[6]。

【串注】

[1] 偏枯：见《类经》二十一卷第三十六注："偏枯者，半身不遂，风之类也，其身偏不用而痛。"关于中风的论述，另见《灵枢·刺节真邪》。

[2] 身偏：《千金要方》卷八第一为"半身不遂，肌肉偏"。

[3] 志：《太素》卷二十五热病说作"知"，《甲乙经》卷十第二阳受病发风下作"智"。

[4] 病在分腠之间：《千金要方》卷八第一及校语此下有"宜温卧取汗"五字。

[5] 痱：《医学纲目》："痱，废也。痱即偏枯之邪气深者，痱

与偏枯是二疾，以其半身无气荣运，名曰偏枯；以其手足废而不收，故名痱。或偏废，或全废，皆曰痱也。"

[6] 浮而取之：《甲乙经》卷十第二阳受病发风下作"必审其气之浮沉而取之"。

【按语】刘衡如认为，本段文义，与篇名不符，应据《甲乙经》卷十第二阳受病发风下，移于《癫狂》篇"骨清取井经也"之后。

热病[1]三日，而气口静、人迎躁者，取之诸阳，五十九刺，以泻其热，而出其汗，实其阴，以补其不足者。身热甚，阴阳皆静者，勿刺也；其可刺者，急取之，不汗出则泄。所谓勿刺者，有死征也。

热病七日八日，脉口动，喘而短[2]者，急刺之，汗且自出，浅刺手大指间。

热病七日八日，脉微小，病者溲血，口中干，一日半而死。脉代者，一日死。

热病已得汗出，而脉尚躁，喘且复热，勿刺肤[3]，喘甚者死[4]。

热病七日八日，脉不躁，躁不散数，后三日中有汗；三日不汗，四日死。未曾汗者，勿腠[5]刺之。

【串注】

[1] 热病：《类经》二十一卷第四十注："此下所言热病，即伤寒时疫也。"

[2] 短：《甲乙经》卷七第一六经受病发伤寒热病中、《脉经》卷七第十三及《太素》卷二十五热病说作"眩"。

[3] 勿刺肤：《甲乙经》卷七第一六经受病发伤寒热病中、

《太素》卷二十五热病说作"勿庸刺"。

[4]喘甚者死：《甲乙经》卷七第一六经受病发伤寒热病中作"喘甚者必死"。

[5]脿：《甲乙经》卷七第一六经受病发伤寒热病中、《太素》卷二十五热病说作"庸"。

　　热病先肤痛，窒鼻充面，取之皮，以第一针，五十九[1]，苛轸鼻[2]，索皮于肺，不得索之火，火者，心也。

　　热病先身涩，倚而热[3]，烦悗，干唇口嗌[4]，取之脉，以第一针，五十九；肤胀口干，寒汗出，索脉于心，不得索之水，水者，肾也。

　　热病嗌干多饮，善惊，卧不能起，取之肤肉，以第六针，五十九，目眦青，索肉于脾，不得索之木，木者，肝也。

【串注】

[1]五十九：《甲乙经》卷七第一六经受病发伤寒热病中此下有"刺"字。

[2]苛轸鼻：鼻生小疹。苛，细小；轸，于瘮、胗、疹同。《甲乙经》卷七第一六经受病发伤寒热病中作"苛鼻干"，其后注文为"《灵枢》作诊鼻干"。

[3]倚而热：《甲乙经》卷七第一六经受病发伤寒热病中作"烦而热"。

[4]干唇口嗌：《甲乙经》卷七第一六经受病发伤寒热病中作"唇嗌干"。

　　热病面青脑痛，手足躁，取之筋间，以第四针，于四逆；筋躄目浸[1]，索筋于肝，不得索之金，金者，肺也。

　　热病数惊，瘛疭而狂，取之脉，以第四针，急泻有余者，癫疾毛发去，索血于心，不得索之水，水者，肾也。

热病身重骨痛，耳聋而好瞑，取之骨，以第四针，五十九刺，骨病不食，啮齿耳青[2]，索骨于肾，不得索之土，土者，脾也。

【串注】

[1] 于四逆；筋躄目浸：《素问·刺热》刺热新校正引《灵枢经》文无此七字。《类经》二十一卷第四十注："筋躄者足不能行也。目浸者，泪出不收也。皆为肝病，肝属木，其合在筋，故但求之于筋，即所以求于肝也。"

[2] 五十九刺，骨病不食，啮齿耳青：刘衡如《灵枢经》校勘本校语："《素问·刺热》新校正引《灵枢》文无……又按本书'以第四针索骨于肾'，即《素问·刺热》'刺足少阴'之意，《刺热》谓'病甚为五十九刺'，本书乃以病甚后之措施，横插于'以第四针索骨于肾'一句中间，其非《灵枢》本文，尤为显而易见。"

【按语】不得索之……：其断句，马莳、张志聪及张介宾等均认为是"不得，索之……"而刘衡如《灵枢经》校勘本校语作"不得索之……"参《太素》卷二十五热病杨注，"不得求之心（肝脾肺肾）腧"，当以"不得索之……"为是。

热病不知所痛，耳聋，不能自收，口干，阳热甚，阴颇有寒者，热在髓，死不可治。

热病头痛，颞颥[1]，目瘈[2]脉痛，善衄，厥热病也，取之以第三针，视有余不足，寒热痔[3]。

热病，体重，肠中热，取之以第四针，于其俞，及下诸指间，索气于胃胳[4]，得气也。

热病挟脐急痛，胸胁满，取之涌泉与阴陵泉，取以第四针，针嗌里。

热病而汗且出，及脉顺可汗者，取之鱼际、太渊、大都、太白，泻之则热去，补之则汗出，汗出太甚，取内踝上横脉以止之。

热病已得汗而脉尚躁盛，此阴脉之极也，死；其得汗而脉静者，生。

热病，脉尚盛躁而不得汗者，此阳脉之极也，死；脉盛躁得汗静者，生。

【串注】

[1] 颞颥：又叫鬓骨，位于眼眶的后外方、颧骨弓上方的位置。

[2] 瘄：《太素》卷二十五热病说作"瘛"。

[3] 寒热痔：《类经》二十一卷第四十注曰："寒热痔三字，于上下文义不相续，疑似衍文。"

[4] 胳：《太素》卷二十五热病说作"络"，当是。

热病不可刺者[1] 有九：一曰，汗不出，大颧发赤哕者死；二曰，泄而腹满甚[2] 者死；三曰，目不明，热不已者死；四曰，老人婴儿热而腹满者死；五曰，汗不出呕下血者死；六曰，舌本烂，热不已者死；七曰，咳而衄，汗不出，出不至足者死；八曰，髓热者死；九曰，热而痉者死。腰折[3]，瘛疭，齿噤龂[4] 也。凡此九者，不可刺也。

所谓五十九刺者，两手外内侧各三，凡十二痏；五指间各一，凡八痏，足亦如是；头入发一寸旁三分，各三，凡六痏；更入发三寸边五，凡十痏；耳前后口下者各一，项中一，凡六痏；颠上一，囟会一，发际一，廉泉一，风池二，天柱二。

【串注】

[1] 不可刺者：《甲乙经》卷七第一六经受病发伤寒热病中作

"死候"。

　　[2] 甚：《外台秘要》卷一诸论伤寒校注："甚，一作黄。"

　　[3] 腰折：《太素》卷二十五热病说作"热而痉者，腰折"；《甲乙经》卷七第一六经受病发伤寒热病中作"热而痉者，腰反折"。

　　[4] 齘：《说文》齿部："齘，齿相切也。"

　　气满胸中喘息，取足太阴大指之端，去爪甲如薤叶[1]，寒则留之，热则疾之，气下乃止。

　　心疝[2]暴痛，取足太阴、厥阴，尽刺去其血络。

　　喉痹舌卷[3]，口中干，烦心，心痛，臂内廉痛，不可及头，取[4]手小指次指爪甲下，去端如韭叶。

　　目中赤痛，从内眦始，取之阴跷。

　　风痉身反折，先取足太阳及腘中及血络出血；中有寒，取三里。

　　癃，取之阴跷及三毛上及血络出血。

　　男子如蛊[5]，女子如怚[6]，身体腰脊如解，不欲饮食，先取涌泉见血，视跗上盛者，尽见血也。

【串注】

　　[1] 薤叶：《太素》卷三十气逆满作"韭"。

　　[2] 心疝：《素问·脉要精微论》："诊得心脉而急，病名心疝，少腹必有形也。"

　　[3] 喉痹舌卷：喉痹舌卷、目中赤痛等有关五官证治的论述，另见《灵枢·寒热病》《灵枢·厥病》《灵枢·杂病》《灵枢·忧恚无言》。

　　[4] 取：《甲乙经》卷九第二寒气客于五脏六腑发卒心痛胸痹心疝三虫此下有"关冲在"三字。

[5] 蛊：《素问·玉机真脏论》曰："脾传之肾，病名曰疝瘕，少腹冤热而痛，出白，一名曰蛊。"

[6] 怚：《甲乙经》卷八第一五脏传病发寒热上、《千金要方》卷三十针灸下杂病七作"阻"。

厥病第二十四

【提要】本篇重点叙述了经气逆乱上冲头脑所引起的头痛、心痛的症状和针刺治疗，以及风痹、耳鸣、耳聋的刺治方法。

厥头痛[1]，面若肿起而烦心，取之足阳明、太阴[2]。

厥头痛，头脉痛，心悲，善泣，视头动脉反盛者，刺尽去血，后调足厥阴。

厥头痛，贞贞[3]头重而痛，写头上五行，行五，先取手少阴，后取足少阴。

厥头痛，意[4]善忘，按之不得，取头面左右动脉，后取足太阴。

厥头痛，项先痛，腰脊为应，先取天柱，后取足太阳。

厥头痛，头痛甚，耳前后脉涌有热，泻出其血，后取足少阳。

真头痛[5]，头痛甚，脑尽痛，手足寒至节，死不治。

头痛不可取于腧者，有所击堕[6]，恶血在于内，若肉[7]伤，痛未已，可则[8]刺，不可远取也。头痛不可刺者，大痹为恶，日作者，可令少愈，不可已。

头半寒痛[9]，先取手少阳、阳明，后取足少阳、阳明。

【串注】

[1] 厥头痛：有关头项疼痛的论述，另参见《灵枢·杂病》与《灵枢·寒热病》。

[2] 太阴：《太素》卷二十六厥头痛及《甲乙经》卷九第一大寒内薄骨髓阳逆发头痛并作"太阳"。

[3] 贞贞：《甲乙经》卷九第一大寒内薄骨髓阳逆发头痛作"员员"，《素问·刺热》："其逆则头痛员员，脉引冲头也。"贞贞，固定不移。员员，眩晕之意。

[4] 意：《甲乙经》卷九第一大寒内薄骨髓阳逆发头痛作"噫"。

[5] 真头痛：《难经·第六十六》难："手三阳之脉受风寒，伏留而不去者，则名厥头痛，入连在脑者，名真头痛。"虞庶注："头脑中痛甚，而手足冷至肘、膝者，为真头痛，其寒气入深故也。"

[6] 堕：《甲乙经》卷九第一大寒内薄骨髓阳逆发头痛及《太素》卷二十六厥头痛并作"坠"。

[7] 肉：《甲乙经》卷九第一大寒内薄骨髓阳逆发头痛及《太素》卷二十六厥头痛并作"内"。

[8] 则：《甲乙经》卷九第一大寒内薄骨髓阳逆发头痛及《太素》卷二十六厥头痛并作"即"。

[9] 头半寒痛：《类经》二十一卷第四十三注："头半寒痛者，偏头冷痛也。"

厥心痛[1]，与背相控，善瘈，如从后触其心，伛偻者，肾心痛也，先取京骨、昆仑，发狂不已，取然谷。

厥心痛，腹胀胸满[2]，心尤痛甚，胃心痛也，取之大都、太白。

厥心痛，痛如以锥针刺其心，心痛甚者，脾心痛也，取之然谷、太溪^[3]。

厥心痛，色苍苍如死状，终日不得太息，肝心痛也，取之行间、太冲。

厥心痛，卧若徒居^[4]心痛间，动作，痛益甚，色不变，肺心痛也，取之鱼际、太渊。

真心痛，手足清至节，心痛甚，日发夕死，夕发旦死。心痛不可刺者，中有盛聚^[5]，不可取于腧。

【串注】

[1] 厥心痛：《难经·六十六难》："其五脏气相干，名厥心痛。"杨玄操注："诸经络皆属于心，若一经有病，其脉逆行，逆则乘心，乘心则心痛。是五脏气冲逆致痛，非心家自痛也。"

[2] 腹胀胸满：《甲乙经》卷九第二寒气客于五脏六腑发卒心痛胸痹心疝三虫，作"腹胀满"。

[3] 然谷、太溪：张志聪曰："然谷当作漏谷，太溪当作天溪。"

[4] 徒居：闲居静养。

[5] 盛聚：《类经》二十一卷第四十六注："中有盛聚，谓有形之癥，或积或血停聚于中。"

......

耳聋无闻^[1]，取耳中；耳鸣，取耳前动脉；耳痛不可刺者，耳中有脓，若有干耵聍，耳无闻也；耳聋取手小指次指爪甲上与肉交者，先取手，后取足；耳鸣取手中指爪甲上，左取右，右取左，先取手，后取足。

足^[2]髀不可举，侧而取之，在枢合中，以圆利针，大针不可刺。

病注^[3]下血，取曲泉。

风痹淫泺[4]，病不可已者，足如履冰，时如入汤中[5]，股胫淫泺，烦心头痛，时呕时悗，眩已汗出，久则目眩，悲以喜恐，短气，不乐，不出三年死也。

【串注】

[1] 耳聋无闻：有关五官证治的论述，另见《灵枢·寒热病》《灵枢·热病》《灵枢·杂病》《灵枢·忧恚无言》。

[2] 足：《太素》卷三十髀疾无"足"字。

[3] 注：《太素》卷三十隆泄、《千金要方》卷三第二及《外台秘要》卷三十九第三并作"泄"。

[4] 淫泺：形容疾病侵淫发展，渐成痼疾。

[5] 时如入汤中：《太素》卷二十八痹论作"时如汤入腹中"。

病本[1]第二十五

【提要】本篇讨论治疗疾病的标本缓急，其内容与《素问·标本病传论》大抵相同。

先病而后逆者，治其本；先逆而后病者，治其本；先寒而后生病者，治其本；先病而后生寒者，治其本；先热而后生病者，治其本[2]。

先泄而后生他病者，治其本，必且[3]调之，乃治其他病。先病而后中满者，治其标；先病后泄者，治其本；先中满而后烦心者，治其本。

有客气，有同气[4]。大小便不利治其标，大小便利，治其本。

病发而有余，本而标之，先治其本，后治其标；病发而不足，标而本之，先治其标，后治其本，谨详察[5] 间甚，以意调之，间者并行，甚为独行；先小大便不利而后生他病者，治其本也。

【串注】

[1] 病本：标本的相关内容，参见《素问·标本病传论》。

[2] 先热而后生病者，治其本：《甲乙经》卷六第二逆顺病本末方宜形志大论此下有"先病而后生热者，治其本"。

[3] 且：《甲乙经》卷六第二逆顺病本末方宜形志大论作"先"。

[4] 有客气，有同气：客气，指外界风、寒、暑、湿、燥、火六淫之气非时而至，客居体内。同气指应时之气，即春风、夏火、长夏湿、秋燥、冬寒。

[5] 谨详察：《甲乙经》卷六第二逆顺病本末方宜形志大论及《素问·标本病传论》无"详"字。

【按语】 本篇所言之标本与《灵枢·卫气》所述之标本，概念不同，需加以鉴别。

杂病第二十六

【提要】 本篇叙述了一些疾病（包括厥气上逆，心痛，喉痹，疟疾，齿痛，耳聋，鼻衄，额、项、腰、膝部位的疼痛，腹胀，大小便不利等）的症状、诊断和刺治方法，以及痿厥病的导引和呃逆的刺鼻、闭气等疗法。

本篇论述了临床上一些常见杂病的症状、诊断和治疗方法。

并讨论了厥病、痿病的导引和呃逆的刺鼻、闭气等疗法。

厥，夹脊而痛者至顶头沉沉然[1]，目眛眛然，腰脊强。取足太阳腘中血络。

厥，胸满面肿，唇漯漯然[2]，暴言难，甚则不能言，取足阳明。

厥气走喉而不能言，手足清，大便不利，取足少阴。

厥而腹向向然[3]，多寒气，腹中縠縠[4]，便溲难，取足太阴。

嗌干[5]，口中热如胶，取足少阴。

膝中痛，取犊鼻，以圆利针，发而间之。针大如氂，刺膝无疑。

喉痹不能言，取足阳明；能言，取手阳明。

【串注】

[1] 厥，夹脊而痛者至顶头沉沉然：《太素》卷二十六厥头痛及《甲乙经》卷七第一六经受病发伤寒热病中无"者"字，至顶头沉沉然，《太素》卷二十六厥头痛作"至项头沉沉然"，《甲乙经》卷七第一六经受病发伤寒热病中作"至头项几几"。

[2] 唇漯漯然：《甲乙经》卷七第三阴衰发热厥阳衰发寒厥作"肩中热"。《类经》二十二卷第五十注："唇漯漯，肿起貌。"

[3] 向向然：膨满有声。《甲乙经》卷七第三阴衰发热厥阳衰发寒厥作"膨膨"。

[4] 縠縠：流水的声音。

[5] 嗌干，口中热如胶，取足少阴：参见《灵枢·经脉》足少阴"是主肾所生病者……口热舌干……嗌干及痛……"嗌干等有关五官证治的论述，另见《灵枢·寒热病》《灵枢·热病》《灵枢·厥病》《灵枢·忧恚无言》。

疟[1]，不渴，间日而作，取足阳明[2]；渴而日作[3]，取手阳明[4]。

齿痛[5]，不恶清饮，取足阳明；恶清饮，取手阳明。

聋而不痛者，取足少阳；聋而痛者，取手阳明。

衄而不止，衃血[6]流，取足太阳；衃血，取手太阳。不已，刺宛[7]骨下；不已，刺腘中出血。

【串注】

[1] 疟：关于疟的论述，参见《素问·刺疟》。

[2] 取足阳明：《素问·刺疟》及《太素》卷二十五十二疟作"刺足太阳"，《太素》卷三十刺疟节度作"足阳明"。

[3] 渴而日作：《素问·刺疟》《太素》卷二十五十二疟及《甲乙经》卷七第五阴阳相移发三疟作"渴而间日作"。

[4] 手阳明：《素问·刺疟》《太素》卷二十五十二疟作"足少阳"。

[5] 齿痛：《甲乙经》卷十二第六手足阳明脉动发口齿病作"动痛"。

[6] 衃血：指有血块的血流。

[7] 宛：同"腕"。

腰痛[1]，痛上寒，取足太阳、阳明；痛上热，取足厥阴；不可以俯仰，取足少阳[2]。中热而喘，取足少阴、腘中血络[3]。

喜怒而不欲食，言益小[4]，刺足太阴；怒而多言，刺足少阳[5]。

【串注】

[1] 腰痛：腰痛的相关内容，另见《素问·刺腰痛》与《素问·骨空论》。

[2] 取足少阳：《太素》卷三十腰痛作"足太阳"。

[3] 腘中血络：《素问·刺腰痛》作"刺郄中出血"。

[4] 小:《甲乙经》卷九第五邪在心胆及诸脏腑发悲恐太息口苦不乐及惊及《太素》卷三十喜怒作"少"。

[5] 足少阳:《甲乙经》卷九第五邪在心胆及诸脏腑发悲恐太息口苦不乐及惊作"足少阴"。

颅[1]痛，刺手阳明与颅之盛脉[2]出血。

项痛不可俯仰，刺足太阳；不可以顾，刺手太阳也。

小腹[3]满大，上走胃，至心，淅淅[4]身时寒热，小便不利，取足厥阴。

腹满，大便不利，腹大，亦上走胸嗌，喘息喝喝然，取足少阴[5]。

腹满，食不化，腹向向然，不能大便，取足太阴[6]。

【串注】

[1] 颅:《甲乙经》卷九第一大寒内薄骨髓阳逆发头痛作"颔"，《太素》卷三十颔痛作"颔"。

[2] 刺手阳明与颅之盛脉:马莳:"手阳明当是商阳穴，颅之盛脉，是胃经颊车穴。"

[3] 小腹:《太素》卷三十刺腹满数及《甲乙经》卷九第九三焦膀胱受病发少腹肿不得小便作"少腹"。

[4] 淅淅:《甲乙经》卷九第九三焦膀胱受病发少腹肿不得小便作"索索然"。

[5] 取足少阴:《太素》卷三十刺腹满数杨注:"取其脉之腧穴，有本少阴为少阳。"《甲乙经》卷九第七脾胃大肠受病发腹胀满肠中鸣短气作"少阴"作"少阳"。

[6] 太阴:《甲乙经》卷九第七脾胃大肠受病发腹胀满肠中鸣短气作"太阳"。

心痛引腰脊，欲呕，取足少阴。心痛，腹胀，啬啬然[1]，大便不利，取足太阴。

心痛引背不得息，刺足少阴；不已，取手少阳[2]。

心痛引小腹满，上下无常处，便溲难，刺足厥阴。

心痛，但短气不足以息，刺手太阴。

心痛，当九节刺之，按已[3]刺按之，立已。不已，上下求之，得之立已。

【串注】

[1] 啬啬然：滞涩不爽的样子。

[2] 阳：《甲乙经》卷九第二寒气客于五脏六腑发卒心痛胸痹心疝三虫、《千金要方》卷十三第六并作"阴"。

[3] 按已：《太素》卷二十六厥心痛作"不已"。

颅[1]痛，刺足阳明曲周动脉，见血，立已；不已，按人迎于经[2]，立已。

气逆上，刺膺中陷者[3]，与下胸[4]动脉[5]。

腹痛，刺脐左右动脉，已刺按之，立已；不已，刺气街，已刺按之，立已。

痿厥为四末束悗[6]，乃疾解之，日二，不仁者，十日而知，无休，病已止。

岁[7]，以草刺鼻，嚏，嚏而已；无息，而疾迎[8]引之，立已；大惊之，亦可已[9]。

【串注】

[1] 颅：《太素》卷三十颔痛作"颊"。

[2] 按人迎于经：《甲乙经》卷九第一大寒内薄骨髓阳逆发头痛作"按经刺人迎"。

[3] 膺中陷者：马莳："刺膺中陷者，即足阳明胃经膺窗穴

也。"张景岳："膺中陷者，足阳明之屋翳也。"

[4] 下胸：《甲乙经》卷九第四肝受病及卫气留积发胸胁满痛作"胁下"。

[5] 下胸动脉：杨上善曰："胸下动脉，中府等量取也。"张景岳："下胸动脉，手太阴之中府也。"马莳曰："及下胸前之动脉，当是任脉经之膻中穴也。"

[6] 束悗：束缚而致闷闭的感觉。

[7] 岁：《太素》卷三十疗哕及《甲乙经》卷十二第一欠哕唏振寒噫嚏嚲泣出太息羡下耳聋啮舌善忘善饥作"哕"。

[8] 迎：《甲乙经》卷十二第一欠哕唏振寒噫嚏嚲泣出太息羡下耳聋啮舌善忘善饥无"迎"字。

[9] 已：《太素》卷三十疗哕无"已"字。

周痹 [1] 第二十七

【提要】本篇叙述了周痹的发病特点、病理变化和针刺等外治方法，并将其与众痹进行比较。与本篇相关的内容，另参见《素问·痹论》。

黄帝问于岐伯曰：周痹之在身也，上下移徙，随脉其上下 [2]，左右相应，间不容空，愿闻此痛，在血脉之中邪 [3]？将在分肉之间乎？何以致是 [4]？其痛之移也，间不及下针，其慉痛 [5] 之时，不及定治，而痛已止矣。何道使然？愿闻其故？

岐伯答曰：此众痹也，非周痹也。

黄帝曰：愿闻众痹。

岐伯对曰：此各在其处，更发更止，更居更起，以右应左，以左应右，非能周也。更发更休也。

黄帝曰：善。刺之奈何？

岐伯对曰：刺此者，痛虽已止，必刺其处，勿令复起。

【串注】

[1]周痹：与本篇相关的内容，另参见《素问·痹论》。

[2]随脉其上下：《太素》卷二十八痹论无"其"字。

[3]邪：疑问的语助词，同"耶"。

[4]是：《古今医统大全》卷十一痹门作"使"。

[5]憀痛：憀，聚也。而《类经》十七卷第六十八注："憀痛，动而痛也。"

帝曰：善。愿闻周痹何如？

岐伯对曰：周痹者，在于血脉之中，随脉以上，随脉以下，不能左右，各当其所。

黄帝曰：刺之奈何？

岐伯对曰：痛从上下者，先刺其下以过之，后刺其上以脱之[1]。痛从下上者，先刺其上以过之，后刺其下以脱之。

黄帝曰：善。此痛安生？何因而有名？

岐伯对曰：风寒湿气，客于外分肉之间[2]，迫切而为沫[3]，沫得寒则聚，聚则排分肉而分裂也，分裂[4]则痛，痛则神归之，神归之则热，热则痛解，痛解则厥，厥则他痹发，发则如是。

帝曰：善。余已得其意矣。

此内不在脏，而外未发于皮，独居分肉之间，真气不能周，故名曰周痹。故刺痹者，必先切循其下之六经[5]，视其虚实，及大络之血结而不通，及虚而脉陷空者而调之，熨而通之。其瘈坚，转引而行之。

黄帝曰：善。余已得其意矣，亦得其事也。九者经巽之理，十二经脉阴阳之病也[6]。

【串注】

[1] 先刺其下以过之，后刺其上以脱之：《太素》卷二十八痹论杨注："观痹从上至下，当先刺向下之前，使其不得进而下也。后刺其痹后。"过，《太素》卷二十八痹论作"遏"，《甲乙经》卷十第一阴受病发痹上作"通"。其后"先刺其上以过"之"过"同。

[2] 客于外分肉之间：《甲乙经》卷十第一阴受病发痹上及《太素》卷二十八痹论并无"外"字，疑衍。

[3] 沫：徐大椿："经中无痰，沫即痰也。"

[4] 分裂：《千金要方》卷八第一作"肉裂"。

[5] 必先切循其下之六经：《甲乙经》卷十第一阴受病发痹上作"循切其上下之大经"。

[6] 九者经巽之理，十二经脉阴阳之病也：《太素》卷二十八痹论"九者"之前有"人"字，"巽"作"络"。刘衡如校语："此段与上不连，文义亦欠明了，疑似他篇错简，且有脱误。"

口问第二十八

【提要】本篇论及外感六淫、内伤七情和生活规律失常为病因的三个重要方面，分析了以上窍为主的一些病变的病因、机理和针灸的治疗。

黄帝闲居，辟[1]左右而问于岐伯曰：余已闻九针之经，论阴阳逆顺，六经已毕，愿得口问。

岐伯避席再拜曰：善乎哉问也，此先师之所口传也。

黄帝曰：愿闻口传。

岐伯答曰：夫百病之始生也，皆生于风雨寒暑，阴阳喜怒，饮食居处，大惊卒恐。则血气分离，阴阳破败[2]，经络厥[3]绝，脉道不通，阴阳相逆，卫气稽留，经脉虚空，血气不次，乃失其常。论不在经者，请道其方。

黄帝曰：人之欠者，何气使然？

岐伯答曰：卫气昼日[4]行于阳，夜半则[5]行于阴，阴者主夜，夜者卧[6]；阳者主上，阴者主下；故阴气积于下，阳气未尽，阳引而上，阴引而下，阴阳相引，故数欠。阳气尽，阴气盛，则目瞑；阴气尽而阳气盛，则寤矣[7]。泻足少阴，补足太阳。

【串注】

[1] 辟：《太素》卷二十七十二邪作"避"。

[2] 破败：《太素》卷二十七十二邪作"破散"。

[3] 厥：《太素》卷二十七十二邪作"决"。

[4] 日：《甲乙经》卷十二第一欠哕唏振寒噫嚏亸泣出太息羡下耳聋啮舌善忘善饥无"日"字。

[5] 半则：《太素》卷二十七十二邪无"半"字，《甲乙经》卷十二第一欠哕唏振寒噫嚏亸泣出太息羡下耳聋啮舌善忘善饥无"半则"二字。

[6] 卧：《太素》卷二十七十二邪与《甲乙经》卷十二第一欠哕唏振寒噫嚏亸泣出太息羡下耳聋啮舌善忘善饥"卧"作"主卧"。

[7] 则寤矣：《甲乙经》卷十二第一欠哕唏振寒噫嚏亸泣出太息羡下耳聋啮舌善忘善饥此下有"肾主欠故"四字。

黄帝曰：人之哕者，何气使然？

岐伯曰：谷入于胃，胃气上注于肺。今有故寒气与新谷气[1]，俱还入于胃，新故相乱，真邪相攻，气并[2]相逆，复出于胃，故为哕[3]。补手太阴，泻足少阴[4]。

黄帝曰：人之唏[5]者，何气使然？

岐伯曰：此阴气盛而阳气虚，阴气疾而阳气徐，阴气盛而阳气绝，故为唏。补足太阳，泻足少阴[6]。

黄帝曰：人之振寒者，何气使然？

岐伯曰：寒气客于皮肤，阴气盛，阳气虚，故为振寒寒栗，补诸阳。

黄帝曰：人之噫[7]者，何气使然？

岐伯曰：寒气客于胃，厥逆从下上散，复出于胃，故为噫。补足太阴、阳明，一曰补眉本也[8]。

黄帝曰：人之嚏者，何气使然？

岐伯曰：阳气和利，满于心[9]，出于鼻，故为嚏。补足太阳荣[10]、眉本，一曰眉上也[11]。

【串注】

[1] 故寒气与新谷气：史崧《灵枢经》叙引作"新谷气入于胃，与故寒气相争"。

[2] 气并：《太素》卷二十七十二邪无"气"字，《甲乙经》卷十二第一欠哕唏振寒噫嚏亸泣出太息羡下耳聋啮舌善忘善饥皆无"气并"两字。

[3] 故为哕：《甲乙经》卷十二第一欠哕唏振寒噫嚏亸泣出太息羡下耳聋啮舌善忘善饥此下有"肺主哕故"四字。

[4] 泻足少阴：《甲乙经》卷十二第一欠哕唏振寒噫嚏亸泣出太息羡下耳聋啮舌善忘善饥作"泻足太阴"。

[5] 唏：悲泣时的抽咽。《后汉书》刘盆子传注："唏与欷

同。"《文选》闲居赋善注引《苍颉》:"悲忧之气，生于阴惨，故为阴盛阳虚之候。"

[6]补足太阳，泻足少阴:《类经》十八卷第七十九注:"补太阳之申脉，阳蹻所出也；泻少阴之少海，阴蹻所出也。"

[7]噫:《古今医统大全》卷二十四嗳气注云:"《内经》名噫气，俗作嗳气，今从之，即饱食有声出是也。"

[8]一曰补眉本也:《甲乙经》卷十二第一欠哕唏振寒噫嚏弹泣出太息羡下耳聋啮舌善忘善饥没有这六个字。疑为校语，宜略去。

[9]心:孙鼎宜曰:"'心'当作'胸'，字误。"

[10]荣:《太素》卷二十七十二邪杨注:"太阳荣在通谷，足指外侧本节前陷中。"据杨注，"荣"应作"荥"。

[11]一曰眉上也:《甲乙经》卷十二第一欠哕唏振寒噫嚏弹泣出太息羡下耳聋啮舌善忘善饥没有这五个字。疑为校语，宜略去。

黄帝曰:人之弹[1]者，何气使然?

岐伯曰:胃不实则诸脉虚；诸脉虚则筋脉懈惰；筋脉懈惰则行阴用力，气不能复，故为弹。因其所在[2]，补分肉间。

黄帝曰:人之哀而泣涕出者，何气使然?

岐伯曰:心者，五脏六腑之主也；目者，宗脉之所聚也，上液之道也；口鼻者，气之门户也。故悲哀愁忧则心动，心动则五脏六腑皆摇，摇则宗脉感，宗脉感则液道开，液道开，故泣涕出焉。液者，所以灌精濡空窍者也，故上液之道开则泣，泣不止则液竭；液竭则精不灌，精不灌则目无所见矣，故命曰夺精。补天柱经夹颈[3]。

黄帝曰:人之太息[4]者，何气使然?

岐伯曰:忧思则心系急[5]，心系急则气道约，约则不利[6]，故太息以伸出之，补手少阴心主，足少阳留之也。

【串注】

[1] 亸：下垂的样子。指肢体困顿，全身疲软无力的懒惰状态。《太素》卷二十七十二邪作"掸"，《甲乙经》卷十二第一欠哕唏振寒噫嚏亸泣出太息羡下耳聋啮舌善忘善饥作"𤺊"。

[2] 因其所在：《太素》卷二十七十二邪无。

[3] 颈：《太素》卷二十七十二邪作"项"。

[4] 太息：《楚辞·九思·伤时》："顾华章兮太息。"王注："太息，忧叹也。"太息，为忧叹中发出的较深长的呼吸。

[5] 忧思则心系急：《太素》卷二十七十二邪注："忧思劳神，故心系急。"

[6] 心系急则气道约，约则不利：《太素》卷二十七十二邪注："心系连肺，其脉上迫肺系，肺系为喉通气之道，既其被迫，故气道约不得通也。"

【按语】本节治太息，以补火疏通阳气，补心经心包经，另补胆经，因胆经属木，木能生火。张介宾曰："助木火之脏，则阳气可舒，抑郁可解，故皆宜留针补之。"

黄帝曰：人之涎下者，何气使然？

岐伯曰：饮食者，皆入于胃，胃中有热则虫动，虫动则胃缓，胃缓则廉泉开，故涎下，补足少阴。

黄帝曰：人之耳中鸣者，何气使然？

岐伯曰：耳者，宗脉之所聚也，故胃中空则宗脉虚，虚则下溜，脉有所竭者，故耳鸣，补客主人，手大指爪甲上与肉交者也。

黄帝曰：人之自啮[1]舌者，何气使然？

岐伯曰：此厥逆走上，脉气辈[2]至也。少阴气至则啮舌，少阳气至则啮颊，阳明气至则啮唇矣。视主病者，则补之。

凡此十二邪者，皆奇邪之走空窍者也。故邪之所在，皆为不足。故上气不足，脑为之不满，耳为之苦鸣，头为之苦倾，目为之眩。中气不足，溲便为之变，肠为之苦鸣。下气不足，则乃为痿厥心悗。补足外踝下留之。

黄帝曰：治之奈何？

岐伯曰：肾主为欠，取足少阴；肺主为哕，取手太阴、足少阴；唏者，阴与阳绝，故补足太阳，泻足少阴；振寒者，补诸阳；噫者，补足太阴阳明；嚏者，补足太阳眉本；䑊，因其所在，补分肉间；泣出补天柱经侠颈，侠颈者，头中分也；太息，补手少阴、心主、足少阳，留之；涎下，补足少阴；耳鸣，补客主人，手大指爪甲上与肉交者；自啮舌，视主病者，则补之。目眩头倾[3]，补足外踝下留之；痿厥心悗，刺足大指间上二寸，留之，一曰足外踝下留之。

【串注】

[1] 齧：《甲乙经》卷十二第一欠哕唏振寒噫嚏䑊泣出太息羡下耳聋啮舌善忘善饥作"啮"。啮，咬也。

[2] 辈：《甲乙经》卷十二第一欠哕唏振寒噫嚏䑊泣出太息羡下耳聋啮舌善忘善饥作"皆"。

[3] 头倾：《太素》卷二十七十二邪作"项强"。

决气第三十

黄帝曰：余闻人有精、气、津、液、血、脉[1]，余意以为一气耳，今乃辨为六名，余不知其所以然[2]。

岐伯曰：两神相搏[3]，合而成形，常先身生，是谓精。

何谓气？

岐伯曰：上焦开发，宣五谷味，熏肤、充身、泽毛，若雾露之溉，是谓气。

何谓津？

岐伯曰：腠理发泄，汗出溱溱[4]，是谓津。

何谓液？

岐伯曰：谷入气满，淖泽[5]注于骨，骨属屈伸，泄泽[6]，补益脑髓，皮肤润泽，是谓液。

何谓血？

岐伯曰：中焦受气，取汁变化而赤，是谓血。

何谓脉？

岐伯曰：壅遏营气，令无所避，是谓脉。

【串注】

[1] 精、气、津、液、血、脉：大肠经、胃经、小肠经、三焦经之主治其所生病，分别涉及津、血、液、气。

[2] 余不知其所以然：《太素》卷二十六气作"余不知其所以，愿闻何谓精"。

[3] 搏：《太素》卷二十六气作"薄"。

[4] 溱溱："溱"与"蓁"通。《桃夭》作："其叶蓁蓁。"《通典》礼十九作"其叶蓁蓁"。毛传："蓁蓁，至盛貌。"

[5] 淖泽：濡润之意。

[6] 泄泽：据《太素》卷十三肠度末尾杨注，"泄泽"两字之间，当补一"淖"字。

黄帝曰：六气者，有余不足，气[1]之多少，脑髓之虚实，血脉之清浊，何以知之？

岐伯曰：精脱者耳聋，气脱者目不明，津脱者腠理开，汗大泄，液脱者骨属屈伸不利，色夭，脑髓消，胫酸，耳数鸣，血脱者，色白，夭然不泽，其脉空虚^[2]，此其候也。

黄帝曰：六气者，贵贱何如？

岐伯曰：六气者，各有部主也，其贵贱善恶，可为常主，然五谷与胃为大海也。

【串注】

[1] 气：《校释》：据上下文，"气"上似脱"精"字。

[2] 其脉空虚：《甲乙经》卷一第十二此前有"脉脱者"三字。

海论第三十三

【提要】本篇论述了人体四海——水谷之海、血海、气海、髓海在生命活动中的重要性，四海经气运行的腧穴，其有余不足的表现及其调节。

黄帝问于岐伯曰：余闻刺法于夫子，夫子之所言，不离于营卫血气。夫十二经脉者，内属于腑脏，外络于肢节，夫子乃合之于四海乎。

岐伯答曰：人亦有四海，十二经水。经水者，皆注于海，海有东西南北，命曰四海。

黄帝曰：以人应之奈何？

岐伯曰：人有髓海，有血海，有气海，有水谷之海，凡此四者，以应四海也。

黄帝曰：远乎哉，夫子之合人天地四海也，愿闻应之奈何？

岐伯答曰：必先明知阴阳表里荥腧所在，四海定矣。

黄帝曰：定之奈何？

岐伯曰：胃者水谷之海[1]，其腧上在气街，下至三里；冲脉者，为十二经之海[2]，其腧上在于大杼，下出于巨虚之上下廉；膻中者，为气之海，其腧上在于柱骨之上下，前在于人迎，脑为髓之海，其腧上在于其盖，下在风府。

黄帝曰：凡此四海者，何利何害？何生何败？

岐伯曰：得顺者生，得逆者败；知调者利，不知调者害。

黄帝曰：四海之逆顺奈何？

岐伯曰：气海有余者，气满胸中悗[3]，息[4]面赤；气海不足，则气少不足以言。血海有余，则常想其身大，怫然不知其所病；血海不足，亦常想其身小，狭然不知其所病。水谷之海有余，则腹满[5]；水谷之海不足，则饥不受谷食。髓海有余，则轻劲多力，自过其度；髓海不足，则脑转耳鸣，胫酸眩冒，目无所见，懈怠安卧。

黄帝曰：余已闻逆顺，调之奈何？

岐伯曰：审守其腧，而调其虚实，无犯其害，顺者得复，逆者必败。

黄帝曰：善。

【串注】

[1] 胃者水谷之海：《灵枢·动输》：“胃为五脏六腑之海。”

[2] 冲脉者，为十二经之海：另参见《灵枢·动输》。《灵枢·逆顺肥瘦》：“夫冲脉者，五脏六腑之海也，五脏六腑皆禀焉。其上者，出于……”《灵枢·五音五味》：“冲脉任脉皆起于胞中，上循背里，为经络之海。”《素问·痿论》：“冲脉者，经脉之海也。”

[3]气海有余者，气满胸中悗:《甲乙经》卷一第八四海作"气海有余，则气满胸中悗"。

[4]息:《甲乙经》卷一第八四海及《太素》卷五四海合作"急息"。

[5]腹满:《甲乙经》卷一第八四海作"腹胀满"，《太素》卷五四海合作"腹满胀"。

【按语】冲脉沟通十二经脉气血，被称为十二经之海。《灵枢·海论》论及血海有余不足，未提及十二经之海，而依张介宾所言，冲脉者，即血海也。

五乱第三十四

【提要】本篇叙述了气机逆乱所致的病证，以及五乱的表现和针灸取穴。

黄帝曰:经脉十二者，别为五行，分为四时，何失而乱? 何得而治?

岐伯曰:五行有序，四时有分，相顺则治，相逆则乱。

黄帝曰:何谓相顺[1]?

岐伯曰:经脉十二者，以应十二月。十二月者，分为四时。四时者，春秋冬夏，其气各异，营卫相随，阴阳已和[2]，清浊不相干，如是则顺之而治。

黄帝曰:何谓逆[3]而乱?

岐伯曰:清气在阴，浊气在阳，营气顺脉[4]，卫气逆行，清浊相干，乱于胸中，是谓大㤂。故气乱于心，则烦心密嘿[5]，俯首静伏；乱于肺，则俯仰喘喝，接[6]手以呼；乱于肠胃，则为霍乱；乱于臂胫，则为四厥；乱于头，则为厥逆，头重[7]眩仆。

黄帝曰：五乱者，刺之有道乎？

岐伯曰：有道以来，有道以去，审知其道，是谓身宝。

黄帝曰：善。愿闻其道。

岐伯曰：气在于心者，取之手少阴、心主之输；气在于肺者，取之手太阴荥、足少阴输；气在于肠胃者，取之足太阴、阳明，不下者，取之三里；气在于头者，取之天柱、大杼，不知，取足太阳荥输；气在于臂足，取之先去血脉，后取其阳明、少阳之荥输。

黄帝曰：补泻奈何？

岐伯曰：徐入徐出，谓之导气[8]。补泻无形，谓之同精[9]。是非有余不足也，乱气之相逆也。

黄帝曰：允乎哉道，明乎哉论，请著之玉版，命曰治乱也。

【串注】

[1] 相顺：《甲乙经》卷六第四阴阳清浊顺治逆乱大论此下有"而治"二字。

[2] 已和：《甲乙经》卷六第四阴阳清浊顺治逆乱大论作"相和"。《灵枢·五乱》和《太素》卷十二营卫气行均作"已和"。

[3] 逆：《甲乙经》卷六第四阴阳清浊顺治逆乱大论作"相逆"。

[4] 顺脉：《太素》卷十二营卫气行作"顺行脉"。

[5] 嘿：《甲乙经》卷六第四阴阳清浊顺治逆乱大论作"默"。

[6] 接：《甲乙经》卷六第四阴阳清浊顺治逆乱大论作"按"。

[7] 重：《甲乙经》卷六第四阴阳清浊顺治逆乱大论作"痛"。

[8] 徐入徐出，谓之导气：《流注指微赋》："针入贵速，既入

徐进；针出贵缓，急则多伤。"

[9]谓之同精:《文选》神女赋注:"精，神也。"同，聚之意。同精，使人体神气聚集。

胀论[1] 第三十五

【提要】本篇论述了胀病的病因、病机、诊断和针刺治疗方法。

黄帝曰：脉之应于寸口，如何而胀?

岐伯曰：其脉大坚以涩者，胀也。

黄帝曰：何以知脏腑之胀也。

岐伯曰：阴为脏，阳为腑。

黄帝曰：夫气之令人胀也，在于血脉之中耶，脏腑[2]之内乎?

岐伯曰：三者皆存焉，然非胀之舍也。

黄帝曰：愿闻胀之舍。

岐伯曰：夫胀者，皆在于脏腑之外，排脏腑而郭[3]胸胁，胀皮肤，故命曰胀。

【串注】

[1]胀论：与肿胀有关的内容，另见《灵枢·水胀》《素问·水热穴论》《灵枢·杂病》《灵枢·四时气》《灵枢·癫狂》。

[2]脏腑:《甲乙经》卷八第三五脏六腑胀此前有"抑"字。

[3]郭:《甲乙经》卷八第三五脏六腑胀作"廓"。

黄帝曰：脏腑之在胸胁腹里[1]之内也，若匣匮之藏禁器也，名有次舍，异名而同处，一域[2]之中，其气各异，愿闻其故。

黄帝曰：未解其意，再问[3]。

岐伯曰：夫胸腹，脏腑之郭[4]也。膻中者，心主之宫城也；胃者，太仓也；咽喉、小肠者，传送也；胃之[5]五窍者，闾里门户也；廉泉、玉英者，津液之道也。故五脏六腑者，各有畔界，其病各有形状。营气循脉[6]，卫气逆[7]为脉胀；卫气并脉，循分[8]为肤胀。三里而泻[9]，近者一下，远者三下，无问虚实，工在疾泻。

【串注】

[1] 里：《太素》卷二十九胀论作"裹"。

[2] 域：《太素》卷二十九胀论作"城郭"。

[3] 黄帝曰：未解其意，再问：《甲乙经》卷八第三五脏六腑胀及《太素》卷二十九胀论无此话语，疑衍文文。

[4] 郭：《太素》卷二十九胀论作"城"。

[5] 胃之：《校释》孙鼎宜曰："'胃之'二字衍。"

[6] 营气循脉：《太素》卷二十九胀论"营气循脉"与"为脉胀"三字相连。

[7] 卫气逆：《太素》卷二十九胀论无此三字。

[8] 分：《甲乙经》卷八第三五脏六腑胀作"分肉"。

[9] 三里而泻：《甲乙经》卷八第三五脏六腑胀作"取三里泻之"。

黄帝曰：愿闻胀形。

岐伯曰：夫心胀者，烦心短气，卧不安；肺胀者，虚满而喘咳；肝胀者，胁下满而痛引小腹；脾胀者，善哕，四肢烦悗[1]，体重不能胜衣[2]，卧不安[3]；肾胀者，腹满引背央央然[4]，腰髀^[5]痛。六腑胀^[6]，胃胀者，腹满，胃脘痛，鼻闻焦臭，妨于食，大便难；大肠胀者，肠鸣而痛濯濯，冬日重感于寒^[7]，则飧泄不化；小肠胀者，少腹^[8]䐜胀，引腰^[9]而痛；膀胱胀者，少腹满而气癃；三焦胀者，气满于皮肤中，轻轻然^[10]而不坚；胆胀者，胁下痛胀，口中苦，善太息。

凡此诸胀者，其道在一，明知逆顺，针数不失，泻虚补实，神去其室，致邪失正，真不可定，粗之^[11]所败，谓之夭命；补虚泻实，神归其室，久塞其空，谓之良工。

【串注】

[1] 烦悗：《太素》卷二十九胀论、《脉经》卷六第五作"急"。

[2] 不能胜衣：《太素》卷二十九胀论、《甲乙经》卷八第三五脏六腑胀、《脉经》卷六第五无"胜"字。

[3] 卧不安：《太素》卷二十九胀论、《甲乙经》卷八第三五脏六腑胀、《脉经》卷六第五无此三字，"卧不安"疑"心胀"条误衍文。

[4] 央央然：《甲乙经》卷八第三五脏六腑胀作"怏怏然"。

[5] 髀：《中藏经》《千金要方》校注"髀"作"痹"。

[6] 六腑胀：《甲乙经》卷八第三五脏六腑胀无此三字。

[7] 冬日重感于寒：参见《灵枢·邪气脏腑病形》文。

[8] 少腹：《甲乙经》卷八第三五脏六腑胀作"小腹"。

[9] 腰：《脉经》卷六第四、《千金要方》卷十四第一作"腹"。

[10] 轻轻然：《太素》卷二十九胀论、《甲乙经》卷八第三五脏六腑胀及《脉经》卷六第十一作"壳壳然"。

[11] 之：《甲乙经》卷八第三五脏六腑胀作"工"。

黄帝曰：胀者焉生？何因而有[1]？

岐伯曰：卫气之在身也，常然并脉循分肉，行有逆顺，阴阳相随，乃得天和，五脏更始，四时循序，五谷乃化。然后[2]厥气在下，营卫留止，寒气逆上，真邪相攻，两气相搏，乃合为胀也。

黄帝曰：善。何以解惑？

岐伯曰：合之于真，三合而得。

帝曰：善。

黄帝问于岐伯曰：胀论言无问虚实，工在疾泻，近者一下，远者三下，今有其三而不下者，其过焉在？

岐伯对曰：此言陷于肉肓[3]而中气穴者也。不中气穴，则气内闭，针不陷肓，则气不行，上越中肉，则卫气相乱，阴阳相逐。其于胀也，当泻不泻，气故不下，三而不下，必更其道，气下乃止，不下复始，可以万全，乌有殆者乎？其于胀也，必审[4]其脉[5]，当泻则泻，当补则补，如鼓应桴，恶有不下者乎？

【串注】

[1] 有：《甲乙经》卷八第三五脏六腑胀及《太素》卷二十九胀论此下有"名"。

[2] 然后：《甲乙经》卷八第三五脏六腑胀作"然而"。

[3] 肓：指肌肉间的空隙。

[4] 审：《吕氏春秋》音律高注："审，慎也。"

[5] 脉：《甲乙经》卷八第三五脏六腑胀及《太素》卷二十九胀论作"诊"。

【按语】《甲乙经》卷八第三篇的五脏六腑胀，在全文引述《灵枢·胀论》后说道："心胀者，心俞主之，亦取列缺。肺胀者，肺俞主之，亦取太渊。肝胀者，肝俞主之，亦取太冲。脾胀者，脾俞主之，亦取太白。肾胀者，肾俞主之，亦取太溪。胃胀

者，中脘主之，亦取章门。大肠胀者，天枢主之。小肠胀者，中
主之。膀胱胀者，曲骨主之。三焦胀者，石门主之。胆胀者，阳
陵泉主之。五脏六腑之胀，皆取三里。三里者，胀之要穴也。"

逆顺肥瘦第三十八

【提要】本篇论述的是同体质的人所采用的不同的针刺方法。
此外，还述及十二经脉的走向规律和气血上下的逆顺变化。

黄帝问于岐伯曰：余闻针道于夫子，众多毕悉矣。夫子之道
应若失[1]，而据未有坚然者也。夫子之问学熟乎，将审察于物而
心生之乎？

岐伯曰：圣人之为道者，上合于天，下合于地，中合于人
事，必有明法，以起度数，法式检押[2]，乃后可传焉。故匠人不
能释尺寸而意短长，废绳墨而起平水也，工人不能置规而为圆，
去矩而为方。知用此者，固自然之物，易用之教，逆顺之常也。

黄帝曰：愿闻自然奈何[3]？

岐伯曰：临深决水，不用功力，而水可竭也。循掘决冲[4]，
而经可通也。此言气之滑涩，血之清浊，行之逆顺也。

【串注】

[1] 失：疑"矢"之误。

[2] 法式检押：《后汉书》仲长统传·法戒篇"是妇人之检
押"注："检押，犹规矩也。"法式，法则之意。

[3] 自然奈何：《甲乙经》卷五第六针道自然逆顺作"针道
自然"。

[4] 循掘决冲："掘"当作"堀"，堀，古同"窟"，古书
"堀"字多伪写作"掘"。"决冲"谓开道，"循堀决冲"与"临深
决水"相对。

黄帝曰：愿闻人之白黑肥瘦小[1]长，各有数乎？

岐伯曰：年质壮大，血气充盈，肤革[2]坚固，因加以邪，
刺此者，深而留之。此肥人也[3]。广肩腋项，肉薄厚皮而黑色，
唇临临然[4]，其血黑以浊，其气涩以迟。其为人也，贪于取与，
刺此者，深而留之，多益其数也。

黄帝曰：刺瘦人奈何？

岐伯曰：瘦人者，皮薄色少，肉廉廉然[5]，薄唇轻言，其血
清气滑，易脱于气，易损于血，刺此者，浅而疾之。

【串注】

[1] 小:《甲乙经》卷五第六针道自然逆顺及《太素》卷
二十二刺法作"少"。

[2] 肤革:《甲乙经》卷五第六针道自然逆顺作"皮肤"。

[3] 此肥人也:《太素》卷二十二无此四字，"此肥人也"四
字疑似衍文。

[4] 临临然：肥大的样子。《广雅》释诂一："临，大也。"

[5] 廉廉然：瘦薄的样子。丹波元简："瘦臞而见骨骼。"

黄帝曰：刺常人奈何？

岐伯曰：视其白黑，各为调之，其端正敦厚者，其血气和
调，刺此者，无失常数也。

黄帝曰：刺壮士真骨者，奈何？

岐伯曰：刺壮士真骨，坚[1]肉缓节监监然[2]，此人重则气
涩血浊，刺此者，深而留之，多益其数；劲则气滑血清，刺此

者，浅而疾之。

黄帝曰：刺婴儿奈何？

岐伯曰：婴儿者，其肉脆，血少气弱，刺此者，以豪刺[3]，浅刺而疾发针，日再可也。

黄帝曰：临深决水，奈何？

岐伯曰：血清气浊[4]，疾泻之则气竭焉。

黄帝曰：循掘决冲，奈何？

岐伯曰：血浊气涩，疾泻之，则经可通也。

黄帝曰：脉行之逆顺，奈何？

岐伯曰：手之三阴，从脏走手；手之三阳，从手走头；足之三阳，从头走足；足之三阴，从足走腹。

【串注】

[1] 真骨，坚：似作"者，骨坚"。

[2] 监监然：监同鉴，清晰、明显的样子。

[3] 豪刺：据《甲乙经》卷五第六针道自然逆顺，当作"毫针"。

[4] 血清气浊：《太素》卷二十二刺法作"血清气滑"。

黄帝曰：少阴之脉独下行，何也？

岐伯曰：不然[1]，夫冲脉者，五脏六腑之海也[2]，五脏六腑皆禀焉。其上者，出于颃颡，渗诸阳，灌诸精[3]；其下者，注少阴之大络，出于气街，循阴股内廉，入[4]腘中，伏行骭[5]骨内，下至内踝之后属而别。其下者，并于少阴之经，渗三阴；其前者，伏行出跗属，下循跗，入大指间，渗诸络而温肌肉[6]。故别络结则跗上不动，不动则厥，厥则寒矣。

黄帝曰：何以明之？

岐伯曰：以言导之，切而验之，其非必动，然后乃可明逆顺之行也。

黄帝曰：窘乎哉！圣人之为道也。明于日月，微于毫厘，其非夫子，孰能道之也。

【串注】

[1] 不然：《甲乙经》卷二第二奇经八脉无此二字。

[2] 夫冲脉者，五脏六腑之海也：参见《灵枢·动输》"冲脉者，十二经之海也……"《灵枢·五音五味》"冲脉任脉皆起于胞中，上循背里，为经络之海，其浮而外者，循腹右上行……"《素问·痿论》"冲脉者，经脉之海也……"

[3] 精：《甲乙经》卷二第二奇经八脉作"阴"。

[4] 入：《甲乙经》卷二第二奇经八脉作"斜入"。

[5] 骭：《灵枢·动输》作"胫"，《太素》卷十冲脉作"骱"。

[6] 渗诸络而温肌肉：《灵枢·动输》作"注诸络以温足胫"。

血络论第三十九

【提要】本篇讨论了刺瘀血时脉络所出现的各种情况及其产生的原因，并谈到了滞针产生的原因。

黄帝曰：愿闻其奇邪而不在经者。

岐伯曰：血络是也。

黄帝曰：刺血络而仆者，何也？血出而射者，何也？血少[1]黑而浊者，何也？血出清而半为汁者，何也？发针而肿者，何也？血出若多若少而面色苍苍者，何也？发针而面色不变而烦悗者，何也？多出血而不动摇者，何也？愿闻其故。

岐伯曰：脉气盛而血虚者，刺之则脱气，脱气则仆。血气俱盛而阴气多者，其血滑，刺之则射；阳气畜[2]积，久留而不泻者，其血黑以浊，故不能射。新饮而液渗于络，而未合和于血也，故血出而汁别焉；其不新饮者，身中有水，久则为肿。阴气积于阳，其气因于络，故刺之血未出而气先行，故肿。阴阳之气，其新相得而未和合，因而泻之，则阴阳俱脱，表里相离，故脱色而苍苍然。刺之血出多[3]，色不变而烦悗者，刺络而[4]虚经，虚经之属于阴者，阴脱，故烦悗。阴阳相得而合为痹者，此为内溢于经，外注于络。如是者，阴阳俱有余，虽多出血而弗能虚也。

黄帝曰：相之奈何？

岐伯曰：血脉者，盛[5]坚横以赤，上下无常处，小者如针，大者如筯[6]，则而泻之万全也，故无失数矣。失数而反，各如其度。

黄帝曰：针入而肉著者，何也？

岐伯曰：热气因于针，则针热，热则肉著于针，故坚焉。

【串注】

[1] 少：《甲乙经》卷一第十四奇邪血络及《太素》卷二十三量络刺作"出"。

[2] 畜：《甲乙经》卷一第十四奇邪血络及《太素》卷二十三量络刺作"蓄"。

[3] 血出多：《甲乙经》卷一第十四奇邪血络无此三字，《太素》卷二十三量络刺"血"下无"出"字。

[4] 而：《太素》卷二十三量络刺作"中"。

[5] 血脉者，盛：《太素》卷二十三量络刺作"血脉盛者"。

[6] 筯：《甲乙经》卷一第十四奇邪血络作"箸"，两字音同义同，指筷子。

阴阳清浊第四十

【提要】本篇讨论了清气、浊气的性质与分布，相应部位发病时的针刺方法。

黄帝曰：余闻十二经脉，以应十二经水者[1]，其五色各异，清浊不同，人之血气若一，应之奈何？

岐伯曰：人之血气，苟能若一，则天下为一矣，恶有乱者乎？

黄帝曰：余问一人，非问天下之众。

岐伯曰：夫一人者，亦有乱气，天下之众，亦有乱人，其合为一耳。

黄帝曰：愿闻人气之清浊。

岐伯曰：受谷者浊，受气者清。清者注阴，浊者注阳。浊而清者，上出于咽，清而浊者，则下行。清浊相干，命曰乱气。

黄帝曰：夫阴清而阳浊，浊者[2]有清，清者有浊，清浊[3]别之奈何？

岐伯曰：气之大别，清者上注于肺，浊者下走于胃。胃之清气，上出于口；肺之浊气，下注于经，内积于海。

黄帝曰：诸阳皆浊，何阳浊甚乎？

岐伯曰：手太阳独受阳之浊，手太阴独受阴之清；其清者上走空窍，其浊者下行诸经。诸阴皆清，足太阴独受其浊。

黄帝曰：治之奈何？

岐伯曰：清者其气滑，浊者其气涩，此气之常也。故刺阴者，深而留之^[4]；刺阳者，浅而疾之^[5-6]；清浊相干者，以数调之也。

【串注】

[1] 十二经脉，以应十二经水者：《太素》卷十二营卫气行为"十二经脉，以应十二经水，十二经水者"。十二经水的相关内容，另参见《灵枢·经水》。

[2] 者：《甲乙经》卷一第十二阴阳清浊精气津液血脉作"中"。下文"清者有浊"之"者"同。

[3] 清浊：《甲乙经》卷一第十二阴阳清浊精气津液血脉及《太素》卷十二营卫气行无"清浊"二字。

[4] 刺阴者，深而留之：参《灵枢·逆顺肥瘦》："气涩血浊，刺此者深而留之。"

[5] 刺阳者，浅而疾之：参《灵枢·逆顺肥瘦》："血清气滑……刺此者浅而疾之。"

[6] 刺阴者……浅而疾之：针刺的深浅，另外参见《灵枢·逆顺肥瘦》。

阴阳系日月第四十一

【提要】本篇介绍了人体部位、经脉与日月、天干地支相对应所表现的阴阳属性，以及针刺之间的关系。

黄帝曰：余闻天为阳，地为阴，日为阳，月为阴，其合之于人，奈何？

岐伯曰：腰以上为天，腰以下为地，故天为阳，地为阴，故足之十二经脉，以应十二月，月生于水，故在下者为阴；手之十指，以应十日，日主火 [1]，故在上者为阳。

黄帝曰：合之于脉，奈何？

岐伯曰：寅者，正月之生阳也，主左足之少阳；未者，六月，主右足之少阳。卯者，二月，主左足之太阳；午者，五月，主右足之太阳。辰者，三月，主左足之阳明；巳者，四月，主右足之阳明。此两阳合于前 [2]，故曰阳明。申者，七月之生阴也，主右足之少阴；丑者，十二月，主左足之少阴；酉者，八月，主右足之太阴；子者，十一月，主左足之太阴；戌者，九月，主右足之厥阴；亥者，十月，主左足之厥阴；此两阴交尽，故曰厥阴。

甲主左手之少阳；己主右手之少阳；乙主左手之太阳，戊主右手之太阳；丙主左手之阳明，丁主右手之阳明，此两火并合，故为阳明。庚主右手之少阴，癸主左手之少阴，辛主右手之太阴，壬主左手之太阴。

故足之阳者，阴中之少阳也；足之阴者，阴中之太阴也。手之阳者，阳中之太阳也；手之阴者，阳中之少阴也。腰以上者为阳，腰以下者为阴。

其于五脏也，心为阳中之太阳，肺为阴 [3] 中之少阴，肝为阴中之少阳，脾为阴中之至阴，肾为阴中之太阴。

【串注】

[1] 日主火：据《太素》卷五阴阳合，作"日生于火"。

[2] 此两阳合于前：《素问·阴阳类论》王注引作"两阳合明"。

[3] 阴：据《太素》卷五阴阳合，应作"阳"。《灵枢·九针十二原》："阳中之少阴，肺也。"

黄帝曰：以治之奈何？

岐伯曰：正月二月三月，人气在左，无刺左足之阳；四月五月六月，人气在右，无刺右足之阳，七月八月九月，人气在右，无刺右足之阴，十月十一月十二月，人气在左，无刺左足之阴。

黄帝曰：五行以东方为甲乙木王^[1]春。春者，苍色，主肝，肝者，足厥阴也。今乃以甲为左手之少阳，不合于数，何也？

岐伯曰：此天地之阴阳也，非四时五行之以次行也。且夫阴阳者，有名而无形，故数之可十，离^[2]之可百，散之可千，推之可万，此之谓也。

【串注】

[1] 王：据《太素》卷五阴阳合，应作"主"。

[2] 离：《素问·五运行大论》为"推"。

【按语】 本篇论述了经脉与日月序次相配合的关系，以天时的阴阳消长来应和经气的盛衰，提示医者在针刺治疗时也要考虑到因时制宜，这一学说符合中医学天人相应的观点。但在具体应用时，不要过于强调天时，而忽略了对病证的辨证论治。

顺气一日分为四时第四十四

【提要】 本篇论述了疾病与一天的四个不同的时间段之间的关系，谈到了疾病不循常规发生变化的原因。另外，谈到了脏、色、时、音、味等五变的意义以及五变主病与五脏的相应关系。

黄帝曰：夫百病之所始生者，必起于燥湿、寒暑、风雨，阴阳、喜怒，饮食、居处，气合而有形，得脏而有名 [1]，余知其然也。夫百病者，多以旦慧 [2]、昼安、夕加、夜甚，何也？

岐伯曰：四时之气使然。

黄帝曰：愿闻四时之气。

岐伯曰：春生、夏长、秋收、冬藏，是气之常也，人亦应之，以一日分为四时 [3]，朝则为春，日中为夏，日入为秋，夜半为冬。朝则人气始生，病气衰，故旦慧；日中人气长，长则胜邪，故安；夕则人气始衰，邪气始生，故加；夜半人气入脏，邪气独居于身，故甚也。

黄帝曰：其时有反者何也？

岐伯曰：是不应四时之气，脏独主其病者，是必以脏气之所不胜时者甚 [4]，以其所胜时者起 [5] 也。

黄帝曰：治之奈何？

岐伯曰：顺天之时 [6]，而病可与期。顺者为工，逆者为粗。

【串注】

[1] 气合而有形，得脏而有名：气合，指邪气犯人；有形，指有脉证变化的形迹；得脏，指邪气入脏；有名，指各种疾病都有一定的名称。

[2] 慧：病证减轻而神清气爽。

[3] 以一日分为四时：《甲乙经》卷六第六内外形诊老壮肥瘦病旦慧夜甚大论作"一日一夜分为四时之气"。

[4] 以脏气之所不胜时者甚：指受病的内脏被时日所克，因为内脏分别具有一定的五行属性，遇到时日的五行属性克制内脏的五行属性时，病情就会加重。

[5] 以其所胜时者起：受病内脏克制所逢时日，疾病则趋向减轻。

[6] 顺天之时：治疗时能够根据日、时的五行配属与受病内

脏的五行配属关系施以补泻，以避免时日克脏。

黄帝曰：善。余闻刺有五变，以主五输。愿闻其数。

岐伯曰：人有五脏，五脏有五变。五变有五输，故五五二十五输，以应五时。

黄帝曰：愿闻五变。

岐伯曰：肝为牡脏，其色青，其时春，其音角，其味酸，其日甲乙；心为牡脏，其色赤，其时夏，其日丙丁，其音徵，其味苦；脾为牝脏[1]，其色黄，其时长夏，其日戊己，其音宫，其味甘；肺为牝脏，其色白，其音商，其时秋，其日庚辛，其味辛；肾为牝脏，其色黑，其时冬，其日壬癸，其音羽，其味咸。是为五变。

黄帝曰：以主五输奈何？

岐伯曰[2]：脏主冬，冬刺井[3]；色主春，春刺荥[4]；时主夏，夏刺输[5]；音主长夏，长夏刺经[6]；味主秋，秋刺合[7]。是谓五变，以主五输。

黄帝曰：诸原安和，以致六输。

岐伯曰：原独不应五时，以经合之？以应其数，故六六三十六输。

黄帝曰：何谓脏主冬，时主夏，音主长夏，味主秋，色主春。愿闻其故。

岐伯曰：病在脏者，取之井；病变于色者，取之荥；病时间时甚者，取之输；病变于音者，取之经；经[8]满而血者，病在胃；及以饮食不节得病者，取之合，故命曰味主合。是谓五变也。

【串注】

[1] 肝为牡脏……脾为牝脏：牡脏、牝脏，雄性称牡，雌性

称牝。五脏中肝、心为牡脏，脾、肺、肾为牝脏。

　　[2] 岐伯曰：原脱，据《太素》卷十一变输补。

　　[3] 冬刺井：《难经·七十四难》为"冬刺合"。

　　[4] 春刺荥：《难经·七十四难》为"春刺井"。

　　[5] 夏刺输：《难经·七十四难》为"夏刺荥"。

　　[6] 长夏刺经：《难经·七十四难》为"季夏刺俞"。

　　[7] 秋刺合：《难经·七十四难》为"秋刺经"。

　　[8] 经：《甲乙经》卷一第二五脏变腧校注云："经，一作络。"

本脏第四十七（节选）

　　【提要】 本篇节选了有关经脉、营卫的生理功能的叙述。

　　黄帝问于岐伯曰：人之血气精神者，所以奉生而周于性命者也。经脉者，所以行血气而营阴阳，濡筋骨，利关节者也。卫气者，所以温分肉，充皮肤，肥腠理，司关[1]合者也。志意者，所以御[2]精神，收魂魄，适寒温，和喜怒者也。是故血和则经脉流行，营复阴阳，筋骨劲强，关节清利[3]矣。卫气和则分肉解利[4]，皮肤调柔，腠理致密矣。志意和则精神专直，魂魄不散，悔怒不起，五脏不受邪矣。寒温和则六腑化谷，风痹不作，经脉通利，肢节得安矣。此人之常平也。五脏者，所以藏精神、血气、魂魄者也。六腑者，所以化水谷而行津液者也。此人之所以具受于天也，无愚智贤不肖，无以相倚也。然有其独尽天寿，而无邪僻之病，百年不衰，虽犯风雨、卒寒、大暑，犹有弗能害也；有其不离屏蔽室内，无怵惕之恐，然犹不免于病，可也？愿闻其故。

岐伯对曰：窘乎哉[5]问也！五脏者，所以参天地，副[6]阴阳，而连[7]四时，化五节[8]者也。五脏者，固[9]有小大、高下、坚脆、端正、偏倾者；六腑亦有小大、长短、厚薄、结直、缓急。凡此二十五者，各不同，或善或恶，或吉或凶，请言其方。

【串注】

[1]关：《素问·生气通天论》作"开"，《素问·阴阳应象大论》王冰注引《灵枢·本脏》亦作"开"。

[2]御：驾驭，统率。

[3]清利：《太素》卷六五脏命分作"滑利"。

[4]解利：即舒利之意。

[5]窘乎哉：真是个难题啊。

[6]副：配合。

[7]连：周本、张注本作"运"。

[8]化五节：《太素》卷六五脏命分注："从五时而变，即化五节，节，时也。"

[9]固："固""故"通。

禁服第四十八（节选）

【提要】本篇强调针刺必须熟知经脉的循行规律，经脉与卫气的关系，同时指出通过人迎、寸口脉象的变化，可以测知人体经脉脏腑的病变，根据疾病虚实寒热性质的不同，确定补泻的治疗法则，以便于使用灸刺、饮药等不同的治疗方法。

（黄帝曰：）凡刺之理，经脉为始，营其所行，知其度量，内刺五脏，外刺六腑[1]，审察卫气，为百病母，调其虚实，虚实乃止，泻其血络，血尽不殆矣。

雷公曰：此皆细子[2]之所以通，未知其所约也。

黄帝曰：夫约方[3]者，犹约囊[4]也，囊满而弗约，则输泄，方成弗约，则神与弗俱[5]。

雷公曰：愿为下材者，勿满而约之。

黄帝曰：未满而知约之，以为工，不可以为天下师。

【串注】

[1] 内刺五脏，外刺六腑：此处"内刺五脏，外刺六腑"，据《灵枢·经脉》及《太素》卷十四人迎脉口诊，应改为"内次五脏，外别六腑"。

[2] 细子：自谦语，俗称小子。

[3] 约方：将许多诊断与治疗的方法，提纲挈领地归纳起来，叫作约方。

[4] 约囊：将布袋口扎起来。《说文》："约，缠束也。"

[5] 神与弗俱：《太素》卷十四人迎脉口诊作"神弗与俱"，意同，即无神与不能传神。

雷公曰：愿闻为工。

黄帝曰：寸口主中[1]，人迎主外，两者相应，俱往俱来，若引绳大小齐等[2]。春夏人迎微大，秋冬寸口微大，如是者，名曰平人。

人迎大一倍于寸口，病在足少阳，一倍而躁，在手少阳[3]。人迎二倍，病在足太阳，二倍而躁，在手太阳。人迎三倍，病在足阳明，三倍而躁，病在手阳明。盛则为热，虚则为寒，紧则为痛痹，代则乍甚乍间。盛则泻之，虚则补之，紧痛则取之分肉，代则取血络，且饮药，陷下则灸之，不盛不虚，以经取之，名曰经刺。人迎四倍者，且大且数，名曰溢阳，溢阳为外格[4]，死不治。必审按其本末，察其寒热，以验其脏腑之病。

寸口大于人迎一倍，病在足厥阴，一倍而躁，在手心主。寸口二倍，病在足少阴，二倍而躁，在手少阴。寸口三倍，病在足太阴，三倍而躁，在手太阴。盛则胀满、寒中、食不化，虚则热中、出糜[5]、少气、溺色变，紧则痛痹，代则乍痛乍止。盛则泻之，虚则补之，紧则先刺而后灸之，代则取血络，而后调之[6]，陷下则徒[7]灸之，陷下者，脉血结于中，中有著血，血寒，故宜灸之，不盛不虚，以经取之。寸口四倍者，名曰内关，内关者，且大且数，死不治。必审察其本末之寒温，以验其脏腑之病。

通其营[8]输，乃可传于大数。《大数》曰：盛则徒泻之，虚则徒补之，紧则灸刺，且饮药，陷下则徒灸之，不盛不虚，以经取之。所谓经治者，饮药，亦曰灸刺，脉急则引，脉大以弱，则欲安静，用力无劳也。

【串注】

[1] 中：《甲乙经》卷四第一经脉上作"内"。

[2] 若引绳大小齐等：《太素》卷十四人迎脉口诊注："二人共引一绳，彼牵而去，其绳并去；此引而来，其绳并来。寸口人迎因呼吸牵脉往来，其动是同，故曰其等也。"形容人迎、寸口脉搏的跳动相等。

[3] 一倍而躁，在手少阳：《灵枢·终始》："人迎一盛，病在足少阳，一盛而躁，病在手少阳。"

[4] 人迎四倍者，且大且数，名曰溢阳，溢阳为外格：《灵枢·终始》："人迎四盛，且大且数，名曰溢阳，溢阳为外格。"

《太素》卷十四人迎脉口诊及《甲乙经》卷四第一经脉上无"溢阳，溢阳为"五字。外格，溢阳为外格，指阴气格阳于外的现象。

[5] 糜:《太素》卷十四人迎脉口诊及《甲乙经》卷四第一经脉作"糜"。糜：指粪便如糜糊状。

[6] 而后调之:《太素》卷十四人迎脉口诊作"而泄之"。

[7] 徒：仅仅。

[8] 营:《太素》卷十四人迎脉口诊及《甲乙经》卷四第一经脉上作"荣"。

背腧第五十一

【提要】 本篇介绍了背部五脏俞穴的部位及灸治补泻的方法。

黄帝问于岐伯曰：愿闻五脏之俞，出于背者。

岐伯曰：胸中大俞，在杼骨之端 [1]，肺俞在三焦 [2] 之间 [3]，心俞在五焦之间，膈俞在七焦之间 [4]，肝俞在九焦之间，脾俞在十一焦之间，肾俞在十四焦之间。皆夹脊相去三寸所，则欲得而验之，按其处，应在中而痛解 [5]，乃其俞也。灸之则可，刺之则不可。气盛则泻之，虚则补之。以火补者，毋吹其火，须 [6] 自灭也；以火泻之，疾吹其火，传其艾，须其火灭也。

【串注】

[1] 胸中大俞，在杼骨之端:《类经》七卷第十一"胸"作"背"，《太素》卷十一气穴作"胸"，《太素》杨注云："杼骨一名大杼，在于五脏六腑输上，故是胸中膻中气之大输也。"当以

"胸"为是。

[2] 焦：《太素》卷十一气穴及《甲乙经》卷三第八背自第一椎两旁侠脊各一寸五分下至节凡四十二穴作"椎"，下同。

[3] 间：《素问·血气形志》王注引《灵枢经》文作"旁"，下同。

[4] 膈俞在七焦之间：《素问·血气形志》王注引《灵枢经》文无此句。本文论五脏之俞，膈俞疑似后人补窜。

[5] 应在中而痛解：意指用手按压在穴位上，病人感到酸胀痛的即是穴位；或指原疼痛的位置用手指按压能使疼痛缓解，病人感觉舒服的即是穴位。

[6] 须：等待。《礼记》杂记下："敢不敢须以俟命。"孔注："须，待也。"

卫气 [1] 第五十二

【提要】本篇论述了营气、卫气的生理功能十二经脉标本的穴位所在，四气街的部位及其主病范围，还介绍了辨别虚实进行补泻的方法。

黄帝曰：五脏者，所以藏精神魂魄者也；六腑者，所以受水谷而行化物者也。其气内于 [2] 五脏，而外络肢节。其浮气 [3] 之不循经者，为卫气；其精气之行于经者，为营气。阴阳相随，外内相贯，如环之无端。亭亭淳淳乎 [4]，孰能穷之。然其分别阴阳，皆有标本虚实所离之处。能别阴阳十二经者，知病之所生；候虚实之所在者，能得病之高下；知六腑之气街者，能知解结契绍于门户^[5]；能知虚石^[6]之坚软者，知补泻之所在；能知六经标本者，可以无惑于天下。

【串注】

[1] 卫气：篇名"卫气"，实为标本，《太素》卷十作"经脉标本"，《甲乙经》卷二第四作"十二经标本"。

[2] 于：《太素》卷十经脉标本作"入于"。

[3] 浮气：指卫气浮出于脉外，循行于皮肤分肉之间。

[4] 亭亭淳淳：亭亭，远的意思。淳淳，流行不息之意。亭亭淳淳形容营气和卫气在人体内长远不息的循行。

[5] 解结契绍于门户：解结，疏通的意思。契，开的意思。绍，达的意思。解结契绍于门户，讲的是，知道了六腑气街，就像会解开绳结，会开达门户一样。而与此不同的解释，如《类经》七卷第十二注："契，合也。绍，维也。门户，出入要地也。六腑主表皆属阳经，知六腑往来之气街者，可以解其结聚。凡脉络之相合相维，自表自内，皆得其要，故曰契绍于门户"。

[6] 虚石：《太素》卷十经脉标本作"虚实"。

岐伯曰：博哉！圣帝之论。臣请尽意悉言之。

足太阳之本，在跟以上五寸中，标在两络命门。命门者，目也。足少阳之本，在窍阴之间，标在窗笼之前。窗笼者，耳也。足少阴之本，在内踝下上三寸中^[1]，标在背俞与舌下两脉^[2]也。足厥阴之本，在行间上五寸所，标在背俞也。足阳明之本，在厉兑，标在人迎颊夹颃颡也。足太阴之本，在中封前上四寸之中，标在背俞与舌本也。手太阳之本，在外踝之后，标在命门之上一寸^[3]也。手少阳之本，在小指次指之间上二寸^[4]，标在耳后上角、下外眦也。手阳明之本，在肘骨中，上至别阳^[5]，标在颜下合钳上^[6]也。手太阴之本，在寸口之中，标在腋内动也。手少阴之本，在锐骨之端，标在背俞也。手心主之本，在掌后两筋之间二寸中，标在腋下下三寸也。

凡候此者，下虚则厥，下盛则热；上虚则眩，上盛则热痛。故石[7]者绝而止之，虚者，引而起之[8]。

请言气街[9]，胸气有街，腹气有街，头气有街，胫气有街。故气在头者，止之于脑；气在胸者，止之膺与背俞；气在腹者，止之背俞，与冲脉于脐左右之动脉者；气在胫者，止之于气街，与承山踝上以下。取此者，用毫针，必先按而在久应于手，乃刺而予之。所治者，头痛眩仆，腹痛中满暴胀，及有新积。痛可移者，易已也；积不痛，难已也。

【串注】

[1] 下上三寸中：《太素》卷十经脉标本、《千金要方》卷十九第一"上三寸"均作"二寸"。丹波元简曰："据《千金》内踝下二寸，考《千金》等无穴，疑是下字衍，三寸作二寸为是复溜、交信在内踝上二寸，止隔一条筋，踝上三寸亦无穴。"

[2] 舌下两脉：《灵枢·根结》为廉泉；《素问·刺疟》"舌下两脉者，廉泉也"。舌下两脉，即后人所指之金津、玉液。

[3] 一寸：《太素》卷十经脉标本、《千金要方》卷十三第一均作"三寸"。《千金要方》"寸"下有"命门者，在心上一寸"八字。《太素》杨注："其末在目上三寸也。"

[4] 二寸：《甲乙经》卷二第四十二经标本作"三寸"。

[5] 上至别阳：《太素》卷十经脉标本注："手阳明脉起大指次指之端，循指上廉至外廉骨中，上至臂臑。臂臑，手阳明络，名曰别阳。"

[6] 颜下合钳上：《太素》卷十经脉标本："颜"作"颊"，"合"作"合于"。钳上，杨注："颊下一寸，人迎后，扶突上，名曰钳。钳，颈铁也。当此铁处，名为钳上。"

[7] 石:《太素》卷十经脉标本及《甲乙经》卷二第四十二经标本作"实"。

[8] 凡候此者……引而起之:本段标本的内容可与《灵枢·根结》中的根结内容互参。

[9] 气街:街,道路。气街,气行的道路。《太素》卷十经脉标本注:"胸、腹、头、胫四种,身之要也。四处气行之道,谓之街也。"

论痛第五十三

【提要】本篇论述了人体体质因深浅各部位厚薄坚脆的不同,其对于灸刺和药物的耐受力亦有所不同,因此,在治疗上应该因人而异。

黄帝问于少俞曰:筋骨之强弱,肌肉之坚脆,皮肤之厚薄,腠理之疏密,各不同,其于针石火焫之痛何如?肠胃之厚薄、坚脆亦不等,其于毒药何如?愿尽闻之。

少俞曰:人之骨强、筋弱、肉缓、皮肤厚者,耐痛,其于针石之痛,火焫亦然。

黄帝曰:其耐火焫者,何以知之?

少俞答曰:加以黑色而美骨 [1] 者,耐火焫。

黄帝曰:其不耐针石之痛者,何以知之?

少俞曰:坚肉薄皮者,不耐针石之痛,于火焫亦然。

黄帝曰:人之病,或同时而伤,或易已,或难已,其故何如?

少俞曰：同时而伤，其身多热者，易已；多寒者，难已。

黄帝曰：人之胜毒，何以知之？

少俞曰：胃厚色黑大骨及[2]肥者，皆胜毒；故其瘦而薄胃者，皆不胜毒也[3]。

【串注】

[1] 美骨：《甲乙经》卷六第十一寿夭形诊病候耐痛不耐痛大论作"善骨"。

[2] 及：《甲乙经》卷六第十一寿夭形诊病候耐痛不耐痛大论作"肉"。

[3] 胃厚色黑……皆不胜毒也：《诸病源候论》谓，"凡人若色黑大骨及肥者，皆胃厚，则胜毒；若瘦者，则薄胃，不胜毒也"。

逆顺第五十五

【提要】本篇论述了人体气的逆顺、脉的盛衰，以及对应的针刺治疗原则。

黄帝问于伯高曰：余闻气有逆顺，脉有盛衰，刺有大约[1]，可得闻乎？

伯高曰：气之逆顺者，所以应天地、阴阳、四时、五行也；脉之盛衰者，所以候血气之虚实有余不足；刺之大约者，必明知病之可刺，与其未可刺，与其已不可刺也。

黄帝曰：候之奈何？

伯高曰：《兵法》曰：无迎逢逢之气[2]，无击堂堂之阵[3]。

《刺法》曰[4]：无刺熇熇[5]之热，无刺漉漉之汗，无刺浑浑[6]之脉，无刺病与脉相逆者。

黄帝曰：候其可刺奈何？

伯高曰：上工，刺其未生者也；其次，刺其未盛者也；其次，刺其已衰者也。下工，刺其方袭者也；与其形之盛者也；与其病之与脉相逆者也。故曰[7]：方其盛也[8]，勿敢毁伤[9]，刺其已衰[10]，事必大昌。故曰：上工治未病，不治已病，此之谓也。

【串注】

[1] 刺有大约：《太素》卷二十三量顺刺注："约，法也。"刺有大约，就是针刺有原则大法。

[2] 逢逢之气：逢逢，如《诗》大雅灵台："鼍鼓逢逢"，鼓声。又如《墨子》耕柱："逢逢白云。"孙怡让曰："逢，蓬通。"《毛诗》小雅·采菽传云："蓬蓬，盛貌。"逢逢之气形容来势急疾气盛。

[3] 堂堂之阵：《孙子兵法》军争："勿击堂堂之阵。"杜佑："堂堂者，盛大之貌也。"形容阵势盛大，整齐划一。

[4] 《刺法》曰：《素问·疟论》作"经言"。

[5] 熇熇：王冰："熇熇，盛热也。"

[6] 浑浑：王冰："浑浑，言无端绪也。"《太素》卷二十三量顺刺注："浑浑，浊乱也。"

[7] 故曰：《素问·疟论》作"故经言曰"。

[8] 方其盛也：《素问·疟论》《太素》卷二十五三疟作"时"。

[9] 勿敢毁伤：《素问·疟论》作"必毁"，《太素》卷二十五三疟作"勿敢必毁"。

[10] 刺其已衰：《素问·疟论》作"因其衰也"。

水胀^[1] 第五十七

【提要】 本篇讨论了水与肤胀、鼓胀、肠覃、石瘕、石水的辨别和刺治方法。

黄帝问于岐伯曰：水与肤胀、鼓胀、肠覃^[2]、石瘕、石水^[3]，何以别之？

岐伯答曰：水始起也，目窠上微肿，如新卧起之状，其颈脉^[4]动，时咳，阴股间寒，足胫肿，腹乃大，其水已成矣。以手按其腹，随手而起，如裹水之状，此其候也。

黄帝曰：肤胀何以候之？

岐伯曰：肤胀者，寒气客于皮肤之间，𪔀𪔀^[5]然，不坚，腹大，身尽肿，皮厚，按其腹，窅而不起^[6]，腹色不变，此其候也。

鼓胀何如？

岐伯曰：腹胀身皆大，大与肤胀等也，色苍黄，腹筋起，此其候也。

肠覃何如？

岐伯曰：寒气客于肠外，与卫气相抟，气不得荣，因有所系，癖而内著，恶气乃起，瘜肉^[7]乃生。其始生也，大如鸡卵，稍以益大，至其成，如怀子之状，久者离岁^[8]，按之则坚，推之则移，月事以时下，此其候也。

石瘕何如？

岐伯曰：石瘕生于胞中，寒气客于子门，子门闭塞，气不得通，恶血当泻不泻，衃以留止[9]，日以益大，状如怀子，月事不以时下，皆生于女子，可导而下[10]。

黄帝曰：肤胀、鼓胀，可刺邪？

岐伯曰：先泻其胀之血络，后调其经，刺去其血络也。

【串注】

[1] 水胀：与肿胀有关的内容，另见《灵枢·胀论》《素问·水热穴论》《灵枢·杂病》《灵枢·四时气》《灵枢·癫狂》。

[2] 肠覃：丹波元简："覃义未详，盖此与蕈同……菌生木上。又《玉篇》：蕈，地菌也。肠中垢渣，凝聚生瘜肉，犹湿气蒸郁，生蕈于土木，故谓肠覃。"

[3] 石水：《灵枢·邪气脏腑病形》："肾脉……微大为石水，起脐以下，至小腹腄腄然，上至胃脘，死不治。"《素问·阴阳别论》："阴阳结斜，多阴少阳，曰石水，少腹肿。"《素问·大奇论》："肝肾并沉为石水。"《金匮要略》："石水，其脉自沉，外证腹满不喘。"

[4] 颈脉：王冰："颈脉，谓耳下及结喉旁人迎脉者也。"

[5] 鼜鼜：鼓声。《太素》卷二十九胀论、《甲乙经》卷八第四五脏六腑胀、《千金要方》卷二十一第四、《外台秘要》卷二十水肿门均作"壳壳"。

[6] 窅而不起：形容深陷不起。窅，深的意思。

[7] 瘜肉：恶肉。

[8] 离岁：《太素》卷二十九胀论注："离，历也。"经历了好多岁月。

[9] 衃以留止：《说文》："衃，凝血也。"《类经》十六卷第五十七注："衃，凝败之血也。"

[10] 可导而下：一种解释认为是用导血之剂下之。另一种解释认为，导是坐导药，其病在胞中，故用坐药导而下之。

卫气失常第五十九

【提要】本篇论述了卫气失常，留滞于胸腹，引起的各种病变及其刺治方法。本篇还介绍了人体深浅各部位疾病的诊断和治疗，强调人的体质因素，治疗时要因人制宜。

黄帝曰：卫气之留于腹[1]中，搐[2]积不行，苑蕴[3]不得常所，使人支胁胃中满，喘呼逆息者，何以去之？

伯高曰：其气积于胸中者，上取之，积于腹中者，下取之，上下皆满者，旁取之。

黄帝曰：取之奈何？

伯高对曰：积于上，泻人迎、天突、喉中[4]；积于下者，泻三里与气街；上下皆满者，上下取之，与季胁之下一寸；重者，鸡足取之[5]。诊视其脉大而弦急[6]，及绝不至者，及腹皮急[7]甚者，不可刺也。

黄帝曰：善。

【串注】

[1]腹：《甲乙经》卷九第四肝受气及卫气留积发胸胁满痛作"脉"。

[2]搐：《甲乙经》卷九第四肝受气及卫气留积发胸胁满痛作"蓄"。

[3]苑蕴："苑"通"菀"，"菀""蕴"两字互训，即蕴结之义。

[4]喉中：指廉泉穴。

[5]上下皆满者……鸡足取之：此处鸡足取之，指取人迎、天突、喉中，下取三里、气冲，中取章门，上、中、下三取之，如鸡足之分三岐，不同于《灵枢·官针》针法中的鸡足针法。《甲乙经》卷九第四"上下取之"作"上下皆取之"。"重者"疑当置于"上下皆取之"之后。

[6]弦急：《甲乙经》卷九第四肝受气及卫气留积发胸胁满痛作"强急"。

[7]急：《甲乙经》卷九第四肝受气及卫气留积发胸胁满痛作"绞"。"急""绞"义同。如《论语》泰伯："直而无礼则绞。"郑注："绞，急也。"

黄帝问于伯高曰：何以知皮肉、气血、筋骨之病也？

伯高曰：色起两眉[1]薄泽者，病在皮；唇色青黄赤白黑者，病在肌肉；营气濡然者，病在血气；目色青黄赤白黑者，病在筋；耳焦枯受尘垢，病在骨。

黄帝曰：病形何如，取之奈何？

伯高曰：夫百病变化，不可胜数，然皮有部，肉有柱[2]，血气有输，骨有属[3]。

黄帝曰：愿闻其故。

伯高曰：皮之部，输于四末；肉之柱，有臂胫诸阳分肉之间，与足少阴分间；血气之输，输于诸络，气血留居，则盛而起，筋部无阴无阳，无左无右，候病所在；骨之属者，骨空之所以受益[4]而益脑髓者也。

黄帝曰：取之奈何？

伯高曰：夫病变化，浮沉深浅，不可胜穷，各在其处，病间[5]者浅之，甚者深之，间者小之，甚者众之，随变而调气，故曰上工。

【串注】

[1] 两眉：《甲乙经》卷六第六内外形诊老壮肥瘦病旦慧夜甚大论作"两眉间"。

[2] 肉有柱：《类经》二十卷二十六注："柱者，腘之属也。"即在上下肢高起处的肌肉，因其坚厚隆起，有支柱的作用。

[3] 骨有属：丹波元简："属者附属之属，两骨相交之处，十二关节皆是。"

[4] 受益：《甲乙经》卷六第六内外形诊老壮肥瘦病旦慧夜甚大论作"受液"。

[5] 病间：病较轻。

黄帝问于伯高曰：人之肥瘦大小温寒，有老壮少小，别之奈何？

伯高对曰：人年五十已上为老，二十[1]已上为壮，十八已上为少，六岁已上为小。

黄帝曰：何以度知其肥瘦？

伯高曰：人有肥[2]、有膏、有肉。

黄帝曰：别此奈何？

伯高曰：腘[3]肉坚，皮满者，肥。腘肉不坚，皮缓者，膏。皮肉不相离者，肉。

黄帝曰：身之寒温何如？

伯高曰：膏者其肉淖[4]，而粗理者身寒，细理者身热。脂者其肉坚，细理者热[5]，粗理者寒。

黄帝曰：其肥瘦大小奈何？

伯高曰：膏者，多气而皮纵缓，故能纵腹垂腴[6]。肉者，身体容大。脂者，其身收小。

黄帝曰：三者之气血多少何如？

伯高曰：膏者，多气，多气者热，热者耐寒。肉者多血则充形，充形则平[7]。脂者，其血清，气滑少，故不能大。此别于众人者也。

黄帝曰：众人奈何？

伯高曰：众人皮肉脂膏，不能相加也，血与气，不能相多，故其形不小不大，各自称其身，命曰众人。

黄帝曰：善。治之奈何？

伯高曰：必先别其三形[8]，血之多少，气之清浊，而后调之，治无失常经。是故膏人纵腹垂腴，肉人者，上下容大，脂人者，虽脂不能大者。

【串注】

[1] 二十：《甲乙经》卷六第六内外形诊老壮肥瘦病旦慧夜甚大论作"三十"。

[2] 肥：《甲乙经》卷六第六内外形诊老壮肥瘦病旦慧夜甚大论作"脂"。

[3] 腘：《甲乙经》卷六第六内外形诊老壮肥瘦病旦慧夜甚大论作"腘"。

[4] 淖：柔润的意思。

[5] 热：《甲乙经》卷六第六内外形诊老壮肥瘦病旦慧夜甚大论作"和"。

[6] 纵腹垂腴：形容腹部的肌肉宽纵，肥肉下垂，《说文解字》肉部："腴，腹下肥也。"

[7] 肉者多血则充形，充形则平：《类经》四卷第十八注："肉者多血，血养形，故形充而气质平也。"

[8] 三形：膏型、肉型、脂型三种不同类型的形体。

玉版第六十

【提要】本篇论述了疾病的形成都是积微所生，因此要防微杜渐，早诊断，早治疗。本篇还叙述了五逆的具体表现以及逆治的危害性，和迎刺五里的害处。

黄帝曰：余以小针为细物也，夫子乃言上合之于天，下合之于地，中合之于人，余以为过针之意矣，愿闻其故。

岐伯曰：何物大于天[1]乎？夫大于针者，惟五兵者焉，五兵[2]者，死之备也，非生之具[3]。且夫人者，天地之镇[4]也，其不可不参乎？夫治民者，亦唯针焉。夫针之与五兵，其孰小乎？

黄帝曰：病之生时，有喜怒不测，饮食不节，阴气不足，阳气有余，营气不行，乃发为痈疽。阴阳[5]不通，两热相抟，乃化为脓，小针能取之乎？

岐伯曰：圣人不能使化者，为之邪不可留也。故两军相当，旗帜相望，白刃陈于中野者，此非一日之谋也。能使其民，令行禁止，士卒无白刃之难者，非一日之教也，须臾之得也。夫至[6]使身被痈疽之病，脓血之聚者，不亦离道远乎？夫痈疽之生，脓血之成也，不从天下，不从地出[7]，积微[8]之所生也，故圣人自治于未有形也[9]，愚者遭其已成也。

【串注】

[1] 天：《太素》卷二十三痈疽逆顺刺作"针者"。

[2] 五兵：《太素》卷二十三痈疽逆顺刺注："兵有五者，一弓，二殳，三矛，四戈，五戟。"《类经》十八卷八十九注："五兵

即五刃，刀剑矛戟矢也。"

[3] 具:《太素》卷二十三痈疽逆顺刺作"备"。

[4] 且夫人者，天地之镇:《太素》卷二十三痈疽逆顺刺"镇"作"镇塞"。人者，天地之镇，是说天地万物之中，人是最宝贵最重要的。

[5] 阴阳:《太素》卷二十三痈疽逆顺刺及《甲乙经》卷十一第九寒气客于经络之中发痈疽风成发厉浸淫下作"阴阳气"。

[6] 至:《甲乙经》卷十一第九寒气客于经络之中发痈疽风成发厉浸淫下作"致"。

[7] 不从天下，不从地出:《甲乙经》卷十一第九寒气客于经络之中发痈疽风成发厉浸淫无此八字。

[8] 积微:《甲乙经》卷十一第九寒气客于经络之中发痈疽风成发厉浸淫下作"积聚"。

[9] 圣人自治于未有形也:《太素》卷二十三痈疽逆顺刺作"圣人之治自于未有形也"，《甲乙经》卷十一第九寒气客于经络之中发痈疽风成发厉浸淫下作"圣人自治于未形也"。

黄帝曰:其已形，不予遭，脓已成，不予见[1]，为之奈何?

岐伯曰:脓已成，十死一生，故圣人弗使已成[2]，而明为良方，著之竹帛，使能者踵[3]而传之后世，无有终时者，为其不予遭[4]也。

黄帝曰:其已有脓血而后遭乎[5]? 不导之[6]以小针治乎?

岐伯曰:以小治小者，其功小，以大治大者，多害[7]，故其已成脓血[8]者，其唯砭石铍锋之所取也。

【串注】

[1] 其已形，不予遭，脓已成，不予见:《甲乙经》卷十一第九作"其已有形，脓已成";《太素》卷二十三痈疽逆顺刺作"其

以有形不子遭，脓以成不子见"。杨注曰："遭，逢也。子，百姓……言不逢者，痈之有形，百姓不能逢知也，痈之有脓，百姓亦不见。"

[2] 弗使已成：《太素》卷二十三痈疽逆顺刺"弗"作"不"。

[3] 踵：继承之意。

[4] 不予遭：《太素》卷二十三痈疽逆顺刺"予"作"子"。

[5] 其已有脓血而后遭乎：《太素》卷二十三痈疽逆顺刺"乎"作"子"。《甲乙经》卷十一第九下"已"下有"成"字，无"而后遭乎"四个字。

[6] 导之：二字疑衍。

[7] 以大治大者，多害：《甲乙经》卷十一第九寒气客于经络之中发痈疽风成发厉浸淫下"多害"作"其功大"，下有"以小治大者多害大"八字。丹波元简曰："原文义难通，得《甲乙经》其旨甚晰，盖以大治大，谓以砭石铍针取大脓血也。"

[8] 血：《太素》卷二十三痈疽逆顺刺无"血"字。

黄帝曰：多害者其不可全乎？

岐伯曰：其在逆顺焉。

黄帝曰：愿闻逆顺。

岐伯曰：以为伤[1]者，其白眼青，黑眼小，是一逆也；内药而呕者，是二逆也；腹痛[2]渴甚，是三逆也；肩项中不便[3]，是四逆也；音嘶色脱，是五逆也。除此五者，为顺矣。

黄帝曰：诸病皆有逆顺，可得闻乎？

岐伯曰：腹胀、身热、脉大[4]，是一逆也；腹鸣而满，四肢清泄[5]，其脉大，是二逆也；衄而不止[6]，脉大，是三逆也；咳且溲血脱形，其脉小劲，是四逆也；咳脱形，身热，脉小以疾，是谓五逆也。如是者，不过十五日而死矣。

其腹大胀，四末清，脱形，泄甚，是一逆也；腹胀便血，其脉大，时绝，是二逆也；咳，溲血，形肉脱，脉搏[7]，是三逆也；呕血，胸满引背，脉小而疾，是四逆也；咳呕，腹胀且飧泄，其脉绝，是五逆也。如是者，不及[8]一时而死矣。工不察此者而刺之，是谓逆治。

【串注】

[1] 伤：指痈疽。

[2] 腹痛：《诸病源候论》卷三十二痈溃后候、卷三十三痈发后候，《外台秘要》卷三十七痈疽发背证候并作"伤"。

[3] 肩项中不便：《诸病源候论》卷三十二痈溃后候、《外台秘要》卷三十七痈疽发背证候并作"膊项中不仁"。

[4] 脉大：《甲乙经》卷四第一经脉下校注云："大一作小。"因为腹胀、身热、脉大为顺；脉小则脉证不合，故云逆也。故作"小"当是之。

[5] 四肢清泄：语义不通，疑"清"当作"凊"，即寒冷、冰凉之意，而"泄"疑衍。

[6] 衄而不止：《甲乙经》卷四第一经脉下作"血衄不止"。

[7] 脉搏：《甲乙经》卷四第一经脉下作"脉喘"。

[8] 不及：马注本及张注本作"不过"。

黄帝曰：夫子之言针甚骏[1]，以配天地，上数天文，下度地纪[2]，内别五脏，外次六腑，经脉二十八会，尽有周纪。能杀生人，不能起死者，子能反之乎？

岐伯曰：能杀生人，不能起死者也。

黄帝曰：余闻之，则为不仁，然愿闻其道，弗行于人。

岐伯曰：是明道也，其必然也，其如刀剑之可以杀人，如饮酒使人醉也，虽勿诊，犹可知矣。

黄帝曰：愿卒闻之。

岐伯曰：人之所受气者，谷也。谷之所注者，胃也。胃者，水谷气血之海也。海之所行云气^[3]者，天下也。胃之所出气血者，经隧也。经隧者，五脏六腑之大络^[4]也，迎而夺之而已矣^[5]。

黄帝曰：上下有数乎？

岐伯曰：迎之五里，中道而止，五至而已，五往^[6]而脏之气尽矣，故五五二十五，而竭其输矣，此所谓夺其天气者也，非^[7]能绝其命而倾其寿者也。

黄帝曰：愿卒闻之。

岐伯曰：阖^[8]门而刺之者，死于家中；入门而刺之者，死于堂上^[9]。

黄帝曰：善乎方，明哉道，请著之玉版，以为重宝，传之后世，以为刺禁，令民勿敢犯也。

【串注】

[1] 骏：《尔雅》释古："骏，大也。"

[2] 地纪：地理的意思。《白虎通》："三纲六纪。纪者，理也。"

[3] 云气：《甲乙经》卷五第一针灸禁忌下作"云雨"。

[4] 络：疑当作"路"。

[5] 迎而夺之而已矣：《甲乙经》卷五第一针灸禁忌下"迎"作"逆"。

[6] 往：《素问》气穴论王注引《针经》作"注"。《甲乙经》卷五第一针灸禁忌下校注："往，一作注。"

[7] 非：孙鼎宜曰："非下应补针字。"

[8] 阖：孙鼎宜曰："阖，当作开，声误。"

[9] 阖门而刺之者……死于堂上：《类经》二十二卷六十一注："门，即生气通天等论所谓气门之门也。阖门而刺，言犹浅

也，浅者害浅，故死于家中；入门而刺，言其深也，深则害速故死于堂上。"

五禁第六十一

【提要】本篇重点论述了针刺的五禁，以及五夺、五过、五逆等禁忌。

黄帝问于岐伯曰：余闻刺有五禁，何谓五禁？

岐伯曰：禁其不可刺也。

黄帝曰：余闻刺有五夺。

岐伯曰：无泻其不可夺者也。

黄帝曰：余闻刺有五过[1]。

岐伯曰：补泻无过其度。

黄帝曰：余闻刺有五逆。

岐伯曰：病与脉相逆，命曰五逆。

黄帝曰：余闻刺有九宜[2]。

岐伯曰：明知九针之论，是谓九宜。

黄帝曰：何谓五禁，愿闻其不可刺之时。

岐伯曰：甲乙日自乘[3]，无刺头，无发蒙于耳内。丙丁日自乘，无振埃于肩喉廉泉[4]。戊己日自乘四季，无刺腹，去爪[5]泻水。庚辛日自乘，无刺关节于股膝。壬癸日自乘，无刺足胫，是谓五禁。

黄帝曰：何谓五夺？

岐伯曰：形肉已夺，是一夺也；大夺血之后，是二夺也；大汗出之后，是三夺也；大泄之后，是四夺也；新产及大血之后，是五夺也。此皆不可泻。

黄帝曰：何谓五逆？

岐伯曰：热病脉静，汗已出，脉盛躁，是一逆也；病泄，脉洪大，是二逆也；著痹不移，䐜肉破，身热，脉偏绝，是三逆也；淫[6]而夺形身热，色夭然白，乃后下血衃，血衃笃重，是谓四逆也；寒热夺形，脉坚搏，是谓五逆也。

【串注】

[1] 五过：后未详述，疑脱简。五过的内容，可见《素问·疏五过论》。《类经》二十三卷第五十八注："补之太过，资其邪气；泻之过度。竭其正气，是五过也。"

[2] 九宜：后未详述，疑脱简。《灵枢·官针》："九针之宜，各有所为，长短大小，各有所施也。"

[3] 自乘：《类经》二十二卷五十八注："日自乘者，言其日之所直也。"就是人身不同的部位，每一天都能逢到一个值日的天干。

[4] 廉泉：本篇五禁刺，以身形部位称，不言穴位，而此"廉泉"二字，似部位"喉"的旁注，误入正文。

[5] 无发蒙……去爪：发蒙、振埃、去爪的详细内容，参见《灵枢·刺节真邪》。

[6] 淫：周学海："淫，谓肠澼沃沫，精遗淋漓盗汗之类皆是。"泛指耗伤阴津的病变。

动输第六十二

【提要】本篇主要论述了手太阴、足少阴、足阳明中的腧穴，独动而不休止的道理。

黄帝曰：经脉十二，而手太阴、足少阴、阳明，独动不休，何也？

岐伯曰：是明[1]胃脉也。胃为五脏六腑之海[2]，其清气上注于肺，肺气从太阴而行之，其行也，以息往来，故人一呼，脉再动，一吸脉亦再动，呼吸不已，故动而不止。

黄帝曰：气之过于寸口也，上十[3]焉息，下八[4]焉伏[5]，何道从还？不知其极。

岐伯曰：气之离脏也，卒然如弓弩之发，如水之下岸，上于鱼以反衰[6]，其余气衰散以逆上，故其行微。

黄帝曰：足之阳明，何因而动？

岐伯曰：胃气上注于肺，其悍气上冲头者，循咽[7]，上走空窍，循眼系，入络脑，出颀[8]，下客主人，循牙车，合阳明，并下人迎，此胃气别走于阳明者也。故阴阳上下，其动也若一。故阳病而阳脉小者，为逆；阴病而阴脉大者，为逆。故阴阳俱静俱动，若引绳相倾者病。

【串注】

[1] 是明：据《太素》卷九脉行同异、《甲乙经》卷二第一十二经脉络脉支别下改作"足阳明"。

[2] 胃为五脏六腑之海：参见《素问·痿论》"阳明者五脏六

腑之海"。

　　[3] 十：《太素》卷九脉行同异无"十"字，《甲乙经》卷二第一十二经脉络脉支别下作"入"。

　　[4] 八：《太素》卷九脉行同异无"八"字，《甲乙经》卷二第一十二经脉络脉支别下作"出"。

　　[5] 上十焉息，下八焉伏：《类经》八卷第十三："寸口，手太阴脉也，上下言进退之势也；十、八喻盛衰之形也；焉，何也；息，生长也。上十焉息，言脉之进也其气盛，何所来而生也；下八焉伏，言脉之退也其气衰，何所去而伏也。此其往还之道，真若有难穷其极者。"

　　[6] 上于鱼以反衰：鱼，是鱼际。此指脉气从寸口上鱼际之后，出现由盛反衰的现象。

　　[7] 咽：《甲乙经》卷二第一十二经脉络脉支别下作"喉"。

　　[8] 颅：《太素》卷九脉行同异、《甲乙经》卷二第一十二经脉络脉支别下作"颔"。

　　黄帝曰：足少阴何因而动？

　　岐伯曰：冲脉者[1]，十二经之海也[2]，与少阴之大络，起于肾下[3]，出于气街，循阴股内廉，邪[4]入腘中，循胫骨内廉[5]，并少阴之经，下入内踝之后，入足下；其别者，邪入踝，出属跗上，入大指之间，注诸络，以温足胫[6]，此脉之常动者也。

　　黄帝曰：营卫[7]之行也，上下相贯，如环之无端，今有其卒然遇邪气，及逢大寒，手足懈惰[8]，其脉阴阳之道，相输之会，行相失也，气何由还？

　　岐伯曰：夫四末阴阳之会者，此气之大络也；四街[9]者，气之径路[10]也。故络绝则径[11]通，四末解则气从合，相输如环。黄帝曰：善。此所谓如环无端，莫知其纪，终而复始，此之谓也。

【串注】

[1] 冲脉者：冲脉的起点与循行，另见《灵枢·逆顺肥瘦》《灵枢·五音五味》《素问·骨空论》《素问·举痛论》《难经·二十七难》《奇经八脉考》。

[2] 冲脉者，十二经之海也：参见《灵枢·逆顺肥瘦》"夫冲脉者，五脏六腑之海也"；《灵枢·五音五味》"冲脉任脉……为经络之海"；《素问·痿论》"冲脉者，经脉之海也……"

[3] 起于肾下：《灵枢·五音五味》"冲脉任脉皆起于胞中"。

[4] 邪：《素问·奇病论》及《甲乙经》卷二第一十二经脉络脉支别下作"斜"，《灵枢·逆顺肥瘦》无邪字。下文"邪入踝"之"邪"同。

[5] 循胫骨内廉：《灵枢·逆顺肥瘦》为"伏行骭骨内"。

[6] 足胫：《甲乙经》卷二第一十二经脉络脉支别下作"足跗"。

[7] 营卫：《甲乙经》卷二第一十二经脉络脉支别下作"卫气"。

[8] 懈惰：《甲乙经》卷二第一十二经脉络脉支别下作"不随"。

[9] 四街：四街的具体内容，见《灵枢·卫气》："胸气有街，腹气有街，头气有街，胫气有街……"

[10] 径路：《太素》卷十冲脉无"路"字。《甲乙经》卷二第一十二经脉络脉支别下"径路"作"经"。

[11] 径：《太素》卷十冲脉、《甲乙经》卷二第一十二经脉络脉支别下作"经"。

五音五味第六十五（节选）

【提要】本篇所选针灸部分叙述了妇人、宦者、天宦不能生须的道理，以及三阴三阳经脉气血多少的一般规律，以便于针刺补泻治疗时作为参考。

黄帝曰：妇人无须者，无血气乎？

岐伯曰：冲脉任脉皆起于胞中，上循背[1]里，为经络之海，其浮而外者，循腹右[2]上行，会于咽喉，别而络唇口[3]，血气盛则充肤热肉[4]，血独盛则澹渗[5]皮肤，生毫毛。今妇人之生，有余于气，不足于血，以其数脱血也，冲任之脉，不荣口唇，故须不生焉。

黄帝曰：士人有伤于阴，阴气绝而不起，阴不用，然其须不去，其故何也？宦者独去何也？愿闻其故。

岐伯曰：宦者去其宗筋，伤其冲脉，血泻不复，皮肤内结，唇口不荣故须不生。

黄帝曰：其有天宦者，未尝被伤，不脱于血，然其须不生，其故何也？

岐伯曰：此天之所不足也，其任冲不盛、宗筋不成，有气无血，唇口不荣，故须不生。

黄帝曰：善乎哉！圣人之通万物也，若日月之光影，音声鼓响，闻其声而知其形，其非夫子，孰能明万物之精。是故圣人视其颜色，黄赤者多热气，青白者少热气，黑色者多血少气，美眉者，太阳多血；通髯极须者，少阳多血，美须者阳明多血，此其时然也。

夫人之常数，太阳常多血少气，少阳常多气少血，阳明常多血多气，厥阴常多气少血[6]，少阴常多血少气[7]，太阴常多血少[8]气，此天之常数也。

【串注】

[1] 背：《太素》卷十任脉、《甲乙经》卷二第二奇经八脉作"脊"。

[2] 右：《太素》卷十任脉、《甲乙经》卷二第二奇经八脉无"右"字。

[3] 冲脉任脉皆起于胞中……别而络唇口：参见《灵枢·逆顺肥瘦》："夫冲脉者，五脏六腑之海也，五脏六腑皆禀焉。其上者，出于……"《灵枢·动输》："冲脉者十二经之海也，与少阴之大络，起于肾下，出于气街，循……"《素问·痿论》"冲脉者，经脉之海也……"

[4] 血气盛则充肤热肉：《素问·骨空论》王注引作"血气盛则皮肤热"。

[5] 澹渗：《素问·骨空论》王注引《针经》《甲乙经》卷二第二奇经八脉并作"渗灌"。

[6] 厥阴常多气少血：《灵枢·九针论》《素问·血气形志》以及《太素》卷十九知形志所宜均作"厥阴多血少气"。

[7] 少阴常多血少气：《素问·血气形志》《太素》卷十九知形志所宜均作"少血多气"。

[8] 少：《太素》卷十九知形志所宜无"少"字。

【按语】关于气血多少，本篇与《灵枢·九针论》《素问·血气形志》以及《太素》卷十任脉、《太素》卷十九知形志所宜互有歧义。张介宾意以血气形志篇为是，似武断而欠妥。几种不同的说法暂存疑，作为参考。

行针第六十七

【提要】本篇论述了人体体质阴阳的偏盛与偏衰的不同，以及对针刺治疗可能会产生的不同反应，故而在治疗时，应该因人施治。

黄帝问于岐伯曰：余闻九针于夫子，而行之于百姓，百姓之血气，各不同形，或神动而气先针行；或气与针相逢；或针已出气独行；或数刺乃知；或发针而气逆；或数刺病益剧。凡此六者，各不同形，愿闻其方。

岐伯曰：重阳之人，其神易动，其气易往也。

黄帝曰：何谓重阳之人？

岐伯曰：重阳之人，熇熇高高[1]，言语善疾，举足善高，心肺之脏气有余，阳气滑盛而扬[2]，故神动而气先行。

黄帝曰：重阳之人而神不先行者，何也？

岐伯曰：此人颇有阴者也。

黄帝曰：何以知其颇有阴也。

岐伯曰：多阳者，多喜；多阴者，多怒，数怒者，易解，故曰颇有阴。其阴阳之离合难，故其神不能先行也。

黄帝曰：其气与针相逢，奈何？

岐伯曰：阴阳和调，而血气淖泽滑利，故针入而气出，疾而相逢也。

黄帝曰：针已出而气独行者，何气使然？

岐伯曰：其阴气多而阳气少[3]，阴气沉而阳气浮者内藏[4]，故针已出，气乃随其后，故独行也。

黄帝曰：数刺乃知，何气使然？

岐伯曰：此人之多阴而少阳，其气沉而气往[5]难，故数刺乃知也。

黄帝曰：针入而气逆者[6]，何气使然？

岐伯曰：其气逆与其数刺病益甚者，非阴阳之气，浮沉之势也。此皆粗之所败，工之所失，其形气无过焉。

【串注】

[1] 熇熇高高：《太素》卷二十三量气刺作“熇熇蒿蒿”，《甲乙经》卷一第十六阴阳二十五人形性血气不同作“矫矫蒿蒿”。熇熇蒿蒿，形容阳气炽盛。

[2] 扬：张志聪：“扬字含易散意。”

[3] 阴气多而阳气少：《甲乙经》卷一第十六阴阳二十五人形性血气不同“阴”“阳”下无“气”字。

[4] 阴气沉而阳气浮者内藏：《太素》卷二十三量气刺作“阴气沉而阳气浮，沉者内藏”。

[5] 往：《太素》卷二十三量气刺作“注”。肖延平按：“据上文经云：其气易往。恐系往字传写之误。”

[6] 针入而气逆者：《太素》卷二十三量气刺“而”下无“气”字。丹波元简：“推上下文例，者下似脱‘其数刺病益甚者’七字。”

忧恚无言[1]第六十九

【提要】本篇论述了失音症的病因和刺治方法。

黄帝问于少师曰：人之卒然忧恚，而言无音者，何道之塞？何气出行？使音不彰？愿闻其方[2]。

少师答曰：咽喉[3]者，水谷之道也。喉咙者[4]，气之所以上下者也。会厌者，音声之户也。口唇者，音声之扇也。舌者，音声之机也。悬雍垂者，音声之关者。颃颡[5]者，分气之所泄也。横骨[6]者，神气所使，主发舌者也。故人之鼻洞涕出不收者，颃颡不开，分气失也。是故厌小而疾薄[7]，则发气疾，其开阖利，其出气易；其厌大而厚，则开阖难，其气出迟，故重言[8]也。人卒然无音者，寒气客于厌，则厌不能发，发不能下[9]，至其开阖不致[10]，故无音。

黄帝曰：刺之奈何？

岐伯曰：足之少阴，上系于舌，络于横骨，终于会厌。两泻其血脉，浊气乃辟。会厌之脉，上络任脉，取之天突，其厌乃发也。

【串注】

[1] 忧恚无言：有关五官证治的论述，另见《灵枢·寒热病》《灵枢·热病》《灵枢·杂病》《灵枢·厥病》。恚：怒恨。

[2] 方：《易·恒卦》注："方，犹道也。"即道理。《广雅·释诂》："方，始也。"引申为原因。

[3] 喉：疑衍。

[4] 喉咙者：疑衍。

[5] 颃颡：即后鼻道，气由此可分出于口鼻。

[6] 横骨：此指附于舌根部的软骨。

[7] 疾薄：《甲乙经》卷十二第二寒气客于厌发喑不能言作"薄"，无"疾"字。

[8] 重言：张志聪："重言，口吃而期期也。"

[9] 厌不能发，发不能下：张志聪："厌不能发，谓不能开

也；发不能下，谓不能阖也。"

[10] 开阖不致：《类经》二十一卷第四十五注："不致，不能也。寒气客于会厌，则气道不利，既不能发扬而高，又不能低抑而下，开阖俱有不便，故卒然失音。"

寒热第七十

【提要】本篇论述了瘰疬的成因、诊断、针刺治疗和预后。

黄帝问于岐伯曰：寒热瘰疬[1] 在于颈腋者，皆何气使生？

岐伯曰：此皆鼠瘘寒热[2] 之毒气也，留于脉而不去者也。

黄帝曰：去之奈何？

岐伯曰：鼠瘘之本，皆在于脏，其末上出于颈腋之间，其浮于脉中，而未内著于肌肉，而外为脓血者，易去也。

黄帝曰：去之奈何？

岐伯曰：请从其本引其末[3]，可使衰去，而绝其寒热。审按其道以予之，徐往徐来[4] 以去之，其小如麦者，一刺知[5]，三刺而已[6]。

黄帝曰：决其生死奈何？

岐伯曰：反其目视之，其中有赤脉，上下[7]贯瞳子，见一脉，一岁死；见一脉半，一岁半死；见二脉，二岁死；见二脉半，二岁半死；见三脉，三岁而死。见赤脉不下贯瞳子，可治也。

【串注】

[1] 瘰疬：《类经》十八卷第九十注："瘰疬者，其状累然，而历贯上下也，故于颈腋之间皆能有之，因其形如鼠穴，塞其一，

复穿其一，故又名为鼠瘘。"

[2]鼠瘘寒热：莫文泉《研经言》卷三："鼠性善窜……瘘之称鼠，亦取窜通经络之义……此病初起曰瘰疬……已成曰鼠瘘。经称'寒热瘰疬'及'寒热鼠瘘'，别之以此。"《素问·骨空论》："鼠瘘寒热，还刺寒府。"

[3]请从其本引其末：《太素》卷二十六寒热瘰疬注："本，谓脏也；末，谓瘘处也。就是从病源着手治疗，以引导患部的邪毒，使之消散。"

[4]徐往徐来：《类经》十八卷第九十注："徐往徐来，即补泻之法。"

[5]知：指见效，稍愈。

[6]已：《广雅·释诂》："已，愈也。"

[7]上下：《太素》卷二十六寒热瘰疬作"从上下"，《脉经》《千金要方》同。

【按语】此条记述之诊法，据陈言《三因方》所言："虽有此说，验之病者少有此症，亦难考证。"

邪客第七十一（节选）

【提要】本篇论述了不眠症的病因和治法；营、卫、宗气的循行与作用；人体与自然界的相应关系；"持针纵舍"的意义和操作方法；手太阴、手厥阴经脉的屈折出入循行；手少阴心经独无腧穴的道理；四肢主要关节的"八虚"，可以分候五脏病变。

黄帝问于伯高曰：夫邪气之客人也，或令人目不瞑、不卧出者，何气使然？

伯高曰：五谷入于胃也，其糟粕、津液、宗气，分为三隧[1]，故宗气积于胸中，出于喉咙，以贯心脉[2]，而行呼吸焉。营气者，泌其津液，注之于脉，化以为血，以荣四末，内注五脏六腑，以应刻数焉。卫气者，出其悍气之慓疾，而先行于四末、分肉、皮肤之间，而不休者也，昼日行于阳，夜行于阴，常从足少阴之分间[3]，行于五脏六腑。今厥气客于五脏六腑，则卫气独卫其外，行于阳，不得入于阴。行于阳则阳气盛，阳气盛则阳跷陷[4]，不得入于阴，阴虚，故目不瞑。

黄帝曰：善。治之奈何？

伯高曰：补其不足，泻其有余，调其虚实，以通其道，而去其邪。饮以半夏汤一剂，阴阳已通，其卧立至。

黄帝曰：善。此所谓决渎壅塞，经络大通，阴阳和得[5]者也。愿闻其方。

伯高曰：其汤方以流水千里以外者八升，扬之万遍，取其清五升，煮之，炊以苇薪火，沸置秫米[6]一升，治半夏[7]五合，徐炊，令竭为一升半，去其滓，饮汁一小杯，日三，稍益，以知为度。故其病新发者，覆杯则卧[8]，汗出则已矣；久者，三饮而已也。

【串注】

[1] 三隧：《类经》十八卷第八十三注："隧，道也。糟粕之道，出于下焦；津液之道，出于中焦；宗气之道，出于上焦。故分为三隧。"

[2] 脉：《甲乙经》卷十二第三目不得眠不得视及多卧卧不安……及喘、《太素》卷十二营卫气行作"肺"。卫气夜行参阅《灵枢·卫气行》。

[3] 昼日行于阳……常从足少阴之分间：卫气昼行于阳分，

以足太阳膀胱经开始；夜行于阴分，以足少阴肾经为起点。参《灵枢·卫气行》。

[4] 阳跷陷：《甲乙经》卷十二第三目不得眠不得视及多卧卧不安……及喘、《太素》卷十二营卫气行作"阳跷满"，阳跷满与《灵枢·大惑论》之"阳气满则阳跷盛"文义相合。

[5] 和得：《甲乙经》卷十二第三目不得眠不得视及多卧卧不安……及喘作"得和"，当是。

[6] 秫米：《类经》十八卷第八十三注："秫米，糯小米也，即黍米之类，而粒小如黍，可以作酒，北人称为小黄米，其性味甘粘微凉，能营养补阴。"李时珍："秫，治阳盛阴虚，夜不得眠，半夏汤中用之，取其益阴气而利大肠也，大肠利则阳不盛矣。"

[7] 治半夏：经过炮制的半夏。

[8] 覆杯则卧：空杯翻转朝下放置称覆杯，形容服药后立即安睡，疗效来得快。

【按语】 与阴阳跷有关的目不瞑之病机，另见《灵枢·脉度》与《灵枢·大惑论》。

……

黄帝问于岐伯曰：余愿闻持针之数，内针之理，纵舍[1] 之意，扞皮[2] 开腠理，奈何？脉之屈折，出入之处，焉至而出，焉至而止，焉至而徐，焉至而疾，焉至而入[3]？六腑之输于身者，余愿尽闻，少序别离之处[4]，离而入阴，别而入阳，此何道而从行？愿尽闻其方。

岐伯曰：帝之所问，针道毕矣。

黄帝曰：愿卒闻之。

岐伯曰：手太阴之脉，出于大指之端，内屈，循白肉际，至本节之后太渊，留以澹^[5]，外屈，上于本节下，内屈，与阴诸^[6]络会于鱼际，数脉并注，其气滑利，伏行壅骨^[7]之下，外屈，出于寸口而行，上至于肘内廉，入于大筋之下，内屈，上行臑阴^[8]，入腋下，内屈，走肺。此顺行逆数之屈折也。心主之脉，出于中指之端，内屈，循中指内廉以上，留于掌中，伏行两骨之间，外屈，出两筋之间，骨肉之际，其气滑利，上二寸^[9]，外屈出行两筋之间，上至肘内廉，入于小筋之下，留两骨之会，上入于胸中，内络于心脉^[10]。

【串注】

[1] 纵舍：《类经》二十二卷第二十三注："纵，言从缓；舍，言弗用也。"缓用针或不用针。

[2] 扞皮：扞，《集韵》与撆同。扞皮，以手的作用伸展皮肤。

[3] 焉至而出……焉至而入：出、止、徐、疾、入，是提问五脏经脉腧穴流注的所在。《太素》卷九脉行同异注："举其五义，问五脏脉行处。"

[4] 余愿尽闻，少序别离之处：《太素》卷九脉行同异作"余愿尽闻其序，别离之处"。

[5] 留以澹：《类经》二十卷第二十三注："澹，水摇貌，脉至太渊而动故曰留以澹也。"

[6] 阴诸：《甲乙经》卷三第二十四手太阴及臂凡一十八穴作"诸阴"。

[7] 壅骨：《太素》卷九脉行同异杨注："壅骨，谓手鱼骨也。"

[8] 臑阴：《太素》卷九脉行同异杨注："臑阴，谓手三阴脉行于臑中，故名臑阴。"

[9] 上二寸：《太素》卷九脉行同异作"上行三寸"。

[10] 手太阴之脉……心主之脉……内络于心脉：参见《灵枢·经脉》："肺手太阴之脉……""心主手厥阴心包络之脉……"

黄帝曰：手少阴之脉，独无腧[1]，何也？

岐伯曰：少阴，心脉也。心者，五脏六腑之大主也，精神之所舍也，其脏坚固，邪弗能容也。容之则心伤，心伤则神去，神去则死矣。故诸邪之在于心者，皆在于心之包络。包络者，心主之脉也，故独无腧焉。

黄帝曰：少阴独无腧者，不病乎？

岐伯曰：其外经病而脏不病，故独取其经于掌后锐骨之端。其余脉出入屈折，其行之徐疾，皆如手少阴[2]心主之脉行也。故本输者，皆因其气之虚实疾徐以取之，是谓因冲[3]而泻，因衰而补，如是者，邪气得去，真气坚固，是谓因天之序。

【串注】

[1] 手少阴之脉，独无腧：参《灵枢·本输》腧穴的记载。

[2] 少阴：《太素》卷九脉行同异作"太阴"。

[3] 冲：《太素》卷九脉行同异注："冲，盛也。"

【按语】 张介宾曰："……少阴经有病，则治经有腧。故《甲乙经》备载少阴之腧，云：少冲为井，少府为荣，神门为腧，灵道为经，少海为合。于十二经之腧始全，其义盖本诸此。"

黄帝曰：持针纵舍[1]奈何？

岐伯曰：必先明知十二经脉之本末，皮肤之寒热，脉之盛衰滑涩。其脉滑而盛者，病日进；虚而细者，久以持；大以涩者，为痛痹；阴阳如一[2]者，病难治。其本末尚热者，病尚在；其热以[3]衰者，其病亦去矣。持其尺，察其肉之坚脆，大小滑涩，寒温燥湿。因视目之五色，以知五脏，而决死生。视其血脉，察其色，以知其寒热痛痹[4]。

黄帝曰：持针纵舍，余未得其意也。

岐伯曰：持针之道，欲端以正，安以静。先知虚实而行疾徐。左手执骨，右手循之。无与肉果[5]。泻欲端以正，补必闭肤。辅针导气，邪得[6]淫泆[7]，真气得居。

黄帝曰：扞皮开腠理奈何？

岐伯曰：因其分肉，左别其肤[8]，微内而徐端之，适神不散，邪气得去。

黄帝问于岐伯曰：人有八虚[9]，各何以候？

岐伯答曰：以候五脏。

黄帝曰：候之奈何？

岐伯曰：肺心有邪，其气留于两肘；肝有邪，其气流于两腋；脾有邪，其气留于两髀；肾有邪，其气留于两腘。凡此八虚者，皆机关之室[10]，真气之所过，血络之所游。邪气恶血，固不得住留。住留则伤筋络骨节；机关不得屈伸，故拘挛也。

【串注】

[1] 持针纵舍：王冰曾在《素问·三部九候论》"中部人，手少阴也"的注文中，引述了《灵枢·持针纵舍论》，而今本《灵枢经》无此篇名，此处所说的"持针纵舍"，疑是该篇之文。

[2] 阴阳如一：《类经》二十卷第二十三注："表里俱伤，血气皆败者，是为阴阳如一，刺之必反甚，当舍而勿针也。"

[3] 以：《甲乙经》卷五第七针道外揣纵舍作"已"。

[4] 察其色，以知其寒热痛痹：《素问·皮部论》："其色多青则痛，多黑则痹，黄赤则热，多白则寒，五色皆见，则寒热也。"

[5] 无与肉果：不要让针被肌肉紧裹。针刺不当有可能造成滞针的现象。

[6] 邪得：《甲乙经》卷五第七针道外揣纵舍作"邪气不得"。

[7] 淫泆：水满外溢。此指邪气溃散。

[8] 左别其肤：《太素》卷二十二刺法"左"作"在"。杨注曰：

"肤，皮也。以手按得分肉之穴，当穴皮下针，故曰在别其肤也。"

　　[9] 八虚：又名八溪，参《素问·五脏生成》中的"四肢八溪"之说。《太素》卷二十二刺法杨注："八虚者，两肘、两腋、两髀、两腘，此之虚，故曰八虚。"

　　[10] 机关之室：《类经》十四卷第十五注："机，枢机也；关，要会处也。"

官能第七十三

　　【提要】 本篇论述的是，用针首先要明确人的生理和疾病的阴阳、寒热、虚实性质，然后确定针灸补泻的施治方法。

　　黄帝问于岐伯曰：余闻九针于夫子，众多矣，不可胜数，余推而论之，以为一纪[1]。余司[2]诵之，子听其理，非则语余，请正其道，令可久传，后世无患，得其人乃传，非其人勿言。

　　岐伯稽首再拜曰：请听圣王之道。

　　黄帝曰：用针之理，必知形气之所在，左右上下，阴阳表里，血气多少，行之逆顺，出入之合[3]，谋[4]伐有过。知解结，知补虚泻实，上下气门[5]，明通于四海[6]。审其所在，寒热淋露[7]，以[8]输异处，审于调气，明于经隧，左右肢[9]络，尽知其会。寒与热争，能合而调之，虚与实邻，知决而通之，左右不调，把而行之，明于逆顺，乃知可治，阴阳不奇，故知起时。审于本末，察其寒热，得邪所在，万刺不殆。知官九针，刺道毕矣。

　　【串注】

　　[1] 以为一纪：归纳整理，使条理分明、完整扼要，成为系

统的理论。

[2] 司:《图经》卷三引作"试"。

[3] 合:《图经》卷三引作"会"。

[4] 谋:《太素》卷十九知官能作"诛"。

[5] 气门：腧穴。

[6] 明通于四海:《太素》卷十九知官能作"明于四海",《图经》卷三引作"通于四海"。

[7] 淋露:《研经言》卷二释露:"按'淋露',即'羸露',古者以为疲困之称。"

[8] 以:《太素》卷十九知官能作"荣"。

[9] 肢:《太素》卷十九知官能作"支"。

明于五输，徐疾[1]所在，屈伸出入，皆有条理[2]。言阴与阳，合于五行，五脏六腑，亦有所藏，四时八风[3]，尽有阴阳。各得其位，合于明堂，各处色部，五脏六腑，察其所痛，左右上下[4]，知其寒温，何经所在。

审皮肤之寒温滑涩，知其所苦，膈有上下，知其气所在。先得其道，稀而疏之，稍深以留[5]，故能徐入之。大热在上，推而下之；从下上者，引而去之；视前痛[6]者，常先取之。大寒在外，留而补之；入于中者，从合泻之。针所不为，灸之所宜。

上气不足，推而扬之；下气不足，积而从之[7]；阴阳皆虚，火自当之。厥而寒甚，骨廉陷下，寒过于膝，下陵三里[8]。

阴络所过，得之留止，寒入于中，推而行之；经陷下者，火则当之；结络坚紧，火所治之。不知所苦，两跷之下，男阴女阳，良工所禁，针论毕矣。

【串注】

[1] 徐疾:《灵枢·小针解》:"徐而疾则实，疾而徐则虚。"

[2] 屈伸出入，皆有条理：《太素》卷十九知官能杨注："行针之时，须屈须伸，针之入出、条数并具知之。"马莳："屈伸出入者，经脉往来也。"

[3] 四时八风：《太素》卷十九知官能杨注："八风，八节之风也。"

[4] 察其所痛，左右上下：《太素》卷十九知官能杨注："察五色，知其痛在五脏六腑，上下左右。"

[5] 先得其道……稍深以留：马莳："先得其经脉之道，然后可以用针，稀者，针之少也；疏者，针之阔也；深者，深入其针也，留者，久留其针也。"

[6] 痛：《太素》卷十九知官能作"病"。

[7] 上气不足……积而从之：《太素》卷十九知官能杨注："上气不足，谓膻中气少，可推补令盛。扬，盛也。下气不足，谓肾间动气少者，可补气聚。积，聚也。从，顺也。"《类经》十九卷第十注："推而扬之，引致其气，以补上也；积而从之，留针随气，以实下也。"

[8] 下陵三里：《灵枢·九针十二原》："取之下陵三里。"

用针之服[1]，必有法则，上视天光，下司八正[2]，以辟奇邪，而观百姓，审于虚实，无犯其邪。是得天之露，遇岁之虚[3]，救而不胜，反受其殃，故曰必知天忌，乃言针意。法于往古，验于来今，观于窈冥[4]，通于无穷。粗之所不见，良工之所贵。莫知其形，若神髣佛[5]。

邪气[6]之中人也，洒淅[7]动形；正邪之中人也，微先见于色，不知于其身，若有若无，若亡若存，有形无形，莫知其情。

【串注】

[1] 服：《素问·八正神明论》王冰注："服，事也。"

[2] 下司八正：下以候八节之正气。参《素问·八正神明论》。

[3] 得天之露，遇岁之虚：《类经》十九卷第十注："天之风雨不时者，皆谓之露。"天之露指自然界与时令不符的自然灾害。岁之虚，指岁气不及所出现的反常气候。

[4] 窈冥：《素问·八正神明论》为"冥冥"。《素问·示从容论》王注："窈冥谓不可见者。"

[5] 法于往古……若神髣佛：《太素》卷十九知官能杨注："法于往古，圣人所行，逆取将来得失之验，亦检当今是非之状，又观窈冥微妙之道，故得通于无穷之理，所得皆当，不似粗工以意，唯瞩其形，不见于道，有同良材神使，独鉴其所贵，髣佛于真。"

[6] 邪气：《素问·八正神明论》为"虚邪"。

[7] 洒淅：振寒貌。

是故上工之取气，乃救其萌芽；下工守其已成，因败其形。

是故工之用针也，知气之所在，而守其门户，明于调气，补泻所在，徐疾之意，所取之处。

泻必用圆[1]，切而转之，其气乃行，疾而徐出，邪气乃出，伸而迎之，遥[2]大其穴，气出乃疾。补必用方[3-4]，外引其皮，令当其门，左引其枢，右推其肤，微旋而徐推之，必端以正，安以静，坚心无解，欲微以留，气下而疾出之，推其皮，盖其外门，真气乃存。用针之要，无忘其[5]神。

【串注】

[1] 圆：《素问·八正神明论》《甲乙经》卷五第四针道作"方"。马莳："圆当作方。"

[2] 遥：《甲乙经》卷五第四针道及《太素》卷十九知官能作"摇"。

[3] 方：《素问·八正神明论》《甲乙经》卷五第四针道作"圆"。马莳："方当作圆。"

[4] 泻必用圆……补必用方：参《素问·八正神明论》的"泻必用方……补必用圆"，两篇所述看似对立，然本篇所述指的是针术的手法，而《素问·八正神明论》讲的是运用补泻手法的时机。

[5] 其：《甲乙经》卷五第四针道及《太素》卷十九知官能作"养"。

雷公问于黄帝曰：《针论》曰：得其人乃传，非其人勿言，何以知其可传？

黄帝曰：各得其人，任之其能，故能明其事。

雷公曰：愿闻官能[1]奈何？

黄帝曰：明目者，可使视色；聪耳者[2]，可使听音；捷疾辞语者，可使传论[3]；语徐而安静，手巧而心审谛者[4]，可使行针艾，理血气而调诸逆顺，察阴阳而兼诸方。缓节柔筋而心和调者，可使导引行气[5]；疾[6]毒言语轻人者，可使唾痈咒病[7]；爪苦手毒[8]，为事善伤者，可使按积抑痹。各得其能，方乃可行，其名乃彰。不得其人，其功不成，其师无名。故曰：得其人乃言，非其人勿传，此之谓也。手毒者，可使试按龟，置龟于器下，而按其上，五十日而死矣。手甘者，复生如故也。

【串注】

[1] 官能：因某种特长而分配某种职事。

[2] 聪耳者：《太素》卷十九知官能杨注："听病人五音，即知其吉凶。"

[3] 可使传论：《太素》卷十九知官能作"可使传论而语余人。"

[4] 语徐而安静，手巧而心审谛者：《太素》卷十九知官能杨

注："神清性明，故安静也。动合所宜，明手巧者，妙察机微，故审谛也。"

[5] 缓节柔筋而心和调者，可使导引行气：《太素》卷十九知官能杨注："身则缓节柔筋，心则和性调顺，此为第五调柔人也，调柔之人，导引则筋骨易柔，行气则其气易和也。"

[6] 疾：《素问·八正神明论》王注引作"痛"。

[7] 唾痈咒病：古代祝由治病的方法，精神疗法的一种，使用咒语。

[8] 爪苦手毒：爪，指甲。苦，形态粗鲁。手毒，下手狠。

刺节真邪第七十五（节选）

【提要】 本篇论述了刺法中的五节刺法，针刺五邪的作用和方法。

黄帝问于岐伯曰：余闻刺有五节，奈何？

岐伯曰：固有五节：一曰振埃，二曰发蒙，三曰去爪，四曰彻衣，五曰解惑[1]。

黄帝曰：夫子言五节，余未知其意。

岐伯曰：振埃者，刺外经，去阳病也；发蒙者，刺腑输，去腑病也；去爪者，刺关节肢[2]络也；彻衣者，尽刺诸阳之奇输也；解惑者，尽知调阴阳，补泻有余不足，相倾移[3]也。

黄帝曰：刺节言振埃，夫子乃言刺外经，去阳病，余不知其所谓也。愿卒闻之。

岐伯曰：振埃者，阳气大逆[4]，上满于胸中，愤瞋肩息[5]，大气逆上，喘喝坐伏，病恶埃烟，饲不得息[6]，请言振埃，尚[7]疾于振埃。

　　黄帝曰：善。取之何如？

　　岐伯曰：取之天容[8]。

　　黄帝曰：其咳上气，穷诎[9]胸痛者，取之奈何？

　　岐伯曰：取之廉泉。

　　黄帝曰：取之有数乎？

　　岐伯曰：取天容者，无过一里，取廉泉者，血变而止。

　　帝曰：善哉。

【串注】

　　[1] 一曰振埃……五曰解惑：这五种刺法，也叫五节刺。从字面上看：振埃，振落尘埃；发蒙，开发蒙瞆；去爪，脱去余爪；彻衣，彻下衣服；解惑，解除迷惑。用这种形象的比喻，来说明这五种刺法的功效。

　　[2] 肢：《甲乙经》卷九第十一足厥阴脉动喜怒不时发癫疝遗溺癃及《太素》卷二十二五节刺作"支"。

　　[3] 相倾移：相互反复变化。《淮南子》原道训："持道而不倾。"高注："倾，复也。"《诗·小雅·语无正》："复出为恶。"传："复，反也。"《洛神赋》："于是精移神骇。"善注："移，变也。"

　　[4] 阳气大逆：逆气、喘息的论述，另见《灵枢·癫狂》《灵枢·杂病》《素问·骨空论》。

　　[5] 愤瞋肩息：腹部气满发胀，靠耸肩而助呼吸。马莳："气愤而胀，竦肩而息。"

　　[6] 饲不得息：饲（yē），古字"噎"。形容咽部像被异物堵塞而呼吸不畅。

　　[7] 尚：《太素》卷二十二五节刺作"而"。

[8] 天容：据《灵枢·卫气失常》："其气积于胸中者，上取之"，"积于上，泻人迎、天突、喉中"，此"天容"，疑"天突"之误。

[9] 穷诎：形容气机不得伸展，语言难出。

黄帝曰：刺节言发蒙，余不得其意。夫发蒙者，耳无所闻，目无所见，夫子乃言刺腑输，去腑病，何输使然，愿闻其故。

岐伯曰：妙乎哉问也。此刺之大约，针之极也，神明之类也，口说书卷，犹不能及也，请言发蒙耳，尚疾于发蒙也。

黄帝曰：善。愿卒闻之。

岐伯曰：刺此者，必于日中，刺其听宫，中其眸子[1]，声闻于耳，此其腧也。

黄帝曰：善。何谓声闻于耳？

岐伯曰：刺邪以手坚按其两鼻窍，而疾偃其声[2]，必应于针也。

黄帝曰：善。此所谓弗见为之，而无目视，见而取之，神明相得者也。

黄帝曰：刺节言去爪，夫子乃言刺关节肢[3]络，愿卒闻之。

岐伯曰：腰脊者，身之大关节也；肢胫者，人之管以趋翔也[4]；茎垂者，身中[5]之机，阴精之候，津液之道也。故饮食不节，喜怒不时，津液内溢，乃下留于睾，血道[6]不通，日大不休[7]，俯仰不便，趋翔不能。此病荣[8]然有水，不上不下，铍石所取，形不可匿，常不得蔽，故命曰去爪。

帝曰：善。

【串注】

[1] 中其眸子：针刺的感应到达瞳子。

[2] 刺邪以手坚按其两鼻窍，而疾偃其声：偃，此以闭口怒

腹解。丹波元简：“盖偃、㽲通。㽲，怒腹也，又作㿗，《巢源》有小儿㿗啼喉。《玉篇》：㿗体，怒腹也。”

[3]肢：《甲乙经》卷九第十一足厥阴脉动喜怒不时发癫疝遗溺癃及《太素》卷二十二五节刺作“支”。

[4]人之管以趋翔也：管，张介宾释为“健”；趋翔，形容走路时人的肢体活动有如鸟儿之飞翔。

[5]身中：《太素》卷二十二五节刺作“中身”。

[6]血道：《太素》卷二十二五节刺及《甲乙经》卷九第十一足厥阴脉动喜怒不时发癫疝遗溺癃作“水道”。

[7]日大不休：《甲乙经》卷九第十一足厥阴脉动喜怒不时发癫疝遗溺癃作“炅不休息”。

[8]荥：《太素》卷二十二五节刺及《甲乙经》卷九第十一足厥阴脉动喜怒不时发癫疝遗溺癃作“荥”。

黄帝曰：刺节言彻衣，夫子乃言尽刺诸阳之奇腧，未有常处也。愿卒闻之。

岐伯曰：是阳气有余，而阴气不足，阴气不足则内热，阳气有余则外热，内热相搏[1]，热于怀炭，外畏绵帛近[2]，不可近身，又[3]不可近席。腠理闭塞，则汗不出，舌焦唇槁，腊干[4]益燥[5]，饮食不让美恶。

黄帝曰：善。取之奈何？

岐伯曰：取之于其天府、大杼三痏，又刺中膂，以去其热，补足手太阴，以去其汗，热去汗稀，疾于彻衣。

黄帝曰：善。

黄帝曰：刺节言解惑，夫子乃言尽知调阴阳，补泻有余不足，相倾移也，惑何以解之？

岐伯曰：大风[6]在身，血脉偏虚[7]，虚者不足，实者有余，轻重不得，倾侧宛伏[8]。不知东西，不知南北，乍上乍下，乍反乍复，颠倒无常，甚于迷惑。

黄帝曰：善。取之奈何？

岐伯曰：泻其有余，补其不足，阴阳平复[9]，用针若此，疾于解惑。

黄帝曰：善。请藏之灵兰之室，不敢妄出也。

【串注】

[1] 内热相搏：《甲乙经》卷七第一六经受病发伤寒热病上作"两热相搏"，《太素》卷二十二五节刺作"与热相薄"。

[2] 外畏绵帛近：《太素》卷二十二五节刺作"外重丝帛衣"，《甲乙经》卷七第一六经受病发伤寒热病上作"衣热"。

[3] 又：《甲乙经》卷七第一六经受病发伤寒热病上作"身热"。

[4] 腊干：盐渍为腊，腊干指肌肉干枯。

[5] 干益燥：《太素》卷二十二五节刺、《甲乙经》卷七第一六经受病发伤寒热病上作"嗌干"。

[6] 大风：《太素》卷二十二五节刺注："风谓是痱风等病也。"即中风偏枯类疾患。关于中风的论述，另见《灵枢·热病》。

[7] 血脉偏虚：《诸病源候论》卷一风偏枯候："风偏枯者，由血气偏虚。"风半身不遂候："半身不遂者，血气偏虚。"

[8] 倾侧宛伏：倾斜反侧，宛转俯伏。

[9] 泻其有余……阴阳平复：《素问·生气通天论》曰："阴平阳秘，精神乃治。"

黄帝曰：余闻刺有五邪，何谓五邪？

岐伯曰：病有持痈[1]者，有容大[2]者，有狭小[3]者，有热者，有寒者，是谓五邪。

黄帝曰：刺五邪奈何？

岐伯曰：凡刺五邪之方，不过五章^[4]，瘅热消灭，肿聚散亡，寒痹益温，小者益阳；大者必去，请道其方。

凡刺痈邪^[5]，无迎陇^[6]，易俗移性^[7]。不得脓，脆道更行^[8]，去其乡，不安处所乃散亡，诸阴阳过痈者^[9]，取之其腧泻之。

【串注】

[1] 持痈：《太素》卷二十二五节刺作"时痈"。

[2] 容大：指邪气盛大。

[3] 狭小：指邪气轻微。

[4] 五章：《类经》二十一卷第三十四注："五章，五条也。"

[5] 痈邪：《甲乙经》卷五第二九针九变十二节五刺五邪此下注有"用铍针"三字。

[6] 无迎陇：马莳："陇、隆同，此承上文而言肿聚散亡之法也。凡刺痈邪，无迎其气之来隆，所谓避其来锐者是也。"

[7] 易俗移性：《太素》卷二十二五节刺杨注："易其常行法度之俗，移其先有寒热之性。"马莳："如易风俗，如移性情相似，须缓以待之。"

[8] 脆道更行：脆，《太素》卷二十二五节刺作"诡"。诡道更行，另采用不同的方法治疗。《淮南子》说林："尺寸虽齐必有诡。"高注："诡，不同也。"

[9] 过痈者：《甲乙经》卷五第二九针九变十二节五刺五邪作"遇痈所者"；《太素》卷二十二五节刺作"过痈所者"。

凡刺大邪^[1]，日^[2]以小，泄夺其有余，乃益虚。剽其通^[3]，针其邪，肌肉亲视之，毋有反其真，刺诸阳分肉间。

凡刺小邪^[4]，日^[2]以大，补其不足，乃无害。视其所在，迎之界，远近尽至，其不得外侵而行之，乃自费，刺分肉间。

凡刺热邪[5]，越而苍[6]，出游不归，乃无病。为开通，辟门户，使邪得出，病乃已。

凡刺寒邪[7]，日[2]以温，徐往徐来，致其神。门户已闭，气不分，虚实得调，其气存也。

黄帝曰：官针奈何？

岐伯曰：刺痈者，用铍针；刺大者，用锋针；刺小者，用圆利针；刺热者，用镵针；刺寒者，用毫针也。

【串注】

[1] 大邪：《甲乙经》卷五第二九针九变十二节五刺五邪此下注有"用锋针"三字。

[2] 日：《甲乙经》卷五第二九针九变十二节五刺五邪作"曰"。

[3] 剽其通：《太素》卷二十二五邪刺作"慓其道"，《甲乙经》卷五第二"剽"作"摽"。摽，击也。

[4] 小邪：《甲乙经》卷五第二九针九变十二节五刺五邪此下注有"用圆针"三字。

[5] 热邪：《甲乙经》卷五第二九针九变十二节五刺五邪此下注有"用镵针"三字。

[6] 苍：《甲乙经》卷五第二九针九变十二节五刺五邪及《太素》卷二十二五邪刺作"沧"。沧，寒凉。

[7] 寒邪：《甲乙经》卷五第二九针九变十二节五刺五邪此下注有"用毫针"三字。

请言解论，与天地相应，与四时相副，人参天地，故可为解。下有渐洳[1]，上生苇蒲，此所以知形气之多少也。阴阳者，寒暑也，热则滋雨而在上，根荄[2]少汁，人气在外，皮肤缓，腠理开，血气减，汗^[3]大泄，皮^[4]淖泽。寒则地冻水冰，人气在中，皮肤致，腠理闭，汗不出，血气强，肉坚涩。当是之时，善行水者，不能往冰，善穿地者，不能凿冻，善用针者，亦不能取四厥，血脉凝结，坚搏不往来者，亦未可即柔。故行水者，必待天温冰释，冻解^[5]，而^[6]水可行，地可穿也。人脉犹是也。治厥者，必先熨调^[7]和其经，掌与腋，肘与脚，项与脊以调之^[8]，火气^[9]已通，血脉乃行。然后视其病，脉淖泽者，刺而平之；坚紧者，破而散之^[10]，气下乃止，此所谓以解结者也。

【串注】

[1] 渐洳：低湿的地方。

[2] 根荄：草根。

[3] 汗：《甲乙经》卷七第三阴衰发热厥阳衰发寒厥及《太素》卷二十二五邪刺作"汗"。

[4] 皮：《太素》卷二十二五邪刺作"肉"。

[5] 冻解：《甲乙经》卷七第三阴衰发热厥阳衰发寒厥作"穿地者，必待冻解"。

[6] 而：《甲乙经》卷七第三阴衰发热厥阳衰发寒厥作"而后"。

[7] 熨调：《甲乙经》卷七第三阴衰发热厥阳衰发寒厥作"熨火以调"。

[8] 项与脊以调之：《甲乙经》卷七第三阴衰发热厥阳衰发寒厥作"项与脊以调其气"。

[9] 火气：《甲乙经》卷七第三阴衰发热厥阳衰发寒厥作"大道"。

[10] 散之：《甲乙经》卷七第三阴衰发热厥阳衰发寒厥作"决之"。

　　用针之类，在于调气，气积于胃，以通营卫，各行其道。宗气留于海，其下者，注于气街，其上者，走于息道。故厥在于足，宗气不下，脉中之血，凝而留止，弗之火调，弗能取之。

　　用针者，必先察其经络之实虚，切而循之，按而弹之，视其应动者，乃后取之而下之。六经调者，谓之不病，虽病，谓之自已也。一经上实下虚而不通者，此必有横络盛加于大经，令之不通，视而泻之[1]，此所谓解结也。

　　上寒下热，先刺其项太阳，久留之，已刺则熨[2]项与肩胛，令热下合乃止，此所谓推而上之者也。上热下寒，视其虚脉而陷之[3]于经络者，取之，气下乃止，此所谓引而下之者也。

　　大热遍身，狂而妄见、妄闻、妄言，视足阳明及大络取之，虚者补之，血而[4]实者泻之。因其[5]偃卧，居其头前，以两手四指夹按颈动脉，久持之，卷而切，推下至缺盆中，而复止[6]如前，热去乃止，此所谓推而散之者也。

【串注】

　　[1] 视而泻之：《甲乙经》卷七第三阴衰发热厥阳衰发寒厥作"视而泻之，通而决之"。

　　[2] 熨：《甲乙经》卷七第三阴衰发热厥阳衰发寒厥作"火熨"。

　　[3] 陷之：《甲乙经》卷七第三阴衰发热厥阳衰发寒厥及《太素》卷二十二五邪刺作"陷下"。

　　[4] 而：《甲乙经》卷七第三阴衰发热厥阳衰发寒厥及《太素》卷二十二五邪刺作"如"。

　　[5] 其：《甲乙经》卷七第二足阳明脉病发热狂走及《太素》卷二十二五邪刺作"令"。

　　[6] 止：《太素》卷二十二五邪刺作"上"。

卫气行[1]第七十六（节选）

【提要】本篇论述的是卫气在人体运行的情况，以及与针刺的关系。

黄帝问于岐伯[2]曰：愿闻卫气之行，出入之合[3]，何如？

岐伯[2]曰：岁有十二月，日有十二辰，子午为经，卯酉为纬。天周二十八宿，而一面七星，四七二十八星。房昴为纬，虚张为经。是故房至毕为阳，昴至心为阴。阳主昼，阴主夜。故卫气之行，一日一夜五十周于身，昼日行于阳二十五周，夜行于阴二十五周，周于五脏。

是故平旦阴[4]尽，阳气出于目，目张则气上行于头，循项下足太阳，循背下至小指之端。其散者，别于目锐眦，下手太阳，下至手小指之间[5]外侧。其散者，别于目锐眦，下足少阳，注小指次指之间。以上循手少阳之分侧[6]，下至小指之间[7]。别者以上至耳前，合于颔脉，注足阳明，以下行至跗上，入五指[8]之间。其散者，从耳下下手阳明，入大指之间，入掌中。其至于足也，入足心，出内踝下，行阴分，复合于目，故为一周。

【串注】

[1] 卫气行：参《灵枢·卫气》。

[2] 岐伯：《太素》卷十二卫五十周作"伯高"。

[3] 合：《甲乙经》卷一第九气息周身五十营四时日分漏刻作"会"。

[4] 阴：《甲乙经》卷一第九气息周身五十营四时日分漏刻及

《太素》卷十二卫五十周作"阴气"。

[5] 之间：《太素》卷十二卫五十周作"之端"。

[6] 侧：《太素》卷十二卫五十周无"侧"字。

[7] 小指之间：《太素》卷十二卫五十周作"小指次指之间"。

[8] 五指：参《灵枢·经脉》，当为中指。《素问·气府论》："足阳明脉气所发者六十八穴……三里以下至足中指以下各八俞。"

是故日行一舍[1]，人气行[2]一周与十分身之八；日行二舍，人气行三周于身[3]与十分身之六；日行三舍，人气行于身五周与十分身之四；日行四舍，人气行于身七周与十分身之二；日行五舍，人气行于身九周；日行六舍，人气行于身十周与十分身之八；日行七舍，人气行于身十二周在身[4]与十分身之六；日行十四舍，人气二十五周于身有奇分与十分身之二，阳尽于阴，阴受气矣。其始入于阴，常从足少阴注于肾，肾注于心，心注于肺，肺注于肝，肝注于脾，脾复注于肾为周[5]。是故夜行一舍，人气行于阴脏一周与十分脏之八，亦如阳行之[6]二十五周，而复合[7]于目。阴阳一日一夜，合有奇分十分身之四[8]，与十分脏之二，是故人之所以卧起之时，有早晏[9]者，奇分不尽故也。

【串注】

[1] 一舍：一宿，就是转过了一个星宿。

[2] 行：《甲乙经》卷一第九气息周身五十营四时日分漏刻作"行于身"。

[3] 三周于身：据《甲乙经》卷一第九气息周身五十营四时日分漏刻，应作"于身三周"。

[4] 在身：与前后文比对，此两字疑为衍文。

[5] 周：《甲乙经》卷一第九气息周身五十营四时日分漏刻及《太素》卷十二卫五十周作"一周"。

[6]行之:《甲乙经》卷一第九气息周身五十营四时日分漏刻及《太素》卷十二卫五十周作"之行"。

[7]合:《甲乙经》卷一第九气息周身五十营四时日分漏刻作"会"。

[8]四:据《太素》卷十二卫五十周应作"二"。

[9]早晏:早晚。

黄帝曰:卫气之在于身也,上下往来不以期,候气而刺之,奈何?

伯高曰:分有多少[1],日有长短,春秋冬夏,各有分理[2],然后常以平旦为纪,以夜尽为始。是故一日一夜,水下百刻,二十五刻者,半日之度也,常如是毋已,日入而止,随日之长短,各以为纪而刺之。谨候其时,病可与期,失时反候者,百病不治。故曰:刺实者,刺其来也,刺虚者,刺其去也。此言气存亡之时[3],以候虚实而刺之,是故谨候气之所在而刺之,是谓逢时。在于三阳[4],必候其气在于阳而刺之,病在于三阴,必候其气在阴分而刺之。

【串注】

[1]分有多少:指天的阳分阴分,即昼夜之分。

[2]春秋冬夏,各有分理:指节气的划分规律。

[3]气存亡之时:邪气退去或存留的情况。《灵枢·小针解》:"察后与先,若亡若存者,言气之虚实,补泻之先后也,察其气之已下与常存也。"

[4]在于三阳:《甲乙经》卷一第九气息周身五十营四时日分漏刻作"病在于阳分"。

九针论[1]第七十八（节选）

【提要】本篇节选部分论述了九针的起源、命名、形状及其适应证和禁忌。同时还谈到了形志苦乐与疾病的关系及其相应的治疗方法。本篇最后叙述了六经气血的多少和表里配合。

黄帝曰：余闻九针于夫子[2]，众多博大矣，余犹不能寤[3]，敢问九针焉生，何因而有名？

岐伯曰：九针者，天地之大数[4]也，始于一而终于九。故曰：一以法天，二以法地，三以法人，四以法时，五以法音，六以法律，七以法星，八以法风，九以法野[5]。

黄帝曰：以针应九之数，奈何？

岐伯曰：夫圣人之起天地之数也，一而九之，故以立九野。九而九之，九九八十一，以起黄钟数[6]焉，以针应数也。

【串注】

[1] 九针论：参见《灵枢·九针十二原》《灵枢·官针》《素问·针解》的相关内容。

[2] 余闻九针于夫子：指该篇之前有关九针问题的应答。

[3] 寤：同悟，领悟。

[4] 大数：意指自然界的规律。

[5] 一以法天……九以法野：《甲乙经》卷五第二九针九变十二节五刺五邪及增补《太素》卷二十一九针所象及《医心方》卷二第五为"一以法天，二以法地，三以法人，四以法四时，五以法五音，六以法六律，七以法七星，八以法八风，九以法九

野"。野，分野。

[6] 黄钟数：张景岳："自一至九，九九八十一而黄钟之数起焉。黄钟为万事之本。故针数亦应之，而用变无穷也。"

一者，天也。天者，阳也。五脏之应天者肺，肺者，五脏六腑之盖[1]也，皮者，肺之合[2]也，人之阳也。故为之治针，必以大其头而锐其末，令无得深入而阳气出。

二者，地也[3]。人之所以应土者，肉也。故为之治针，必箭其身而圆其末[4]，令无得伤肉分，伤则气得竭。

三者，人也。人之所以成生者，血脉也。故为之治针，必大其身而圆其末，令可以按脉勿陷，以致其气，令邪气独出。

四者，时也。时者，四时八风之客于经络之中，为瘤[5]病者也。故为之治针，必箭其身而锋其末，令可以泻热出血，而瘤病竭。

五者，音也。音者，冬夏之分，分于子午，阴与阳别，寒与热争，两气相搏，合为痈脓者也。故为之治针，必令其末如剑锋，可以取大脓[6]。

六者，律也。律者，调阴阳四时而合十二经脉，虚邪客于经络而为暴痹者也。故为之治针，必令尖如氂[7]，且圆且锐，中身微大，以取暴气。

七者，星也。星者，人之七窍，邪之所客于经，而为痛痹，舍于经络者也[8]。故为之治针，令尖如蚊虻喙，静以徐往，微以久留，正气因之，真邪俱往，出针而养者也。

八者，风也。风者，人之股肱八节也。八正之虚风，八风伤人，内舍于骨解腰脊节腠理之间为深痹也。故为之治针，必长[9]其身，锋其末，可以取深邪远痹。

九者，野也。野者，人之节解皮肤之间也[10]。淫邪流溢于身，如风水之状，而溜[11]不能过于机关大节者也。故为之治针，令尖如梃[12]，其锋微圆，以取[13]大气之不能过于关节者也。

【串注】

[1] 五脏六腑之盖：华盖。

[2] 肺之合：肺合皮毛，见《素问·五脏生成》："肺之合皮也，其荣毛也。"《素问·咳论》："皮毛者，肺之合也。"

[3] 地也：《甲乙经》卷五第二九针九变十二节五刺五邪及增补《太素》卷二十一九针于"地也"之下有"地者，土也"四字。

[4] 必筩其身而圆其末：筩其身，指真身圆而直。圆其末，指针头为卵圆状。

[5] 瘤：《甲乙经》卷五第二九针九变十二节五刺五邪作"痈"。

[6] 大脓：《甲乙经》卷五第二九针九变十二节五刺五邪此下有"出血"二字。《素问·针解》王注同。

[7] 氂：《类经》十九卷第二注："长毛强者曰氂。取法于氂者，用其细健可稍深也。"

[8] 而为痛痹，舍于经络者也：《甲乙经》卷五第二九针九变十二节五刺五邪为"舍于络，而为痛痹"。

[9] 长：《甲乙经》卷五第二九针九变十二节五刺五邪作"薄"。

[10] 人之节解皮肤之间也：《甲乙经》卷五第二九针九变十二节五刺五邪作"人之骨解，虚风伤人，内舍于骨解皮肤之间也"。

[11] 而溜：《甲乙经》卷五第二九针九变十二节五刺五邪无此两字。

[12] 梃：《灵枢·九针十二原》作"挺"。

[13] 以取：《甲乙经》卷五第二九针九变十二节五刺五邪作"以泻机关内外"。

黄帝曰：针之长短有数[1]乎？

岐伯曰：一曰镵针者，取法于巾针[2]，去末寸半[3]，卒锐之，长一寸六分，主热在头身也。二曰圆针，取法于絮针，筩其身而卵其锋，长一寸六分，主治分间气[4]。三曰锓针，取法于黍粟之锐，长三寸半，主按脉取气，令邪出。四曰锋针，取法于絮针，筩其身，锋其末[5]，长一寸六分，主痈[6]热出血。五曰铍针，取法于剑锋，广二分半，长四寸，主大痈脓，两热争者也。六曰圆利针，取法于氂针，微大其末，反小其身，令可深内也，长一寸六分。主取痈痹者也。七曰毫针，取法于毫毛，长一寸六分，主寒热[7]痛痹在络者也。八曰长针，取法于綦针，长七寸，主取深邪远痹者也。九曰大针，取法于锋针，其锋微圆，长四寸，主取大气不出关节者也。针形毕矣，此九针大小长短法也。

【串注】

[1] 数：复刻《太素》卷二十一九针所象作"法"。

[2] 巾针：《甲乙经》卷五第二九针九变十二节五刺五邪作"布针"。

[3] 寸半：《甲乙经》卷五第二九针九变十二节五刺五邪作"半寸"。

[4] 分间气：《灵枢·官针》："病在分肉间，取以圆针于病所。"

[5] 锋其末：《甲乙经》卷五第二九针九变十二节五刺五邪此后有"其刃三隅"四字。

[6] 痈:《甲乙经》卷五第二九针九变十二节五刺五邪作"泻"。

[7] 寒热：参《灵枢·刺节真邪》:"刺寒者用毫针。"

……

形乐志苦，病生于脉，治之于灸刺。形苦志乐，病生于筋，治之以熨引。形乐志乐，病生于肉，治之以针石。形苦志苦，病生于咽喝[1]，治之以甘药[2]。形数惊恐，筋脉不通，病生于不仁，治之以按摩醪药。是谓形[3]。

【串注】

[1] 咽喝:《素问·血气形志》作"咽嗌"。

[2] 甘药:《素问·血气形志》作"百药"。

[3] 是谓形:《素问·血气形志》作"是谓五形志也"。《甲乙经》卷六第二逆顺病本末方宜形志大论、《太素》卷十九知形志所宜亦然。

……

阳明多血多气[1]，太阳多血少气，少阳多气少血，太阴多血少气[2]，厥阴[3]多血少气，少阴[4]多气少血。故曰刺阳明出血气，刺太阳出血恶气，刺少阳出气恶血，刺太阴出血恶气[5]，刺厥阴出血恶气，刺少阴出气恶血也。

足阳明太阴为表里，少阳厥阴为表里，太阳少阴为表里，是谓足之阴阳也。手阳明太阴为表里，少阳心主为表里，太阳少阴为表里，是谓手之阴阳也。

【串注】

[1] 阳明多血多气:《太素》卷十九知形志所宜作"阳明多血气"。

[2] 太阴多血少气:《太素》卷十九知形志所宜作"太阴多血气"。

[3] 厥阴:《灵枢·五音五味》作少阴。

[4] 少阴:《灵枢·五音五味》作厥阴。

[5] 刺太阴出血恶气:《太素》卷十九知形志所宜作"刺太阴出血气"。

第二章 《黄帝内经素问》

上古天真论篇第一（节选）

【提要】本篇选文论述了人体生长发育生殖与衰老的生理过程，强调了肾气的重要作用。

帝曰：人年老而无子者，材力[1]尽邪[2]？将天数然也？

岐伯曰：女子七岁，肾气盛，齿更发长[3]；二七而天癸[4]至，任脉通，太冲脉[5]盛，月事以时下，故有子；三七，肾气平均，故真牙[6]生而长极；四七，筋骨坚，发长极，身体盛壮；五七，阳明脉衰，面始焦[7]，发始堕；六七，三阳脉衰于上，面皆焦，发始白；七七，任脉虚，太冲脉衰少，天癸竭，地道不通[8]，故形坏而无子也。

丈夫八岁，肾气实，发长齿更；二八，肾气盛，天癸至，精气溢泻，阴阳和[9]，故能有子；三八，肾气平均，筋骨劲强，故真牙生而长极；四八，筋骨隆盛，肌肉满壮；五八，肾气衰，发堕齿槁；六八，阳气衰竭于上，面焦，发鬓颁白；七八，肝气衰，筋不能动；八八，天癸竭，精少，肾脏衰，形体皆极，则齿发去。肾者主水，受五脏六腑之精而藏之，故五脏盛，乃能泻。

今五脏皆衰，筋骨解堕^[10]，天癸尽矣。故发鬓白，身体重，行步不正，而无子耳。

帝曰：有其年已老而有子者何也？

岐伯曰：此其天寿过度，气脉常通，而肾气有余也。此虽有子，男不过尽八八，女不过尽七七，而天地之精气皆竭矣。

帝曰：夫道者年皆百数，能有子乎？

岐伯曰：夫道者能却老而全形，身年虽寿，能生子也。

【串注】

[1] 材力：《类经》三卷第十三注："材力，精力也。"

[2] 邪：同耶。

[3] 发长：头发长得茂盛。

[4] 天癸：促进生殖机能的物质。

[5] 太冲脉：新校正云："按全元起注本及《太素》《甲乙经》俱作伏冲。"伏冲脉，指冲脉之伏行于脊内者。《灵枢·岁露论》："入脊内，注于伏冲之脉。"《类经》十三卷第二注："即冲脉之在脊者，以其最深，故曰伏冲。"

[6] 真牙：指智齿。

[7] 焦：憔悴。

[8] 地道不通：王冰注："经水绝止，是为地道不通。"

[9] 阴阳和：男女两性交合。

[10] 解堕：同懈堕，殆堕无力。

阴阳应象大论篇第五（节选）

【提要】本篇有关针灸的内容，是以阴阳的观点为指导，采用相应的针刺方法。

故善用针者，从阴引阳，从阳引阴，以右治左，以左治右^[1]，以我知彼，以表知里，以观过与不及之理，见微得过^[2]，用之不殆。

善诊者，察色按脉，先别阴阳，审清浊而知部分；视喘息，听音声，而知所苦；观权衡规矩，而知病所主；按尺寸，观浮沉滑涩，而知病所生。以治^[3]无过，以诊则不失矣。

故曰：病之始起也，可刺而已；其盛，可待衰而已。故因其轻而扬之，因其重而减之，因其衰而彰之。形不足者，温之以气；精不足者，补之以味。其高者，因而越之^[4]；其下者，引而竭之^[5]；中满者，泻之于内；其有邪者，渍形以为汗^[6]；其在皮者，汗而发之，其慓悍者，按而收之^[7]；其实者，散而泻之^[8]。审其阴阳，以别柔刚，阳病治阴，阴病治阳，定其血气，各守其乡，血实宜决之，气虚宜掣引之^[9]。

【串注】

[1] 从阴引阳……以左治右：张志聪注："夫阴阳气血，外内左右，交相贯通，故善用针者，从阴而引阳分之邪，从阳而引阴分之气，病在左者取之右，病在右者取之左。"以右治左，以左治右的针法，参见《素问·缪刺论》。

[2] 见微得过：张志聪注："见病之微萌，而得其过之所在。"

[3] 治：《甲乙经》卷六第七阴阳大论作"治则"。

[4] 其高者，因而越之：《内经知要》卷下治则注："高者病在上焦。越者，吐也，越于高者之上也。"

[5] 其下者，引而竭之：《内经知要》卷下治则注："下者，病在下焦。竭者，下也，引其气液就下也，通利二便皆是也。"

[6] 渍形以为汗：张志聪注："渍，浸也。古者用汤液浸渍取

汗，以去其邪，此言有邪之在表也。"

[7]慓悍者，按而收之：《太素》卷三阴阳注："禁其气急不散，以手按取，然后投针也。"张志聪注："气之悍利者，宜按摩而收引。"

[8]其实者，散而泻之：实证有表里之分，表实宜散，里实宜泻。

[9]气虚宜掣引之：《内经知要》卷下治则注："提其上升，如手掣物也。"

【按语】本文强调，诊断疾病首先要区别病证的阴阳属性，治疗上既要有"从阴引阳，从阳引阴"的灵活的诱导方法，又要有"定其血气，各守其乡"的直取病所的方法；既要有"因其重而减之"的逐步解决以缓取效的安排，又有"其慓悍者，按而收之"的紧急措施。

阴阳离合论[1]篇第六

【提要】本篇论述了各经的其止点，三阴三阳经脉的作用和离合关系。

黄帝问曰：余闻天为阳，地为阴，日为阳，月为阴。大小月三百六十日成一岁，人亦应之。今三阴三阳不应阴阳，其故何也？

岐伯对曰：阴阳者，数之可十，推[2]之可百，数[3]之可千，推之可万，万之大不可胜数，然其要一也。

天覆地载，万物方生。未出地者，命曰阴处，名曰阴中之阴；则出地者，命曰阴中之阳。

阳予之正，阴为之主。故生因春，长因夏，收因秋，藏因冬。夫常则天地四塞。阴阳之变，其在人者，亦数之可数。

帝曰：愿闻三阴三阳之离合[4]也。

岐伯曰：圣人南面而立，前曰广明[5]，后曰太冲[6]。太冲之地，名曰少阴；少阴之上，名曰太阳。太阳根起于至阴，结于命门[7]，名曰阴中之阳。中身而上名曰广明，广明之下名曰太阴，太阴之前，名曰阳明。阳明根起于厉兑[8]，名曰阴中之阳。厥阴之表，名曰少阳。少阳根起于窍阴[9]，名曰阴中之少阳。

是故三阳之离合也，太阳为开[10]，阳明为阖，少阳为枢[11]。三经者，不得相失也，搏而勿浮，命曰一阳[12]。

【串注】

[1] 阴阳离合论：本篇内容可与《灵枢·根结》互参。

[2] 推：《太素》卷五阴阳合作"离"。

[3] 数：《太素》卷五阴阳合作"散"。

[4] 三阴三阳之离合：人体有三阴经、三阳经，分开可为六经，合之为表里，就是三阴三阳离合的含义。离，分离，离开。合，合并，结合。

[5] 广明：阳气盛大之意。南为阳上为阳，身半以上为阳，故称广明。张志聪："南面为阳，故曰广明。"

[6] 太冲：此太冲乃属阴的部位，并非穴位。张志聪："背北为阴，故曰太冲。"

[7] 命门：《灵枢·根结》："命门者，目也。"

[8] 厉兑："厉兑"之后，《灵枢·根结》《太素》卷五阴阳合有"结于颡大"四字，而《甲乙经》卷二第五为"结于颃颡"。

[9] 窍阴："窍阴"之后，《灵枢·根结》《太素》卷五阴阳合及《甲乙经》卷二第五经脉根结有"结于窗笼"四字。

[10] 开:《太素》卷五阴阳合作"关"。林亿新校正云:"按《九墟》太阳为关……《甲乙经》同。"而今本的《灵枢·根结》《甲乙经》卷二第五经脉根结均作"开"。

[11] 太阳为开,阳明为阖,少阳为枢:《类经》九卷第二十九注:"太阳为开,谓阳气发于外,为三阳之表也。阳明为阖,谓阳气蓄于内,为三阳之里也。少阳为枢,谓阳气在表里之间,可出可入,如枢机也。"

[12] 搏而勿浮,命曰一阳:《类经》九卷第二十九注:"其为脉也,虽三阳各有其体,然阳脉多浮,若纯于浮,则为病矣。故但欲搏手有力,得其阳和之象,而勿至过浮,是为三阳合一之道,故命曰一阳。"

帝曰:愿闻三阴?

岐伯曰:外者为阳,内者为阴。然则中为阴,其冲在下[1],名曰太阴,太阴根起于隐白[2],名曰阴中之阴。太阴之后,名曰少阴,少阴根起于涌泉[3],名曰阴中之少阴。少阴之前,名曰厥阴,厥阴根起于大敦[4],阴之绝阳,名曰阴之绝阴。

是故三阴之离合也,太阴为开[5],厥阴为阖,少阴为枢[6]。三经者不得相失也,搏而勿沉,名曰一阴[7]。阴阳𪊧𪊧[8],积[9]传为一周[10],气里形表而为相成也[11]。

【串注】

[1] 其冲在下:王冰注:"冲脉在脾之下,故言其冲在下也。"

[2] 隐白:"隐白"之后,《灵枢·根结》《太素》卷五阴阳合及《甲乙经》卷二第五经脉根结有"结于太仓"四字。

[3] 涌泉:"涌泉"之后,《灵枢·根结》《太素》卷五阴阳合及《甲乙经》卷二第五经脉根结有"结于廉泉"四字。

[4] 大敦:"大敦"之后,《灵枢·根结》《太素》卷五阴阳合

及《甲乙经》卷二第五经脉根结有"结于玉英"四字。

[5] 开:《太素》卷五阴阳合作"关"。林亿新校正云:"按《九墟》云:关折则仓廪无所输隔洞,隔洞者取之太阴……枢折则脉有所结而不通,不通者取之少阴。《甲乙经》同。"而今本之《灵枢经》《甲乙经》俱作"开"。

[6] 太阴为开……少阴为枢:《类经》九卷第二十九注:"此总三阴为言,亦有内外之分也。太阴为开,居阴分之表也,厥阴为阖,居阴分之里也,少阴为枢,居阴分之中也。开者主出,阖者主入,枢者主出入之间,亦与三阳之义同。"

[7] 搏而勿沉,名曰一阴:《类经》九卷第二十九注:"三经皆阴,阴脉皆沉,不得相失也。若过于沉,则为病矣。故但宜沉搏有神,各得其阴脉中和之体,是为三阴合一之道,故名曰一阴,此三阴脉之离合也。"

[8] 疅疅:《太素》卷五阴阳合作"钟钟"。

[9] 积:《太素》卷五阴阳合无"积"字。

[10] 积传为一周:王冰注:"积,谓积脉之动也。传,谓阴阳之气流传也。夫脉气往来,动而不止,积其所动,气血循环,水下二刻而一周于身,故曰积传为一周也。"

[11] 气里形表而为相成也:《类经》九卷第二十九注:"形以气而成,气以形而聚,故气运于里,形立于表,交相为用,此则阴阳表里,离合相成之道也。"

【按语】本篇"太阳为开,阳明为阖,少阳为枢""太阴为开,厥阴为阖,少阴为枢",两处经文的"开",《太素》皆作"关",其注文曰:"三阳离合为关阖枢以营于身也,夫为门者具有三义:一者门关,主禁者也……二者门阖,谓是门扉,主关闭也……三者门枢,主转动者也……三阳是外门,三阴是内门。"

阴阳别论篇第七（节选）

【提要】本篇节选部分叙述了脏腑经脉与四时、十二个月的对应关系。

黄帝问曰：人有四经，十二从，何谓？

岐伯对曰：四经应四时[1]；十二从应十二月[2]；十二月应十二脉。脉有阴阳，知阳者知阴，知阴者知阳。凡阳有五，五五二十五阳。所谓阴者，真脏也。见则为败，败必死也。所谓阳者，胃脘之阳也。别于阳者，知病处也；别于阴者，知死生之期。三阳在头，三阴在手，所谓一也。别于阳者，知病忌时；别于阴者，知死生之期。谨熟阴阳，无与众谋。所谓阴阳者，去者为阴，至者为阳；静者为阴，动者为阳；迟者为阴，数者为阳。

【串注】

[1]四经应四时：参《类经》六卷第二十六注："四经应四时，肝木应春，心火应夏，肺金应秋，肾水应冬；不言脾者，脾主四经而土王四季也。"

[2]十二从应十二月：参《黄帝内经素问》王冰注："从，谓天气顺行十二辰之分，故应十二月也。十二月谓春建寅、卯、辰，夏建巳、午、未，秋建申、酉、戌，冬建亥、子、丑之月也。"

六节藏象论篇第九（节选）

【提要】本篇节选的部分内容论述了脏腑功能及其外在表现以及与时令的关系。人迎脉、寸口脉的亢盛程度与各经脉病变的联系。

帝曰：藏象何如？

岐伯曰：心者，生之本，神之变[1]也，其华在面，其充在血脉，为阳中之太阳，通于夏气。肺者，气之本，魄之处也，其华在毛，其充在皮，为阳中之太阴[2]，通于秋气。肾者，主蛰，封藏之本，精之处也，其华在发，其充在骨，为阴中之少阴[3]，通于冬气。肝者，罢极之本[4]，魂之居也，其华在爪，其充在筋，以生血气，其味酸，其色苍，此为阳中之少阳[5]，通于春气。脾、胃、大肠、小肠、三焦、膀胱者，仓廪之本，营之居也，名曰器，能化糟粕，转味而入出者也，其华在唇四白，其充在肌，其味甘，其色黄，此至阴之类，通于土气。凡十一脏，取决于胆[6]也。

故人迎一盛病在少阳、二盛病在太阳、三盛病在阳明、四盛已上为格阳[7]。寸口一盛病在厥阴、二盛病在少阴、三盛病在太阴、四盛已上为关阴[8]。人迎与寸口俱盛四倍已上为关格[9]。关格之脉，赢[10]不能极于天地之精气，则死矣。

【串注】

[1] 神之变：新校正云："详，神之变，全元起本并《太素》作神之处。"

[2] 为阳中之太阴：《灵枢·阴阳系日月》："肺为阳中之少

阴。”新校正云：“按‘太阴’《甲乙经》并《太素》作‘少阴’，当作少阴，肺在十二经虽为太阴，然在阳分之中，当为少阴也。”

[3]为阴中之少阴：《灵枢·阴阳系日月》：“肾为阳中之太阴。”新校正云：“按全元起本并《甲乙经》《太素》作‘少阴’，当作‘太阴’，肾在十二经虽为少阴，然在阴分之中，当为太阴。”

[4]罢极之本：马莳注：“肝主筋，故劳倦罢极，以肝为本。”《素问经注节解》注：“罢与疲通，肝主筋，过劳则运用乏竭而困倦矣，故云罢极。”

[5]此为阳中之少阳：《灵枢·阴阳系日月》：“肝为阴中之少阳。”新校正云：“按全元起注本并《甲乙经》《太素》作‘阴中之少阳’，当作‘阴中之少阳’。”

[6]凡十一脏，取决于胆：《类经》三卷第二注：“五脏者，主藏精而不泻，故五脏皆内实；六腑者，主化物而不藏，故六腑皆中虚。惟胆以中虚，故属于腑，然藏而不泻，又类乎脏，故足少阳为半表半里之经，亦曰中正之官，又曰奇恒之腑，所以能通达阴阳，而十一脏皆取乎此也。故东垣曰：胆者少阳春生之气，春气升则万化安，故胆气春生，则余脏从之，所以十一脏皆取决于胆。其说亦通。”

[7]格阳：《类经》六卷第二十二注：“四盛已上者，以阳脉盛极而阴无以通，故曰格阳。”

[8]关阴：《类经》六卷第二十二注：“四盛已上者，以阴脉盛极而阳无以交，故曰关阴。”

[9]关格：《类经》六卷第二十二注：“阴气太盛，则阳气不能荣也，故曰关。阳气太盛，则阴气弗能荣也，故曰格。阴阳俱盛，不得相荣，故曰关格。”

[10]嬴：原作“嬴”，新校正云：“详‘嬴’当作‘嬴’，脉盛四倍以上，非嬴也，乃盛极也，古文‘嬴’与‘盈’通用。”

五脏生成篇第十（节选）

【提要】 本篇所节选的内容指出了脉、髓、筋、血、气的所属关系及血的一般功能和发生病变的情况，强调了卫气留止的处所，是邪气容易遭受侵犯的部位。并论述了该部位针刺的意义。

诸脉者，皆属于目[1]；诸髓者，皆属于脑[2]；诸筋者，皆属于节；诸血者，皆属于心；诸气者，皆属于肺，此四肢八溪[3]之朝夕[4]也。故人卧血归于肝，肝[5]受血而能视，足受血而能步，掌受血而能握，指受血而能摄。卧出而风吹之，血凝于肤者为痹，凝于脉者为泣，凝于足者为厥。此三者，血行而不得反其空，故为痹厥也。人有大谷十二分[6]，小溪三百五十四名，少十二俞[7]，此皆卫气之所留止，邪气之所客也，针石缘而去之。

【串注】

[1] 诸脉者，皆属于目：《灵枢·口问》："目者，宗脉之所聚也。"

[2] 诸髓者，皆属于脑：《灵枢·海论》："脑为髓之海。"

[3] 八溪：参见《类经》八卷第二十一注："八溪者，手有肘与腋，足有胯与腘也，此四肢之关节，故称为溪。"

[4] 朝夕：参见《类经》八卷第二十一注："朝夕者，言人之诸脉、髓、筋、血、气，无不由此出入，而朝夕运行不离也。"

[5] 肝：《脾胃论》引作"目"。

[6] 大谷十二分：《素问·气穴论》："肉之大会为谷，肉之

小会为溪。"《类经》八卷第二十一注："大谷者，言关节之最大者也。节之大者无如四肢，在手者，肩、肘、腕，在足者，髀、膝、腕，四肢各有三节，是为十二分。分，处也。"

[7] 小溪三百五十四名，少十二俞：小溪，指腧穴。十二俞，指十二脏腑在背部的俞穴。王冰曰："小络所会，谓之小溪也，然以三百六十五小络言之者，除十二俞外，则当三百五十三名，经言三百五十四者，传写行书误以'三'为'四'也。"

诊病之始，五决为纪[1]。欲知其始，先建其母[2]。所谓五决者，五脉也。

是以头痛颠疾，下虚上实，过[3]在足少阴、巨阳，甚则入肾。徇蒙招尤[4]，目冥[5]耳聋，下实上虚，过在足少阳、厥阴，甚则入肝。腹满䐜胀，支膈[6]胠胁、下厥上冒[7]，过在足太阴、阳明。咳嗽上气，厥在胸中，过在手阳明太阴。心烦头痛，病在膈中，过在手巨阳、少阴。

【串注】

[1] 五决为纪：王冰注："谓以五脏之脉为决生死之纲纪也。"

[2] 先建其母：《类经》十四卷第十四注："建，立也。母，病之因也。不得其因，则标本弗辨，故当先建其母，如下文某脏某经之谓。"

[3] 过：吴崑注："过，责其过也。"此指引起疾病的关键部位。

[4] 徇（xuan 眩）蒙招尤（yao 摇）：当作徇蒙招摇，指目摇而视不明，身体摇动不定。《内经辨言》："徇者，目旬之假字，蒙者，目蒙之假字。《说文》目部，旬，目摇也，或作目旬。目蒙，童蒙也，一曰不明也。是目旬蒙并为目几，于义甚显。"

[5] 目冥：即目瞑，目暗不明。

[6] 膈：《甲乙经》卷六第九五味所宜五脏生病大论作"满"。

[7] 下厥上冒：马莳注："谓气从下逆上，而上则昏冒矣。"

五脏别论篇第十一

【提要】本篇论述了奇恒之腑与传化之腑的区别，脏与腑的功能特点，诊脉取寸口的道理以及诊断的正确做法。

黄帝问曰：余闻方士，或以脑髓为脏，或以肠胃为脏，或以为腑，敢问更相反，皆自谓是，不知其道，愿闻其说。

岐伯对曰：脑、髓、骨、脉、胆、女子胞，此六者，地气之所生也，皆藏于阴而象于地，故藏而不泻，名曰奇恒之腑。夫胃、大肠、小肠、三焦、膀胱，此五者，天气之所生也，其气象天，故泻而不藏，此受五脏浊气，名曰传化之腑。此不能久留，输泻者也。魄门亦为五脏使，水谷不得久藏。所谓五脏者，藏精气而不泻也，故满而不能实。六腑者，传化物而不藏，故实而不能满也。所以然者，水谷入口，则胃实而肠虚；食下，则肠实而胃虚，故曰实而不满，满而不实也。

帝曰：气口何以独为五脏主[1]？

岐伯曰：胃者水谷之海，六腑之大源也。五味入口，藏于胃以养五脏气，气口亦太阴也，是以五脏六腑之气味，皆出[2]于胃，变见于气口。故五气入鼻，藏于心肺，心肺有病，而鼻为之不利也。

凡治病必察其下，适其脉候，观其志意，与其病也[3]。拘于鬼神者，不可与言至德[4]；恶于针石者，不可与言至巧。病不许治者，病必不治，治之无功矣。

【串注】

[1] 气口何以独为五脏主：参《难经·一难》有关"独取寸口"的内容。

[2] 出：新校正云："按全元起本，'出'作'入'。"

[3] 必察其下……与其病也：《太素》卷十四人迎脉口诊作"必察其上下，适其脉候，观其志意，与其病能"。病能：病态，疾病的表现。

[4] 至德：至深的道理，此指医学的道理。《太素》卷十四人迎脉口诊作"至治"。

异法方宜论篇第十二

【提要】本篇论述了地域的不同，其所患的疾病亦有所不同，因此，其治疗方法也各有其所宜。

黄帝问曰：医之治病也，一病而治各不同，皆愈何也？

岐伯对曰：地势使然也。

故东方之域，天地之所始生也。鱼盐之地，海滨傍水，其民食鱼而嗜咸，皆安其处，美其食。鱼者使人热中，盐者胜血，故其民皆黑色疏理[1]。其病皆为痈疡，其治宜砭石。故砭石者，亦从东方来。

西方者，金玉之域，沙石之处，天地之所收引也。其民陵居而多风，水土刚强，其民不衣而褐荐[2]，其民华食[3]而脂肥，故邪不能伤其形体，其病生于内，其治宜毒药[4]。故毒药者，亦从西方来。

北方者，天地所闭藏之域也。其地高陵居，风寒冰冽，其民乐野处而乳食，脏寒生满病，其治宜灸焫。故灸焫者，亦从北方来。

南方者，天地所长养，阳之所盛处也。其地下^[5]，水土弱，雾露之所聚也。其民嗜酸而食胕^[6]，故其民皆致理而赤色，其病挛痹，其治宜微针。故九针^[7]者，亦从南方来。

中央者，其地平以湿，天地所以生万物也众。其民食杂而不劳，故其病多痿厥寒热。其治宜导引按跷^[8]，故导引按跷者，亦从中央出也。

故圣人杂合以治，各得其所宜，故治所以异而病皆愈者，得病之情，知治之大体也。

【串注】

[1] 疏理：腠理疏松。

[2] 不衣而褐荐：不衣，王冰注为"不衣丝绵，故曰不衣"。褐，粗布或粗布衣服。荐，草或草席。

[3] 华食：王冰注："华，谓鲜美，酥酪骨肉之类也。以食鲜美，故人体脂肥。"

[4] 毒药：汪机注："药，谓草木鱼虫禽兽之类，以能攻病，皆谓之毒。"

[5] 地下：《太素》卷十九知方地作"地污下"，肖延平按：《甲乙经》与《医心方》作"地洼下"。今本《甲乙经》卷六第二逆顺病本末方宜形志大论作"地下"。

[6] 胕：腌制腐酵类食品。

[7] 九针：见《灵枢·九针十二原》《九针论》。

[8] 导引按跷：王冰注："导引，谓摇筋骨，动支节。按，谓抑按皮肉。跷，谓捷举手足。"

【按语】本篇强调了辨证施治中因地制宜的治疗原则，临证时还需要根据患者的机体状况灵活地掌握应用。

汤液醪醴论篇第十四（节选）

【提要】本篇指出了嗜欲无度，忧患不已而精亏神衰的病，非针石药物所能治愈。

帝曰：上古圣人作汤液醪醴，为而不用何也？

岐伯曰：自古[1]圣人之作汤液醪醴者，以为备耳！夫上古作汤液，故为而弗服也。中古之世，道德稍衰，邪气时至，服之万全。

帝曰：今之世不必已何也。

岐伯曰：当今之世，必齐毒药攻其中，镵石针艾治其外[2]也。

帝曰：形弊血尽而功不立[3]者何？

岐伯曰：神不使[4]也。

帝曰：何谓神不使？

岐伯曰：针石，道也[5]。精神不进，志意不治，故病不可愈。今精坏神去，荣卫不可复收。何者？嗜欲无穷，而忧患不止，精气弛坏，荣泣卫除[6]，故神去之而病不愈也。

【串注】

[1] 自古：《太素》卷十九知古今作"上古"。

[2] 必齐毒药攻其中，镵石针艾治其外：必齐，疑为"火齐"，《史记·扁鹊仓公列传》有火齐汤的记载，且火齐毒药与镵石针艾相对应。《素问·移精变气论》为"毒药治其内，针石治

其外"。

[3] 形弊血尽而功不立：意指虽然经过汤液醪醴与药物针灸的治疗，但是疾病并未得到治愈而是搞得形体败坏，血气竭尽。

[4] 神不使：使，用也。《类经》十二卷第十五注："凡治病之道，攻邪在乎针药，行药在乎神气，故治施于外，则神应于中，使之升则升，使之降则降，是其神之可使也。若以药剂治其内，而脏气不应，针艾治其外，而经气不应，此其神气已去，而无可使矣，虽竭力治之，终成虚废已尔，是即所谓不使也。"

[5] 针石，道也：吴崑注："言用针石者，乃治病之道。道，犹法也。"

[6] 精气弛坏，荣泣卫除：即精气毁坏，营血涩少，卫气失去正常的护卫作用。弛，同弛，毁坏也。泣，同涩。

帝曰：夫病之始生也，极微极精[1]，必先入结[2]于皮肤。今良工皆称曰病成，名曰逆，则针石不能治，良药不能及也。今良工皆得其法，守其数[3]，亲戚兄弟远近，音声日闻于耳，五色日见于目，而病不愈者，亦何暇[4]不早乎？

岐伯曰：病为本，工为标，标本不得[5]，邪气不服，此之谓也。

【串注】

[1] 极微极精：高士宗："微，犹轻也；精，犹细也。"

[2] 入结：《太素》卷十九知汤药作"舍"。

[3] 守其数：吴崑注："数，度也。"医者应该遵守治病的法度。

[4] 何暇：《太素》卷十九知汤药作"何可谓"。

[5] 标本不得：医者的诊断、治疗与病情不相符合。

帝曰：其有不从毫毛而生，五脏阳[1]以竭也，津液充郭[2]，其魄独居[3]，精孤于内，气耗于外[4]，形不可与衣相保[5]，此四极[6]急而动中，是气拒于内，而形施于外[7]，治之奈何？

岐伯曰：平治于权衡，去宛陈莝，微动四极，温衣，缪刺其处，以复其形。开鬼门，洁净府[8]，精以时服，五阳已布，疏涤五脏。故精自生，形自盛，骨肉相保，巨气[9]乃平。

帝曰：善。

【串注】

[1] 阳：《太素》卷十九知汤药作"伤"。

[2] 津液充郭：王冰注："津液者，水也。"指水气充满于肌肤。

[3] 魄独居：《类经》十二卷第十五注："魄者阴之属，形虽充而气则去，故其魄独居也。"

[4] 精孤于内，气耗于外：水液无以气化而停滞潴留，是精中无气，故曰孤精于内阴愈盛则阳愈虚，阳气虚少，故曰气耗于外。

[5] 形不可与衣相保：高士宗注："形体浮肿，不可与衣相为保合也。"

[6] 四极：四肢。

[7] 气拒于内，而形施于外：水肿病人水寒之气格拒于内，形体因为浮肿变易于外。施，易也，变易。

[8] 开鬼门，洁净府：鬼门，即汗孔；净府，即膀胱。王冰注："开鬼门，是启玄府遣气也……洁净府，谓泻膀胱水去也。"

[9] 巨气：马莳注："巨气，大气也，即正气也。"

诊要经终论篇第十六

【提要】本篇论述了一年十二个月天地阴阳之气的盛衰及人气所在，治疗时应根据时令掌握针刺的深浅，胸腹部的针刺必避五脏，并列举了十二经脉之气终绝的症状。

黄帝问曰：诊要何如？

岐伯对曰：正月二月，天气始方，地气始发，人气在肝。三月四月，天气正方，地气定发，人气在脾[1]。五月六月，天气盛，地气高，人气在头。七月八月，阴气始杀，人气在肺。九月十月，阴气始冰，地气始闭，人气在心[2]。十一月十二月，冰复，地气合，人气在肾。

故春刺散俞，及与分理[3]，血出而止，甚者传气，间者环也[4]。夏刺络俞，见血而止，尽气闭环，痛病必下。秋刺皮肤，循理，上下同法，神变而止。冬刺俞窍于分理，甚者直下，间者散下[5]。

春夏秋冬，各有所刺，法其所在[6]。

春刺夏分，脉乱气微，入淫骨髓，病不能愈，令人不嗜食，又且少气。春刺秋分，筋挛逆气，环为咳嗽，病不愈，令人时惊，又且哭[7]。春刺冬分，邪气著藏，令人胀[8]，病不愈，又且欲言语。

夏刺春分，病不愈，令人解墮。夏刺秋分，病不愈，令人心中欲[9]无言，惕惕如人将捕之。夏刺冬分，病不愈，令人少气，时欲怒。

秋刺春分，病不已，令人惕然，欲有所为，起而忘之。秋刺夏分，病不已，令人益嗜卧，又且善梦。秋刺冬分，病不已，令人洒洒时寒。

冬刺春分，病不已，令人欲卧不能眠，眠而有见[10]。冬刺夏分，病不愈，气上[11]，发为诸痹。冬刺秋分，病不已，令人善渴。

【串注】

[1] 三月四月……人气在脾：此句较难理解，姑引王冰注："天气正方，以阳气明盛，地气定发，为万物华而欲实也。然季终土寄而王，土又生于丙，故人气在脾。"

[2] 九月十月……人气在心：此句较难理解，姑引两家注言。吴崑注："去秋入冬，阴气始凝，地气始闭，阳气在中，人以心为中，故人气在心。"《素问经注节解》姚注："秋尽冬初，收敛归藏，天地之气，由阳返阴，人心之火，尽摄合而还于心，故云人气在心也。"

[3] 春刺散俞，及与分理：散俞，散在的经穴。王冰注："散俞，谓间穴。分理，谓肌肉分理。"

[4] 甚者传气，间者环也：《类经》二十卷第十九注："传，布散也。环，周也。病甚者，针宜久留，故必待其传气。病稍间者，但候其气行一周于身，约二刻许，可止针也。"

[5] 冬刺俞窍于分理……间者散下：《类经》二十卷第十九注："孔穴之深者曰窍。冬气在骨髓中，故当深取俞窍于分理间也。"

[6] 春夏秋冬……法其所在：不同季节，各有其相应的刺法，即根据人气之所在，确定针刺的部位。

[7] 哭：《甲乙经》卷五第一针灸禁忌上作"笑"。

[8] 邪气著藏，令人胀：邪气深入而贮藏于内令人胀。著，

《积韵》："积也，或作贮。"《甲乙经》卷五第一上"令人胀"作"令人腹胀"。

[9] 欲：《甲乙经》卷五第一针灸禁忌上"欲"作"闷"。

[10] 冬刺春分……眠而有见：《类经》二十卷第十九注："肝藏魂，肝气受伤则神魂散乱，故令人欲卧不能眠，或眠而有见，谓怪异等物也。"

[11] 气上：《甲乙经》卷五第一上此前有"令人"二字。

【按语】针刺应遵循"春夏秋冬，各有所刺，法其所在"的原则，不应刺而刺会因其误刺而损伤其他脏气，或导致邪气深入，使病情加剧或恶化。

有关四季刺与其下避刺五脏的内容，可参阅《素问·刺禁论》《素问·四时逆从论》。

凡刺胸腹者，必避五脏。中心者环死[1]，中脾者五日[2]死，中肾者七日[3]死，中肺者五日[4]死。中膈者，皆为伤中，其病虽愈，不过一岁必死[5]。

刺避五脏者，知逆从也。所谓从者，膈与脾肾之处，不知者反之。刺胸腹者，必以布憿[6]着之，乃从单布上刺，刺之不愈复刺。

刺针必肃，刺肿摇针，经刺勿摇，此刺之道也。

帝曰：愿闻十二经脉之终奈何？

岐伯曰：太阳之脉，其终也戴眼，反折瘈疭，其色白，绝汗乃出，出则死矣。少阳终者，耳聋、百节皆纵，目睘绝系[7]。绝系[8]一日半死，其死也色先青白，乃死矣。阳明终者，口目动作，善惊、妄言、色黄。其上下经盛，不仁[9]则终矣。少阴终者，面黑齿长而垢，腹胀闭，上下不通而终矣。太阴终者，腹胀闭，不得息，善噫善呕，呕则逆，逆则面赤，不逆则上下不通，不通则面黑，皮毛焦而终矣。厥阴终者，中热溢干，善溺、心烦，甚则舌卷，卵上缩而终矣。此十二经之所败也。

【串注】

[1] 环死：《素问·刺禁论》《素问·四时逆从论》及《甲乙经》卷五第一针灸禁忌上均作"一日死"。且此后有"刺中肝，五日死"六字。

[2] 五日：《素问·刺禁论》《素问·四时逆从论》作"十日"，《甲乙经》卷五第一针灸禁忌上作"十五日"。

[3] 七日：《素问·刺禁论》《素问·四时逆从论》作"六日"，《甲乙经》卷五第一针灸禁忌上作"三日"。

[4] 五日：《素问·刺禁论》《素问·四时逆从论》及《甲乙经》卷五第一针灸禁忌上均作"三日"。

[5] 中膈者……不过一岁必死：《类经》二十卷第十九注："膈膜，前齐鸠尾，后齐十一椎，心肺居于膈上，肝肾居于膈下，脾居于下，近于膈间。膈者，所以膈清浊，分上下而限五脏也。五脏之气，分主四季，若伤其膈，则脏气阴阳相乱，是为伤中，故不出一年死。"

[6] 幍：新校正云："按别本幍一作幰……"幰，《集韵》："胫布也。"在此有布巾之意。

[7] 目睘绝系：《灵枢·终始》作"目系绝"。

[8] 绝系：《灵枢·终始》作"目系绝"，《甲乙经》卷二第一十二经脉络脉支别上作"系绝"。

[9] 不仁：《灵枢·终始》及《甲乙经》卷二第一十二经脉络脉支别上均作"而不行"。

【按语】 避免刺伤五脏是针刺治疗所必须严格遵守的，否则将会造成严重的后果。至于刺中五脏的死期，难以定论，还有待临床实践中的验证。关于十二经脉之气绝的症状，《灵枢·终始》亦有所记述，《灵枢·经脉》中的五阴气绝，可与本文之三阴经气绝的内容互参。

三部九候论篇第二十（节选）

【提要】本篇选文论述了三部九候的诊脉方法，通过诊察三部九候的脉象变化，以便于判断疾病的变化。本篇还讨论了经病、孙络病、血病、奇邪等病的治法。

帝曰：何谓三部？

岐伯曰：有下部、有中部、有上部，部各有三候。三候者，有天、有地、有人也。必指而导之，乃以为真[1]。

上部天，两额之动脉；上部地，两颊之动脉；上部人，耳前之动脉。中部天，手太阴也；中部地，手阳明也；中部人，手少阴也。下部天，足厥阴也；下部地，足少阴也；下部人，足太阴也。故下部之天以候肝，地以候肾，人以候脾胃之气。

帝曰：中部之候奈何？

岐伯曰：亦有天，亦有地，亦有人。天以候肺，地以候胸中之气，人以候心。

帝曰：上部以何候之。

岐伯曰：亦有天，亦有地，亦有人，天以候头角之气，地以候口齿之气，人以候耳目之气。三部者，各有天，各有地，各有人。三而成天，三而成地，三而成人，三而三之，合则为九，九分为九野，九野为九脏。故神脏五，形脏四，合为九脏。五脏已败，其色必夭，夭必死矣。

帝曰：以候奈何？

岐伯曰：必先度其形之肥瘦，以调其气之虚实，实则泻之，虚则补之。必先去其血脉而后调之，无问其病，以平为期。

……

帝曰：其可治者奈何？

岐伯曰：经病者治其经，孙络病者治其孙络血[2]。血病[3]身有痛者治其经络。其病者在奇邪，奇邪[4]之脉则缪刺之，留瘦不移，节[5]而刺之。上实下虚切而从之，索其结[6]络脉，刺出其血，以见通之。瞳子高者太阳不足，戴眼者太阳已绝，此决死生之要，不可不察也。手指及手外踝上五指[7]留针。

【串注】

[1] 真：王注作质，云："《礼》曰：疑事无质，质，成也。"

[2] 孙络病者治其孙络血：《甲乙经》卷四第三三部九候、《太素》卷十四首篇无"孙"字与"血"字。

[3] 血病：《甲乙经》卷四第三三部九候无此二字。

[4] 奇邪：《类经》六卷第二十五注："奇邪者，不入于经而病于络也。邪客大络，则左注右，右注左，其气无常处，故当缪刺之。"

[5] 节：节量。

[6] 结：《太素》卷十四诊候之一作"经"。

[7] 五指：《太素》卷十四诊候之一作"五指寸间"。

经脉别论篇第二十一（节选）

【提要】本篇选文讨论了六经经脉偏盛所发生的病证和治法。

太阳脏[1]独至[2]，厥喘虚气逆，是阴不足阳有余也，表里当俱泻，取之下俞[3]，阳明脏独至，是阳气重并[4]也，当泻阳补阴，取之下俞。少阳脏独至，是厥气也，跷前卒大[5]，取之下俞，少阳独至者，一阳之过也。太阴脏搏者，用心省真，五脉气少，胃气不平，三阴也，宜治其下俞，补阳泻阴。一阳独啸，少阳厥也[6]，阳并于上，四脉争张，气归于肾，宜治其经络，泻阳补阴。一阴至，厥阴之治也，真虚㾓心[7]，厥气留薄，发为白汗[8]，调食和药，治在下俞。

【串注】

[1] 脏：泛指脏腑。高士宗："三阳主脏腑，腑能藏物，亦谓之脏。"

[2] 至：偏盛。

[3] 下俞：指足经下部之腧穴。

[4] 阳气重并：张志聪注："两阳合于前，故曰阳明。阳明之独至，是太少重并于阳明，阳盛故阴虚矣。"

[5] 跷前卒大：阳跷脉之前是足少阳脉，其脉卒然而大，是少阳气盛的表现。

[6] 一阳独啸，少阳厥也：新校正云："详此上明三阳，此言三阴，今此再言少阳而不及少阴者，疑此'一阳'乃'二阴'之误也。又按全元起本此为少阴厥，显知此即'二阴'也。"啸，

王冰注："啸谓耳中鸣，如啸声也。"《类经》五卷第十五注："独啸，独炽之谓。"

[7] 真虚痟（yùn）心：真气大虚，心中酸痛不适。

[8] 白汗：即大汗出。古时"白"与"魄"通，亦或与魄汗同义。

脏气法时论篇第二十二（节选）

【提要】本篇有关针灸的内容，叙述了五脏病的虚实病证及针刺治疗方法。

夫邪气之客于身也，以胜相加[1]，至其所生而愈[2]，至其所不胜而甚[3]，至于所生而持[4]，自得其位而起[5]；必先定五脏之脉，乃可言间甚之时，死生之期也[6]。

肝病者，两胁下痛引少腹，令人善怒。虚则目䀮䀮无所见，耳无所闻，善恐，如人将补之。取其经[7]，厥阴[8]与少阳[9]，气逆则头[10]痛。耳聋不聪、颊肿、取血者。

【串注】

[1] 以胜相加：《类经》十四卷第二十四注："凡内伤外感之加于人者，皆曰邪气。外感六气，盛衰有持，内伤五情，间甚随脏，必因胜以侮不胜，故曰以胜相加也。"

[2] 至其所生而愈：至我之所生之时而愈。

[3] 至其所不胜而甚：至克我之时而病甚。

[4] 至于所生而持：至生我之时病情能够维持稳定不变。

[5] 自得其位而起：至自旺之时病情好转。

[6] 必先定五脏之脉……死生之期也:《类经》十四卷第二十四注:"欲知时气逆顺,必须先察脏气,欲察脏气,必须先定五脏所病之脉,如肝主弦,心主钩,肺主毛,肾主石,脾主代。脉来独至,全无胃气,则其间甚死生之期,皆可得而知之。"

[7] 取其经:《脉经》卷六第一、《千金要方》卷十一第一均作"若欲治之,取其经"。

[8] 厥阴:《脉经》卷六第一、《千金要方》卷十一第一与《甲乙经》卷六第九五味所宜五脏生病大论均作"足厥阴"。

[9] 少阳:《甲乙经》卷六第九五味所宜五脏生病大论此后有"血者"二字。

[10] 头:《脉经》卷六第三作"头目"。

心病者,胸中痛,胁支满,胁[1]下痛,膺背肩胛间痛,两臂内痛。虚则胸腹大,胁下与腰[2]相引而痛。取其经,少阴[3]太阳舌下血者,其变病刺郄中[4]血者。

脾病者,身重,善饥肉痿[5],足不收,行善瘈,脚下痛。虚则腹满,肠鸣飧泄,食不化。取其经,太阴、阳明、少阴血者。

肺病者,喘咳逆气,肩背痛,汗出,尻阴股膝[6]髀腨胻足皆痛。虚则少气,不能报息[7],耳聋嗌干。取其经,太阴足太阳之外厥阴内血者[8]。

肾病者,腹大、胫肿[9]、喘咳身重,寝汗出、憎风。虚则胸中痛,大腹、小腹痛,清厥[10]意不乐。取其经,少阴太阳血者。

【串注】

[1] 胁:《甲乙经》卷六第九五味所宜五脏生病大论作"两胠"。《说文》:"胠,亦(腋)下也。"即腋下腰上的部位。《广雅·释亲》:"胠,胁也。"

[2]腰：《脉经》卷六第三及《千金要方》卷十三第一作"腰背"。

[3]少阴：《脉经》卷六第三及《千金要方》卷十三第一作"手少阴"。

[4]郄中：王注："手少阴之郄，在掌后脉中去腕半寸。"指阴郄穴。高士宗注："郄中，足太阳之委中。"

[5]善饥肉痿：《甲乙经》卷六第九五味所宜五脏生病大论作"善肌，肌肉痿"。

[6]膝：《甲乙经》卷六第九五味所宜五脏生病大论作"膝挛"。

[7]不能报息：《类经》十四卷第十七注："报，复也。不能报息，谓呼吸气短，难以接续也。"

[8]太阴足太阳之外厥阴内血者：《甲乙经》卷六第九作"太阴足太阳外厥阴内少阴血者。又曰：咳嗽上气，病在胸中，过在手阳明、太阴"。

[9]肿：《甲乙经》卷六第九五味所宜五脏生病大论此下有"痛"字。

[10]清厥：王冰注："清，谓气清冷，厥，谓气逆也。"

【按语】本篇论述的五脏病证，可与《灵枢·经脉》中相关经脉的是动、所生病互参。

血气形志篇第二十四

【提要】本篇论述了六经气血的多少，阴阳表里关系及其刺治方法，情志的有关病证与治法，另外，介绍了五脏腧穴的取穴方法。

夫人之常数，太阳常多血少气[1]，少阳常少血多气[2]，阳明常多气多血，少阴常少血多气[3]，厥阴常多血少气[4]，太阴常多气少血[5]。此天之常数。

足太阳与少阴为表里，少阳与厥阴为表里，阳明与太阴为表里，是为足阴阳也。手太阳与少阴为表里，少阳与心主为表里，阳明与太阴为表里，是为手之阴阳也。

今知手足阴阳所苦，凡治病必先去其血，乃去其所苦，伺之所欲[6]，然后泻有余，补不足。

【串注】

[1] 多血少气：《甲乙经》卷一第七十二经水作"多血气"。

[2] 少血多气：《甲乙经》卷一第七十二经水作"少血气"。

[3] 少阴常少血多气：《甲乙经》卷一第十六阴阳二十五人形性血气不同及《灵枢·五音五味》为"多血少气"。

[4] 厥阴常多血少气：《甲乙经》卷一第十六阴阳二十五人形性血气不同及《灵枢·五音五味》为"多气少血"。

[5] 太阴常多气少血：《灵枢·九针论》《灵枢·五音五味》为"多血少气"。

[6] 伺之所欲：《太素》卷十九知形志所宜注："凡疗病法，诸有痛苦由其血者，血聚之处先刺去之，刺去血已，伺候其人情之所欲，得其虚实，然后行其补泻之法也。"伺，观察。

欲知背俞，先度其两乳间，中折之，更以他草度去半已，即以两隅相拄[1]也，乃举以度其背，令其一隅居上，齐脊大椎，两隅在下，当其下隅者，肺之俞也。复下一度，心之俞也[2]。复下一度，左角肝之俞也。右角脾之俞也，复下一度，肾之俞也，是谓五脏之俞，灸刺之度也。

形乐志苦，病生于脉，治之以灸刺。形乐志乐，病生于肉，治之以针石。形苦志乐，病生于筋，治之以熨引。形苦志苦，病生于咽嗌[3]，治之以百药[4]。形数惊恐[5]，经络[6]不通，病生于不仁，治之以按摩醪药[7]。是谓五形志也。

刺阳明出血气，刺太阳出血恶气，刺少阳出气恶血，刺太阴出气恶血[8]，刺少阴出气恶血，刺厥阴出血恶气也。

【串注】

[1]两隅相拄：高士宗注："两隅，犹言两边。"相拄，相互支撑。此处两隅相拄是指三根草而相互支撑组成一个三角形。

[2]复下一度，心之俞也：《类经》七卷第十一注："复下一度，谓以上隅齐三椎，即肺俞之中央，其下两隅，即五椎之间，心之俞也。"

[3]咽嗌：《甲乙经》卷六第二逆顺病本末方宜形志大论、《灵枢·九针论》及《太素》卷十九知形志所宜作"咽喝"。《甲乙经》卷六第二有本作"困竭"。困竭，溃乏之意。

[4]百药：《灵枢·九针论》及《甲乙经》卷六第二逆顺病本末方宜形志大论作"甘药"，《太素》卷十九知形志所宜作"药"。

[5]形数惊恐：身形频受惊恐。

[6]经络：《灵枢·九针论》及《太素》卷十九知形志所宜作"筋脉"。

[7]药：《甲乙经》卷六第二逆顺病本末方宜形志大论为"醴"。

[8]刺太阴出气恶血：《灵枢·九针论》为"出血恶气"，《太素》卷十九知形志所宜作"出血气"。

【按语】 本篇所述六经气血多少与《灵枢·九针论》《灵

枢·五音五味》及《甲乙经》相关篇章所述者均有所不同，何是何非尚难定论，不过，若从本篇所出之六经气血多少来看，似当以本文为是。

五形志病与脏腑经脉有密切关系，治疗五形志病应当根据脏腑经脉气血的多少采取相应的刺法。

五脏背俞与《灵枢·背俞》《甲乙经》《铜人》等书皆不相合，或古时别有一家法，此说有待实践中进一步探索验证。

宝命全形论篇第二十五（节选）

【提要】本篇针灸方面的内容，讨论了五行的生克关系，针刺五法的重要意义，以及针刺行针方法及候气的重要意义。

帝曰：人生有形，不离阴阳，天地合气，别为九野，分为四时，月有小大，日有短长，万物并至，不可胜量，虚实呿吟[1]，敢问其方？

岐伯曰：木得金而伐，火得水而灭，土得木而达，金得火而缺，水得土而绝，万物尽然，不可胜竭。故针有悬布天下者五，黔首[2]共余食[3]，莫知之也。一曰治神，二曰知养身，三曰知毒药为真，四曰制砭石小大，五曰知腑[4]脏血气之诊。五法俱立，各有所先。今末世之刺也，虚者实之，满者泄之，此皆众工所共知也。若夫法天则地，随应而动，和之者若响，随之者若影，道无鬼神，独来独往。

【串注】

[1] 呿吟：与呿唫同，开闭也。《吕氏春秋》重言："君呿而

不唫。"高诱注："呿开唫闭。"此指呼吸微动，声音细小。

　　[2] 黔首：战国与秦代对人民的称谓。见《战国策》魏策二。《太素》卷十九知针石注："人之首黑，故名黔首也。"

　　[3] 余食：《太素》卷十九知针石作"饮食"，新校正云："按全元起本'余食'作'饱食'。"

　　[4] 腑：《太素》卷十九知针石作"输"。

　　帝曰：愿闻其道。

　　岐伯曰：凡刺之真，必先治神，五脏已定，九候已备，后乃存针，众脉不 [1] 见，众凶弗 [2] 闻，外内相得，无以形先，可玩 [3] 往来，乃施于人。人有虚实，五虚勿近，五实勿远，至其当发，间不容瞚 [4]。手动若务，针耀而匀。静意视义 [5]，观适之变，是谓冥冥 [6]，莫知其形。见其乌乌，见其稷稷 [7]，从 [8] 见其飞，不知其谁。伏如横弩，起如发机。

　　帝曰：何如而虚？何如而实？

　　岐伯曰：刺实者须其虚，刺虚者须其实。经气已至，慎守勿失，深浅在志，远近若一，如临深渊，手如握虎，神无营于众物。

　　【串注】

　　[1] 不：《甲乙经》卷五第四针道作"所"。

　　[2] 弗：《甲乙经》卷五第四针道作"所"。

　　[3] 玩：意为把握。《太素》卷十九知针石作"梲"。杨注："梲，动也。"

　　[4] 瞚（shùn，舜）：同瞬，一眨眼的时间。

　　[5] 静意视义：冷静的观察针刺的变化。

　　[6] 冥冥：幽隐之意。此处形容气之无形可见。

　　[7] 见其乌乌，见其稷稷：《太素》卷十九知针石注："乌乌稷

稷，凤凰雌雄声也。"

　　[8] 从：繁体为"從"，从字疑谓"徒"字形近之误。

　　【按语】本节经文《素问·针解》已做出了注解，可互参。

八正神明论篇第二十六

　　【提要】本篇重点讨论了天体、气候的变化，与人体气血虚实和针刺补泻的关系，针刺补泻的时机和原则。

　　黄帝问曰：用针之服，必有法则焉，今何法何则？
　　岐伯对曰：法天则地，合以天光。
　　帝曰：愿卒闻之。
　　岐伯曰：凡刺之法，必候日月星辰，四时八正之气，气定乃刺之。是故天温日月，则人血淖液[1]而卫气浮，故血易泻，气易行；天寒日阴，则人血凝泣而卫气沉。月始生则血气始精[2]，卫气始行；月郭满则血气实，肌肉坚；月郭空，则肌肉减，经络虚，卫气去，形独居。是以因天时而调血气也。是以天[3]寒无刺，天[3]温无疑[4]；月生无泻，月满无补；月郭空无治。是谓得时而调之。因天之序，盛虚之时，移光定位，正立而待之。故日月生而泻，是谓脏虚[5]；月满而补，血气扬溢[6]；络有留血[7]，命曰重实；月郭空而治，是谓乱经。阴阳相错，真邪不别，沉以留止，外虚内乱[8]，淫邪乃起。

　　【串注】
　　[1] 淖液：疑作"淖泽"，润滑流畅。

〔2〕血气始精：《类经》十九卷第十三注："精，正也，流利也。"

〔3〕天：《甲乙经》卷五第一针灸禁忌上作"大"。

〔4〕无疑：《甲乙经》卷五第一针灸禁忌上作"无凝"。

〔5〕脏虚：《素问》新校正云："按全元起本'脏'作'减'，当作'减'。"《太素》卷二十四天忌杨注："月生脏之血气精微，故刺之重虚也。"

〔6〕扬溢：《素问·移精变气论》王注引本文作"盈溢"。

〔7〕络有留血：《太素》卷二十四天忌作"经有留止"。

〔8〕外虚内乱：外，系指卫气。《太素》卷二十四天忌注："络脉外虚，经脉内乱，于是淫邪得起也。"

帝曰：星辰八正何候？

岐伯曰：星辰者，所以制日月之行也[1]。八正者，所以候八风之虚邪[2]以时至者也。四时者，所以分春秋冬夏之气所在[3]，以时调之也。八正之虚邪，而避之勿犯也。以身之虚，而逢天之虚，两虚相感，其气至骨，入则伤五脏，工候救之，弗能伤也。故曰：天忌[4]不可不知也。

【串注】

〔1〕星辰者，所以制日月之行也：王冰注："制，谓制度，定星辰可知日月行之制度矣。"即根据星辰的部位，可以测定日月运行的度数。

〔2〕八风之虚邪：八风之虚邪，《灵枢·九宫八风》有其详细的叙述。

〔3〕四时者，所以分春秋冬夏之气所在：王冰注："四时之气所在者，谓春气在经脉，夏气在孙络，秋气在皮肤，冬气在骨髓也。"

[4] 天忌：不宜针刺的天时。王冰注："人忌于天，故云天忌，犯之则病，故不可不知也。"

帝曰：善。其法星辰者，余闻之矣，愿闻法往古者。

岐伯曰：法往古者，先知《针经》[1]也，验于来今者，先知日之寒温，月之虚盛，以候气之浮沉，而调之于身，观其立有验也。

观其冥冥者，言形气荣卫之不形于外，而工独知之。以[2]日之寒温，月之虚盛，四时气之浮沉，参伍相合而调之，工常先见之。然而不形于外，故曰观于冥冥焉！通于无穷者，可以传于后世也。是故工之所以异也。然而不形见于外，故俱不能见也。视之无形，尝之无味，故谓冥冥，若神仿佛。

【串注】

[1] 针经：《太素》卷二十四本神论注："往古，伏羲氏始画八卦，造书契，即可制《针经》摄生救病之道。"疑指古之《针经》。而马莳则注曰："《针经》者，《灵枢》也。"

[2] 以：《太素》卷二十四本神论作"以与"。

虚邪者，八正之虚邪气也；正邪[1]者，身形[2]若用力汗出，腠理开，逢虚风，其中人也微。故莫知其情，莫见其形。

上工救其萌牙[3]，必先见[4]三部九候之气，尽调不败而救之，故曰上工。下工救其已成，救其已败，救其已成[5]者，言不知三部九候之相失，因病而败之也。知其所在者，知诊三部九候之病脉处而治之，故曰守其门户[6]焉。莫知其情，而见邪形也。

【串注】

[1] 正邪：八正之正风。

[2] 身形：《太素》卷二十四本神论作"身形饥"。

[3] 救其萌牙：早治疗的意思。牙通芽。

[4] 见：《太素》卷二十四本神论作"知"。

[5] 救其已败，救其已成：《太素》卷二十四本神论无此八字，《灵枢·官能》为"守其已成，因败其形"八字。

[6] 门户：《类经》第十九卷第十三注："三部九候，即病脉由行出入之所，故曰门户。"

帝曰：余闻补泻，未得其意。

岐伯曰：泻必用方，方者[1]，以气方盛也。以月方满也，以日方温也，以身方定也，以息方吸而内针，乃复候其方吸而转针，乃复候其方呼而徐引针，故曰泻必用方，其气乃行焉。

补必用圆，圆者[2]，行也。行者，移也。刺必中其荣，复以吸排针[3]也。故圆与方，非[4]针也[5]。

故养神者，必知形之肥瘦，荣卫血气之盛衰。血气者，人之神，不可不谨养。

【串注】

[1] 方者：《太素》卷二十四本神论杨注："方，正也。气正盛时，月正满时，日正温时，身正安时，息正吸时，此五正，是内针时也。"

[2] 圆者：《类经》第十九卷第十三注："圆，圆活也。行者行其气，移者导其滞，凡正气不足，则营卫不行，血气留滞，故必用圆以行之补之。"

[3] 排针：《类经》第十九卷第十三注："排，除去也。即候吸引针之谓。"吴崑注："排，谓经气即至，则内其针，如排涌而入也。"

[4] 非：《太素》卷二十四本神论作"排"。

[5] 泻必用方……非针也：本节参《灵枢·官能》"泻必

用圆，切而转之，其气乃行……补必用方，外引其皮，令当其门……"

【按语】《灵枢·官能》："泻必用圆，切而转之，其气乃行……补必用方，外引其皮，令当其门。"与该篇所述内容看似相反，但却是从不同的角度来诠释补泻，值得仔细探究。

帝曰：妙乎哉论也，合人形于阴阳四时，虚实之应，冥冥之期，其非夫子孰能通之。然夫子数言形与神，何谓形？何谓神？愿卒闻之。

岐伯曰：请言形，形乎形，目冥冥，问其所病[1]，索之于经，慧然在前，按之不得，不知其情，故曰形。

帝曰：何谓神？

岐伯曰：请言神，神乎神，耳不闻，目明心开而志先[2]，慧然独悟[3]，口弗能言，俱视独见，适若昏，昭然独明，若风吹云，故曰神。三部九候为之原，九针之论，不必存也。

【串注】

[1] 问其所病：《甲乙经》卷五第四针道作"扪其所痛"。

[2] 目明心开而志先：王冰注："目明心开而志先者，言心之通如昏昧开卷，目之见如氛翳辟明，神虽内融，志已先往矣。"

[3] 慧然独悟：慧然，清爽或明白。独悟，《甲乙经》卷五第四针道作"独觉"。

【按语】《灵枢·官能》："泻必用圆，切而转之，其气乃行……补必用方，外引其皮，令当其门。"字面上与本文正好相反，因此，要明白两者所讨论的是不同类型的刺治内容。

离合真邪论篇第二十七

【提要】本篇论述了气候变化对经脉的影响，论述了真气与邪气的离合同疾病的关系，谈到了真邪未合时的早期治疗原则，真邪相合的诊察方法及针刺宜忌，叙述了针刺补泻的方法与候气的重要意义。

黄帝问曰：余闻九针九篇，夫子乃因而九之，九九八十一篇，余尽通其意矣。经言气之盛衰，左右倾移。以上调下，以左调右。有余不足，补泻于荥输，余知之矣。此皆荣卫之倾移，虚实之所生，非邪气从外入于经也。余愿闻邪气之在经也，其病人何如？取之奈何？

岐伯对曰：夫圣人之起度数，必应于天地；故天有宿度 [1]，地有经水 [2]，人有经脉。天地温和，则经水安静；天寒地冻，则经水凝泣；天暑地热，则经水沸溢，卒风暴起，则经水波涌而陇起。

夫邪之入于脉也，寒则血凝泣，暑则气 [3] 淖泽 [4]，虚邪因而入客，亦如经水之得风也，经之动脉，其至也，亦时陇起，其行于脉中，循循然 [5]，其至寸口中手 [6] 也，时大时小，大则邪至，小则平，其行无常处，在阴与阳，不可为度。从而察之，三部九候。卒然逢之，早遏其路。

吸则内针，无令气忤 [7]。静以久留，无令邪布。吸则转针，以得气为故，候呼引针，呼尽乃去，大气 [8] 皆出，故命曰泻。

帝曰：不足者补之奈何？

岐伯曰：必先扪而循之，切而散之，推而按之，弹而怒之，抓而下之，通而取之，外引其门，以闭其神。呼尽内针，静以久留，以气至为故，如待所贵，不知日暮。其气以至，适而[9]自护，候吸引针，气不得出，各在其处，推阖其门，令神气[10]存，大气[11]留止，故命曰补。

【串注】

[1] 宿度：指二十八宿在周天的度数。宿，二十八宿。度，周天三百六十五度。

[2] 经水：见《灵枢·经水》。

[3] 气：《太素》卷二十四真邪补泻作"气血"。

[4] 淖泽：润滑流畅。

[5] 循循然：顺序貌。

[6] 中手：《太素》卷二十四真邪补泻无"中手"二字。疑衍。

[7] 气忤：气逆。

[8] 大气：指邪气。

[9] 而：《甲乙经》卷十第二阳受病发风上作"以"，《太素》卷二十四真邪补泻作"人"。

[10] 神气：《甲乙经》卷十第二阳受病发风上作"真气"。

[11] 大气：王冰注："然此大气，谓大经之气流行荣卫者。"

帝曰：候气奈何？

岐伯曰：夫邪[1]去络入于经也，舍于血脉之中，其寒温未相得[2]，如涌波之起也，时来时去，故不常在。故曰：方其来也，必按而止之，止而取之，无逢[3]其冲而泻之。

真气者，经气也，经气太虚，故曰其来[4]不可逢[5]，此之谓也。故曰：候邪不审，大气已过，泻之则真气脱，脱则不复，邪气复至，而病益蓄。故曰其往不可追，此之谓也。

不可挂以发[6]者，待邪之至时而发针泻矣。若先若后者，血气已尽[7]，其病不可[8]下。故曰：知其可取如发机，不知其取如扣椎[9]。故曰：知机道者不可挂以发，不知机者扣之不发，此之谓也。

【串注】

[1] 邪：《太素》卷二十四真邪补泻作"邪气"。

[2] 相得：《太素》卷二十四真邪补泻作"合"。

[3] 逢：《甲乙经》卷十第二阳受病发风上作"迎"。

[4] 来：《甲乙经》卷十第二阳受病发风上作"气"。

[5] 其来不可逢：参《灵枢·小针解》。本篇与《灵枢·小针解》言泻言补文若反之，互观以明其深义。

[6] 不可挂以发：参《灵枢·小针解》。

[7] 尽：新校正云："按全元起本作'血气已虚'，'尽'字当作'虚'字，此字之误也。"

[8] 可：《甲乙经》卷十第二阳受病发风上、《太素》卷二十四真邪补泻无"可"字。

[9] 扣椎：《类经》十九卷第十五注："椎，木椎也……不知而攻之则顽钝莫入，如扣椎之难也。"

【按语】本篇"其来不可逢"指泻法，《灵枢·小针解》"其来不可逢者，气盛不可补也"，乃指补法。两者文若相反，各有深意，当互参以各明其义。而"无逢其冲而泻之"，是说邪气初到之时，应当及时抓住时机采用泻法，不要等到邪气已盛的时候再用，切记。

帝曰：补泻奈何？

岐伯曰：此攻邪也。疾出以去盛血，而复其真气。此邪新客，溶溶[1]未有定处也。推之则前，引之则止，逆而刺之，温血[2]也。刺出其血，其病立已。

帝曰：善。然真邪以合，波陇不起，候之奈何？

岐伯曰：审扪循三部九候之盛虚而调之，察其左右上下相失及相减者，审其病脏以期之。不知三部者，阴阳不别，天地不分；地以候地，天以候天，人以候人。调之中府[3]，以定三部，故曰刺不知三部九候病脉之处，虽有大过且至[4]，工不能禁也。

诛罚无过[5]，命曰大惑[6]，反乱大经，真不可复，用实为虚，以邪为真，用针无义[7]，反为气贼。夺人正气，以从为逆，荣卫散乱，真气已失。邪独内着，绝人长命，予人夭殃[8]，不知三部九候，故不能久长。

因不知合之四时五行，因加相胜[9]，释邪攻正，绝人长命。邪之新客来也未有定处，推之则前，引之则止，逢而泻之，其病立已[10]。

【串注】

[1] 溶溶：《太素》卷二十四真邪补泻无"溶溶"二字。

[2] 温血：《太素》卷二十四真邪补泻杨注："温，热也。邪之新入，未有定处，有热血，刺去痛愈。"吴崑注："温血，毒血也。"

[3] 中府：非指中府穴。《太素》卷二十四真邪补泻杨注："中府，五脏也。"而吴崑注曰："中府，胃也，土主中宫，故曰中府。调之中府者，言三部九候，皆以冲和胃气调息之。"

[4] 大过且至：大邪之气将要来临。

[5] 诛罚无过：不当泻而泻，反使正气受到损伤。

[6] 惑：迷乱。

[7] 义：《太素》卷二十四真邪补泻杨注："义，理也。用针不知正理，反为气贼，伤人正气。"

[8] 天殃:《甲乙经》卷十第二阳受病发风上、《太素》卷二十四真邪补泻作"夭殃"。

[9] 因加相胜:《素问识》云:"盖谓不知五胜之理反补之,此则加相胜者,乃释邪攻正也。"

[10] 邪之新客来也未有定处……其病立已:《素问释义》:"二十六字衍文。"

通评虚实论篇第二十八（节选）

【提要】本篇论述了各类疾病虚实的不同表现、脉象变化以及预后,以及四时针刺的原则,部分杂病的针刺治疗方法。

黄帝问曰:何谓虚实?

岐伯对曰:邪气盛则实,精气夺则虚。

帝曰:虚实何如?

岐伯曰:气虚者,肺虚也;气逆者,足寒也。非其时则生,当其时则死[1]。余脏皆如此。

帝曰:何谓重实?

岐伯曰:所谓重实者,言大热病,气热脉满,是谓重实。

帝曰:经络俱实何如?何以治之?

岐伯曰:经络皆实,是寸脉急而尺缓也,皆当治之。故曰滑则从,涩则逆也。夫虚实者,皆从其物类始[2]。故五脏骨肉滑利,可以长久也[3]。

帝曰:络气不足,经气有余,何如?

岐伯曰:络气不足,经气有余者,脉口热而尺寒也。秋冬为逆，春夏为从，治主病者。

帝曰：经虚络满何如？

岐伯曰：经虚络满者，尺热满，脉口寒涩也。此春夏死，秋冬生也。

帝曰：治此者奈何？

岐伯曰：络满经虚，灸阴刺阳，经满络虚，刺阴灸阳。

帝曰：何谓重虚？

岐伯曰：脉气上虚尺虚[4]，是谓重虚。

帝曰：何以治之？

岐伯曰：所谓气虚者，言无常也。尺虚者，行步恇然[5]。脉虚者，不象阴也[6]。如此者，滑则生，涩则死也。

【串注】

[1] 非其时则生，当其时则死：马莳注："此肺虚而非相克之时则生，如春秋冬是也，如遇相克之时则死，如夏时之火是也。"

[2] 始：《甲乙经》卷七第一六经受病发伤寒热病中作"治"，《太素》卷十六虚实脉诊作"终始"。

[3] 夫虚实者……可以长久也：《素问识》云："三十一字，疑是错简，若移于下文'滑则生，涩则死也'之下，则文理顺接焉。"

[4] 脉气上虚尺虚：《甲乙经》卷七第一六经受病发伤寒热病中作"脉虚气虚尺虚"。

[5] 尺虚者，行步恇然：《素问识》云："谓尺肤脆弱。论疾诊尺篇云：尺肉弱者，解㑊安卧。乃与行步恇然同义。诸家以尺为寸关尺之尺，误。"恇，《说文》："怯也。"《太素》卷十六虚实脉诊杨注："谓行步虚怯然也。"

[6] 脉虚者，不象阴也：《太素》卷十六虚实脉诊杨注："诊得寸口之脉虚则手太阴肺虚，阴气不足，故曰不象也。"《类经》

十四卷第十六注："气口独为五脏主，脉之要会也。五脏为阴，脏虚则脉虚，脉虚者，阴亏之象，故曰不象阴也。"

......

帝曰：春亟治经络，夏亟治经俞，秋亟治六腑。冬则闭塞，闭塞者，用药而少针石也。所谓少针石者，非痈疽之谓也。痈疽不得顷时回[1]。

痛不知所[2]，按之不应手，乍来乍已，刺手太阴旁三痏[3]与缨脉[4]各二。掖[5]痈太热，刺足少阳五[6]。刺而热不止，刺手心主三[7]，刺手太阴经络者，大骨之会[8]各三。暴痈筋缓[9]，随分而痛，魄汗不尽，胞气不足[10]，治在经俞。

【串注】

[1] 春亟治经络……痈疽不得顷时回：春夏秋冬的不同治法，另见《灵枢·本输》《灵枢·四时气》《灵枢·寒热病》《灵枢·师传》《素问·诊要经终论》《素问·四时刺逆从论》。亟：屡次，宜于。不得顷时回：不能迟疑徘徊。《素问识》云："回，读犹徘徊低徊之回，迟缓之义。"

[2] 痛不知所：关于痛的论述，另见《灵枢·上膈》。

[3] 手太阴旁三痏：王冰注："手太阴旁，足阳明脉谓足部气户等六穴之分也。"《甲乙经》卷十一第九下、《太素》卷三十顺时均无"痏"字。

[4] 缨脉：王冰注："缨脉，亦足阳明脉也，近缨之脉，故曰缨脉，缨谓冠带也。"

[5] 掖：同腋。

[6] 足少阳五：马莳注："当刺足少阳胆经之穴五痏，宜是胆经之渊腋穴。"

[7] 手心主三：马莳注："宜是天池穴也。"

[8] 大骨之会：王冰注："大骨会，肩也，谓肩贞穴。"

[9] 缓：《素问识》："缓……《广雅》缩也。"缩急之意。

[10] 胞气不足：《太素》卷三十经输所疗注："胞气不足者，谓膀胱之胞气不足也。"

腹暴[1]满，按之不下，取手太阳经络[2]者，胃之募也[3]。少阴俞去脊椎三寸旁五，用圆利针[4]。

霍乱，刺俞旁五[5]，足阳明及上旁三[6]。

刺痫惊脉五[7]，针手太阴各五[8]，刺经太阳五[9]，刺手少阴[10]经络旁者一[11]，足阳明一[12]，上踝五寸[13]刺三针。

【串注】

[1] 暴：《甲乙经》卷九第七脾胃大肠受病发腹胀满肠中鸣短气此后有"痛"字。

[2] 经络：《甲乙经》卷九第七脾胃大肠受病发腹胀满肠中鸣短气此后有"血者"字。

[3] 胃之募也：《甲乙经》卷九第七脾胃大肠受病发腹胀满肠中鸣短气作"则已"。

[4] 少阴俞去脊椎三寸旁五，用圆利针：王冰注："谓取足少阴俞，外去脊椎三寸，两旁穴各五痏也。少阴俞，谓第十四椎下两旁，肾之俞也。"《甲乙经》卷九第七脾胃大肠受病发腹胀满肠中鸣短气此后有"刺已如食顷，久立已，必视其经之过于阳者数刺之"二十字。

[5] 霍乱，刺俞旁五：王冰注："霍乱者，取少阴俞旁志室穴。"

[6] 足阳明及上旁三：此指胃俞、胃仓穴，各刺三次。

[7] 刺痫惊脉五：王冰注："谓阳陵泉。"《太素》卷三十刺痫惊数注指下文之五刺，可从。

[8] 手太阴各五：王冰指鱼际穴，马莳指经渠穴。

[9] 经太阳五：王冰注："经太阳，谓太阳也……经太阳五，谓承山穴。"《太素》卷三十刺痫惊数注："足太阳输穴五取之。"马莳注："刺手太阳小肠经穴各五痔，当是经穴阳谷也。"

[10] 手少阴：《甲乙经》卷十二第十一小儿杂病作"手足少阴"，《太素》卷三十刺痫惊数作"手少阳"。

[11] 一：《太素》卷三十刺痫惊数作"一寸"。

[12] 足阳明一：王冰注："谓解溪穴。"

[13] 上踝五寸：王冰注："谓足少阳络光明穴。"马莳注："即足少阴肾经之筑宾穴也。"

【按语】本篇有关刺法，只言其经脉或部位而未提及穴位，吴崑曰："凡言其经而不及其穴者，本经皆可取，不必拘其穴也，著某经旁者非经非穴，取其孙络也。著其所在相去分寸，而不及经穴者，略其穴名也。"

阳明脉解篇第三十

【提要】本篇解释了《灵枢·经脉》中足阳明胃经的有关病候。

黄帝问曰：足阳明之脉病，恶人与火，闻木音则惕然而惊，钟鼓不为动，闻木音而惊何也？愿闻其故。

岐伯对曰：阳明者，胃脉也，胃者土也，故闻木音而惊者，土恶木也。

帝曰：善。其恶火何也？

岐伯曰：阳明主肉，其脉血气盛，邪客之则热，热甚则恶火。

帝曰：其恶人何也？

岐伯曰：阳明厥则喘而惋[1]，惋则恶人。

帝曰：或喘而死者，或喘而生者，何也？

岐伯曰：厥逆连脏则死，连经则生[2]。

帝曰：善。病甚则弃衣而走，登高而歌，或至不食数日，逾垣上屋，所上之处，皆非其素所能也，病反能者何也？

岐伯曰：四肢者诸阳之本也。阳盛[3]则四肢实，实则能登高[4]也。

帝曰：其弃衣而走者何也？

岐伯曰：热盛于身，故弃衣欲走也。

帝曰：其妄言骂詈，不避亲疏而歌[5]者何也？

岐伯曰：阳盛则使人妄言骂詈，不避亲疏[6]，而不欲食，不欲食故妄走也[7]。

【串注】

[1] 惋：《甲乙经》卷七第二足阳明脉病发热狂走作"闷"。《太素》卷八阳明脉解作"悗"，义同。

[2] 厥逆连脏则死，连经则生：王冰注："经，谓经脉。脏，谓五神脏。所以连脏则死者，神去故也。"

[3] 阳盛：《甲乙经》卷七第二足阳明脉病发热狂走及《太素》卷八阳明脉解作"邪盛"。

[4] 登高：《甲乙经》卷七第二足阳明脉病发热狂走有"而歌"二字。

[5] 而歌：据《甲乙经》卷七第二足阳明脉病发热狂走，"而歌"二字当在上问"登高"之后。

[6] 妄言骂詈，不避亲疏：《太素》卷八阳明脉解无此言。

[7] 而不欲食，不欲食故妄走也：《甲乙经》卷七第二足阳明

脉病发热狂走无此十一字。《太素》卷八阳明脉解作"不欲食故妄言"。

刺热篇第三十二

【提要】本篇叙述了热病的症状、诊断、愈期、预后，刺治方法及热病五十九刺的应用，和有关穴位的取穴方法。

肝热病者，小便先黄，腹痛多卧，身热。热争则狂言及惊，胁满痛，手足躁，不得安卧。庚辛[1]甚，甲乙大汗。气逆则庚辛死。刺足厥阴、少阳，其逆则头痛员员，脉引冲头也[2]。

心热病者，先不乐，数日乃热，热争则卒心痛，烦闷善呕，头痛面赤，无汗。壬癸甚，丙丁大汗，气逆则壬癸死，刺手少阴、太阳。

脾热病者，先头重颊痛，烦心颜青[3]，欲呕、身热。热争则腰痛，不可用俯仰，腹满泄，两颔痛。甲乙甚，戊己大汗；气逆则甲乙死，刺足太阴、阳明。

肺热病者，先淅然厥，起毫毛[4]，恶风寒，舌上黄身热。热争则喘咳，痛走胸膺背，不得大息，头痛不堪[5]，汗出而寒。丙丁甚，庚辛大汗。气逆则丙丁死。刺手太阴、阳明，出血如大豆，立已。

肾热病者，先腰痛胻酸，苦渴数饮身热。热争则项痛而强，胻寒且酸，足下热，不欲言。其逆则项痛，员员淡淡[6]然。戊己甚，壬癸大汗。气逆则戊己死。刺足少阴、太阳，诸汗者，至其所胜日汗出也[7]。

【串注】

[1] 庚辛：此篇天干指日干。

[2] 其逆则头痛员员，脉引冲头也：《通雅》："头痛员员，正谓作晕，故令人言头悬。"《甲乙经》卷七第一六经受病发伤寒热病上"员员"作"贞贞"，"冲头"作"冲头痛"。

[3] 先头重颊痛，烦心颜青：《甲乙经》卷七第一六经受病发伤寒热病上作"先头重颊痛，烦心"，与《太素》卷二十五五脏热病皆无"颜青"二字。

[4] 先淅然厥，起毫毛：《甲乙经》卷七第一六经受病发伤寒热病上作"先悽悽然厥，起毫毛"，《太素》卷二十五五脏热病作"先淅然起毛"，接下句读。淅然，寒栗貌。《类经》十五卷第四十四注："肺主皮毛，热则畏寒，故先淅然，恶风寒，起毫毛也。"

[5] 不堪：《甲乙经》卷七第一六经受病发伤寒热病上及《太素》卷二十五五脏热病作"不甚"。

[6] 淡淡：《甲乙经》卷七第一六经受病发伤寒热病上无此二字。淡淡，水摇貌。《太素》卷二十五五脏热病注："动也，谓不安动也。"

[7] 诸汗者，至其所胜日汗出也：《太素》卷二十五五脏热病无此十一字。

【按语】热病病证的三个阶段，"先病""热争""气逆"，可根据五行生克规律推断其预后，即"至其所生而愈""至其所不胜而甚""至得其位而起"。而治疗，则以刺法为主，采用表里两经并刺，以泄邪热。

肝热病者，左颊先赤；心热病者，颜先赤；脾热病者，鼻先赤；肺热病者，右颊先赤；肾热病者，颐先赤。病虽未发，见赤色者刺之，名曰治未病。

热病从部所[1]起者，至期而已[2]，其刺之反者[3]，三周[4]而已。重逆[5]则死。诸当汗者，至其所胜日，汗大出也。

诸治热病，以[6]饮之寒水乃刺之，必寒衣之，居止寒处，身寒而止也。

【串注】

[1] 部所：五脏热病的病色反映在面部的位置。

[2] 至期而已：至其当旺之日而愈。

[3] 刺之反者：刺法不当，有误。

[4] 三周：《类经》十五卷第四十四注：“三周者，谓三遇所胜之日而后已。”即三次当旺之日。

[5] 重逆：一刺不当为逆，再刺仍失误为重逆。

[6] 以：《甲乙经》卷七第一六经受病发伤寒热病上作“先”，《太素》卷二十五五脏热病作“已”。

【按语】本节强调治未病的重要性。

热病先胸胁痛，手足躁，刺足少阳，补足太阴[1]。病甚者为五十九刺[2]。

热病始手臂痛者[3]，刺手阳明、太阴而汗出止[4]。热病始于头首者，刺项太阳而汗出止[5]。热病先身重骨痛、耳聋好瞑[6]、刺足少阴，病甚为五十九刺。热病先眩冒而热，胸胁满，刺足少阴、少阳。

【串注】

[1] 足太阴：新校正云：“详‘足太阴’，全元起本及《太素》作‘手太阴’。”

　　[2] 五十九刺：刺治热病的五十九个穴位见于《素问·水热穴论》。

　　[3] 热病始手臂痛者:《灵枢·寒热病》《太素》卷二十六寒热杂说均作"病始手臂者",《甲乙经》卷七第一中作"热病始手臂者",《太素》卷二十五五脏热病"始"作"先"。

　　[4] 止:《灵枢·寒热病》《甲乙经》卷七第一六经受病发伤寒热病中、《太素》卷二十五五脏热病及卷二十六寒热杂说均无此字。

　　[5] 热病始于头首者，刺项太阳而汗出止:《甲乙经》卷七第一六经受病发伤寒热病中此后有"始足胫者，先取足阳明而汗出"句。

　　[6] 热病先身重骨痛、耳聋好瞑:《类经》十五卷第四十四注:"肾主骨，在窍为耳，热邪居之，故为身重骨痛耳聋，热伤真阴，则志气昏倦，故好瞑。"

　　太阳之脉，色荣颧骨，热病也。荣未交[1]，曰今且得汗[2]，待时而已[3]。与厥阴[4]脉争见者，死期不过三日。

　　其热病内连肾，少阳之脉色也[5]。少阳之脉，色荣颊前[6]，热病也。荣未交，曰今且得汗，待时而已。与少阴[7]脉争见者，死期不过三日[8]。

　　【串注】

　　[1] 荣未交:《甲乙经》卷七第一六经受病发伤寒热病上及《太素》卷二十五五脏热病作"荣未夭"。下段同。

　　[2] 曰今且得汗:《太素》卷二十五五脏热病"曰"作"日"，"今"作"令"。下段同。

　　[3] 而已:《甲乙经》卷七第一六经受病发伤寒热病上及《太素》卷二十五五脏热病作"自已"。

[4]厥阴：《素问释义》云："'厥阴'当作'少阴'。若与少阴争见，则是一日腑脏俱病，三日遍六经而死。"

[5]少阳之脉色也：《脉经》卷七第二十、《甲乙经》卷七第一六经受病发伤寒热病上及《太素》卷二十五五脏热病均无，疑衍。

[6]前：新校正云：《太素》卷二十五五脏热病作"筋"。

[7]少阴：《素问释义》云："当作厥阴。"

[8]期不过三日：《甲乙经》卷七第一六经受病发伤寒热病上及《太素》卷二十五五脏热病均无此五字。

【按语】《素问识》认为此后当阙"阳明、太阴之争"条。

热病气穴，三椎下间主胸中热，四椎下间主膈中热[1]，五椎下间主肝热，六椎下间主脾热，七椎下间主肾热。荣在骶也[2]，项上三椎，陷者中也[3]。颊下逆颧为大瘕[4]；下牙车为腹满；颧后为胁痛；颊上者膈上也。

【串注】

[1]膈中热：《太素》卷二十五五脏热病作"鬲热"。

[2]荣在骶也：《太素》卷二十五五脏热病无"骶也"。王冰注："言肾热之气，外通尾骶也。"《类经》十五卷第四十四注："盖既取阳邪于上，仍当补阴于下，故曰荣在骶也。"高士宗注："盖气为阳主上，荣为阴主下，若荣血之热病，其穴在脊骨尽处，故曰荣在骶也。"高注可从之。

[3]项上三椎，陷者中也：王冰注："此举数脊椎大法也。言三椎间主胸中热者，何以数之？言皆当以陷者中为气发之所。"吴崑注："此风府穴也，言有取项上三椎者，则陷中为是。"《类经》十五卷第四十四注："此取脊椎之大法也。项上三椎者，乃项

骨三节，非脊椎也。三椎之下陷者中，方是第一节，穴名大椎，由此而下数之，则诸椎循次可得矣。"

[4] 颊下逆颧为大瘕：《太素》卷二十五五脏热病作"颊下逆椎为大瘦"。大瘕，即大瘕泄，泻泄的一种，见《难经·五十七难》。

【按语】王冰注云："椎间所主神脏之热，又不正当其脏俞，而云主疗，在理未详。"此说法有待实践验证。

疟论[1]篇第三十五（节选）

【提要】本篇论述了疟疾的类型，在病因、病机和症状上的区别，疟疾的治疗原则和治疗方法。

帝曰：夫子言卫气每至于风府，腠理乃发，发则邪气入，入则病作，今卫气日下一节，其气之发也，不当风府，其日作者奈何？

岐伯曰：此邪气客于头项，循膂而下者也。故虚实不同，邪中异所，则不得当其风府也。故邪中于头项者，气至头项而病；中于背者，气至背而病；中于腰脊者，气至腰脊而病；中于手足者，气至手足而病。卫气之所在与邪气相合，则病作。故[2]风无常府，卫气之所发[3]，必开其腠理，邪气之所合，则其府也[4]。

帝曰：善。夫风之与疟也，相似[5]同类，而风独常在，疟得有时而休者何也？

岐伯曰：风气留其处，故常在，疟气随经络，沉以内薄[6]，故卫气应乃作。

【串注】

[1] 疟论：有关疟病的论述，另见《素问·刺疟》《灵枢·四时气》《金匮要略·疟病脉证并治第四》。

[2] 此邪气客于头项……故：《甲乙经》卷七第五阴阳相移发三疟、《太素》卷二十五疟解、《灵枢·岁露论》等无此段文字。《素问识》云："八十八字，外台有，此疑古注文。"

[3] 发：《灵枢·岁露论》作"应"。

[4] 合，则其府也：《灵枢·岁露论》作"舍节，则其府也"。《甲乙经》卷七第五阴阳相移发三疟作"合，则其病作"。《诸病源候论》卷十一疟病候作"舍，则其病作"。

[5] 似：《灵枢·岁露论》作"与"。

[6] 沉以内薄：《甲乙经》卷七第五阴阳相移发三疟作"次以内传"。

【按语】本节所言风府，有双重含义，一指风府穴，一指风邪所居留之处。

帝曰：疟先寒而后热者何也？

岐伯曰：夏伤于大暑，其汗大出，腠理开发，因遇夏气凄沧之水寒[1]，藏于腠理皮肤之中，秋伤于风，则病成[2]矣。夫寒者，阴气也，风者，阳气也，先伤于寒而后伤于风，故先寒而后热也。病以时作，名曰寒疟。

帝曰：先热而后寒者何也？

岐伯曰：此先伤于风，而后伤于寒。故先热而后寒也。亦以时作，名曰温疟。

其但热而不寒者，阴气先绝[3]，阳气独发，则少气烦冤，手足热而欲呕，名曰瘅[4]疟。

【串注】

[1] 水寒：《甲乙经》卷七第五阴阳相移发三疟作"小寒迫之"。《太素》卷二十五三疟作"小寒寒迫之"。

[2] 成：《太素》卷二十五三疟作"盛"。

[3] 阴气先绝：《素问经注节解》注："先绝，非谓阴气败绝也，言火邪炽胜，纯阳独胜，若无阴然。"

[4] 瘅：王冰注："瘅，热也，极热为之也。"

帝曰：夫经言[1]有余者泻之，不足者补之，今热为有余，寒为不足。夫疟者之寒，汤火不能温也，及其热，冰水不能寒也，此皆有余不足之类。当此之时，良工不能止，必须[2]其自衰，乃刺之，其故何也？愿闻其说。

岐伯曰：经言无刺熇熇之热，无刺浑浑之脉，无刺漉漉之汗，故为其病逆[3]未可治也。

夫疟之始发也，阳气并于阴，当是之时，阳虚而阴盛，外无气故先寒栗也。阴气逆极则复出之阳，阳与阴复并于外，则阴虚而阳实，故先[4]热而渴。

夫疟气者，并于阳则阳胜，并于阴则阴胜。阴胜则寒，阳胜则热。疟者，风寒之气不常也。病极则复[5]。至病之发也，如火之热，如风雨不可当也。故经言曰：方其盛时，必毁[6]，因其衰也，事必大昌，此之谓也。

夫疟之未发也，阴未并阳，阳未并阴，因而调之，真气得安，邪气乃亡。故工不能治其已发为其气逆也。

【串注】

[1] 经言：指《灵枢·逆顺》。

[2] 须：《甲乙经》卷七第五阴阳相移发三疟作"待"。

[3] 故为其病逆：《太素》卷二十五三疟作"故其为病逆"。

[4] 先：《吴注素问》改作"后"，《内经评文》以为应作"复"。

[5] 复：据《甲乙经》卷七第五阴阳相移发三疟及《太素》卷二十五三疟，"复"当与下句的"至"连读为"病极则复至"。

[6] 必毁：《太素》卷二十五三疟作"勿敢必毁"，《灵枢·逆顺》作"勿敢毁伤"。

帝曰：善。攻之奈何？早晏[1]何如？

岐伯曰：疟之且发也，阴阳之且移也，必从四末始也。阳已伤，阴从之，故[2]先其时紧束其处[3]，令邪气不得入，阴气不得出，审候见之在孙络盛坚而血者，皆取之，此真往而[4]未得并者也。

【串注】

[1] 早晏：早晚。《论语·子路》："冉子退潮，子曰：'何晏也？'"皇疏："晏，晚也。"

[2] 故：《甲乙经》卷七第五阴阳相移发三疟此后有"气未并"三字。

[3] 先其时紧束其处：《太素》卷二十五三疟注："疗之二气未并之前，以绳束四肢病所来处，使二气不得相通，必邪见孙络，皆刺去血。"《千金要方》卷十第六云："先其时一食顷，用细左索紧束其手足十指，令邪气不得入，阴气不得出，过时乃解。"

[4] 真往而：《甲乙经》卷七第五阴阳相移发三疟作"其往而"，《太素》卷二十五三疟作"直往而取"。真往，马莳注："真气自往。"

刺疟[1]篇第三十六

【提要】本篇论述了多种疟疾的症状及其刺治方法。

足太阳之疟，令人腰痛头重，寒从背起，先寒后热，熇熇暍暍[2]然，热止汗出，难已，刺郄中[3]出血。

足少阳之疟，令人身体解㑊，寒不甚，热不甚，恶见人，见人心惕惕然[4]，热多汗出甚，刺足少阳。

足阳明之疟，令人先寒，洒淅洒淅，寒甚久乃热，热去汗出，喜见日月光火气，乃快然[5]。刺足阳明跗上。

足太阴之疟，令人不乐，好大息，不嗜食，多寒热汗出，病至则善呕，呕已乃衰，即取之[6]。

足少阴之疟，令人呕吐甚，多寒热，热多寒少[7]，欲闭户牖而处[8]，其病难已[9]。

足厥阴之疟，令人腰痛，少腹满、小便不利、如癃状，非癃也。数便，意恐惧[10]，气不足，腹中悒悒[11]，刺足厥阴[12]。

【串注】

[1] 刺疟：有关疟病的论述，另见《素问·疟论》《灵枢·四时气》《金匮要略·疟病脉证并治第四》。

[2] 暍：《集韵》："热也。"

[3] 郄中：《甲乙经》卷七第五阴阳相移发三疟作"腘中"。

[4] 恶见人，见人心惕惕然：《灵枢·经脉》及《素问·阳明脉解》谈及此症，属足阳明经。

[5] 令人先寒……乃快然：《素问释义》："此与少阴节错简，

当在足少阴其病难已之上，阴病多寒，喜见日月光火气者，阳虚故也。"《素问·阳明脉解》云："足阳明之脉病，恶人与火。"

[6] 即取之：此后《甲乙经》卷七第五阴阳相移发三疟有"足太阴"三字。王冰注："即取之井、俞及公孙也。"

[7] 多寒热，热多寒少：《甲乙经》卷七第五阴阳相移发三疟作"多寒少热"。

[8] 令人呕吐甚……欲闭户牖而处：此类似话语见《灵枢·经脉》足阳明经，当为阳明疟的脱文。

[9] 难已：《甲乙经》卷七第五阴阳相移发三疟此后有"取太溪"三字。

[10] 数便，意恐惧：《甲乙经》卷七第五阴阳相移发三疟作"数噫恐惧"，《诸病源候论》卷十一疟病候作"数小便，意恐惧"。

[11] 悒悒：不畅貌。

[12] 刺足厥阴：王冰注："太冲主之，在足大指本节后同身寸二寸陷者中，厥阴俞也。"

肺疟者，令人心寒，寒甚热，热间[1]善惊，如有所见者，刺手太阴阳明[2]。

心疟者，令人烦心甚，欲得清水，反寒多，不甚热[3]，刺手少阴[4]。

肝疟者，令人色苍苍然，太息，其状若死者，刺足厥阴见血[5]。

脾疟者，令人寒，腹中痛。热则肠中鸣，鸣已汗出，刺足太阴[6]。

肾疟者，令人洒洒然[7]，腰脊痛，宛转[8]大便难，目眴眴然[9]，手足寒。刺足太阳少阴[10]。

胃疟者，令人且病也[11]，善饥而不能食，食而支满腹大。

刺足阳明太阴横脉出血[12]。

【串注】

[1] 寒甚热，热间：《太素》卷二十五十二疟作"寒甚热间"。

[2] 刺手太阴阳明：王冰注："列缺主之。列缺在手腕后同身寸之一寸半，手太阴络也……阳明穴，合谷主之。合谷在手大指次指歧骨间，手阳明脉之所过也。"

[3] 反寒多，不甚热：《太素》卷二十五十二疟作"及寒多，寒不甚热甚"。

[4] 刺手少阴：王冰注："神门主之……手少阴俞也。"

[5] 刺足厥阴见血：王冰注："中封主之……仰足而取之，伸足乃得之，足厥阴经，刺出血止。"

[6] 刺足太阴：王冰注："商丘主之……"

[7] 洒洒然：寒栗貌。

[8] 宛转：马莳注："宛转而难于转身也。"

[9] 眴眴然：眩眩的，眴眩二字古通。《太素》卷二十五十二疟注："又或为眩，肾腑膀胱足太阳脉起目内眦，故令目眩也。"

[10] 刺足太阳少阴：当指足太阳委中穴与足少阴大钟穴。

[11] 且病也：《甲乙经》卷七第五阴阳相移发三疟作"且病寒"，《太素》卷二十五十二疟作"疸病也"。

[12] 刺足阳明太阴横脉出血：王冰注："厉兑、解溪、三里主之……然足阳明取此三穴，足太阴刺其横脉出血也。横脉，谓足内踝前斜过大脉，则太阴之经脉也。"

【按语】 邪入于五脏六腑募原之间，不直接侵犯脏腑的，则形成间日疟或者数日疟；邪入于三阴三阳六经为主，间接波及脏腑的，则形成六经之疟；邪气直接侵犯脏腑而引起的，则为五脏六腑之疟。

针灸经论纂要（串注本）

疟发身方热，刺跗上动脉，开其空，出其血 [1]，立寒。疟方欲寒，刺手阳明太阴，足阳明太阴 [2]。疟脉满大急，刺背俞，用中针旁五胠俞 [3] 各一，适肥瘦出其血也 [4]。疟脉小实急，灸胫少阴，刺指井 [5]。疟脉满大急，刺背俞，用五胠俞、背俞各一，适行至于血也。疟脉缓大虚，便宜用药，不宜用针。

凡治疟，先发如食顷，乃可以治，过之，则失时也。

【串注】

[1] 出其血：《太素》卷二十五十二疟无此三字。

[2] 刺手阳明太阴，足阳明太阴：王冰注："亦谓开穴而出其血也，当随四经之井俞而刺之。"

[3] 刺背俞，用中针旁五胠俞：背俞，指五脏俞。五胠俞，杨上善指"两协下胠中之输有疗疟者"。王冰、马莳指譩譆。吴崑指魄户、神堂、譩譆、膈关、魂门五穴。张介宾、张志聪指为魄户、神堂、魂门、意舍、志室五穴。

[4] 疟脉满大急……出其血也：《甲乙经》卷七第五阴阳相移发三疟无此条。

[5] 灸胫少阴，刺指井：王冰注："灸胫少阴，是谓复溜……刺指井，谓刺至阴。"

诸疟而脉不见，刺十指间出血 [1]，血去必已。先视身之赤如小豆者，尽取之。

十二疟者 [2]，其发各不同时，察其病形，以知其何脉之病也。先其发时，如食顷而刺之，一刺则衰，二刺则知，三刺则已，不已刺舌下两脉出血，不已刺郄中盛经出血，又刺项已下夹脊者必已。舌下两脉者，廉泉 [3] 也。

【串注】

[1] 诸疟而脉不见，刺十指间出血：吴崑注："脉不见者，阳

亢而脉反伏也，故刺十指间以泻阳。"

[2] 十二疟者：指上文五脏疟、六经疟及胃疟。

[3] 廉泉：《灵枢·根结》："少阴根于涌泉，结于廉泉。"

【按语】刺疟的常规治疗，"先其发时，如食顷而刺之"，如正当疟疾发作，由于阳盛阻遏于内，不得外达，出现脉伏而不现，且皮肤现紫斑的病证时，当急刺十指间井穴出血以使热邪外泄，调和营卫，同时在斑上出其血，以转危为安。

刺疟者，必先问其病之所先发者，先刺之。先头痛及重者，先刺头上及两额两眉间出血；先项背痛者，先刺之。先腰脊痛者，先刺郄中出血。先手臂痛者，先刺手少阴阳明十指间[1]；先足胫酸痛者，先刺足阳明十指间出血[2]。

风疟，疟发则汗出恶风，刺三阳[3]经背俞之血者。骱酸痛甚，按之不可，名曰胕髓病[4]。以镵针，针绝骨出血，立已。身体小痛，刺至阴[5]。诸阴之井无出血，间日一刺。疟不渴，间日而作，刺足太阳。渴而间日作，刺足少阳。温疟汗不出，为五十九刺。

【串注】

[1] 手少阴阳明十指间：《类经》十六卷第五十注："手少阴阳明，皆以井穴为言，又刺十指间者，各随其所病之经也，亦取井穴。"手少阴阳明，《太素》卷二十五十二疟作"阴阳"。

[2] 足阳明十指间出血：马莳注："先足胫酸痛者，先刺足阳明胃经及足十指间之井穴以其出血。"

[3] 三阳：《甲乙经》卷七第五阴阳相移发三疟作"足三阳"。王冰注："三阳，太阳也。"

[4] 胕髓病：《类经》十六卷第五十注："其邪深伏故曰胕髓病。"

[5] 刺至阴:《甲乙经》卷七第五阴阳相移发三疟、《太素》卷二十五十二疟无"至阴"两字,"刺"与下文"诸阴之井,无出血"连读。

举痛论篇第三十九（节选）

【提要】本篇引述部分讨论了因寒致痛,不同经络为寒所客所产生的症状也有所不同。

帝曰:愿闻人之五脏卒痛,何气使然?

岐伯对曰:经脉流行不止,环周不休,寒气入经而稽迟[1]。泣而不行,客于脉外,则血少,客于脉中则气不通,故卒然而痛。

帝曰:其痛或卒然而止者,或痛甚不休者,或痛甚不可按者,或按之而痛止者,或按之无益者,或喘动应手者,或心与背相引而痛者,或胁肋与少腹相引而痛者,或腹痛引阴股者,或痛宿昔而成积者,或卒然痛死不知人有少间复生者,或痛而呕者,或腹痛而后泄者,或痛而闭不通者,凡此诸痛,各不同形,别之奈何?

岐伯曰:寒气客于脉外,则脉寒,脉寒则缩蜷,缩蜷则脉绌急,绌急则外引小络,故卒然而痛。得炅[2]则痛立止,因重中于寒,则痛久矣。

寒气客于经脉之中,与炅气相薄,则脉满,满则痛而不可按也。寒气稽留,炅气从上[3],则脉充大而血气乱,故痛甚不可按也。

寒气客于肠胃之间,膜原之下,血[4]不得散,小络急引故痛。按之则血[5]气散，故按之痛止。

寒气客于夹脊之脉则深，按之不能及，故按之无益也。

寒气客于冲脉，冲脉起于关元，随腹直上，寒气客则脉不通，脉不通则气因之，故喘动应手矣。

寒气客于背俞之脉，则脉泣，脉泣则血虚，血虚则痛。其俞注于心，故相引而痛。按之则热气至，热气至则痛止矣[6]。

寒气客于厥阴之脉，厥阴之脉者，络阴器，系于肝。寒气客于脉中，则血泣脉急，故胁肋与少腹相引痛矣。

【串注】

[1] 入经而稽迟：《太素》卷二十七邪客作"入焉，经血稽迟"。稽，《说文》："留止也。"

[2] 炅：王冰注："炅，热也。"《通雅》："灵素之炅，当与热同。"

[3] 上：疑"之"之误。

[4] 血：《太素》卷二十七邪客作"而"字。

[5] 血：《太素》卷二十七邪客无"血"字。

[6] 按之则热气至，热气至则痛止矣：马莳以为此二句为注文而误入于正文。高士宗则认为，这十三个字当移于上文"按之则血气散，故按之痛止"。

【按语】关于本篇"举痛论"之篇名，新校正云："所以名举痛之义未详，按本篇乃黄帝问五脏卒痛之疾，疑举乃卒之误也。"吴崑据王冰注亦改为"卒痛论"。而马莳却以首节悉举诸痛以为问，故名篇。

腹中论篇第四十（节选）

【提要】本篇选文讨论了厥逆的病因、症状及治法，妊娠与腹中疾病的区别，热病而头痛腹胀的病机与脉象。

帝曰：善。有病膺肿颈痛胸满腹胀，此为何病？何以得之？

岐伯曰：名厥逆。

帝曰：治之奈何？

岐伯曰：灸之则喑，石之则狂，须其气并，乃可治也。

帝曰：何以然？

岐伯曰：阳气重上，有余于上，灸之则阳气入阴，入则喑，石之则阳气虚，虚则狂，须其气并而治之，可使全也。

帝曰：善。何以知怀子之且生也？

岐伯曰：身有病而无邪脉也。

帝曰：病热而有所痛者何也？

岐伯曰：病热者阳脉也，以三阳之动也 [1]。人迎一盛少阳，二盛太阳，三盛阳明，入阴也。夫阳入于阴，故病在头与腹，乃膜胀而头痛也 [2]。

帝曰：善。

【串注】

[1] 病热者阳脉也，以三阳之动也：三阳属表，故外邪侵及体表而病发热者，必于三阳之脉动甚。

[2] 夫阳入于阴……乃膜胀而头痛也：马莳注："三阳既毕，则入之三阴经分矣。阳入于阴，故头主阳，腹主阴，在阴当腹膜

胀，在而阳当头痛也。"

刺腰痛^[1]篇第四十一

【提要】本篇论述了诸经病变引起的腰痛的症状及其刺治方法。

足太阳脉令人腰痛，引项脊尻背如重状^[2]，刺其郄中^[3]。太阳正经出血，春无见血^[4]。

少阳令人腰痛，如以针刺其皮中，循循然^[5]不可以俯仰，不可以顾。刺少阳成骨之端出血，成骨在膝外廉之骨独起者，夏无见血。

阳明令人腰痛，不可以顾，顾如有见者^[6]，善悲。刺阳明于骭前三痏，上下和之出血^[7]，秋无见血。

足少阴令人腰痛，痛引脊内廉。刺少阴于内踝上二痏。春无见血，出血太多，不可复也。

厥阴之脉令人腰痛，腰中如张弓弩弦。刺厥阴之脉，在腨踵鱼腹之外，循之累累然^[8]，乃刺之。其病令人善^[9]言默默然不慧^[10]，刺之三痏^[11]。

【串注】

[1] 刺腰痛：有关内容另见《灵枢·杂病》《素问·骨空论》。

[2] 重状：《甲乙经》卷九第八肾小肠受病发腹胀腰痛引背少腹控睾作"肿状"。

[3] 郄中：委中穴。

[4] 春无见血：春季不要刺出血。

[5] 循循然：举动不便貌。

[6] 顾如有见者：如果回顾则神乱目花，犹如妄见怪异。

[7] 刺阳明于骭前三痏，上下和之出血：王冰注："刺骭前三痏，则正三里穴也。"《类经》二十二卷第四十九注："骭骨三痏，即三里也。上下和之，兼上下巨虚而言也。"骭：《太素》卷三十腰痛作"骬"。

[8] 累累然：连贯成串的颗粒状结节。

[9] 善：《太素》卷三十腰痛无此字。

[10] 言默默然不慧：沉默寡言貌而精神不爽。

[11] 足太阳脉令人腰痛……刺之三痏：本段足六经（缺足太阴）有关腰痛的内容，可参见《灵枢·经脉》与《灵枢·经筋》中与腰痛有关的病候叙述。

解脉令人腰痛，痛引肩，目䀮䀮然，时遗溲[1]。刺解脉，在膝筋肉分间郄外廉之横脉[2]出血，血变而止。

解脉令人腰痛如引带[3]，常如折腰状，善恐[4]。刺解脉，在郄中结络如黍米，刺之血射，以黑见赤血而已。

【串注】

[1] 解脉令人腰痛……时遗溲：王冰注："解脉，散行脉也，言不合而别行也。此足太阳之经，起于目内眦……络肾属膀胱，下入腘中。故病斯候也。又其支别者，从膊内别下贯胂，循髀外后廉而下合腘中。两脉如绳之解股，故名解脉也。"

[2] 膝筋肉分间郄外廉之横脉：当委阳穴之位。

[3] 引带：《甲乙经》卷九第八肾小肠受病发腹胀腰痛引背少腹控睾作"裂"，《太素》卷三十腰痛作"别"。

[4] 恐：《甲乙经》卷九第八肾小肠受病发腹胀腰痛引背少腹控睾、《太素》卷三十腰痛作"怒"。

同阴之脉[1]令人腰痛，痛如小锤[2]居其中，怫然肿[3]。刺同阴之脉在外踝上绝骨之端[4]，为三痏。

阳维之脉令人腰痛，痛上怫然肿。刺阳维之脉，脉与太阳合腨下间，去地一尺所[5]。

【串注】

[1]同阴之脉：王冰注："足少阳之别络也，并少阳经上行，去足外踝同身寸之五寸，乃别走厥阴，并经下络足跗，故曰同阴脉也。"

[2]小锤：《太素》卷三十腰痛作"小针"。

[3]怫然肿：肿起状。怫，《说文》："郁也。"黄元御注："怫然，肿貌。"

[4]绝骨之端：指足少阳经的阳辅穴。

[5]脉与太阳合腨下间，去地一尺所：《类经》二十二卷第四十九注："阳维脉气所发，别于金门而上行，故与足太阳合于腨下间。去地一尺所，即承山穴也。"

衡络[1]之脉令人腰痛，不可以俯仰，仰则恐仆[2]，得之举重伤腰，衡络绝[3]，恶血归之。刺之在郄阳筋之间，上郄数寸，衡居[4]为二痏出血。

会阴之脉[5]令人腰痛，痛上漯漯然[6]汗出。汗干令人欲饮，饮已欲走。刺直阳之脉[7]上三痏，在跷上郄下五寸横居[8]，视其盛者出血。

【串注】

[1]衡络：《太素》卷三十腰痛作"冲绝"。王冰注："衡，横也，谓太阳之外络，自腰中横入髀外后廉，而下与中经合于腘中者。"

[2]不可以俯仰，仰则恐仆：《甲乙经》卷九第八肾小肠受病

发腹胀腰痛引背少腹控睾作"得俯不得仰，仰则恐仆"。

［3］衡络绝：《太素》卷三十腰痛作"冲绝络"，《甲乙经》卷九第八作"衡络绝伤"。

［4］衡居：《太素》卷三十腰痛作"冲居"。

［5］会阴之脉：王冰注："足太阳之中经也，其脉循腰下会于后阴，故曰会阴之脉。"

［6］漯漯然：《甲乙经》卷九第八肾小肠受病发腹胀腰痛引背少腹控睾作"濈然"。

［7］刺直阳之脉：《太素》卷三十腰痛注："刺直阳者，有本作会阳，乔上郄下横络也。"直阳之脉，诸家说法不一。王冰指太阳，"直阳之脉，则太阳之脉，侠脊下行贯臀，下至腘中，下循腨，过外踝之后，条直而行直，故曰直阳之脉也"。张志聪指督脉，曰："直阳之脉，督脉也。督脉总督一身之阳，贯脊直上，故曰直阳。"高士宗则注曰："直阳，太阳与督脉相合之脉也。"

［8］跷上郄下五寸横居：王冰注："跷为阳跷所生申脉穴，在外踝下也。郄下，则腘下也。言此刺处在腘下同身寸之五寸，上承郄中之穴，下当申脉之位，是谓承筋穴，即腨中央如外陷者中也，太阳脉气所发。禁不可刺，可灸三壮。今云刺者，谓刺其血络之盛满者也。"高士宗注："跷上郄下，各相去五寸之承山，皆有血络横居，视其盛者，刺出其血……不必拘于穴也。"五寸，《太素》卷三十腰痛作"三寸所"。

飞阳[1]之脉令人腰痛，痛上怫怫然[2]，甚则悲以恐。刺飞阳之脉，在内踝上五寸[3]，少阴之前，与阴维之会。

昌阳[4]之脉令人腰痛，痛引膺，目䀮䀮然，甚则反折，舌卷不能言。刺内筋为二痏。在内踝上大筋前太阴后，上踝二寸[5]所。

【串注】

[1] 飞阳：《太素》卷三十腰痛注："足太阳别，名曰飞阳……太阳去外踝上七寸，别走足少阴。"《太素》卷九十五络脉注："此太阳络，别走向少阴经，迅疾如飞，故名飞阳也。"王冰注："是阴维之脉也，去外踝上同身寸之五寸（疑'二寸'之误）腨分中，并少阴经而上也。"

[2] 怫怫然：《甲乙经》卷九第八肾小肠受病发腹胀腰痛引背少腹控睾作"怫然"。

[3] 五寸：《太素》卷三十腰痛、《甲乙经》卷九第八肾小肠受病发腹胀腰痛引背少腹控睾作"二寸"。

[4] 昌阳：马莳注："昌阳，系足少阴肾经穴名，又名复溜。"

[5] 上踝二寸：王冰注为二穴，乃复溜与筑宾。

散脉[1]令人腰痛而热，热甚生烦，腰下如有横木居其中，甚则遗溲。刺散脉在膝前骨肉分间，络外廉，束脉为三痏。

肉里之脉[2]令人腰痛，不可以咳，咳则筋缩急[3]。刺肉里之脉，为二痏，在太阳之外，少阳绝骨之后[4]。

【串注】

[1] 散脉：诸家说法不一。王冰注："散脉，足太阴之别也，散行而上，故以名焉。"杨上善注："散脉在膝前肉分间者，十二经脉中唯足厥阴、足少阳在膝前，主溲，故当是此二经之别名。"张志聪注："冲脉者，起于胞中，上循背里，为经脉之海，其浮而外者，循腹右上行至胸中，而灌于皮肤，渗于脉外，故名散脉也。"吴崑注："散脉，阳明别络之散行者也。"

[2] 肉里之脉：王冰注："肉里之脉，少阳所生，则阳维之脉气所发也。"

[3] 筋缩急：《甲乙经》卷九第八肾小肠受病发腹胀腰痛引背

少腹控睾作"筋挛"，《太素》卷三十腰痛作"筋挛急"。

[4]后：《甲乙经》卷九第八肾小肠受病发腹胀腰痛引背少腹控睾作"端"。

腰痛夹脊而痛至头，几几然[1]，目䀮䀮欲僵仆，刺足太阳郄中出血。

腰痛上寒，刺足太阳、阳明；上热，刺足厥阴；不可以俯仰，刺足少阳；中热而喘，刺足少阴，刺郄中出血[2]。

腰痛，上寒不可顾，刺足阳明；上热，刺足太阴；中热而喘，刺足少阴。大便难，刺足少阴；少腹满，刺足厥阴。如折不可以俯仰，不可举，刺足太阳；引脊内廉，刺足少阴[3]。

腰痛引少腹控䏚[4]，不可以仰；刺腰尻交者[5]，两髁胂[6]上，以月生死为痏数，发针立已。左取右，右取左[7]。

【串注】

[1] 几几然：《太素》卷三十腰痛作"沉沉然"。

[2] 郄中出血：《甲乙经》卷九第八肾小肠受病发腹胀腰痛引背少腹控睾作"郄中血络"，《灵枢·杂病》作"腘中血络"。

[3] 腰痛上寒……刺足少阴：《甲乙经》及《太素》并无此条，《太素》卷三十腰痛虽有此一段居于句末，但文字与此有出入，疑为后人所加。新校正云："《甲乙经》并《太素》自腰痛上寒至此并无，乃王氏所添也。"

[4] 控䏚：控，牵引。䏚，季胁下之空软处。

[5] 腰尻交者：王冰注："谓髁下尻骨两旁四骨空，左右八穴，俗称此骨为八髎骨也。此腰痛取腰髁下第四髎，即下髎穴也。足太阴、厥阴、少阳三脉，左右交结于中，故曰腰尻交者也。"

[6] 髁胂：王冰注："两髁胂，谓两髁骨下坚起肉也。"髁，

即髋骨。肿，高起丰满的肌肉群。

[7] 左取右，右取左：《甲乙经》卷九第八肾小肠受病发腹胀腰痛引背少腹控睾及《太素》卷三十腰痛均无。

【按语】此腰痛引少腹一节，与缪刺论重。

痹论篇第四十三（节选）

【提要】本篇节选部分简述了外邪产生的风寒湿痹，发生在深浅不同部位的五痹，以及针刺的治疗原则。

黄帝问曰：痹之安生？

岐伯对曰：风寒湿三气杂至，合而为痹也。其风气胜者为行痹，寒气胜者为痛痹，湿气胜者为着痹也。

帝曰：其有五者何也？

岐伯曰：以冬遇此者为骨痹，以春遇此者为筋痹；以夏遇此者为脉痹；以至阴 [1] 遇此着为肌痹；以秋遇此者为皮痹。

……

帝曰：以针治之奈何？

岐伯曰：五脏有俞，六腑有合，循脉之分，各有所发，各随 [2] 其过，则病瘳也。

【串注】

[1] 至阴：《素问释义》云："当作季夏。"

[2] 随：《甲乙经》卷十第一阴受病发痹上、《太素》卷二十八痹论作"治"。

痿论篇第四十四（节选）

【提要】本篇选文简述了痿证与相应经脉的关系及针刺的治疗原则。

帝曰：如夫子言可矣。论言治痿者，独取阳明[1]何也？

岐伯曰：阳明者，五脏六腑之海[2]，主润宗筋，宗筋主束骨而利机关也。冲脉者，经脉之海也[3]，主渗灌溪谷，与阳明合于宗筋，阴阳总宗筋之会，合于气街，而阳明为之长，皆属于带脉，而络于督脉。故阳明虚，则宗筋纵，带脉不引，故足痿不用也。

帝曰：治之奈何？

岐伯曰：各补其荥而通其输，调其虚实，和其逆顺，筋脉骨肉，各以其时受月[4]，则病已矣。

帝曰：善。

【串注】

[1] 独取阳明：《灵枢·根结》："痿疾者取之阳明。"

[2] 阳明者，五脏六腑之海：参见《灵枢·动输》："胃为五脏六腑之海。"

[3] 冲脉者，经脉之海也：参见《灵枢·逆顺肥瘦》："夫冲脉者，五脏六腑之海也。"《灵枢·动输》："冲脉者十二经之海也，与少阴之大络，起于肾下，出于气街，循……"《灵枢·五音五味》："冲脉任脉皆起于胞中，上循背里，为经络之海，其浮而外者，循腹右上行……"

[4] 月：《太素》卷二十五五脏痿作"日"。《吴注素问》改作"气"，较为稳妥。

厥论篇第四十五（节选）

【提要】本篇选文论述了六经厥证及十二经厥逆的症状与治疗方法。

帝曰：善。愿闻六经脉之厥状病能也。

岐伯曰：巨阳之厥，则肿首头重，足不能行，发为眴仆[1]。阳明之厥，则癫疾欲走呼，腹满不得卧，面赤而热，妄见而妄言。少阳之厥，则暴聋颊肿而热，胁痛，胻不可以运。太阴之厥，则腹满䐜胀，后不利，不欲食，食则呕，不得卧。少阴之厥，则口干溺赤，腹满心痛。厥阴之厥，则少腹肿痛，腹胀，泾溲[2]不利，好卧屈膝，阴缩肿[3]，胻内热。盛则泻之，虚则补之，不盛不虚，以经取之。

太阴厥逆，胻急挛，心痛引腹，治主病者[4]。少阴厥逆，虚满呕变，下泄清，治主病者。厥阴厥逆，挛腰痛，虚满，前闭，谵言，治主病者。三阴俱逆，不得前后，使人手足寒，三日死。太阳厥逆，僵仆，呕血，善衄，治主病者。少阳厥逆，机关不利，机关不利者，腰不可以行，项不可以顾，发肠痈不可治，惊者死。阳明厥逆，喘咳，身热，善惊，衄，呕血。

手太阴厥逆，虚满而咳，善呕沫，治主病者。手心主、少阴厥逆，心痛引喉，身热，死不可治[5]。手太阳厥逆，耳聋，泣出，项不可以顾，腰不可以俯仰[6]，治主病者。手阳明、少阳厥逆，发喉痹，嗌肿，痓^[7]，治主病者。

【串注】

[1]眴仆：眩晕仆倒。眴，《说文》："目摇也。"音义通眩。仆，猝倒。

[2]泾溲：《太素》卷二十六经脉厥无"泾"字。《调经论》王注："泾，大便。溲，小便也。"

[3]肿：《甲乙经》卷七第三阴衰发热厥阳衰发寒厥原无"肿"字，后补之。

[4]治主病者：《类经》十五卷第三十五注："谓如本经之左右上下及原俞等穴，各有宜用，当审其所主而刺之也。"

[5]身热，死不可治：《甲乙经》卷四第一经脉中作"身热者死，不热者可治"。《太素》卷二十六经脉厥作"身热死，不热可治"。

[6]腰不可以俯仰：王冰注："腰不可以俯仰，脉不相应，恐古错简文。"

[7]痓：新校正云："按全元起本'痓'作'痉'。"《甲乙经》卷四第一经脉中作"痛"。

【按语】厥证的发展必将导致突然昏倒不醒人事的危证。其治疗法则不外乎调其阴阳虚实，节其饮食起居，并根据发病情况，针刺其主病之经脉。

所述经文，既有六经之厥，又有十二经之厥逆，据新校正云："详从太阴厥逆至篇末，全元起本在第九卷，王氏移于此。"

病能论篇第四十六（节选）

【提要】本篇节选部分论述了厥病的脉诊与主病和颈痈的不同治法及同病异治的意义。

帝曰：有病厥者，诊右脉沉而紧[1]，左脉浮而迟，不然[2]病主[3]安在？

岐伯曰：冬诊之，右脉固当沉紧，此应四时，左脉浮而迟，此逆四时，在左当主病[4]在肾，颇关[5]在肺，当腰痛也。

帝曰：何以言之？

岐伯曰：少阴脉贯肾[6]络肺，今得肺脉，肾为之病，故肾为腰痛之病也。

帝曰：善。有病颈痈者，或石治之，或针灸治之，而皆已。其真[7]安在？

岐伯曰：此同名异等[8]者也。夫痈气之息者[9]，宜以针开除去之。夫气盛血聚者，宜石而泻之[10]，此所谓同病异治也。

【串注】

[1] 紧：《甲乙经》卷九第八肾小肠受病发腹胀腰痛引背少腹控睾作"坚"。

[2] 不然：《甲乙经》卷九第八肾小肠受病发腹胀腰痛引背少腹控睾作"不知"。

[3] 病主：《甲乙经》卷九第八肾小肠受病发腹胀腰痛引背少腹控睾作"病生"。

[4] 病：《甲乙经》卷九第八肾小肠受病发腹胀腰痛引背少腹

控睾及《太素》卷十六杂诊"病"后有"诊"字。

[5] 颅关：颅，偏颅。关，关系。这里指主病诊在肾，次病诊在肺。《甲乙经》卷九第八肾小肠受病发腹胀腰痛引背少腹控睾《太素》卷十六杂诊无"关"字。

[6] 贯肾：《太素》卷十六杂诊此后有"上胃肓"三字。

[7] 真：《甲乙经》卷十一第九寒气客于经络之中发痈疽风成发厉浸淫下作"治"，当是。

[8] 同名异等：高士宗注："等，类也。颈痈之名虽同，而在气在血则异类也。"

[9] 痈气之息者：《类经》十八卷第八十八注："息，止也。痈有气结而留止不散者，治宜用针以开除其气，气行则痈愈矣。"而王冰注为："息，瘜也，死肉也。"

[10] 泻之：《吴注素问》于此后补上"肤顽内陷者，宜灸以引之"十字。注曰："此十字旧本无，以上文有其问，故僭补之。"

脉解篇第四十九

【提要】本篇解析了足六经有关的经脉病候。

太阳所谓肿[1]腰脽痛者[2]，正月太阳寅，寅太阳也。正月阳气出在上而阴气盛，阳未得自次[3]也，故肿[1]腰脽痛也。

病偏虚为跛者，正月阳气冻解，地气而出也。所谓偏虚者，冬寒颇有不足者，故偏虚为跛也。

所谓强上[4]引背[5]者，阳气大上而争，故强上也。

所谓耳鸣者，阳气万物盛上而跃，故耳鸣也。

　　所谓甚则狂癫疾者，阳尽在上而阴气从下，下虚上实，故狂癫疾也。

　　所谓浮为聋者，皆在气也。

　　所谓入中 [6] 为喑者，阳盛已衰故为喑也。

　　内夺而厥，则为喑俳 [7]，此肾虚也，少阴不至者厥也。

　　少阳所谓心胁痛者，言少阳盛也，盛者心之所表也 [8]，九月阳气尽而阴气盛，故心胁痛也。

　　所谓不可反侧者，阴气藏物也，物藏则不动，故不可反侧也。

　　所谓甚则跃者，九月万物尽衰，草木毕落而堕，则气去阳而之阴，气盛而阳之下长，故谓跃 [9]。

　　阳明所谓洒洒振寒者，阳明者午也，五月盛阳之阴也，阳盛而阴气加之，故洒洒振寒也。

　　所谓胫肿而股不收者，是五月盛阳之阴也。阳者衰于五月，而一阴气上 [10]，与阳始争，故胫肿而股不收也。

　　所谓上喘而为水者，阴气下而复上，上则邪客于脏腑间，故为水也。

　　所谓胸痛少气者，水气在脏腑也；水者阴气也，阴气在中，故胸痛少气也。

　　所谓甚则厥，恶人与火，闻木音则惕然而惊者，阳气与阴气相薄，水火相恶，故惕然而惊也。所谓欲独闭户牖而处者，阴阳相薄也，阳尽而阴盛，故欲独闭户牖而居。

　　所谓病至则欲乘高而歌，弃衣而走者，阴阳复争而外并于阳，故使之弃衣而走也 [11]。

　　所谓客孙脉，则头痛鼻衄腹肿者，阳明并于上，上者则其孙络太阴也，故头痛鼻衄腹肿也。

　　【串注】

　　[1] 肿：《素问悬解》："'肿'字讹，按经脉当作'脊'作'背'"。

[2] 太阳所谓肿腰脽（shui）痛者：所谓者，谓古经所言。《太素》卷八经脉病解杨注："脽，尻也。"

[3] 正月阳气出在上而阴气盛，阳未得自次：王冰注："正月虽三阳生，而天气尚寒，以其尚寒，故曰阴气盛，阳未得自次。"自次，自己应占据的位次，正月太阳主时，当阳旺而未旺，为阳未得自次。

[4] 强上：王冰注："强上，谓颈项痉强也。"

[5] 引背：《太素》卷八经脉病解无此二字。

[6] 入中：《太素》卷八经脉病解作"人中"。

[7] 喑俳：《太素》卷八经脉病解作"瘖痱"。杨注："风病不能言也。"俳、痱，古字通。

[8] 少阳所谓心胁痛者……盛者心之所表也：其中"盛"，《太素》卷八经脉病解作"戌"，本篇六经配合月份，当以《太素》为是。《太素》卷八经脉病解注曰："手少阳脉络心包，足少阳脉循胁里，故少阳病心胁痛也。戌为九月，九月阳少，故曰少阳也。戌少阳脉散络心包，故曰心之所表。"

[9] 气盛而阳之下长，故谓跃：《素问释义》云："此有误衍，不可读。"

[10] 一阴气上：《太素》卷八经脉病解作"阴气一下"。夏至在五月，夏至阳气已极，阴气初生。

[11] 所谓甚则厥……弃衣而走也：此段与《素问·阳明脉解》互参。

太阴所谓病胀者，太阴子也，十一月万物气皆藏于中，故曰病胀；所谓上走心为噫[1]者，阴[2]盛而上走于阳明，阳明络属心，故曰上走心为噫也；所谓食则呕者，物盛满而上溢，故呕也；所谓得后与气则快然如衰者，十二月[3]阴气下衰，而阳气且出，故曰得后与气则快然如衰也。

少阴所谓腰痛者，少阴者，肾[4]也，十月[5]万物阳气皆伤，故腰痛也。所谓呕咳上气喘者，阴气在下，阳气在上，诸阳气浮，无所依从，故呕咳上气喘也。所谓色色[6]不能久立久坐，起则目䀮䀮无所见者，万物阴阳不定未有主也，秋气始至，微霜始下，而方杀万物，阴阳内夺，故目䀮䀮无所见也。所谓少气善怒者，阳气不治，阳气不治，则阳气不得出，肝气当治而未得，故善怒，善怒者，名曰煎厥[7]。所谓恐如人将捕之者，秋气万物未有毕去，阴气少，阳气入，阴阳相薄，故恐也。所谓恶闻食臭者，胃无气，故恶闻食臭也[8]。所谓面黑如地色者，秋气内夺，故变于色也。所谓咳则有血者，阳脉伤也，阳气未[9]盛于上而脉满，满则咳[10]，故血见于鼻也。

厥阴所谓癞疝，妇人少腹肿者，厥阴者辰也，三月阳中之阴，邪在中，故曰癞疝少腹肿也。所谓腰脊痛不可以俯仰者，三月一振，荣华万物，一俯而不仰也。所谓癞癃疝[11]肤胀者，曰阴亦盛而脉胀不通，故曰癞癃疝也。所谓甚则嗌干热中者，阴阳相薄而热，故嗌干也。

【串注】

[1] 噫：参见《素问·宣明五气》《灵枢·口问》有关噫的内容。

[2] 阴：《太素》卷八经脉病解此后有"气"字。

[3] 十二月：《太素》卷八经脉病解作"十一月"，"十一月"与本段起始文同，当是。

[4] 肾：据上下文，"肾"当作"申"。

[5] 十月：《太素》卷八经脉病解作"七月"。

[6] 色色：《太素》卷八经脉病解作"邑邑"。新校正云："详'色色'字疑误。"邑邑，微弱貌。

[7] 煎厥：病名，为阳盛消烁煎熬阴液而致昏厥的病证。

[8] 所谓恶闻食臭者……故恶闻食臭也：食臭，指食物的气味。臭，气也。《类经》十四卷第十一注："胃无气，胃气败也。胃气所以败者，肾为胃关，肾中真火不足，不能温养化原，故胃气虚而恶闻食臭也。"

[9] 未：《素问释义》云："未字衍。"

[10] 而脉满，满则咳：《太素》卷八经脉病解作"腹满则咳"。

[11] 癫癃疝：癫疝者，阴囊肿大，或有疼痛，或兼少腹痛。所谓癫癃疝，除阴囊肿痛外，还有小便不利而皮肤肿胀的症状。

【按语】本篇专门解释六经证候的发生和发展情况，并将六经分属于六个月份，从其配合的顺序中，可以体会到六经与四时阴阳的关系。篇中所解释的证候仅见到足阴阳六经，而手阴阳六经则没有提及，亦或是原文有所佚失。

该篇所述及的六经病证，可与《灵枢·经脉》《足臂十一脉灸经》《阴阳十一脉灸经》互参。

刺要论篇第五十

【提要】本篇讨论了针刺深浅的把握，以及针刺失当所引起的病证。

黄帝问曰：愿闻刺要？

岐伯对曰：病有浮沉，刺有浅深，各至其理，无过其道[1]，过之则内伤，不及则生外壅，壅则邪从之。浅深不得，反为大贼[2]，内动五脏，后生大病。故曰：病有在毫毛腠理者，有在皮肤者，有在肌肉者，有在脉者，有在筋者，有在骨者，有在髓者。

是故刺毫毛腠理无伤皮，皮伤则内动肺，肺动则秋病温疟，泝泝然[3]寒栗。刺皮无伤肉，肉伤则内动脾，脾动则七十二日四季之月[4]，病腹胀烦[5]不嗜食。刺肉无伤脉，脉伤则内动心，心动则夏病心痛。刺脉无伤筋[6]，筋伤则内动肝，肝动则春病热而筋弛。刺筋无伤骨，骨伤则内动肾，肾动则冬病胀，腰痛。刺骨无伤髓[7]，髓伤则销铄䯊酸[8]，体解㑊[9]然不去矣[10]。

【串注】

[1] 各至其理，无过其道：《类经》二十二卷第六十三注："应浅不浅，应深不深，借过其道也。"道：王冰注："谓气所行之道也。"

[2] 浅深不得，反为大贼：张志聪注："不得其深浅之法，反为大害矣。"《甲乙经》卷五第一针灸禁忌下"不得"作"不及"。

[3] 泝泝然：《甲乙经》卷五第一针灸禁忌下此前有"热厥"二字。

[4] 七十二日四季之月：王冰注："谓三月六月九月十二月，各十二日后，土寄王十八日也。"即每季度的后十八天。

[5] 烦：《甲乙经》卷五第一针灸禁忌下此后有"满"字。

[6] 刺脉无伤筋：《素问·刺齐论》有"刺脉者无伤皮"。

[7] 刺骨无伤髓：《素问·刺齐论》有"刺骨者无伤筋"。针刺深浅与五体（皮肉脉筋骨）的关系，另参《素问·刺齐论》。

[8] 髓伤则销铄䯊酸：参《灵枢·海论》："髓海不足……则胫酸。"销铄，《甲乙经》卷五第一针灸禁忌下作"消泺"。《类经》二十二卷第六十三注："髓为骨之充，精之属，最深者也。精髓受伤，故为销铄䯊酸等病。"

[9] 解㑊：《类经》二十二卷第六十三注："解㑊者，懈怠困弱之名，阴之虚也。"

[10] 不去矣：不能行动。

【按语】针刺的深浅是以病邪的所在部位为主要依据，一味地深刺，或只求浅刺，都是违背针刺深浅的基本原则的。

刺齐论篇第五十一

【提要】本书论述了针刺深浅不同部位的针刺方法。

黄帝问曰：愿闻刺浅深之分[1]。

岐伯对曰：刺骨者无伤筋[2]，刺筋者无伤肉[3]，刺肉者无伤脉，刺脉者无伤皮[4]，刺皮者无伤肉，刺肉者无伤筋[5]，刺筋者无伤骨。

帝曰：余未知其所谓，愿闻其解。

岐伯曰：刺骨无伤筋者，针至筋而去，不及骨也。刺筋无伤肉者，至肉而去，不及筋也。刺肉无伤脉者，至脉而去，不及肉也。刺脉无伤皮者，至皮而去，不及脉也。所谓刺皮无伤肉者，病在皮中，针入皮中无伤肉也。刺肉无伤筋者，过肉中筋也，刺筋无伤骨者，过筋中骨也。此之谓反也。

【串注】

[1] 刺浅深之分：针刺深浅与五体（皮肉脉筋骨）的关系，另见《素问·刺要论》。

[2] 刺骨者无伤筋：《素问·刺要论》有"刺骨无伤髓"，《灵

枢·终始》有"在骨守骨"。

[3] 刺筋者无伤肉:《素问·刺要论》有"刺筋无伤骨",《灵枢·终始》有"在筋守筋"。

[4] 刺脉者无伤皮:《素问·刺要论》有"刺脉无伤筋"。

[5] 刺肉者无伤筋:《素问·刺要论》有"刺肉无伤脉"。

【按语】该文中"刺骨者无伤筋""刺皮者无伤肉"是针刺深浅的基本原则,与《灵枢·终始》之"在骨守骨,在筋守筋"的精神是一致的。

刺禁 [1] 论篇第五十二

【提要】本书列举了针刺禁忌的一些部位,并列述误刺所产生的各种不良后果,以及一些不宜针刺的身体状况。

黄帝问曰:愿闻禁数。

岐伯对曰:脏有要害,不可不察。肝生于左,肺藏于右,心部于表,肾治于里,脾为之使,胃为之市。膈肓之上,中有父母,七节之旁,中有小心 [2],从之有福,逆之有咎。

刺中心,一日死 [3]。其动为噫。刺中肝,五日死。其动为语 [4]。刺中肾,六日死 [5]。其动为嚏 [6]。刺中肺,三日死 [7]。其动为咳。刺中脾,十日死 [8]。其动为吞。刺中胆,一日半死。其动为呕 [9]。刺跗上中大脉血出不止死。刺面中溜脉,不幸为盲。刺头中脑户,入脑立死。刺舌下中脉太过,血出不止为喑 [10]。刺足下布络中脉,血不出为肿。刺郄中 [11] 大脉,令人仆脱色。刺气街中脉，血不出，为肿鼠仆[12]。刺脊间中髓为伛，刺乳上，中乳房，为肿根蚀。刺缺盆中内陷气泄，令人喘咳逆。刺手鱼腹内陷为肿。

【串注】

[1] 刺禁：有关刺禁的内容，另见《灵枢·逆顺》《灵枢·终始》《灵枢·卫气》《灵枢·五禁》《灵枢·热病》《素问·诊要经终论》《素问·四时刺逆从论》。

[2] 小心：《甲乙经》卷五第四针道、《太素》卷十九知针石均作"志心"。

[3] 刺中心，一日死：《素问·诊要经终论》为"环死"。

[4] 语：《甲乙经》卷五第一针灸禁忌上作"欠"。

[5] 刺中肾，六日死：《素问·诊要经终论》为"七日死"。新校正云："按全元起本及《甲乙经》'六日'作'三日'"。

[6] 嚏：《素问·四时刺逆从论》作"嚏欠"。

[7] 刺中肺，三日死：《素问·诊要经终论》为"五日死"。

[8] 刺中脾，十日死：《素问·诊要经终论》为"五日死"。新校正云："按全元起本及《甲乙经》'十日'作'十五日'"。

[9] 其动为呕：《素问·诊要经终论》在其后有"中膈者，皆为伤中，其病虽愈，不过一岁必死"。《甲乙经》卷五第一针灸禁忌上略同，作"刺中膈……不过一岁必死"。

[10] 刺舌下中脉太过，血出不止为喑：《类经》二十二卷第六十四注："舌下脉者，任脉之廉泉也，足少阴之标也。中脉太过，血出不止则伤肾，肾虚则无气，故令人喑。"

[11] 郄中：马莳注："郄中之下，有一'中'字，去声。"

[12] 鼠仆：即鼠鼷。王冰注："今刺之而血不出，则血脉气并聚于中，故内结为肿，如伏鼠之形也。"

　　无刺大醉，令人气乱；无刺大怒，令人气逆；无刺大劳人；无刺新饱人；无刺大饥人；无刺大渴人；无刺大惊人。

　　刺阴股中大脉，血出不止，死。刺客主人内陷中脉，为内漏[1]为聋。刺膝髌出液为跛。刺臂太阴脉，出血多，立死。刺足少阴脉，重虚[2]出血，为舌难以言。刺膺中陷中肺[3]，为喘逆仰息。刺肘中内陷气归之，为不屈伸。刺阴股下三寸[4]内陷，令人遗溺。刺腋下胁间内陷，令人咳。刺少腹中膀胱溺出，令人少腹满。刺腨肠内陷，为肿。刺眶上[5]陷骨中脉，为漏[6]为盲。刺关节中液出，不得屈伸。

【串注】

　　[1] 内漏：《类经》二十二卷第六十四注："脓生耳底，是为内漏。"

　　[2] 重虚：《类经》二十二卷第六十四注："肾气虚而复刺出血，是重虚也，故令舌难以言。"

　　[3] 肺：《甲乙经》卷五第一针灸禁忌上作"脉"。

　　[4] 阴股下三寸：气冲下三寸，足厥阴之五里穴。

　　[5] 眶上：《千金要方》卷二十九第三作"目眶上"。其义明朗。

　　[6] 漏：即流泪不止。

　　【按语】本篇论述的针刺禁忌，首先指出针刺伤及脏腑器官的危害，至于文中所说的死亡时日及变动症状的记载可能不符合现代实际，但其造成死亡的原因却与现代医学观点一致。关于情志、生活等方面的不宜针刺的内容，可与《灵枢·终始》互参。

刺志论篇第五十三

【提要】本篇论述了气与形、谷与气、脉与血的虚实关系，以及相应的针刺补泻手法。

黄帝问曰：愿闻虚实之要？

岐伯对曰：气实形实，气虚形虚，此其常也，反此者病。谷盛气盛，谷虚气虚，此其常也，反此者病。脉实血实，脉虚血虚，此其常也，反此者病。

帝曰：如何而反？

岐伯曰：气虚身热[1]，此谓反也。谷入多而气少，此谓反也。谷不入而气多，此谓反也。脉盛血少，此谓反也。脉小血多，此谓反也。

气盛身寒，得之伤寒，气虚身热，得之伤暑。

谷入多而气少者，得之有所脱血，湿居下也。谷入少而气多者，邪在胃及与肺也。

脉小血多者，饮中热也；脉大血少者，脉有风气，水浆不入，此之谓也。

夫实者，气入也；虚者，气出也。气实者，热也；气虚者，寒也。入实者，左手开针空也；入虚者，左手闭针空也。

【串注】

[1] 气虚身热：《甲乙经》卷四第一经脉下，当"气虚身热"四字之前，另有"气盛身寒"四字。

【按语】关于本篇的篇名，诚如马莳所言："志者记也，篇内言虚实之要及泻实补虚之法当记之不忘，故名篇。"

针解篇第五十四（节选）

【提要】本篇主要解释九针和针刺的基本理论，宜与《灵枢·九针十二原》《灵枢·小针解》《灵枢·九针论》互参。

黄帝问曰：愿闻《九针》[1]之解，虚实之道。

岐伯对曰：刺虚则实之者，针下热也。气实乃热也[2]。满而泄之者，针下寒也，气虚乃寒也。菀陈[3]则除之者，出恶血也。邪胜则虚之者，出针勿按。徐而疾则实者，徐出针而疾按之[4]；疾而徐则虚者，疾出针而徐按之[5]。言实与虚者，寒温气多少也。若无若有者，疾不可知也。察后与先者，知病先后也。为虚与实者，工勿失其法。若得若失者，离其法也。

虚实之要，九针最妙者，为其各有所宜也。补泻之时[6]者，与气开阖相合也。九针之名，各不同形者，针穷其所当补泻也[7]。

【串注】

[1] 九针：《灵枢·禁服》谓"《九针》六十篇"，《素问·离合真邪论》曰："余闻《九针》九篇，夫子乃因而九之，九九八十一篇余尽通其意矣。"疑《九针》出于《内经》之前。

[2] 气实乃热也：《太素》卷十九知针石没有这两句，疑似注文误入。下文"气虚乃寒也"同。

[3] 菀陈：《灵枢·九针十二原》为"宛陈"。

[4] 徐出针而疾按之：《灵枢·小针解》作"言徐内而疾出

也"。不同于此文。

[5] 疾出针而徐按之:《灵枢·小针解》作"言疾内而徐出也"。不同于此文。

[6] 补泻之时:《灵枢·九针十二原》及《甲乙经》卷五第四针道作"补泻之时以针为之"。

[7] 针穷其所当补泻也:《太素》卷十九知针石作"针官其所之当补泻"。

刺实须其虚者,留针,阴气隆至[1],乃去针也[2];刺虚须其实者,阳气隆至,针下热,乃去针也[3]。经气[4]已至,慎守勿失者,勿变更也。

深浅在志者,知病之内外也。远近如一者,深浅其候等也。如临深渊者,不敢堕也。手如握虎者,欲其壮也[5]。

神无营于众物者,静志观病人,无左右视也。义无邪下者,欲端以正也。必正其神者[6],欲瞻病人目,制其神,令气易行也。

所谓三里者,下膝三寸也。所谓跗之者,举膝分易见也。巨虚者,跷足胻独陷者。下廉者陷下者也[7]。

【串注】

[1] 隆至:《太素》卷十九知针石作"降至"。《吴注素问》于后补"针下寒"三字以对应下文的"针下热"。

[2] 刺实须其虚者……乃去针也:《太素》卷十九知针石注"刺于热实,留针使针下寒,无热乃出针"。

[3] 刺虚须其实者……乃去针也:《太素》卷十九知针石注"刺于寒虚,留针使针下热,无寒乃出针也"。

[4] 经气:《太素》卷十九知针石作"降之"。

[5] 手如握虎者,欲其壮也:《灵枢·九针十二原》曰:"持针

之道，坚者为宝。"

[6] 欲端以正也。必正其神者：《太素》卷十九知针石无此文。

[7] 所谓三里者……下廉者陷下者也：《灵枢·邪气脏腑病形》："三里者，低跗取之；巨虚者，举足取之。"

帝曰：余闻九针，上应天地四时阴阳，愿闻其方，令可传于后世以为常也。

岐伯曰：夫一天、二地、三人、四时、五音、六律[1]、七星[2]、八风[3]、九野[4]，身形亦应之，针各有所宜，故曰九针。

人皮应天[5]，人肉应地[6]，人脉应人[7]，人筋应时[8]，人声应音[9]，人阴阳合气应律[10]，人齿面目应星[11]，人出入气应风，人九窍三百六十五络应野[12]。

故一针皮、二针肉、三针脉、四针筋、五针骨、六针调阴阳、七针益精、八针除风、九针通九窍、除三百六十五节气。此之谓各有所主也。

人心意应八风；人气应天；人发齿耳目五声，应五音六律；人阴阳脉血气应地，人肝目应之九[13]。

【串注】

[1] 六律：十二律中阳声之律。《汉书·律历志》："律有十二，阳六为律，阴六为吕。"

[2] 七星：北斗七星。《灵枢·九针论》曰："七者，星也，星者人之七窍。"

[3] 八风：八方之风。《灵枢·九针论》："八者，风也，风者人之股肱八节。"

[4] 九野：《灵枢·九针论》张志聪注："九野者，在天为分野，在地为九州，在人为首膺喉手足腰胁。"即"身形之应九野也"之义。

[5] 人皮应天：张志聪注："一者，天也。天者，阳也。五脏之应天者肺，肺者五脏六腑之盖也，皮者肺之合也，人之阳也，故人皮以应天。"

[6] 人肉应地：《灵枢·九针论》："二者，地也，人之所以应土者，肉也。"

[7] 人脉应人：《灵枢·九针论》："三者，地也，人之所以生成者，血脉也。"

[8] 人筋应时：高士宗："人筋十二，足筋起于足指，手筋起于手指，手足为四肢，一如十二月分四时，故人筋应时。"

[9] 人声应音：张志聪注："人之发声，以备五音。"

[10] 人阴阳合气应律：张志聪注："合气者，六脏六腑，阴阳相合而为六也，以六气之相合而应六律。"

[11] 人齿面目应星：王冰注："人面应七星者，所谓面有七孔应之也。"

[12] 人九窍三百六十五络应野：张志聪注："阴阳应象大论曰：地有九野，人有九窍。九野者，九州之分野也，人之三百六十五络，犹地之百川流注，通会于九州之间。"

[13] 人心意应八风……人肝目应之九：《素问释义》云："句不可解，亦烂文也。"存疑。

长刺节论篇第五十五

【提要】本篇论述了头痛、寒热、痹、积、疝等病证的刺治方法。

刺家不诊，听病者言[1]。在头头疾痛，为藏针之[2]，刺至骨病已，上无伤骨肉及皮，皮者道也[3]。

阴刺[4]，入一旁四处[5]。治寒热深专者，刺大脏[6]，迫脏刺背，背俞也。刺之迫脏，脏会[7]，腹中寒热去而止。与刺之要，发针而浅出血。

治腐[8]肿者，刺腐上，视痈小大深浅刺。刺大者多血，小者深之[9]，必端内针为故止。

【串注】

[1] 刺家不诊，听病者言：《类经》二十一卷第四十四注："善刺者不必待诊，但听病者之言，则发无不中，此以得针之神者为言，非谓刺家概不必诊也……故九针十二原篇又曰：凡将用针，必先诊脉，视气之剧易，乃可以治，其义为可知矣。"

[2] 为藏针之：王冰注："藏，犹深也，言深刺之。"《太素》卷二十三杂刺注："藏针之法，刺至骨部，不得伤于骨肉皮部。"而新校正云："按全元起本云：为针之，无'藏'字。"《吴注素问》删"藏"字。

[3] 上无伤骨肉及皮，皮者道也：《吴注素问》《素问注证发微》"上"改作"止"，连上句读成"刺至骨病已止"。《太素》卷二十三杂刺注："皮者，乃是取其刺骨肉之道，不得伤余处也。"

[4] 阴刺：《太素》卷二十三杂刺作"阳刺"。《甲乙经》卷五第二九针九变十二节五刺五邪："阳刺者，正内一，旁纳四；阴刺者，左右皆卒刺之。"此阴刺，疑阳刺之误。参《灵枢·官针》："扬刺者，正内一，旁内四而浮之，以治寒气之博大者也。"

[5] 入一旁四处：《太素》卷二十三杂刺作"旁四"，无"处"字。马莳注："凡腹中有寒热者，则阳刺之，正入一，旁入四。"

[6] 大脏：马莳注："五脏为大脏，而刺五脏俞，即所谓刺大脏也。"

[7] 脏会：吴崑注："刺俞之迫脏者，以其为脏气所会集也。"

[8] 腐：《太素》卷二十三杂刺及《甲乙经》卷十一第九寒气客于经络之中发痈疽风成发厉浸淫作"痛"，当是。

[9] 刺大者多血，小者深之：《甲乙经》卷十一第九寒气客于经络之中发痈疽风成发厉浸淫为："刺大者多而深之。"

病在少腹[1]有积，刺皮髓[2]以下，至少腹而止。刺夹脊两旁四椎间，刺两髂髎[3]季胁肋间[4]，导腹中气热下已。

病在少腹，腹痛[5]不得大小便，病名曰疝，得之寒。刺少腹两股间[6]，刺腰髁骨间，刺而多[7]之，尽炅病已。

【串注】

[1] 少腹：《太素》卷二十三杂刺作"小肠"。

[2] 皮髓：王冰注："皮髓，谓脐下同身寸之五寸横约文。"《太素》卷二十三杂刺作"腹齐"，其注云："小肠傅脊下连睾系，外傅于脐，故小肠有积，刺于齐腹下至少腹，并脊椎间及季肋间也。"

[3] 两髂髎：王冰注："髎谓居髎，腰侧穴也。"

[4] 季胁肋间：王冰注："当是刺季胁之间京门穴也。"

[5] 腹痛：《甲乙经》卷九第九三焦膀胱受病发少腹肿不得小便及《太素》卷二十三杂刺无"腹"字，痛与上句连读。

[6] 得之寒。刺少腹两股间：参《甲乙经》卷九第九寒气客于经络之中发痈疽风成发厉浸淫作"得寒则少腹胀，两股间冷"。

[7] 刺而多：《内经评文》云："'多'，疑是'灸'字。"

病在筋，筋挛节痛，不可以行，名曰筋痹。刺筋上为故，刺分肉间，不可中骨也。病起筋炅病已止。

病在肌肤，肌肤尽痛，名曰肌痹，伤于寒湿。刺大分小分[1]，多发针而深之，以热为故，无伤筋骨，伤筋骨，痈发若变。诸分尽热病已止。

病在骨，骨重不可举，骨髓酸痛，寒气至，名曰骨痹。深者刺无伤脉肉为故。其道[2]大分小分，骨热病已止。

病在诸阳脉且寒且热[3]，诸分且寒且热，名曰狂。刺之虚脉，视分尽热病已止。

病初发岁一发，不治月一发，不治月四五发，名曰癫病。刺诸分诸脉，其无寒者，以针调之[4]，病已止。

病风且寒且热，炅汗出，一日数过，先刺诸分理络脉，汗出且寒且热，三日一刺，百日而已。

病大风，骨节重，须眉堕，名曰大风[5]，刺肌肉为故，汗出百日，刺骨髓，汗出百日，凡二百日，须眉生而止针。

【串注】

[1] 大分小分：王冰注："大分，谓大肉之分。小分，谓小肉之分。"

[2] 其道：《太素》卷二十三杂刺作"至其"。

[3] 且寒且热：《素问识》："四字，疑衍。"

[4] 刺诸分诸脉……以针调之：《甲乙经》卷十一第二阳厥大惊发狂痫为"刺诸分其脉尤寒者，以针补之"。《太素》卷二十三杂刺作"刺诸其分诸脉，其尤寒者，以针调之"。

[5] 大风：疬风，今言大麻风。

皮部论篇第五十六

【提要】本篇论述了十二经脉在人体皮表的分布及其有关皮部的基本理论。

黄帝问曰：余闻皮有分部，脉有经纪，筋有结络，骨有度量，其所生病各异。别其分部，左右上下，阴阳所在，病之始终，愿闻其道。

岐伯对曰：欲知皮部以经脉为纪者，诸经皆然。

阳明之阳，名曰害蜚[1]，上下[2]同法，视其部中有浮络者，皆阳明之络也。其色多青则痛，多黑则痹，黄赤[3]则热，多白则寒，五色皆见，则寒热也。络盛则入客于经。阳主外，阴主内。

少阳之阳，名曰枢持[4]。上下同法，视其部中，有浮络者，皆少阳之络也。络盛则入客于经，故在阳者主内，在阴者主出，以渗于内，诸经皆然。

太阳之阳，名曰关枢[5]。上下同法，视其部中，有浮络者，皆太阳之络也。络盛则入客于经。

少阴之阴，名曰枢儒[6]。上下同法，视其部中，有浮络者，皆少阴之络也。络盛则入客于经，其入经也，从阳部注于经，其出者，从阴内[7]注于骨。

心主之阴，名曰害肩[8]，上下同法，视其部中，有浮络者，皆心主之络也。络盛则入客于经。

太阴之阴，名曰关蛰[9]。上下同法，视其部中，有浮络者，皆太阴之络也。络盛则入客于经。

凡十二经络脉者，皮之部也。

是故百病之始生也，必先[10]于皮毛。邪中之，则腠理开，开则入客于络脉，留而不去，传入于经，留而不去，传入于腑，廪于肠胃。

邪之始入于皮也，泝然[11]起毫毛，开腠理，其入于络也，则络脉盛色变；其入客于经也，则感虚，乃陷下，其留于筋骨之间。寒多则筋挛骨痛；热多则筋弛[12]骨消，肉烁䐃破，毛直而败。

帝曰：夫子言皮之十二部，其生病皆何如。

岐伯曰：皮者，脉之部也。邪客于皮，则腠理开，开则邪入客于络脉，络脉满，则注于经脉，经脉满，则入舍于腑脏也。故皮者有分部，不与 [13] 而生大病也。

帝曰：善。

【串注】

[1] 害蜚：阳明皮部名。害，应读作阖。吴崑注："害，应与阖同。"阖蜚是闭阖和飞扬的意思。

[2] 上下：《甲乙经》卷二第一十二经脉络脉支别下此前有"十二经"三字。

[3] 黄赤：《太素》卷九经脉皮部作"多黄赤"。

[4] 枢持：少阳皮部名。枢持是转枢和杼轴的意思。

[5] 关枢：太阳皮部名。关枢是关键和转输的意思。

[6] 枢儒：少阴皮部名。枢儒是转枢和柔软的意思。

[7] 阴内：《甲乙经》卷二第一十二经脉络脉支别下作"阴部内"。

[8] 害肩：厥阴皮部名。害肩是闭阖和承受的意思。

[9] 关蛰：太阴皮部名。关蛰是关键和潜藏的意思。

[10] 必先：《甲乙经》卷二第一十二经脉络脉支别下及《太素》卷九经脉皮部作"必先客"。

[11] 泝然：王冰注："泝然，恶寒也。"

[12] 弛：与"弛"同。

[13] 不与：《甲乙经》卷二第一十二经脉络脉支别下作"不愈"。

【按语】病邪侵入机体，是先由皮毛而入的传递规律。至于六经皮部的名称，则是古人用取类比象的方法，以门之枢转开合比喻人身阴阳之气"关阖枢"的生理功能。本篇与《素问·阴阳离合论》中"太阳为开，阳明为阖，少阳为枢"与"太阴为开，厥阴为阖，少阴为枢"的意思略同，只是内中的"太阳为开"与"太阴为开"应同于本篇，"开"当作"关"为是。

经络论篇第五十七

【提要】本篇讨论的是经络的色泽变化，诊察络脉的色泽变化可以测知病情。本篇宜与《灵枢·经脉》"凡诊络脉"段互参。

黄帝问曰：夫络脉之见也，其五色各异，青黄赤白黑不同，其故何也？

岐伯对曰：经有常色而络无常变也。

帝曰：经之常色何如？

岐伯曰：心赤、肺白、肝青、脾黄、肾黑，皆亦应其经脉之色也。

帝曰：络之阴阳，亦应其经乎？

岐伯曰：阴络之色应其经，阳络之色变无常，随四时而行也。寒多则凝泣，凝泣则青黑；热多则淖泽，淖泽则黄赤。此皆常色，谓之无病[1]。五色具见者，谓之寒热[2]。

帝曰：善。

【串注】

[1]此皆常色，谓之无病：《吴注素问》言此八字当移于上句"随四时而行也"之下。马莳意同。

[2]谓之寒热：《吴注素问》在此下补入"此皆变色，谓之有病"八字。

气穴论篇第五十八

【提要】本篇重点介绍了人体腧穴的所在部位。

黄帝问曰：余闻气穴[1]三百六十五以应一岁，未知其所[2]，愿卒闻之。

岐伯稽首再拜对曰：窘乎哉问也？其非圣帝，孰能穷其道焉，因请溢意[3]尽言其处。

帝捧手逡巡[4]而却曰：夫子之开余道也，目未见其处，耳未闻其数，而目以明，耳以聪矣。

岐伯曰：此所谓圣人易语，良马易御也。

帝曰：余非圣人之易语也，世言真数[5]开人意，今余所访问者真数，发蒙解惑，未足以论也。然余愿闻夫子溢志尽言其处，令解其意，请藏之金匮，不敢复出。

岐伯再拜而起曰：臣请言之，背与心相控而痛，所治天突与十椎[6]及上纪下纪[7]。上纪者，胃脘也，下纪者关元也。背胸邪系[8]阴阳左右，如此其病前后痛涩，胸胁痛而不得息，不得卧，上气短气偏[9]痛，脉满起斜出尻脉，络胸胁支心贯膈，上肩加天突，斜下肩交十椎下[10]。

【串注】

[1] 气穴：吴崑注："人身孔穴，皆气所居，故曰气穴。"

[2] 所：《太素》卷十一气穴为"所谓"。

[3] 溢意：《太素》卷十一气穴杨注："溢意，纵志也。"尽情的意思。

[4] 逡巡：《太素》卷十一气穴为"遵循"。逡巡，亦作逡循。《集韵》："逡巡，行不进也。"

[5] 真数：张志聪注："真数者，脉络之穴数。"《类经》七卷第七注："真数，格物穷理之数也。"

[6] 十椎：《素问·气府论》王冰注："中枢在第十椎节下间，俯而取之。"

[7] 下纪：原无"下纪"，据《太素》卷十一气穴补之。

[8] 背胸邪系：《太素》卷十一气穴作"邪击"。

[9] 偏：新校正云："按别本偏一作满。"

[10] 背与心相控而痛……斜下肩交十椎下：《类经》七卷第七注："以上共计八十七字，按其文义与上下文不相流贯，新校正疑其为骨空论脱误于此者是。"

脏俞五十穴，腑俞七十二穴[1]，热俞五十九穴，水俞五十七穴[2]。头上五行，行五[3]，五五二十五穴。中䯏两旁各五[4]，凡十穴。大椎[5]上两旁各一，凡二穴。目瞳子浮白二穴。两髀厌分中二穴[6]，犊鼻二穴，耳中多所闻[7]二穴，眉本二穴[8]，完骨二穴，项中央一穴[9]，枕骨二穴[10]，上关二穴，大迎二穴，下关二穴，天柱二穴，巨虚上下廉四穴，曲牙[11]二穴，天突一穴，天府二穴，天牖二穴，扶突二穴，天窗二穴，肩解二穴[12]，关元一穴，委阳二穴，肩贞二穴，喑门一穴[13]，脐一穴，胸俞十二穴[14]，背俞二穴[15]，膺俞十二穴[16]，分肉二穴[17]，踝上横二穴[18]，阴阳跷四穴[19]。

水俞在诸分，热俞在气穴，寒热俞在两骸厌中二穴[20]。大禁二十五在天府下五寸[21]。凡三百六十五穴，针之所由行也。

【串注】

[1] 脏俞五十穴，腑俞七十二穴：脏俞、腑俞，五脏的五输

穴、六腑的五输穴。参《灵枢·本输》。

[2] 热俞五十九穴，水俞五十七穴：热俞、水俞，参《素问·水热穴论》。

[3] 头上五行，行五：刺热病的五十九穴中，头上中行有上星、囟会、前顶、百会、后顶；次旁两行有五处、承光、通天、络却、玉枕；再次旁两行有临泣、目窗、正营、承灵、脑空。

[4] 中胪两旁各五："胪"同膂，脊也。夹脊两旁的五对穴位是五脏的背俞穴肺俞、心俞、肝俞、脾俞、肾俞。

[5] 大椎：《太素》卷十一气穴作"大杼"。

[6] 两髁厌分中二穴：环跳穴。

[7] 多所闻：听宫的别称。

[8] 眉本二穴：攒竹穴。

[9] 项中央一穴：风府穴。

[10] 枕骨二穴：头窍阴。

[11] 曲牙：颊车的别称。

[12] 肩解二穴：指肩井穴。

[13] 喑门一穴：《太素》卷十一气穴作"肩髃二穴"。

[14] 胸俞十二穴：指俞府、彧中、神藏、灵墟、神封、步廊六对穴位。

[15] 背俞二穴：或指大杼穴。

[16] 膺俞十二穴：指云门、中府、胸乡、周荣、天溪、食窦六对穴位。

[17] 分肉二穴：参王冰注："在足外踝上绝骨之端，同身寸之三分筋肉分间，阳维脉气所发……"

[18] 踝上横二穴：指交信、跗阳二穴。王冰注："内踝上者，交信穴也……外踝上，跗阳穴也。"

[19] 阴阳跷四穴：照海、申脉二穴。

[20]两骸厌中二穴:《类经》七卷第七注:"两骸厌中，谓膝下外侧骨厌中，足少阳阳关穴也。"吴崑、张志聪以为"阳陵泉"，马莳、高士宗以为"环跳"。

[21]大禁二十五在天府下五寸:王冰注:"谓五里穴也。所以谓之大禁者，谓其禁不可刺也。"

帝曰:余已知气穴之处，游针之居[1]，愿闻孙络溪谷，亦有所应乎?

岐伯曰:孙络三百六十五穴会，亦以应一岁，以溢奇邪[2]，以通荣卫。荣卫稽留，卫散荣溢，气竭[3]血著。外为发热，内为少气。疾泻无怠，以通荣卫，见而泻之，无问所会。

帝曰:善。愿闻溪谷之会也。

岐伯曰:肉之大会为谷，肉之小会为溪，肉分之间，溪谷之会。以行荣卫，以会大气[4]。邪溢气壅，脉热肉败，荣卫不行，必将为脓，内销骨髓，外破大䐃[5]。留于节凑[6]，必将为败。积寒留舍，荣卫不居，卷肉[7]缩筋，肋肘[8]不得伸。内为骨痹，外为不仁，命曰不足，大寒留于溪谷也。溪谷三百六十五穴会，亦应一岁。其小痹淫溢，循脉往来，微针所及，与法相同。

帝乃避左右而起，再拜曰:今日发蒙解惑，藏之金匮，不敢复出。乃藏之金兰之室，署曰气穴所在。

岐伯曰:孙络之脉别经者，其血盛而当泻者，亦三百六十五脉，并注于络，传注十二络脉，非独十四络脉也，内解泻于中者十脉[9]。

【串注】

[1]游针之居:《类经》七卷第八注:"针所游行之处也。"

[2]以溢奇邪:《类经》七卷第八注:"溢，注也，满也。奇，异也。邪自皮毛而溢于络者，以左注右，以右注左，其气无常处

而不入于经，是为奇邪。"溢，《甲乙经》卷三第一头直鼻中发际旁行至头维凡七穴作"洒"，《太素》卷十一气穴作"泏"。

[3] 竭：《太素》卷十一气穴作"浊"。

[4] 大气：高士宗注："宗气也，积于胸中，以司呼吸，而合于皮毛者也。"

[5] 腘：原作䐃，据《太素》卷十一气穴改。

[6] 凑：《太素》卷十一气穴作"腠"，义同。

[7] 卷肉：《太素》卷十一气穴作"塞肉"，《素问识》："新校正全本作'塞肉'，疑是'搴'讹，搴亦缩也。"

[8] 肋肘：《太素》卷十一气穴作"时"。

[9] 内解泻于中者十脉：《类经》七卷第八注："解，解散也，即刺节真邪篇解结之谓。泻，泻去其实也。中者，五脏也。此言络虽十二，而分属于五脏，故可解泻于中，左右各五，故云十脉。"

气府论篇第五十九

【提要】本篇主要论述了手足三阳六腑经脉和冲、任、督三脉的腧穴，也述及了阴阳跷脉和手少阴、足厥阴经的个别穴位。

足太阳脉气所发者，七十八穴 [1]。

两眉头各一 [2]。入发至项 [3] 三寸半旁五，相去三寸 [4]。其浮气 [5] 在皮中者，凡五行，行五，五五二十五 [6]。项中大筋两旁各一 [7]。风府两旁各一 [8]。夹背以下至尻尾二十一节，十五间各一 [9]，五脏之俞各五，六腑之俞各六 [10]。委中以下至足小指旁各六俞 [11]。

【串注】

[1] 七十八穴：《太素》卷十一气府作"七十三穴"。王冰注："当言九十三穴，非七十八穴也。正经脉会发者七十八穴，浮薄相通者一十五穴，则其数也。"吴崑注作"九十一穴"。

[2] 两眉头各一：攒竹穴。

[3] 项：当为"顶"。《新校正》云"所以言入发至顶者……"

[4] 相去三寸：《太素》卷十一气府作"相去二寸"。

[5] 浮气：《类经》七卷第九注："浮气者，言脉气浮于顶也。"

[6] 五行，行五，五五二十五：《太素》卷十一气府杨注："二十五穴者，面上五脉上头，并入发一寸以上，周通高处，当前横数于五脉上凡有五处，处各五穴，当前为囟会、前顶、百会、后顶、强间五也。督脉两旁足太阳脉，五处、承光、通天、络却、玉枕左右十也。足太阳两旁足少阳脉，临泣、目窗、正营、承灵、脑空左右（十六）也。"

[7] 项中大筋两旁各一：指天柱穴。

[8] 风府两旁各一：王冰注："谓风池两穴也。"风池非太阳脉气所发，当置于足少阳脉气所发中。

[9] 夹背以下至尻尾二十一节，十五间各一：王冰注："十五间各一者，今《中诰孔穴图经》所存者十三穴，左右共二十六，谓附分、魄户、神堂、譩譆、鬲关、魂门、阳纲、意舍、胃仓、肓门、志室、胞肓、秩边十三也。"

[10] 五脏之俞各五，六腑之俞各六：《太素》卷十一气府无此十二字。

[11] 委中以下至足小指旁各六俞：指委中、昆仑、京骨、束骨、通骨、至阴六穴。

足少阳脉气所发者，六十二[1]穴。

两角上各二^[2]，直目上发际内各五^[3]，耳前角上各一^[4]，耳前角下各一，锐发下各一^[5]，客主人各一，耳后陷中各一^[6]，下关各一，耳下牙车之后各一^[7]，缺盆各一，腋下三寸，胁下至胠，八间各一^[8]，髀枢中旁各一^[9]，膝以下至足小指次指各六俞^[10]。

【串注】

[1] 六十二:《太素》卷十一气府作"五十二穴"。

[2] 两角上各二:高士宗注:"角，头角也。从耳之曲鬓至天冲，两角上左右各二。"

[3] 直目上发际内各五:《太素》卷十一气府无此八穴。

[4] 耳前角上各一:《类经》七卷第九注:"耳前角。曲角也，角上各一，颔厌二穴也。"

[5] 耳前角下各一，锐发下各一:《太素》卷十一气府无此十一字。"耳前角下各一"指悬厘二穴，"锐发下各一"指和髎二穴。王冰注:"谓和髎二穴也。在耳前锐发下横动脉，手足少阳二脉之会。"

[6] 耳后陷中各一:《类经》七卷第九注:"手少阳翳风二穴也，手足少阳之会。"

[7] 耳下牙车之后各一:王冰注:"谓颊车二穴也。"《太素》卷十一气府注作"大迎"。高士宗注:"耳下颊车之后天容二穴。"

[8] 腋下三寸，胁下至胠，八间各一:王冰注:"腋下，渊腋、辄筋、天池。胁下至胠，则日月、章门、带脉、五枢、维道、居髎，九穴也，左右共十八穴也……所以谓之八间者，自腋下三寸至季胁凡八肋骨。"

[9] 髀枢中旁各一:王冰注:"谓环跳二穴也。"

[10] 膝以下至足小指次指各六俞:指阳陵泉、阳辅、丘墟、临泣、侠溪、窍阴六穴，左右凡十二穴。

足阳明脉气所发者，六十八穴[1]。

额颅发际旁各三[2]，面鼽骨空各一[3]，大迎之骨空各一[4]，人迎各一，缺盆外骨空各一[5]，膺中骨间各一[6]，夹鸠尾之外、当乳下三寸、夹胃脘各五[7]，夹脐广三寸各三[8]，下脐二寸夹之各三[9]，气街动脉各一[10]，伏兔上各一[11]，三里以下至足中指各八俞[12]，分之所在穴空[13]。

【串注】

[1]六十八穴：《太素》卷十一气府作"六十二穴"。

[2]额颅发际旁各三：《太素》卷十一气府注："头维、本神、曲差左右六穴也。"王冰注："谓悬颅、阳白、头维、左右六穴也。"高士宗注："从额颅发际有本神、头维、悬颅，两旁各三，凡六穴。"

[3]面鼽骨空各一：王冰注："鼽，頄也。頄，面颧也。"指四白穴。

[4]大迎之骨空各一：即大迎穴。

[5]缺盆外骨空各一：王冰注："谓天髎二穴也，在肩缺盆中上伏骨之陬陷者中，手足少阳阳维三脉之会。"

[6]膺中骨间各一：指气户、库房、屋翳、膺窗、乳中、乳根六穴，左右凡十二穴。

[7]夹胃脘各五：指不容、承满、梁门、关门、太乙五穴，左右凡十穴。

[8]夹脐广三寸各三：今从《甲乙经》，夹脐广二寸各三，指滑肉门、天枢、外陵三穴，左右凡六穴。

[9]下脐二寸夹之各三：王冰注："下脐二寸，则外陵下同身寸之一寸，大巨穴也。各三者，谓大巨、水道、归来也。"《素问直解》改"二寸"为"三寸"。

[10]气街动脉各一：指气冲穴，左右凡二穴。

[11] 伏兔上各一：指髀关穴，左右凡二穴。

[12] 三里以下至足中指各八俞：王冰注："谓三里、上廉、下廉、解溪、冲阳、陷谷、内庭、厉兑八穴也，左右言之，则十六俞也。"

[13] 分之所在穴空：吴崑注："分之所在穴空者，言上文六十八穴，皆阳明部分所在之穴孔也。"

手太阳脉气所发者，三十六穴。

目内眦各一[1]，目外各一[2]，颧骨下各一[3]，耳郭上各一[4]，耳中各一[5]，巨骨穴各一，曲掖上骨穴各一[6]，柱骨上陷者各一[7]，上天窗四寸各一[8]，肩解各一[9]，肩解下三寸各一[10]，肘以下至手小指本各六俞[11]。

【串注】

[1] 目内眦各一：王冰注："谓睛明二穴也。"

[2] 目外各一：高士宗注："目外，谓目外眦，两瞳子髎穴。"

[3] 颧骨下各一：指颧髎穴。

[4] 耳郭上各一：指角孙穴。

[5] 耳中各一：指听宫穴。

[6] 曲掖上骨穴各一：掖，腋同。张志聪注："谓臑俞二穴挟肩髎后大骨下，胛上廉陷中，举臂取之。"

[7] 柱骨上陷者各一：指肩井穴。

[8] 上天窗四寸各一：王冰注："谓天窗、窍阴四穴也。"

[9] 肩解各一：高士宗注："肩外解分之处，两秉风穴。"

[10] 肩解下三寸各一：指天宗穴。

[11] 肘以下至手小指本各六俞：指小海、阳谷、腕骨、后溪、前谷、少泽六穴。

手阳明脉气所发者，二十二穴。

鼻空外廉、项上各二[1]，大迎骨空各一，柱骨之会各一[2]，髃骨之会各一[3]，肘以下至手大指次指本各六俞[4]。

【串注】

[1] 鼻空外廉，项上各二：高士宗注："鼻孔外廉，迎香穴也。项上，伏突穴也。"

[2] 柱骨之会各一：高士宗注："柱骨，项骨也。柱骨之会，谓项肩相会之处，两天鼎穴。"

[3] 髃骨之会各一：指肩髃穴。

[4] 肘以下至手大指次指本各六俞：指曲池、阳溪、合谷、三间、二间、商阳六穴。

手少阳脉气所发者，三十二穴。

骴骨下各一[1]，眉后各一[2]，角上各一[3]，下完骨后各一[4]，项中足太阳之前各一[5]，夹扶突各一[6]，肩贞各一，肩贞下三寸分间各一[7]，肘以下至手小指次指本各六俞[8]。

【串注】

[1] 骴骨下各一：《类经》七卷第九注："手太阳颧髎穴也，手少阳之会，重出。"

[2] 眉后各一：指丝竹空穴。

[3] 角上各一：王冰注："谓悬厘二穴也。"高士宗注："头角之上，两天冲穴也。"《太素》卷十一气府注："颔厌左右二穴。"

[4] 下完骨后各一：高士宗注："下完骨后，谓完骨之下，完骨之后，两天牖穴。"

[5] 中足太阳之前各一：王冰注："谓风池二穴也。"《素问释义》云："即足太阳风池二穴，重出。"

[6] 夹扶突各一：《类经》七卷第九注："手太阳天窗二穴也，

重出。"

[7] 肩贞下三寸分间各一:《太素》卷十一气府注:"肩髎、臑会、消泺,左右六穴。"

[8] 肘以下至手小指次指本各六俞:王冰注:"谓天井、支沟、阳池、中渚、液门、关冲六穴也。"

督脉气所发者,二十八穴 [1]。

项中央二 [2],发际后中八 [3],面中三 [4],大椎以下至尻尾及旁十五穴 [5],至骶下凡二十一节脊椎法也。

【串注】

[1] 二十八穴:《太素》卷十一气府作"二十六穴"。

[2] 项中央二:指中府、哑门二穴。《太素》卷十一气府作"项中央三"。

[3] 发际后中八:《类经》七卷第九注:"前发际以至于后,中行凡八穴,谓神庭、上星、囟会、前顶、百会、后顶、强间、脑户也。"

[4] 面中三:《类经》七卷第九注:"素髎、水沟、兑端三穴也。"《太素》卷十一气府无此三字。

[5] 大椎以下至尻尾及旁十五穴:王冰注:"脊柱之间有大椎、陶道、身柱、神道、灵台、至阳、筋缩、中枢、脊中、悬枢、命门、阳关、腰俞、长强、会阳十五俞也。"按:会阳为双穴,则十六俞,吴崑注无中枢穴,合十五穴。"尾及旁十五穴",《太素》卷十一气府作"二十一节间各一"。

任脉之气所发者,二十八穴 [1]。

喉中央二 [2],膺中骨陷中各一 [3],鸠尾下三寸,胃脘五寸,胃脘以下至横骨六寸半 [4] 一,腹脉法也 [5]。下阴别一 [6],目下各一[7]，下唇一[8]，龈交一。

【串注】

[1] 二十八穴：《太素》卷十一气府作"十八穴"。王冰注："今少一穴。"考王注，计单穴二十五，双穴一，共二十七穴，故王曰"今少一穴"。

[2] 喉中央二：指廉泉、天突二穴。

[3] 膺中骨陷中各一：指璇玑、华盖、紫宫、玉堂、膻中、中庭六穴也。

[4] 六寸半：《太素》卷十一气府作"八寸一"。

[5] 鸠尾下三寸……腹脉法也：其间共十四穴，即鸠尾、巨阙、上脘、中脘、建里、下脘、水分、脐中、阴交、气海、丹田、关元、中极、曲骨。

[6] 下阴别一：《类经》七卷第九注："自曲骨之下，别络两阴之间，为冲、督之会，故曰阴别。一，谓会阴穴也。"

[7] 目下各一：指承泣穴。

[8] 下唇一：指承浆穴。

冲脉气所发者，二十二穴。

夹鸠尾外各半寸，至脐寸一[1]。夹脐下旁各五分，至横骨寸一[2]，腹脉法也[3]。

【串注】

[1] 夹鸠尾外各半寸，至脐寸一：王冰注："谓幽门、通谷、阴都、石关、商曲、肓俞六穴……并冲脉足少阴二经之会。"

[2] 夹脐下旁各五分，至横骨寸一：指横骨、大赫、中注、气穴、四满五穴，冲脉、足少阴之会。

[3] 冲脉气所发者……腹脉法也：《太素》卷十一气府无此段文字。

足少阴舌下[1]、厥阴毛中急脉各一，手少阴各一[2]，阴阳跷各一[3]，手足诸鱼际脉气所发者。

凡三百六十五穴也。

【串注】

[1] 足少阴舌下：此前《太素》卷十一气府有"五脏之俞各五，凡五十穴"十字。王冰注："足少阴舌下二穴，在人迎前陷中动脉前，是曰月本，左右二也。"《灵枢·根结》："少阴根于涌泉、结于廉泉。"足少阴舌下二穴，或疑为后人所指之金津、玉液二穴。

[2] 手少阴各一：王冰注："谓手少阴郄穴也。"

[3] 阴阳跷各一：王冰、吴崑、张介宾、张志聪均谓阴跷郄交信，阳跷郄跗阳。杨上善、马莳、高士宗均谓阴跷所生照海，阳跷所生申脉，今多从后说。

骨空论篇第六十

【提要】本篇论述了风邪致病的针灸治疗选穴和取穴方法，冲、任、督三条经脉的循行和针灸治疗方法，治疗水病的穴孔，和部分骨骼名称、病证和穴孔的部位以及灸治寒热病的部位。

黄帝问曰：余闻风者，百病之始也。以针治之奈何？

岐伯对曰：风从外入，令人振寒汗出，头痛、身重、恶寒。治在风府[1]，调其阴阳，不足则补，有余则泻。大风颈项痛，刺风府，风府在上椎。大风汗出，灸譩譆，譩譆在背下夹脊旁三寸所，厌[2]之令病人呼譩譆，譩譆应手。从风憎风，刺眉头。失枕[3]在肩上横骨间。折使揄臂齐肘正，灸脊中[4]。胁络[5]季胁引少腹而痛胀，刺谚谚。腰痛[6]不可以转摇，急引阴卵，刺八髎与痛上，八髎在腰尻分间。鼠瘘寒热[7]，还刺寒府。寒府在附膝外解营[8]。取膝上外者，使之拜[9]。取足心者，使之跪。

【串注】

[1]治在风府：《素问·热论》："巨阳者，诸阳之属也，其脉连于风府。"

[2]厌：通"压"。如《汉书·五行志》："地震陇西，厌四百余家。"

[3]失枕：即落枕。《诸病源候论·失枕候》："失枕，头项有风，在于筋脉间，因卧而气血虚者，值风发动，故失枕。"

[4]折使揄臂齐肘正，灸脊中：张志聪："折者，谓脊背磬折而不能伸舒也，揄读作摇，谓摇其手臂，下垂齐肘尖而正对于背中，以灸脊中之节穴。"

[5]胁络：季胁下夹脊两旁空软处。

[6]腰痛：有关腰痛的内容另见《灵枢·杂病》《素问·刺腰痛》。

[7]鼠瘘寒热：参《灵枢·寒热病》："寒热瘰疬在于颈腋者……此皆鼠瘘寒热之毒气也。留于脉而不去者也。"

[8]附膝外解营：解，骨之分解处，即骨缝。营，窟也。《太素》卷十一注："寒热府在膝外解之营穴也。名曰髋关也。"

[9]取膝上外者，使之拜：王冰注："拜而取之，使膝穴空开也。"

任脉者，起于中极之下，以上毛际，循腹里，上关元，至咽喉，上颐循面入目[1-2]。冲脉者，起于气街，并少阴[3]之经，夹脐上行，至胸中而散[4]。任脉为病，男子内结七疝，女子带下瘕聚[5]。冲脉为病，逆气里急[6]。督脉为病，脊强反折[7]。

督脉者，起于少腹以下骨中央[8]。女子入系廷孔[9]，其孔溺孔之端也，其络循阴器，合篡[10]间，绕篡后，别绕臀，至少阴与巨阳中络者，合少阴上股内后廉贯脊属肾。与太阳起于目内眦，上额交颠，上入络脑，还出别下项，循肩髆内。夹脊抵腰中，入循脊络肾；其男子循茎下至篡，与女子等；其少腹[11]直上者，贯脐中央，上贯心，入喉，上颐环唇，上系两目之下中央[12-13]。此生病，从少腹上冲心而痛，不得前后，为冲疝。其女子不孕，癃痔、遗溺、嗌干。督脉生病治督脉，治在骨上，甚者在脐下营[14]。

【串注】

[1] 上颐循面入目：新校正云：“按《难经》《甲乙经》无‘上颐循面入目’六字。”今本《难经·二十八难》同新校正。

[2] 任脉者……上颐循面入目：参见《灵枢·五音五味》：“冲脉任脉皆起于胞中，上循背里，为经络之海，其浮而外者，循腹右上行，会于咽喉，别而络唇口”；《难经·二十八难》：“任脉者，起于中极之下，以上毛际，循腹里，上关元，至咽喉”；《灵枢·经脉》：“任脉之别，名曰尾翳。下鸠尾，散于腹。实则腹皮痛，虚则痒搔。取之所别也。”《奇经八脉考》：“起于中极之下，少腹之内……”

[3] 少阴：新校正云：“按《难经》《甲乙经》作‘阳明’。”今本《难经·二十八难》同新校正，《甲乙经》卷二第二奇经八脉仍作“少阴”。

[4] 冲脉者……至胸中而散：参见《灵枢·逆顺肥瘦》：“夫冲脉者，五脏六腑之海也，五脏六腑皆禀焉。其上者，出于颃颡，渗诸阳，灌诸精；其下者，注少阴之大络，出于气街，循阴股内廉入腘中，伏行骭骨内，下至内踝之后属而别。其下者，并于少阴之经，渗三阴；其前者，伏行出跗属，下循跗，入大指

间，渗诸络而温肌肉"；《灵枢·动输》："冲脉者，十二经之海也，与少阴之大络，起于肾下，出于气街，循阴股内廉，邪入腘中，循胫骨内廉，并少阴之经，下入内踝之后。入足下，其别者，邪入踝，出属跗上，入大指之间，注诸络，以温足胫"；《灵枢·五音五味》："冲脉任脉皆起于胞中……"；《素问·举痛论》："冲脉起于关元"；《难经·二十八难》："冲脉者，起于气冲，并足阳明之经，夹脐上行，至胸中而散也"；《奇经八脉考》："冲为经脉之海……至胸中而散"。

[5] 任脉为病……女子带下瘕聚：参见《难经·二十九难》："任之为病，其内苦结，男子为七疝，妇子为瘕聚"；《灵枢·经脉》："任脉之别……实则腹皮痛，虚则痒搔"；《脉经·平奇经八脉病》："脉来紧细实长至关者，任脉也。动苦少腹绕脐，下引横骨，阴中切痛，取关元治之"。

[6] 冲脉为病，逆气里急：参见《难经·二十九难》："冲之为病，逆气而里急"；《灵枢·五音五味》："宦者去其宗筋，伤其冲脉，血泻不复，皮肤内结，唇口内荣故须不生……其有天宦者……其任冲不盛、宗筋不成，有气无血，唇口不荣，故须不生"；《脉经·平奇经八脉病》："苦少腹痛，上抢心，有瘕疝、绝孕、遗失溺、胁肢满烦也"。

[7] 督脉为病，脊强反折：参见《灵枢·经脉》："督脉之别……实则脊强，虚则头重"。《脉经·平奇经八脉病》："尺寸俱浮，直上直下，此为督脉。腰背强痛，不得俯仰，大人癫病，小儿风痫疾"。

[8] 起于少腹以下骨中央：王冰注："起，非起初亦犹任脉、冲脉起于胞中也，其实乃起于肾下，至于少腹，则下行于腰横骨围之中央也。"

[9] 廷孔：尿道口。王冰注："系廷孔者，谓窍漏，近所谓前

阴穴也，因其阴廷系属于中，故名之。"

[10] 篡：《甲乙经》卷二第二奇经八脉、《太素》卷十一骨空均作"纂"。《说文》："纂，似组而赤，盖两阴之间，有一道缝处，其状如纂组，故谓之纂。"

[11] 少腹：《甲乙经》卷二第二奇经八脉作"小腹"。

[12] 两目之下中央：《甲乙经》卷二第二奇经八脉作"两目之中"。

[13] 督脉者……上系两目之下中央：参见《灵枢·营气》："足厥阴……其支别者，上额，循颠，下项中，循脊，入骶，是督脉也"；《难经·二十八难》："督脉者，起于下极之俞，并于脊里，上至风府，入属于脑"；《奇经八脉考》："其脉起于肾下胞中……"；《灵枢·经脉》："督脉之别，名曰长强。挟膂上项，散头上，下当肩胛左右，别走太阳，入贯膂。实则脊强，虚则头重……取之所别也。"

[14] 脐下营：脐下小腹部的孔穴。《太素》卷十一骨空注："脐下营者，督脉本也。营亦穴处也。"

其上气有音者，治其喉中央，在缺盆中者[1]。其病上冲喉者，治其渐[2]，渐者，上夹颐也。蹇膝[3]伸不屈，治其楗[4]。坐而膝痛，治其机[5]。立而暑解[6]，治其骸关[7]。膝痛，痛及拇指，治其腘[8]。坐而膝痛如物隐者，治其关[9]。膝痛不可屈伸，治其背内[10]。连骺若折，治阳明中俞髎。若别，治巨阳、少阴[11]荥，淫泺胫酸[12]，不能久立，治少阳之维[13]，在外踝[14]上五寸。

辅骨上横骨下为楗，夹髋为机，膝解为骸关，夹膝之骨为连[15]骸，骸下为辅，辅上为腘，腘上为关，头[16]横骨为枕。

【串注】

[1] 治其喉中央，在缺盆中者：《太素》卷十一骨空注："喉中

央廉泉也，缺盆中央天突穴也。"

　　[2] 渐：王冰注："阳明之脉渐上颐而环唇，故以侠颐处为渐也，是为大迎。"

　　[3] 蹇膝：蹇，《说文》："跛也。"蹇膝，膝部疼痛难以屈曲。

　　[4] 治其楗：下文有"辅骨上横骨下为楗。"《类经》二十二卷第五十一注："股骨为楗。治其楗者，谓治其膝辅骨之上，前阴横骨之下，盖指股中足阳明髀关等穴也。"

　　[5] 治其机：下文有"侠髋为机"。《类经》二十二卷第五十一注："侠臀两旁骨缝之动处曰机，即足少阳之环跳穴也。"

　　[6] 立而暑解：王冰注："一经云：'起而引解。'言膝痛起立，痛引膝骨解之中也。"

　　[7] 治其骸关：《类经》二十二卷第五十一注："当治其骸关，谓足少阳之阳关穴也。"

　　[8] 治其腘：当指委中穴。

　　[9] 治其关：下文有"腘上为关"。马莳注："当治其关，疑是承扶穴也。系足太阳膀胱经穴也。尻臀下阴纹中。"

　　[10] 背内：指背俞穴。

　　[11] 少阴：《太素》卷十一骨空作"少阳"。

　　[12] 淫泺胫酸：《太素》卷十一骨空作"淫泺"，无"胫酸"二字。

　　[13] 维：新校正云："按《甲乙经》外踝上五寸，乃族少阳之络，此云维者，字之误也。"

　　[14] 踝：原无，据《太素》卷十一骨空补入。

　　[15] 连：《太素》卷十一骨空作"患"。

　　[16] 头：《太素》卷十一骨空作"项"。

　　水俞五十七穴者，尻上五行，行五，伏兔上两行[1]，行五，左右各一行，行五，踝上各一行，行六穴[2]。髓空[3]在脑后三分，在颅际锐骨之下[4]，一在龂基下[5]；一在项后中复骨下[6]；一在脊骨上空在风府上。脊骨下空，在尻骨下空[7]。数髓空在面夹鼻[8]，或骨空在口下当两肩[9]。两髆骨空，在髆中之阳。臂骨空在臂阳，去踝四寸两骨空之间[10]。股骨上空在股阳，出上膝四寸。骱骨空在辅骨之上端[11]。股际骨空在毛中动[12]下。尻骨空在髀骨之后，相去四寸[13]。扁骨有渗理凑[14]，无髓孔，易髓无空[15]。

【串注】

[1] 伏兔上两行：《素问·水热穴论》有"伏兔各上两行"。

[2] 尻上五行，行五……行六穴：所言之具体穴位，另见《素问·水热穴论》。

[3] 髓空：通髓之骨空。

[4] 颅际锐骨之下：指风府穴。

[5] 龂基下：王冰注："当颐下骨陷中有穴容豆。《中诰》名下颐。"《类经》八卷第十九注："唇内上齿缝中曰龂交，则下齿缝中当为'龂基'下者，乃颐下正中骨罅也。"

[6] 项后中复骨下：王冰注："瘖门穴也。"

[7] 尻骨下空：指长强穴。

[8] 数髓空在面夹鼻：《类经》八卷第十九注："数，数处也。在面者，如足阳明之承泣、巨髎，手太阳之颧髎，足太阳之睛明，手少阳之丝竹空，足少阳之瞳子髎、听会。侠鼻者，如手阳明之迎香等处。皆在面之骨空也。"

[9] 或骨空在口下当两肩：王冰注："谓大迎穴也。"

[10] 臂骨空在臂阳，去踝四寸两骨空之间：指三阳络。

[11] 在辅骨之上端：指犊鼻穴。

[12] 动：《太素》卷十一骨空作"动脉"。

[13] 髀骨之后，相去四寸：王冰注："谓尻骨八髎也。"

[14] 扁骨有渗理凑：凑，与腠通。《类经》八卷第十九注："扁骨者，对圆骨而言，凡圆骨内皆有髓，有髓则有髓空，若扁骨则但有血脉渗灌之理而内无髓。"

[15] 易髓无空：易，代也。指扁骨无髓空，以渗腠理而代髓之功。

　　灸寒热之法，先灸[1]项大椎，以年为壮数，次灸橛骨[2]，以年为壮数，视背俞陷者灸之，举臂肩上陷者灸之，两季胁之间[3]灸之，外踝上绝骨之端灸之，足小指次指间灸之，腨下陷脉[4]灸之，外踝后灸之。缺盆骨上切之坚痛[5]如筋者灸之，膺中陷骨间[6]灸之，掌束骨下[7]灸之，脐下关元三寸灸之，毛际动脉[8]灸之，膝下三寸分间[9]灸之，足阳明跗上动脉[10]灸之，颠上一[11]灸之。犬所啮之处[12]灸之，三壮，即以犬伤病法灸之[13]。凡当灸二十九处。伤食灸之，不已者，必视其经之过于阳者[14]，数刺其俞而药之。

【串注】

[1] 灸：《甲乙经》卷八第一五脏传病发寒热上、《太素》卷二十六灸寒热法均作"取"。

[2] 橛骨：即骶骨，此指长强穴。橛，《太素》卷二十六灸寒热法均作"厥"。

[3] 两季胁之间：《太素》卷二十六灸寒热法杨注："季胁本侠脊京门穴也。"

[4] 腨下陷脉：足太阳经承山穴。

[5] 坚痛：《甲乙经》卷八第一五脏传病发寒热上、《太素》卷二十六灸寒热法、《类经》二十一卷第四十二均作"坚动"。

[6] 膺中陷骨间：或指天突。

[7] 掌束骨下：或指足掌边际的束骨穴。

[8] 毛际动脉：足阳明经气冲穴。

[9] 膝下三寸分间：足阳明经足三里穴。

[10] 跗上动脉：足阳明经冲阳穴。

[11] 颠上一：颠上，督脉百会穴。一，《太素》卷二十六灸寒热法作"动脉"。

[12] 犬所啮之处：啮，咬也。《类经》二十一卷第四十二注："犬伤令人寒热者，古有灸法如此，故云然也。"《铜人》卷五有："外丘……今附犬所伤，毒不出，发寒热，速以三壮，又可灸所啮之处，立愈。"

[13] 病法灸之：《甲乙经》卷八第一五脏传病发寒热上作"病法三炷灸之"。《太素》卷二十六灸寒热法作"病壮数灸也"。

[14] 必视其经之过于阳者：《类经》二十一卷第四十二注："过于阳者，阳邪之盛者也。"

水热穴论篇第六十一

【提要】本篇论述了风病的病因、病理、症状和治疗风病的五十七个腧穴与治疗热病的五十九个腧穴。另外，还论及四季取穴的不同。

黄帝问曰：少阴何以主肾，肾何以主水？

岐伯对曰：肾者，至阴也；至阴者，盛水也。肺者，太阴也；少阴者，冬脉也。故其本在肾，其末在肺，皆积水也。

帝曰：肾何以能聚水而生病？

岐伯曰：肾者，胃之关也。关门不利，故聚水而从其类也。上下溢于皮肤，故为胕肿。胕肿者，聚水而生病也[1]。

帝曰：诸水皆生[2]于肾乎？

岐伯曰：肾者牝脏[3]也，地气上者，属于肾，而生水液也，故曰至阴。勇而劳甚，则肾汗出，肾汗出逢于风，内不得入于脏腑[4]，外不得越于皮肤，客于玄府，行于皮里[5]，传为胕肿[6]，本之于肾，名曰风水。所谓玄府者，汗空也[7]。

【串注】

[1] 胕肿者，聚水而生病也：《太素》卷十一气穴无此九字。

[2] 生：《甲乙经》卷八第五肾风发风水面胕肿作"主"。

[3] 牝脏：王冰注："牝，阴也，亦主阴位，故云牝脏。"

[4] 脏腑：《太素》卷十一气穴无"腑"字。

[5] 皮里：《太素》卷十一气穴作"皮肤"。

[6] 胕肿：与肿胀有关的内容，另见《灵枢·胀论》《灵枢·水胀》《灵枢·杂病》《灵枢·四时气》《灵枢·癫狂》。

[7] 所谓玄府者，汗空也：此句内容，《甲乙经》见于卷七第一六经受病发伤寒热病上，《太素》见于卷三十温暑病。据此，"所谓玄府者，汗空也"疑为"客于玄府"的注文所混入。

帝曰：水俞五十七处者，是何主也？

岐伯曰：肾俞五十七穴，积阴之所聚也，水所从出入也。尻上五行行五者[1]，此肾俞[2]。故水病下为胕肿大腹，上为喘呼，不得卧者，标本俱病，故肺为喘呼，肾为水肿，肺为逆不得卧，分为相输，俱受者，水气之所留也[3]。

伏兔上各二行行五者[4]，此肾之街也[5]。三阴之所交结于脚[6]也。踝上各一行，行六者[7]，此肾脉之下行也，名曰太冲[8]。凡五十七穴者，皆脏之阴络，水之所客也[9]。

【串注】

[1] 尻上五行行五者：中行督脉的脊中、悬枢、命门、腰俞、长强穴。次夹督脉的足太阳经的大肠俞、小肠俞、膀胱俞、中膂俞、白环俞。又次行足太阳经的胃仓、肓门、志室、胞门、秩边。共二十五穴。

[2] 此肾俞：《太素》卷十一气穴作"此皆肾俞也。"杨注曰："尻上五行，合二十五俞者，有非肾脉所发，皆言肾俞，以其近肾并在肾部之内，肾气所及，故皆称肾俞也。"

[3] 分为相输，俱受者，水气之所留也：《类经》二十一卷第三十八注："言水能分行诸气，相为输应，而俱受病者，正以水气同类，水病则气应，气病则水应，留而不行，俱为病也。"

[4] 伏兔上各二行行五者：王冰注："伏兔上各二行行五者，腹部正俞侠中行任脉两旁冲脉足少阴之会也。有中注、四满、气穴、大赫、横骨当其处也。次侠冲脉、足少阴两旁足阳明脉气所发者，有外陵、大巨、水道、归来、气街当其处也。"

[5] 此肾之街也：肾气通行的道路。

[6] 三阴之所交结于脚：参《灵枢·经脉》足三阴经在足踝之上的经脉循行及交结关系。

[7] 踝上各一行，行六者：王冰注："有太冲、复溜、阴谷三穴，阴跷脉有照海、交信、筑宾三穴。"

[8] 名曰太冲：《太素》卷十一气穴杨注："冲脉上行出于颃颡，下者注少阴大络，以下伏行出跗循跗，故曰肾脉下行，名曰太冲。"

[9] 皆脏之阴络，水之所客也：都是阴脏所络部位的俞穴，也是水气所留居的地方。

帝曰：春取络脉分肉 [1] 何也？

岐伯曰：春者木始治，肝气始生，肝气急，其风疾。经脉常深，其气少，不能深入，故取络脉分肉间。

帝曰：夏取盛经分腠何也？

岐伯曰：夏者火始治，心气始长，脉瘦气弱，阳气留溢[2]，热熏分腠，内至于经。故取盛经分腠，绝肤[3]而病去者，邪居浅也。所谓盛经者，阳脉也。

帝曰：秋取经俞何也？

岐伯曰：秋者金始治，肺将收杀，金将胜火，阳气在合，阴气初胜，湿气及体，阴气未盛，未能深入，故取俞以泻阴邪，取合以虚阳邪，阳气始衰，故取于合。

帝曰：冬取井荥何也？

岐伯曰：冬者水始治，肾方闭，阳气衰少，阴气坚盛，巨阳伏沉，阳脉乃去，故取井以下阴逆，取荥以实阳气。故曰：冬取井荥，春不鼽衄，此之谓也。

【串注】

[1] 春取络脉分肉：有关四时的刺法，另参见《灵枢·本输》《灵枢·四时气》《灵枢·寒热病》《灵枢·顺气一日分为四时》《灵枢·终始》《素问·四时刺逆从论》《素问·诊要经终论》。

[2] 留溢：《甲乙经》卷五第一针灸禁忌上、《太素》卷十一变输作"流溢"。

[3] 绝肤：《灵枢·官针》："先浅刺绝皮，以出阳邪。"

帝曰：夫子言治热病五十九俞，余论其意，未能领[1]别其处，愿闻其处，因闻其意。

岐伯曰：头上五行行五者[2]，以越诸阳之热逆也，大杼、膺俞[3]、缺盆、背俞[4]，此八者，以泻胸中之热也。气街、三里、巨虚上下廉，此八者，以泻胃中之热也。云门、髃骨、委中、髓空^[5]，此八者，以泻四肢之热也。五脏俞旁五^[6]，此十者，以泻五脏之热也。凡此五十九穴者，皆热之左右也。

帝曰：人伤于寒，而传为热，何也？

岐伯曰：夫寒盛则生热也。

【串注】

[1] 领：《太素》卷十一气穴无。

[2] 头上五行行五者：刺热病的五十九穴中，头上中行有上星、囟会、前顶、百会、后顶；次旁两行有五处、承光、通天、络却、玉枕；再次旁两行有临泣、目窗、正营、承灵、脑空。

[3] 膺俞：王冰注："膺俞者，膺中之俞也，正名中府。"

[4] 背俞：王冰注："背俞即风门热府俞也。"

[5] 髓空：张志聪注："髓空即横骨穴，所谓股际骨空，在毛中动下，属足少阴肾经。"

[6] 五脏俞旁五：背部五脏俞穴之旁五穴，即魄户、神堂、魂门、意舍、志室。

调经论篇第六十二

【提要】本篇讨论了神、气、血、形、志之有余不足的临床表现及治法，论述了外伤六淫、内伤七情、阴阳失衡导致的脏腑经络的虚实变化及针刺的补泻方法，针刺治疗时，应结合多方面的因素，采用相应的针刺治疗方法，以调经脉。

黄帝问曰：余闻《刺法》^[1]言，有余泻之，不足补之^[2]，何谓有余，何谓不足？

岐伯对曰：有余有五，不足亦有五，常欲何问？

帝曰：愿尽闻之。

岐伯曰：神有余，有不足；气有余，有不足；血有余，有不足；形有余，有不足；志有余，有不足。凡此十者，其气不等也。

帝曰：人有精气津液，四肢九窍，五脏十六部[3]，三百六十五节，乃生百病，百病之生，皆有虚实。今夫子乃言有余有五，不足亦有五，何以生之乎？

岐伯曰：皆生于五脏也。夫心藏神，肺藏气，肝藏血，脾藏肉，肾藏志，而此成形[4]。志意通[5]，内连骨髓，而成身形五脏[6]。五脏之道，皆出于经隧[7]，以行血气。血气不和，百病乃变化而生，是故守经隧焉。

【串注】

[1] 刺法：古代医经，或似《灵枢经》。

[2] 有余泻之，不足补之：《灵枢·根结》："形气不足，病气有余，是邪胜也，急泻之；形气有余，病气不足，急补之；形气不足，病气不足，此阴阳气俱不足也，不可刺之，刺之则重不足。重不足则阴阳俱竭，血气皆尽，五脏空虚，筋骨髓枯，老者绝灭，壮者不复矣。形气有余，病气有余，此谓阴阳俱有余也。急泻其邪，调其虚实。故曰：有余者泻之，不足者补之，此之谓也。"

[3] 十六部：《太素》卷二十四虚实补泻杨注："九窍五脏以为十四，四肢合手足，故有十六部。"

[4] 而此成形：《甲乙经》卷六第三五脏六腑虚实大论无此四字。

[5] 通：《甲乙经》卷六第三五脏六腑虚实大论作"通达"。

[6] 而成身形五脏：《甲乙经》卷六第三五脏六腑虚实大论作

"而成形"。

[7] 经隧：《甲乙经》卷六第三五脏六腑虚实大论作"经渠"。

帝曰：神有余不足何如？

岐伯曰：神有余则笑不休，神不足则悲[1]。血气未并[2]，五脏安定，邪客于形，洒淅起于毫毛，未入于经络也。故命曰神之微[3]。

帝曰：补泻奈何？

岐伯曰：神有余则泻其小络之血，出血勿之深斥[4]；无中其大经，神气乃平。神不足者，视其虚络[5]，按[6]而致之，刺而利[7]之，无出其血，无泄其气，以通其经，神气乃平。

帝曰：刺微奈何？

岐伯曰：按摩勿释，著针勿斥[8]，移气于不足[9]，神气乃得复。

【串注】

[1] 神有余则笑不休，神不足则悲：《灵枢·本神》："心藏脉，脉舍神，心气虚则悲，实则笑不休。"《灵枢·经脉》："心主手厥阴心包络之脉……是动则病……心中憺憺大动……喜笑不休。"

[2] 血气未并：并，偏聚。血气平和，未有偏聚。

[3] 神之微：马莳注："然方其血未并于气，气未并于血，而五脏安定之时，邪或客之，则邪在小络，其于毫毛，有洒淅恶寒之貌，尚未入于大经大络也，故名曰神之微病耳。"

[4] 深斥：《太素》卷二十四虚实补泻杨注："斥，推也。勿深推也。"

[5] 虚络：马莳注："神不足，其络必虚，当治其心经之络，为虚者治之。"

[6] 按：《甲乙经》卷六第三五脏六腑虚实大论及《太素》卷

二十四虚实补泻均作"切"。

[7] 利:《甲乙经》卷六第三五脏六腑虚实大论作"和"。

[8] 按摩勿释，著针勿斥：持续按摩，不要深刺。

[9] 移气于不足:《甲乙经》卷六第三五脏六腑虚实大论作
"移气于足"。

帝曰：善。有余不足奈何[1]？

岐伯曰：气有余则喘咳上气，不足则息利少气[2]。血气未
并，五脏安定，皮肤微病，命曰白气微泄[3]。

帝曰：补泻奈何？

岐伯曰：气有余则泻其经隧[4]，无伤其经，无出其血，无泄
其气[5]。不足则补其经隧，无出其气。

帝曰：刺微奈何？

岐伯曰：按摩勿释，出针视之曰，我将深之，适人必革[6]，
精气自伏，邪气散乱，无所休息[7]，气泄腠理，真气乃相得。

【串注】

[1] 有余不足奈何:《太素》卷二十四虚实补泻作"气有余不
足奈何"。

[2] 气有余则喘咳上气，不足则息利少气：参《灵枢·本
神》:"肺藏气，气舍魄，肺气虚，则鼻塞不利少气，实则喘喝胸
盈仰息。"《灵枢·经脉》:"肺手太阴之脉……是主肺所生病者，
咳，上气，喘渴……气虚则……少气不足以息……"息利少气：
呼吸虽通利，但气息短少。

[3] 白气微泄:《太素》卷二十四虚实补泻杨注:"肺脏外主皮
肤，内主于气，今外言其皮肤病，其内言于气之微病，五色气中
肺为白气，泄者，肺气泄也。"高士宗注:"微泄，犹言微虚也。"

[4] 泻其经隧：高士宗注:"肺气有余，则气机内逆，故当泻

其经隧。泻其经隧者，通经脉之隧道。"

[5] 无泄其气：气有余却无泄其气，文理不合，疑是衍文。

[6] 适人必革：《类经》十四卷第十八注："适，至也。革，变也。先行按摩之法，欲皮肤之气流行也。次出针而视之曰，我将深之，欲其恐惧而精神内伏也。适人必革者，谓针之至人，必变革前说，而刺仍浅也，如是则精气既伏于内，邪气散乱无所止息而泄于外，故真气得其所矣。"

[7] 无所休息：《太素》卷二十四虚实补泻作"毋所伏息"。

帝曰：善。血有余不足奈何？

岐伯曰：血有余则怒，不足则恐[1]，血气未并，五脏安定，孙络水溢，则经[2]有留血。

帝曰：补泻奈何？

岐伯曰：血有余则泻其盛经，出其血；不足则视[3]其虚经，内针其脉中，久留而视[4]，脉大疾出其针，无令血泄[5]。

帝曰：刺留血奈何？

岐伯曰：视其血络，刺出其血，无令恶血得入于经，以成其疾。

【串注】

[1] 血有余则怒，不足则恐：参《灵枢·本神》："肝藏血，血舍魂，肝气虚则恐，实则怒。"

[2] 经：《甲乙经》卷六第三五脏六腑虚实大论作"络"。

[3] 视：《太素》卷二十四虚实补泻作"补"。

[4] 久留而视：《甲乙经》卷六第三五脏六腑虚实大论作"久留之血至"，《太素》卷二十四虚实补泻作"久留，血至"。

[5] 血有余则泻其盛经……无令血泄：《类经》十四卷第十八注："血有余则盛经满溢，故当泻而出之。不足则察其经之虚者，

内针补之。然补虚之法，必留针以候气，所谓如待所贵，不知日暮者是也。留针既久，但视其脉已大，是气已至，则当疾出其针矣。血去则愈虚，故无令血泄也。"

帝曰：善。形有余不足奈何？

岐伯曰：形有余则腹胀，泾溲不利[1]。不足则四肢不用，血气未并，五脏安定。肌肉蠕动，命曰微风[2]。

帝曰：补泻奈何？

岐伯曰：形有余则泻其阳经，不足则补其阳络[3]。

帝曰：刺微奈何？

岐伯曰：取分肉间，无中其经，无伤其络，卫气得复，邪气乃索[4]。

【串注】

[1] 形有余则腹胀，泾溲不利：《太素》卷二十四虚实补无"泾"字。本句另可参阅《灵枢·本神》："脾藏营，营舍意，脾气虚则四肢不用，五脏不安，实则腹胀经溲不利。"《灵枢·经脉》："脾足太阴之脉……是动则病……胃脘痛，腹胀，善噫，得后与气，则快然如衰，身体皆重。是主脾所生病者……溏瘕泄，水闭，黄疸，不能卧，强立，股膝内肿厥，足大指不用。"

[2] 微风：高士宗注："风邪入于肌肉，则肌肉蠕动，命曰微风，言微风在肌肉也。"

[3] 形有余则泻其阳经，不足则补其阳络：阳经、阳络，张志聪注："阳，谓阳明也。阳明与太阴为表里，盖皮肤气分为阳，脾所主在肌肉，故当从阳以补泻，泻刺其经者，从内而出于外也；补刺其络者，从外而入于内也。"

[4] 索：消散。《礼记》檀弓："吾离群而索居。"注："索：散也。"

帝曰：善。志有余不足奈何？

岐伯曰：志有余则腹胀飧泄，不足则厥[1]。血气未并，五脏安定，骨节有动[2]。

帝曰：补泻奈何？

岐伯曰：志有余则泻然筋血者，不足则补其复溜[3]。

帝曰：刺未并奈何？

岐伯曰：即取之无中其经，邪所[4]乃能立虚。

【串注】

[1] 志有余则腹胀飧泄，不足则厥：张志聪注："肾者，胃之关也，关门不利，则聚水而为腹胀飧泄矣。肾为生气之本，故不足则厥逆而冷。"另参《灵枢·本神》："肾藏精，精舍志，肾气虚则厥，实则胀。"《灵枢·经脉》："肾足少阴之脉……是动则病……肠澼，脊股内后廉痛，痿厥……"

[2] 骨节有动：《甲乙经》卷六第三五脏六腑虚实大论作"伤"。《吴注素问》于其后补入"则骨节有微风"六字，供参考。

[3] 志有余则泻然筋血者，不足则补其复溜：《太素》卷二十四虚实补泻杨注："然筋足少阴营（当作荥），在足内踝之下，名曰然谷……当是然谷下筋也。复溜足少阴经，在足内踝上三寸，此二皆是志之脉穴，故泻然筋之血，补复溜之气。"

[4] 邪所：《太素》卷二十四虚实补泻作"以邪"，《甲乙经》卷六第三五脏六腑虚实大论作"以去其邪"。所，《广雅》释诂："尽也。"

帝曰：善。余已闻虚实之形，不知其何以生？

岐伯曰：气血以并，阴阳相倾，气乱于卫，血逆[1]于经，血气离居，一实一虚[2]。血并于阴，气并于阳，故为惊狂[3]。血并于阳，气并于阴，乃为炅中[4]。血并于上，气并于下，心烦惋[5]善怒。血并于下，气并于上，乱而喜忘[6]。

【串注】

[1]逆：《太素》卷二十四虚实补泻作"留"。

[2]气血以并……一实一虚：《类经》十四卷第十九注："并，偏盛也。倾，倾陷也。气为阳，故乱于卫，血为阴，故逆于经，阴阳不和，则气血离居，故实者偏实，虚者偏虚，彼此相倾也。"

[3]血并于阴……故为惊狂：吴崐注："血并于阴脏，是谓重阴；气并于阳腑，是谓重阳。惊狂，癫狂也。"

[4]血并于阳……乃为炅中：《类经》十四卷第十九注："血并于阳阴在表也，气并于阴，阳在里也，故为炅中。炅，热也。"

[5]惋：《甲乙经》卷六第三五脏六腑虚实大论作"闷"。《太素》卷二十四虚实补泻作"悗"。

[6]血并于上……乱而喜忘：《素问经注节解》注："气血运行，上下循环，乃为无病。并则偏于一，而病起矣。血者注于心而藏于肝，血并于上，则血偏盛而气自并于下，下冲其上，心与肝动，故令烦惋善怒也。气者蓄于丹田，则神自清而精自摄，今并于上，则气尽升而血自并于下，上离乎下，精神涣散，故令乱而喜忘也。"

帝曰：血并于阴，气并于阳，如是血气离居，何者为实？何者为虚？

岐伯曰：血气者喜温而恶寒，寒则泣不能流，温则消而去[1]之，是故气之所并为血虚，血之所并为气虚。

帝曰：人之所有者血与气耳。今夫子乃言血并为虚，气并为虚，是无实乎？

岐伯曰：有者为实，无者为虚，故气并则无血，血并则无气。今血与气相失，故为虚焉[2]。络之与孙脉俱输[3]于经，血与气并则为实焉。血之与气并走于上，则为大厥[4]，厥则暴死，气复反则生，不反则死[5]。

【串注】

[1] 去：《广雅》释诂："行也。"

[2] 有者为实……故为虚焉：《类经》十四卷第十九注："有血无气，是血实气虚；有气无血，是气实血虚也。相失者不相济，失则为虚矣。"

[3] 输：《甲乙经》卷六第三五脏六腑虚实大论作"注"。

[4] 血之与气并走于上，则为大厥：《类经》十四卷第十九注："血气并走于上，则上实下虚，下虚则阴脱，阴脱则根本离绝而下厥上竭，是为大厥。"

[5] 气复反则生，不反则死：反，同返，归或还的意思。《素问集注》王芳候注："气复反则生，谓复归于下也。盖阳气生于下而升于上，血气并逆，则气机不转而暴死，反则旋转而复生。"

帝曰：实者何道从来？虚者何道从去？虚实之要。愿闻其故。

岐伯曰：夫阴与阳皆有俞会。阳注于阴，阴满之外[1]，阴阳均平，以充其形，九候若一，命曰平人。夫邪之生也，或生于阴，或生于阳。其生于阳者，得之风雨寒暑[2]；其生于阴者，得之饮食居处，阴阳喜怒。

【串注】

[1] 阳注于阴，阴满之外：《类经》十四卷第十九注："阳注于阴，则自经归脏，阴满之外，则自脏及经。"《太素》卷二十四虚实所生杨注："脏腑阴阳之脉，皆有别走，输会相通，如足阳明从丰隆之穴别走足太阴，太阴从公孙之穴别走足阳明，故曰外也。"

[2] 风雨寒暑：《素问识》云："据下文，宜云风雨寒湿。"

帝曰：风雨之伤人奈何？

岐伯曰：风雨之伤人也，先客于皮肤，传入于孙脉，孙脉满则传入于络脉，络脉满则输于大经脉，血气与邪并，客于分腠之间，其脉坚大，故曰实。实者，外坚充满不可按之，按之则痛。

帝曰：寒湿之伤人，奈何？

岐伯曰：寒湿之中人也，皮肤不收[1]，肌肉坚紧，荣血泣，卫气去，故曰虚。虚者，聂辟[2]，气不足[3]，按之则气足以温之[4]，故快然而不痛。

帝曰：善。阴之生实奈何？

岐伯曰：喜怒不节[5]，则阴气上逆，上逆则下虚，下虚则阳气走[6]之。故曰实矣[7]。

帝曰：阴之生虚奈何？

岐伯曰：喜则气下，悲则气消，消则脉虚空。因寒饮食，寒气熏满[8]，则血泣气去，故曰虚矣[9]。

【串注】

[1] 皮肤不收：《甲乙经》卷六第三五脏六腑虚实大论及《太素》卷二十四虚实所生作"皮肤收"，《太素》杨注："皮肤收者，言皮肤急而聚也。"

[2] 聂辟：《甲乙经》卷六第三五脏六腑虚实大论作"摄辟"，《太素》卷二十四虚实所生作"慑"。王冰注："聂谓聂皱，辟谓辟迭。"

[3] 不足：《太素》卷二十四虚实所生"不足"断句后，其下有"血泣"二字，《甲乙经》卷六第三五脏六腑虚实大论其下作"血涩"。

[4] 按之则气足以温之：《太素》卷二十四虚实所生作"血泣，按之则气足以温之"。

［5］喜怒不节："喜"字疑衍。

［6］走："就"之意。

［7］喜怒不节……故曰实矣：《类经》十四卷第十九注："此内伤之生实也。阴逆于上则虚于下，阴虚则阳邪凑之，所以为实。然则实因于虚，此所以内伤多不足也。按：下文以喜则气下为虚，而此节所重在怒，故曰实也，观阴气上逆之意，言怒可知。又举痛论曰：怒则气上，正此之谓。"

［8］熏满：《太素》卷二十四虚实所生作"熏脏"；《甲乙经》卷六第三五脏六腑虚实大论作"动脏"。

［9］喜则气下……故曰虚矣：《类经》十四卷第十九注："此内伤之生虚也。下，陷也。消，散也……因寒饮食者，寒气熏满中焦，必伤阳气，故血涩气去而中为虚也。若饮食过度，留滞不消，虽已内伤，此则虚中挟实，此又不可不为详辨。"

帝曰：经言[1]阳虚则外寒，阴虚则内热，阳盛则外热，阴盛则内寒，余已闻之矣，不知其所由然也。

岐伯曰：阳受气于上焦，以温皮肤分肉之间，令寒气在外，则上焦不通，上焦不通，则寒气独留于外，故寒栗。

帝曰：阴虚生内热奈何？

岐伯曰：有所劳倦，形气衰少，谷气不盛，上焦不行，下脘不通[2]，胃气热，热气熏胸中[3]，故内热[4]。

帝曰：阳盛生外热奈何？

岐伯曰：上焦不通利，则皮肤致密，腠理闭塞，玄府[5]不通，卫气不得泄越，故外热[6]。

帝曰：阴盛生内寒奈何？

岐伯曰：厥气上逆，寒气积于胸中而不泻，不泻则温气去，寒独留，则血凝泣，凝则脉不通[7]，其脉盛大以涩，故中寒。

【串注】

［1］经言：王冰注："经言，谓上古经言也。"

［2］下脘不通：《甲乙经》卷六第三五脏六腑虚实大论作"下焦不通"。

［3］胃气热，热气熏胸中：《甲乙经》卷六第三五脏六腑虚实大论作"胃气热熏胸中"，《太素》卷二十四虚实所生作"下焦不通"。

［4］有所劳倦……故内热：张志聪注："此言阴虚生内热者，因中土之受伤也。"

［5］玄府：《甲乙经》卷六第三五脏六腑虚实大论及《太素》卷二十四虚实所生无此二字。

［6］上焦不通利……故外热：《类经》十四卷第二十注："上焦之气，主阳分也，故外伤寒邪，则上焦不通，肌表闭塞，卫气郁聚，无所流行而为外热，所谓人伤于寒则病为热，此外感证也。"

［7］脉不通：《甲乙经》卷六第三五脏六腑虚实大论作"腠理不通"。

帝曰：阴与阳并，血气以并，病形以成，刺之奈何？

岐伯曰：刺此者取之经隧。取血于营，取气于卫。用形哉，因四时多少高下[1]。

帝曰：血气以并，病形以成，阴阳相倾，补泻奈何？

岐伯曰：泻实者，气盛乃内针，针与气俱内，以开其门，如利其户[2]，针与气俱出，精气不伤，邪气乃下，外门不闭，以出其疾，摇大其道，如利其路，是谓大泻，必切而出，大气乃屈[3]。

帝曰：补虚奈何？

岐伯曰：持针勿置[4]，以定其意，候呼内针，气出针入，针空四塞，精无从去，方实而疾出针，气入针出，热不得还[5]，闭塞其门，邪气布散，精气乃得存，动气候时，近气不失，远气乃来，是谓追之 [6]。

【串注】

[1] 用形哉，因四时多少高下：吴崑注："用形哉，言因其形之长短阔狭肥瘦而施刺法也。因四时多少高下者，如曰以月生死为痏数多少之谓也。春时腧在颈项，夏时腧在胸胁，秋时腧在肩背，冬时腧在腰股，高下之谓也。"

[2] 以开其门，如利其户：吴崑注："刺其俞穴，所以开邪出之门，盖邪之壅实，欲出无户，斯乃利其户也。"

[3] 大气乃屈：大气指盛邪。屈为穷尽。

[4] 持针勿置：持针而不立即刺入。

[5] 还：《太素》卷二十四虚实所生作"环"。"还"与"环"通假。杨注："环，转也。疾出针使针下热气不得转也。"而《素问释义》云："热不得还句，疑衍。"

[6] 近气不失……是谓追之：王冰注："近气，谓已至之气。远气，谓未至之气也……追之，言补也。"

【按语】血气以并的虚实补泻手法，可与《素问·离合真邪论》互参。

帝曰：夫子言虚实者有十 [1]，生于五脏，五脏五脉耳。夫十二经脉皆生其病 [2]，今夫子独言五脏。夫十二经脉者，皆络三百六十五节，节有病必被 [3] 经脉，经脉之病，皆有虚实，何以合之？

岐伯曰：五脏者，故 [4] 得六腑与为表里，经络肢节，各生虚实，其 [5] 病所居，随而调之。

病在脉，调之血 [6]；病在血，调之络 [7]；病在气，调之卫；

病在肉，调之分肉；病在筋，调之筋；病在骨，调之骨[8]。燔针[9]劫刺其下及与急者[10]。病在骨，焠针[11]药熨。病不知所痛，两跷为上。身形有痛，九候莫病，则缪刺之；痛[12]在于左而右脉病者巨刺之。必谨察其九候，针道备矣。

【串注】

[1] 言虚实者有十：即本篇所说的神气血形志等五虚五实。

[2] 其病：《甲乙经》卷六第三五脏六腑虚实大论及《太素》卷二十四虚实所生作"百病"。

[3] 被：及也。

[4] 故：此处当作本然。

[5] 其：《甲乙经》卷六第三五脏六腑虚实大论及《太素》卷二十四虚实所生作"视其"。

[6] 病在脉，调之血：王冰注："脉者血之府，脉实血实，脉虚血虚，由此脉病而调之血也。"而《太素》卷二十四虚实所生此六字作"病在血，调之脉"。

[7] 病在血，调之络：《太素》卷二十四虚实所生无此六字。

[8] 病在骨，调之骨：《太素》卷二十四虚实所生无此六字。

[9] 燔针："燔"前《吴注素问》补"病在筋"三字。

[10] 及与急者：《内经评文》曰："句当在调之筋下，谓陷下与拘急者。"

[11] 焠针：《类经》十四卷第二十注："按：上节言燔针者，盖纳针之后，以火燔之使暖也。此言焠针者，用火先赤其针而后刺之，不但暖也，寒毒固结，非此不可。"

[12] 痛：《甲乙经》卷六第三五脏六腑虚实大论及《太素》卷二十四虚实所生均作"病"。

缪刺论篇第六十三

【提要】本篇论述了左病取右、右病取左的两种取穴方法——缪刺与巨刺的异同，介绍了各经络脉病证和刺治方法，邪客五脏之间和邪客五络所发生的病证和治法，同时还讨论了经、络和皮部血络的诊察和刺治原则。

黄帝问曰：余闻缪刺，未得其意，何谓缪刺？

岐伯对曰：夫邪之客于形也，必先舍于皮毛，留而不去，入舍于孙脉，留而不去，入舍于络脉，留而不去，入舍于经脉，内连五脏，散于肠胃，阴阳俱感[1]，五脏乃伤，此邪之从皮毛而入，极于五脏之次也。如此则治其经焉[2]。

今邪客于皮毛，入舍于孙络[3]，留而不去，闭塞不通，不得入于经，流溢[4]于大络[5]，而生奇病也。夫邪客大络者，左注右，右注左，上下左右[6]与经相干[7]，而布于四末，其气无常处，不入[8]于经俞，命曰缪刺。

帝曰：愿闻缪刺，以左取右，以右取左，奈何？其与巨刺何以别之？

岐伯曰：邪客于经，左盛则右病，右盛则左病，亦有移易者[9]，左痛[10]未已，而右脉先病，如此者，必巨刺之，必中其经，非络脉也。故络病者，其痛与经脉缪处，故命曰缪刺。

【串注】

[1] 俱感：《太素》卷二十三量缪刺作"更盛"。

[2] 如此则治其经焉：《类经》二十卷第三十注："邪气自浅入

深，而极于五脏之次者，当治其经，治经者十二经穴之正刺也，尚非缪刺之谓。"

[3] 孙络：《甲乙经》卷五第三缪刺作"孙脉"。

[4] 流溢：流传溢注。

[5] 大络：吴崑："十二经支注之大络，《难经》所谓络脉十五是也。"

[6] 左右：《太素》卷二十三量缪刺无此二字。

[7] 相干：《说文》："干，犯也。"相干，干涉、相犯之意。

[8] 不入：《甲乙经》卷五第三缪刺作"不及"。

[9] 亦有移易者：《甲乙经》卷五第三缪刺作"病易且移者"，《太素》卷二十三量缪刺作"病亦有移易者"。

[10] 痛：《太素》卷二十三量缪刺作"病"。

帝曰：愿闻缪刺奈何？取之何如？

岐伯曰：邪客于[1]足少阴之络[2]，令人卒心痛暴胀[3]、胸胁支满、无积者，刺然骨之前[4]出血，如食顷而已，不已[5]，左取右，右取左。病新发者，取[6]五日已。

邪客于手少阳之络[7]，令人喉痹，舌卷口干，心烦，臂外廉痛，手不及头，刺手中指[8]次指爪甲上，去端如韭叶，各一痏，壮者立已，老者有顷已[9]，左取右，右取左，此新病数日已。

【串注】

[1] 邪客于：邪客于各经络脉的病变，可与《灵枢·经脉》中各个络脉的病候互为参考。

[2] 邪客于足少阴之络：参《灵枢·经脉》："足少阴之别……其病气逆则烦闷，实则闭癃，虚则腰痛。取之所别者也。"

[3] 卒心痛暴胀：《太素》卷二十三量缪刺杨注："足少阴……支者，从肝出络心注胸中，故卒心痛也，从肾而上，故暴

胀也。"

[4] 无积者，刺然骨之前：高士宗注："暴胀，胸胁支满，胀满有积，当刺其胸胁；若无积者，病少阴之络，上走心包，故当刺足少阴然骨之前。"然骨之前，指然谷穴。

[5] 不已：《甲乙经》卷五第三缪刺及《太素》卷二十三量缪刺无此二字。

[6] 取：《甲乙经》卷五第三缪刺及《太素》卷二十三量缪刺无此字。

[7] 邪客于手少阳之络：参《灵枢·经脉》："手少阳之别……病实则肘挛，虚则不收。取之所别也。"

[8] 中指：新校正云："按《甲乙经》关冲穴出手小指次指之端，今言中指者误也。"《太素》卷二十三量缪刺作"小指"。

[9] 老者有顷已：《太素》卷二十三量缪刺杨注："老者气血衰故有顷已。"

邪客于足厥阴之络[1]，令人卒疝暴痛。刺足大指爪甲上与肉交者[2]，各一痏，男子立已，女子有顷已[3]，左取右，右取左。

邪客于足太阳之络[4]，令人头项肩痛。刺足小指爪甲上与肉交者[5]，各一痏，立已。不已，刺外踝下[6]三痏，左取右，右取左，如食顷已[7]。

【串注】

[1] 邪客于足厥阴之络：参《灵枢·经脉》："足厥阴之别……其病气逆则睾肿卒疝。实则挺长，虚则暴痒。取之所别也。"

[2] 大指爪甲上与肉交者：大敦穴。

[3] 女子有顷已：《太素》卷二十三量缪刺杨注："疝痛者，阴之病也，女子阴气不胜于阳，故有顷已也。"

[4] 邪客于足太阳之络：参《灵枢·经脉》："足太阳之别，

名曰飞扬。去踝七寸，别走少阴。实则鼽窒，头背痛；虚则鼽衄。取之所别也。"

[5]足小指爪甲上与肉交者：至阴穴。

[6]外踝下：王冰注："谓金门穴，足太阳郄也。"《甲乙经》卷五第三缪刺作"外踝上"。

[7]如食顷已：《甲乙经》卷五第三缪刺及《太素》卷二十三量缪刺无四字。

邪客于手阳明之络[1]，令人气满胸中，喘息而肢胠，胸中热[2]。刺手大指次指爪甲上，去端如韭叶，各一痏，左取右，右取左，如食顷已。

邪客于臂掌之间[3]，不可得屈。刺其踝后[4]，先以指按之痛，乃刺之。以月死生为数[5]，月生一日一痏，二日二痏，十五日十五痏，十六日十四痏。

邪客于足阳跷之脉[6]，令人目痛，从内眦始。刺外踝之下半寸所[7]各二痏，左刺右，右刺左，如行十里顷而已。

【串注】

[1]邪客于手阳明之络：参《灵枢·经脉》："手阳明之别……实则龋聋；虚则齿寒痹隔。取之所别也。"

[2]气满胸中，喘息而肢胠，胸中热：《太素》卷二十三量缪刺注："手阳明偏历之络……不言至于胸胠，而言胸胠痛者，手阳明之正膺乳别上入柱骨，下走大肠属于肺，故胸满喘息肢胠胸热也，以此推之，正别脉者皆为络。"

[3]邪客于臂掌之间，不可得屈：参《灵枢·经脉》："心主手厥阴心包络之脉……下臂行两筋之间，入掌中……是动则病手心热，臂肘挛急……""手心主之别……心系实则心痛，虚则为头强。取之两筋间也。"

[4] 刺其踝后：马莳注为"通里"，《类经》二十卷第三十注为"内关"，高士宗注为"先以指按之，按之而痛，乃刺之。"

[5] 月死生为数：农历十六以后，月亮渐缺为月死；初一始，月亮渐圆为月生。

[6] 邪客于足阳跷之脉：参《灵枢·寒热病》："阴跷、阳跷，阴阳相交，阳入阴，阴出阳，交于目锐眦，阳气盛则瞋目，阴气盛则瞑目。"《灵枢·脉度》："跷脉者，少阴之别，起于然骨之后。上内踝之上，直上循阴股，入阴，上循胸里，入缺盆，上出人迎之前，入頄，属目内眦，合于太阳，阳跷而上行，气并相还，则为濡，目气不荣，则目不合。"

[7] 外踝之下半寸所：申脉穴。

人有所堕坠[1]，恶血留内，腹中满胀，不得前后[2]。先饮利药[3]，此上伤厥阴之脉，下伤少阴之络[4]。刺足内踝之下，然骨之前，血脉出血[5]，刺足跗上动脉[6]。不已，刺三毛上[7]各一痏，见血立已，左刺右，右刺左，善悲惊不乐[8]，刺如右方。

【串注】

[1] 堕坠：坠落跌仆。

[2] 前后：大小便。

[3] 先饮利药：《太素》卷二十三量缪刺杨注："可饮破血之汤，利而出之。"

[4] 上伤厥阴之脉，下伤少阴之络：《类经》二十卷第三十注："凡堕坠者，必病在筋骨，故上伤厥阴之脉，肝主筋也，下伤少阴之络，肾主骨也。"

[5] 血脉出血：新校正云："详'血脉出血'，'脉'字疑是'络'字。"

[6] 跗上动脉：王冰注："谓冲阳穴，胃之原也。"《类经》

二十卷第三十注："足厥阴之俞，太冲穴也。"

[7] 三毛上：大敦穴。

[8] 善悲惊不乐：吴崐注："厥阴之病，连于肝则惊，少阴之病，逆于膻中则不乐，故刺法相伴也。"善悲惊，《甲乙经》卷五第三缪刺及《太素》卷二十三量缪刺作"善悲善惊"。

邪客于手阳明之络，令人耳聋，时不闻音。刺手大指次指爪甲上去端如韭叶[1] 各一痏，立闻。不已，刺中指爪甲上与肉交者[2]，立闻。其不时闻者，不可刺也[3]。耳中生风者[4]，亦刺之如此数，左刺右，右刺左。

凡痹往来行无常处者[5]，在分肉间痛而刺之[6]，以月死生为数，用针者，随气盛衰，以为痏数[7]，针过其日数则脱气[8]，不及日数则气不泻，左刺右，右刺左，病已止，不已[9]，复刺之如法，月[10] 生一日一痏，二日二痏，渐多之[11]，十五日十五痏，十六日，十四痏，渐少之[12]。

【串注】

[1] 手大指次指爪甲上去端如韭叶：商阳穴。

[2] 中指爪甲上与肉交者：中冲穴。

[3] 其不时闻者，不可刺也：《类经》二十卷第三十注："时或有闻者，尚为可治，其不闻者，络气已绝，刺亦无益，故不可刺也。"

[4] 耳中生风者：耳中响鸣有如风声。

[5] 凡痹往来行无常处者：高士宗注："此言往来行痹，不涉经脉，但当缪刺其络脉，不必刺其俞穴。"

[6] 痛而刺之：《类经》二十卷第三十注："谓随痛所在，求其络而缪刺之也。"

[7] 随气盛衰，以为痏数：《太素》卷二十三量缪刺杨注："用

针之数，随气盛衰，盛则益数，衰则减数。"

[8] 脱气：正气脱失。

[9] 不已：《甲乙经》卷五第三缪刺作"病如故"。

[10] 月：《甲乙经》卷五第三缪刺此前有"以月生死为数"六字。

[11] 渐多之：《太素》卷二十三量缪刺无此三字。

[12] 渐少之：《太素》卷二十三量缪刺无此三字。

邪客于足阳明之络[1]，令人鼽衄，上齿[2]寒。刺足中指[3]次指[4]爪甲上与肉交者，各一痏，左刺右，右刺左。

邪客于足少阳之络[5]，令人胁痛不得息，咳而汗出[6]。刺足小指次指爪甲上与肉交者，各一痏，不得息立已，汗出立止，咳者温衣饮食，一日已。左刺右，右刺左，病立已，不已，复刺如法。

【串注】

[1] 邪客于足阳明之络：参《灵枢·经脉》："足阳明之别……其病气逆则喉痹瘁瘖。实则狂癫，虚则足不收，胫枯。取之所别也。"

[2] 上齿：《太素》卷二十三量缪刺作"下齿"。

[3] 中指：应为大指。王冰注："中当为大，亦传写中之大误也。据《灵枢经》《孔穴图经》中指次指爪甲上无穴，当言刺大指次指爪甲上，乃厉兑穴，阳明之井。"

[4] 次指：《甲乙经》卷五第三缪刺无此二字。

[5] 邪客于足少阳之络：参《灵枢·经脉》："足少阳之别……实则厥，虚则痿躄，坐不能起。取之所别也。"

[6] 令人胁痛不得息，咳而汗出：《太素》卷二十三量缪刺："足少阳正别者入季胁之间，循胸里属胆，散之上肝，贯心上夹

咽，故胁痛也；贯心上肺故咳也；贯心故汗出也。"

邪客于足少阴之络，令人嗌痛不可内食[1]，无故善怒，气上走贲上[2]。刺足下中央之脉[3]，各三痏，凡六刺，立已。左刺右，右刺左[4]，嗌中肿，不能内唾，时不能出唾者，缪刺然骨之前，出血立已，左刺右，右刺左[5]。

邪客于足太阴之络[6]，令人腰痛，引少腹控眇[7]，不可以仰息，刺腰尻之解，两胛之上[8]，是腰俞[9]，以月死生为痏数，发针立已，左刺右，右刺左。

【串注】

[1] 令人嗌痛不可内食：《太素》卷二十三量缪刺杨注："足少阴大钟之络，别走旁经上走心包，故咽痛不能内食也。"

[2] 气上走贲上：新校正云："按《难经》胃为贲门，杨玄操云：'贲，膈也。'是气上走膈上也。"

[3] 脉：《甲乙经》卷五第三缪刺作"络"。

[4] 左刺右，右刺左：《素问直解》云："六字，衍文。"

[5] 嗌中肿……右刺左：《甲乙经》卷五第三缪刺及《太素》卷二十三量缪刺此段均在下文"邪客于手、足少阴、太阴、足阳明之络"之前。肾足少阴之脉，循喉咙，挟舌本，故病嗌中肿。

[6] 邪客于足太阴之络：参《灵枢·经脉》："足太阴之别……厥气上逆则霍乱，实则肠中切痛；虚则鼓胀。取之所别也。"

[7] 令人腰痛，引少腹控眇：《太素》卷二十三量缪刺注："足太阴别上至髀，合于阳明，与别俱行……此络既言至髀上行，则贯腰入少腹过眇，所以腰痛引少腹控眇者也。"

[8] 腰尻之解，两胛之上：王冰注："腰尻骨间曰解，当中有腰俞……《中诰孔穴经》云：左取右，右取左，穴当中，不应尔

也。次腰下侠尻有骨空各四，皆主腰痛，下髎主与经同，是足太阴、厥阴、少阴所结。"

[9] 是腰俞：《太素》卷二十三量缪刺无此三字。新校正云："此特多'是腰俞'三字耳。别按全元起本，旧无此三字。"《吴注素问》亦删。

邪客于足太阳之络，令人拘挛背急、引胁而痛[1]，刺之从项始，数脊椎侠脊，疾按之应手如痛[2]，刺之旁三痏，立已。

邪客于足少阳之络，令人留于枢中痛，髀不可举[3]，刺枢中，以毫针，寒则久留。针以月死生为数[4]，立已。

【串注】

[1] 拘挛背急、引胁而痛：王冰注："以其经从膊内左右别下贯胛合腘中，故病拘挛背急引胁而痛。"《甲乙经》卷五第三缪刺及《太素》卷二十三量缪刺此后有"内引心而痛"五字。

[2] 如痛：《甲乙经》卷五第三缪刺及《太素》卷二十三量缪刺均作"而痛"。如、而，古通用。

[3] 令人留于枢中痛，髀不可举：《太素》卷二十三量缪刺杨注："足少阳正别绕髀入毛际合厥阴，别者入季胁间，故髀枢中久痛及髀不举也。"

[4] 数：《甲乙经》卷五第三缪刺及《太素》卷二十三量缪刺均作"痏"。

治[1]诸经刺之，所过者不病[2]，则缪刺之[3]。

耳聋，刺手阳明，不已，刺其通[4]脉出耳前者[5]。齿龋，刺手阳明[6]。不已，刺其脉，入齿中，立已[7]。

【串注】

[1] 治：《甲乙经》卷五第三缪刺无"治"字。

[2] 不病:《太素》卷二十三量缪刺作"不痛"。

[3] 治诸经刺之……则缪刺之:王冰注:"经不病则邪在络,故缪刺之。若经所过有病,是则经病,不当缪刺矣。"

[4] 通:《甲乙经》卷五第三缪刺作"过"。

[5] 耳聋……刺其通脉出耳前者:《素问直解》称此节当移至上文"邪客于手阳明之络"一节"右刺左"句下。

[6] 刺手阳明:《甲乙经》卷五第三缪刺作"刺手阳明立已"。

[7] 齿龋……立已:《素问直解》称此节当移至上文"邪客于足阳明之经"一节"右刺左"句下。

邪客于五脏之间,其病也,脉引而痛,时来时止,视其病[1],缪刺之于手足爪甲上,视其脉,出其血,间日一刺,一刺不已,五刺已。

缪传引[2]上齿[3],齿唇寒痛[4],视其手背脉血者,去之,足阳明[5]中指爪甲上一痏,手大指次指爪甲上各一痏,立已,左取右,右取左[6]。

【串注】

[1] 视其病:《甲乙经》卷五第三缪刺及《太素》卷二十三量缪刺作"视其病脉"。

[2] 引:《太素》卷二十三量缪刺作"刺"。

[3] 缪传引上齿:张志聪注:"足阳明之脉,入上齿中,此邪客于手阳明之经别,而缪传于足阳明之脉,至引入上齿而使齿唇寒痛。"

[4] 痛:《甲乙经》卷五第三缪刺无"痛"字。

[5] 足阳明:《甲乙经》卷五第三缪刺作"刺足阳明"。

[6] 缪传引上齿……右取左:《素问直解》称此节当移至上文"邪客于足阳明之经"一节之"刺其脉入齿中,立已"句下。

　　邪客于手足少阴、太阴、足阳明之络，此五络皆会于耳中，上络左角[1]，五络俱竭，令人身脉皆动，而形无知也，其状若尸[2]，或曰尸厥[3]。

　　刺其足大指内侧爪甲上[4]，去端如韭叶，后刺足心，后刺足中指爪甲上各一痏，后刺手大指内侧[5]，去端如韭叶，后刺手心主[6]，少阴锐骨之端，各一痏，立已。不已，以竹管吹其两耳，鬄[7]其左角之发，方一寸燔治[8]，饮以美酒一杯，不能饮者，灌之，立已。

　　凡刺之数，先视其经脉，切而从之[9]，审其虚实而调之。不调者，经刺之；有痛而经不病者，缪刺之。因视其皮部有血络者尽取之，此缪刺之数也。

　　【串注】

　　[1] 此五络皆会于耳中，上络左角：《太素》卷二十三量缪刺杨注："手少阴通里入心中系舌本，孙络至耳中；足少阴经至舌本，皮部络入耳也；手太阴正别从喉咙亦孙络入耳中，足太阴经连舌本下，散舌下，亦皮部络入耳中；足阳明经上耳前，过客主人前，亦皮部络入耳中。此之五络入于耳中相会通，已上络于左角，左角阳也。"

　　[2] 尸：《太素》卷二十三量缪刺作"尸厥"。

　　[3] 或曰尸厥：《太素》卷二十三量缪刺无此四字。

　　[4] 爪甲上：《太素》卷二十三量缪刺作"甲下"。

　　[5] 内侧：《甲乙经》卷五第三缪刺作"内侧爪甲"。

　　[6] 手心主：《甲乙经》卷五第三缪刺无"心主"二字。

　　[7] 鬄：同剔，俗作剃，剃发也。

　　[8] 燔治：《金匮要略》卷下第二十三、《肘后备急方》卷一第二均作烧末。

　　[9] 从之：《甲乙经》卷五第三缪刺作"循"，《太素》卷

二十三量缪刺作"顺"。

【**按语**】巨刺与缪刺虽然都是左病取右，右病取左，但有刺经刺络的不同。邪气由浅入深而"极于五脏之次"的，应当刺经，而用巨刺；邪客于络而没有入经的，而且痛于经脉缪处的，应当刺络，而用缪刺。

关于巨刺、缪刺，至今仍有不少争论的观点。

四时刺逆从论篇第六十四

【**提要**】本篇论述了针刺治疗疾病应该顺应四时气候的变化，逆四时针刺会产生乱气的危害，另外，本篇还谈到了针刺刺中五脏的死期与病候。

厥阴有余[1]病阴痹[2]，不足病生热痹[3]。滑则病狐疝风[4]，涩则病少腹积气[5]。

少阴有余病皮痹隐轸[6]，不足病肺痹[7]。滑则病肺风疝[8]，涩则病积溲血[9]。

太阴有余病肉痹、寒中[10]，不足病脾痹。滑则病脾风疝[11]，涩则病积，心腹时满。

阳明有余病脉痹[12]，身时热，不足病心痹[13]。滑则病心风疝[14]，涩则病积，时善惊。

太阳有余病骨痹身重，不足病肾痹[15]。滑则病肾风疝[16]，涩则病积，善时[17]颠疾。

少阳有余病筋痹胁满，不足病肝痹[18]。滑则病肝风疝[19]；

涩则病积，时筋急目痛。

是故春气在经脉，夏气在孙络，长夏气在肌肉，秋气在皮肤，冬气在骨髓中。

【串注】

[1] 厥阴有余：六经之气的有余、不足，可与《灵枢·经脉》中的经脉病候的有关论述互为参考。

[2] 阴痹：《类经》十七卷第七十注："厥阴者风木之气也，风木有余则邪并于肝，肝经之脉结于诸阴之分，故病为阴痹。"

[3] 热痹：痹痛红肿发热，多因阳盛阴虚，故云厥阴不足病生热痹。

[4] 狐疝风：《类经》十七卷第七十注："疝者，前阴少腹之病，男女五脏皆有之。狐之昼伏夜出，阴兽也，疝在厥阴，其出入上下不常，与狐相类，故曰狐疝风。此非外入之风，乃以肝邪为言也。"

[5] 涩则病少腹积气：涩脉主气虚血滞，邪气留于少腹，滞而不行，故而病少腹积气。

[6] 隐轸：《甲乙经》卷四第一经脉中作"瘾疹"。隐轸，即瘾疹，今之荨麻疹。

[7] 肺痹：《类经》十七卷第七十注："水火足则金无所畏，燥邪独盛，故病为肺痹。"

[8] 肺风疝：《类经》十七卷第七十注："滑实则君火为邪，故乘于肺，病在气也。"

[9] 涩则病积溲血：《类经》十七卷第七十注："涩为心血不足，故经滞而为积血，血乱而为溲血也。"

[10] 肉痹、寒中：太阴为湿土之气，主脾，脾主肌肉而位居中焦，故有余则湿胜，而为肉痹，寒中。

[11] 脾风疝：《类经》十七卷第七十注："太阴脉滑，则土邪

有余，脾风疝者，即癫肿重坠之属，病在湿也。"

[12] 脉痹：阳明主燥金之气，燥金之气有余，则灼伤血脉，故病脉痹。

[13] 心痹：《类经》十七卷第七十注："燥气不足，则火盛为邪，则病为心痹。"

[14] 心风疝：阳明燥金气盛，风动于心故称心风疝，症见少腹有块，气上冲胸抱痛。

[15] 肾痹：太阳为寒水之气，主一身之表，内合于肾，不足则肾气衰，故病为肾痹。

[16] 肾风疝：《类经》十七卷第七十注："太阳滑实者，风寒挟邪，故病肾风疝。"

[17] 善时：《甲乙经》卷四第一经脉中作"时善"。

[18] 肝痹：少阳为相火之气，内和于肝，少阳之气不足则肝虚，故病为肝痹。

[19] 肝风疝：《类经》十七卷第七十注："滑实则风热合邪而为肝风疝，病在筋也。"

帝曰：余愿闻其故。

岐伯曰：春者，天气始开，地气始泄，冻解冰释，水行经通，故人气在脉。夏者，经满气溢，入孙络[1]受血，皮肤充实。长夏者，经络皆盛，内溢肌中。秋者，天气始收，腠理闭塞，皮肤引急。冬者，盖藏血气在中。内著骨髓，通于五脏。是故邪气者，常随四时之气血而入客也，至其变化，不可为度，然必从其经气，辟除其邪，除其邪则乱气不生。

帝曰：逆四时而生乱气奈何？

岐伯曰：春刺[2]络脉，血气外溢，令人少气；春刺肌肉，血气环逆[3]，令人上气；春刺筋骨，血气内著，令人腹胀。夏刺经脉，血气乃竭，令人解㑊[4]；夏刺肌肉，血气内却[5]，令人善恐；夏刺筋骨，血气上逆，令人善怒[6]。秋刺经脉，血气上逆，令人善忘；秋刺络脉，气不外行[7]，令人卧，不欲动；秋刺筋骨，血气内散[8]，令人寒栗。冬刺经脉，血气皆脱，令人目不明[9]；冬刺络脉，内气[10]外泄，留为大痹[11]；冬刺肌肉，阳气竭绝，令人善忘[12-13]。

凡此四时刺者，大逆之病[14]，不可不从也，反之则生乱气相淫病焉。故刺不知四时之经，病之所生，以从为逆，正气内乱，与精相薄，必审九候，正气不乱[15]，精气不转[16]。

【串注】

[1] 孙络：《吴注素问》连上句读，络后重出"孙络"二字，连下句读。

[2] 春刺：四时针刺可与《灵枢·四时气》《灵枢·寒热病》《素问·诊要经终论》互参。

[3] 血气环逆：《素问经注节解》注："环者，循环。谓血气相乱而逆，故周身之气上而不下也。"

[4] 解㑊：《素问·诊要经终论》新校正引本文作"解堕"。

[5] 血气内却：却，退也。张志聪注："血气虚，却于内矣，阳明脉虚则恐如人将捕之。"

[6] 令人善怒：《类经》二十卷第十九注："夏刺冬分，则阴虚于内，阳盛于外，故令人血气逆而善怒。"

[7] 气不外行：新校正云："按别本作'血气不行'，全元起本作'气不卫外'，《太素》同。"

[8] 血气内散：秋气在皮肤，今深刺筋骨，故虚其内，使气血散乱。

[9] 令人目不明：目者，宗脉之所聚，冬气在骨髓，今刺经脉，则血气脱夺，经脉空虚，故令人目不明。

[10] 内气：《素问·诊要经终论》新校正引本文作"血气"。

[11] 大痹：《类经》二十卷第十九注："当阳气伏藏之时，而刺其阳分，则阳气外泄。阳虚阴盛，故留为大痹。"

[12] 忘：《素问·诊要经终论》新校正引本文作"渴"。

[13] 春刺络脉……令人善忘：本段有关逆四时之刺，可与顺四时刺法互参，见《灵枢·本输》《灵枢·四时气》《灵枢·寒热病》《灵枢·顺气一日分为四时》《灵枢·终始》《素问·诊要经终论》《素问·水热穴论》诸篇。

[14] 大逆之病：新校正云："按全元起本作'六经之病'。"

[15] 必审九候，正气不乱：此八字疑似衍文。

[16] 精气不转：王冰注："谓不逆转也。"

帝曰：善。刺五脏，中心一日死[1]，其动为噫。中肝五日死，其动为语。中肺三日死[2]，其动为咳。中肾六日死[3]，其动为嚏欠[4]。中脾十日死[5]，其动为吞。刺伤人五脏必死，其动则依其脏之所变候，知其死也。

【串注】

[1] 中心一日死：《素问·诊要经终论》为"中心者环死"。

[2] 中肺三日死：《素问·诊要经终论》为"中肺者五日死"。

[3] 中肾六日死：《素问·诊要经终论》为"中肾者七日死"。

[4] 欠：《素问·诊要经终论》《素问·刺禁论》无"欠"字。

[5] 中脾十日死：《素问·诊要经终论》为"中脾者五日死"。

【按语】 刺中五脏的死期和表现症状，在《素问·诊要经终论》《素问·刺禁论》都曾提到，所述死亡日期虽有所不同，但其变动的证候与《素问·宣明五气》中"五气所病"之候相合，都是五脏气绝的表现。

标本病传论篇第六十五

【提要】本篇论述了疾病的标本逆从，根据疾病的标本缓急运用不同的针刺方法，讨论了疾病的传变规律和预后以及相应的针刺治疗原则。

黄帝问曰：病有标本[1]，刺有逆从[2]奈何？

岐伯对曰：凡刺之方，必别阴阳[3]，前后相应[4]，逆从得施[5]，标本相移[6]，故曰有其在标而求之于标，有其在本而求之于本，有其在本而求之于标，有其在标而求之于本。故治有取标而得者，有取本而得者，有逆取而得者，有从取而得者。故知逆与从，正行无问[7]，知标本者，万举万当，不知标本，是谓妄行。

夫阴阳逆从，标本之为道也，小而大，言一而知百病之害，少而多，浅而博，可以言一而知百也。以浅而知深，察近而知远，言标与本，易而勿及[8]。治反为逆，治得为从[9]。

【串注】

[1] 病有标本：《类经》十卷第一注："标者，末也；本，原也。犹树木之有根枝也。"马莳注："标者病之后生，本者病之先成，此乃病体之不同也。"

[2] 刺有逆从：马莳注："逆者，如病在本而求之于标，病在标而求之于本，从者，如在本求本，在标求标，此乃治法之不同也。"

[3] 必别阴阳：《类经》十卷第四注："阴阳二字，所包者广，如经络时令，气血疾病无所不在。"

[4] 前后相应：《类经》十卷第四注："取其前则后应，取其后

则前应。"张志聪注："谓有先病后病也。"

[5] 逆从得施：王冰注："得病之情，知治大体，则逆从皆可，施必中焉。"

[6] 标本相移：吴崑注："刺者，或取于标，或取于本，互相移易。"

[7] 正行无问：马莳注："乃正行之法，而不必问之于人也。"《吴注素问》"问"改作"间"。

[8] 言标与本，易而勿及：王冰注："标本之道，虽易可为言，而世人识见无能及者。"

[9] 治反为逆，治得为从：高士宗注："不知标本，治之相反，则为逆；识其标本，治之得宜，始为从。"

先病而后逆[1]者治其本，先逆而后病者治其本，先寒而后生病者治其本，先病而后生寒者治其本，先热而后生病者治其本[2]，先热[3]而后生中满者治其标，先病而后泄者治其本，先泄而后生他病者治其本[4]，必且[5]调之，乃治其他病，先病而后生中满者治其标，先中满而后烦心者治其本。人有客气，有同气[6]。小大[7]不利治其标，小大利治其本。病发而有余，本而标之，先治其本，后治其标；病发而不足，标而本之，先治其标，后治其本。谨察间甚，以意调之，间者并行，甚者独行[8]。先小大不利而后生病者治其本。

【串注】

[1] 逆：马莳注："凡先生病而后势逆者，必先治其初病之为本。"《类经》十卷第五注："有因病而致血气之逆者，有因逆而致变生之病者。"

[2] 本："本"之后《甲乙经》卷六第二逆顺病本末方宜形志大论有"先病而后生热者治其本"。

　　[3] 热：《灵枢·病本》《甲乙经》卷六第二逆顺病本末方宜形志大论均作"病"。

　　[4] 本：《素问识》云："本疑标误。"

　　[5] 且：《甲乙经》卷六第二逆顺病本末方宜形志大论均作"先"。

　　[6] 人有客气，有同气：新校正云："按全元起本，'同'作'固'。"客气，指外感邪气而言。固气，指身体内本来就有的病气。

　　[7] 小大：《灵枢·病本》作"大小便"。

　　[8] 间者并行，甚者独行：《类经》十卷第五注："间者，言病之浅；甚者，言病之重也。病浅者，可以兼治，故曰并行。病甚者，难容杂乱，故曰独行。"

　　夫病传者心病，先心痛，一日而咳，三日胁支痛，五日闭塞不通，身痛体重[1]，三日不已死。冬夜半，夏日中。肺病喘咳，三日而胁支满痛，一日身重体痛，五日而胀，十日不已死。冬日入，夏日出。肝病头[2]目眩胁支满，三日体重身痛[3]，五日而胀，三日腰脊少腹痛胫酸，三日不已死。冬日入[4]，夏早食。脾病身痛体重，一日而胀，二日少腹腰脊痛，胫酸，三日背膂筋[5]痛，小便闭，十日不已死。冬人定[6]，夏晏食。肾病少腹腰脊痛骺酸，三日背膂筋痛，小便闭，三日腹胀[7]，三日两胁支痛，三日不已死。冬大晨，夏晏晡[8]。胃病胀满，五日少腹腰脊痛骺酸，三日背膂筋痛，小便闭，五日身体重[9]，六日不已死。冬夜半后[10]，夏日昳[11]。膀胱病，小便闭，五日少腹胀，腰脊痛骺酸，一日腹胀，一日[12]身体痛，二日不已死。冬鸡鸣，夏下晡[13]。

　　诸病以次相传，如是者，皆有死期，不可刺间一脏止，及至[14]三四脏者，乃可刺也[15]。

　　【串注】

　　[1] 身痛体重：《甲乙经》卷六第十五脏传病大论作"身

体重"。

[2] 头：《甲乙经》卷六第十五脏传病大论作"头痛"。

[3] 三日体重身痛：《甲乙经》卷六第十五脏传病大论"三日"作"一日"，"体重身痛"作"身体痛"。

[4] 日入：《甲乙经》卷六第十五脏传病大论作"日中"。

[5] 背胛筋：脊柱两侧背部的竖筋。

[6] 人定：睡眠之初人气安定的时候。

[7] 腹胀：《甲乙经》卷六第十五脏传病大论作"而上之心，心胀"。

[8] 冬大晨，夏晏晡：大晨，天亮时；晏晡，黄昏时。

[9] 身体重：《甲乙经》卷六第十五脏传病大论作"而上之心，身重"。

[10] 后：《灵枢·病传》《甲乙经》卷六第十五脏传病大论无"后"字。

[11] 日昳：中午十二点以后。

[12] 一日：《甲乙经》卷六第十五脏传病大论作"二日"。

[13] 夏下晡：约在下午三至五点钟。

[14] 至：《灵枢·病传》作"二"。

[15] 不可刺间一脏止……乃可刺也：王冰注："间一脏止者，谓隔过前一脏而不更传也，则谓木传土……金传木而止，则间隔一脏也。及至三四脏者，皆谓至前第三第四脏也。诸至三脏者，皆是其己不胜之气也。至四脏者，皆至己所生之父母也。不胜则不能为害，于彼所生则父子无克伐之期，气顺以行，故刺之可也。"

【按语】此上两段文字，乃是根据五行配五脏的生克规律，说明疾病的传变和预后。并以此作为可刺与不可刺的依据。

第三章　《难经》[1]

论　脉

一　难

曰：十二经皆有动脉，独取寸口，以决五脏六腑死生吉凶之法，何谓也？

然：寸口者[2]，脉之大会[3]，手太阴之脉动[4]也。人一呼脉行三寸，一吸脉行三寸[5]，呼吸定息，脉行六寸。人一日一夜，凡一万三千五百息，脉[6]行五十度，周于身。漏水下百刻，营卫行阳二十五度，行阴亦二十五度，为一周也，故五十度复会于手太阴。寸口者[7]，五脏六腑之所终始，故法取于寸口也。

【串注】

[1] 难经：原名《黄帝八十一难经》，原题战国秦越人（扁鹊）撰。

[2] 寸口者：取《素问·经脉别论》"气口成寸，以决生死"之义，故曰寸口。

[3] 脉之大会：另参《难经·四十五难》的脉会太渊。

[4] 脉动：《脉经》卷一辨尺寸阴阳荣卫度数第四作"动脉"。

[5] 人一呼脉行三寸，一吸脉行三寸：《灵枢·五十营》："人一呼脉再动，气行三寸，一吸脉亦再动，气行三寸。"

[6] 脉：《灵枢·五十营》作"气"。

[7] 寸口者：《脉经》卷一辨尺寸阴阳荣卫度数第四作"太阴者，寸口也，即"七字。

十二难

曰：经言五脏脉已绝于内，用针者反实其外；五脏脉已绝于外，用针者反实其内[1]。内外之绝，何以别之？

然：五脏脉已绝于内者，肾肝气已绝于内也，而医反补其心肺；五脏脉已绝于外者，其心肺脉已绝于外也[2]，而医反补其肾肝。阳绝补阴，阴绝补阳，是谓实实虚虚，损不足而益有余[3]。如此死者，医杀之耳。

【串注】

[1] 五脏脉已绝于内……用针者反实其内：这段话出自《灵枢·九针十二原》与《灵枢·小针解》。

[2] 心肺脉已绝于外也：与上文"肾肝气已绝于内也"相对应，此处应为"心肺气已绝于外也"，另有《灵枢·九针十二原》"五脏之气，已绝于外"相佐。

[3] 实实虚虚，损不足而益有余：《灵枢·九针十二原》："病各有所宜，各不同形，各以任其所宜。无实（实），无虚（虚），损不足而益有余，是谓甚病，病益甚。"

十八难（节选）

曰：脉有三部，部有四经[1]，手有太阴、阳明，足有太阳、少阴，为上下部[2]，何谓也？

然：手太阴、阳明金也，足少阴、太阳水也，金生水，水流下行而不能上，故在下部也。

足厥阴、少阳木也，生手太阳、少阴火，火炎上行而不能下，故为上部。手心主、少阳火，生足太阴、阳明土，土主中宫，故在中部也。此皆五行子母更相生养者也。

脉有三部九候，各何主之？

然：三部者，寸、关、尺也。九候者，浮、中、沉也。上部法天，主胸以上至头之有疾也；中部法人，主膈以下至脐之有疾也；下部法地，主脐以下至足之有疾也。审而刺之者也。

【串注】

[1] 部有四经：部，寸、关、尺三部。十二经分别属于左右寸、关、尺，每部各有二经，两侧则为四经，所以说部有四经。

[2] 上下部：上部指寸，下部指尺。

二十二难

曰：经言脉有是动，有所生病[1]。一脉（辄）变为二病者，何也？

然：经言是动者，气也；所生病者，血也。邪在气，气为是动；邪在血，血为所生病。气主煦之，血主濡之。气留而不行者，为气先病也；血壅而不濡者，为血后病也。故先为是动，后所生（病）也。

【串注】

[1] 脉有是动，有所生病：见《灵枢·经脉》。

【按语】《难经》关于是动、所生病的论述，加藤宗博有不同的看法，他说："按《灵枢》经意，是动者，表也，谓病在经而动也；所生病者，里也，谓病自内而生也。故凡所生病，在脏则言某脏所生病，在腑则言气血脉筋骨津液，是非里而何也？盖此篇为气先病者，表先病也；为血后病，传里也。但可以表里言，不应以气血别。岂以卫气在外，荣血在内，为之先后也。"

《难经》之后，关于是动、所生病的争论，见仁见智，难以定论，早于《灵枢经》的马王堆汉墓出土的《帛书·经脉》，或可有一个较为明确的答案。

论经络

二十三难

曰：手足三阴三阳，脉之度数，可晓以不？

然：手三阳之脉，从手至头，长五尺，五六合三丈。手三阴之脉，从手至胸中，长三尺五寸，三六一丈八尺，五六三尺，合二丈一尺。足三阳之脉，从足至头，长八尺，六八四丈八尺。足三阴之脉，从足至胸，长六尺五寸，六六三丈六尺，五六三尺，合三丈九尺。人两足跷脉，从足至目，长七尺五寸，二七一丈四尺，二五一尺，合一丈五尺。督脉、任脉，各长四尺五寸，二四八尺，二五一尺，合九尺。凡脉长一十六丈二尺，此所谓十二经脉长短之数也[1]。

经脉十二，络脉十五[2]，何始何穷也？

然：经脉者，行血气，通阴阳，以荣于身者也。其始从中焦，注手太阴、阳明；阳明注足阳明、太阴；太阴注手少阴、太阳；太阳注足太阳、少阴；少阴注手心主、少阳；少阳注足少阳、厥阴；厥阴复还注手太阴。别络十五，皆因其原，如环无端，转相灌溉，朝于寸口、人迎，以处百病，而决死生也。

经云：明知始终，阴阳定矣^[3]。何谓也？

然：终始者，脉之纪也。寸口、人迎，阴阳之气通于朝使^[4]，如环无端，故曰始也。终者，三阴三阳之脉绝，绝则死。死各有形，故曰终也。

【串注】

[1] 此所谓十二经脉长短之数也：此段内容出自《灵枢·脉度》。

[2] 络脉十五：《难经》络脉十五，与《灵枢·经脉》有所不同。详见《难经·二十六难》。

[3] 明知始终，阴阳定矣：出《灵枢·终始》。

[4] 朝使：《难经本义》："朝，犹朝会之朝"，会集的意思。使，派遣使者。此以"朝使"说明人体阴阳之气，既会于寸口，又从此处再行全身。

二十四难

曰：手足三阴三阳气已绝，何以为候^[1]？可知其吉凶不？

然：足少阴气绝，则骨枯。少阴者，冬脉也，伏行而濡于骨髓。故骨髓不濡，即肉不着骨；骨肉不相亲，即肉濡而却；肉濡而却，故齿长而枯^[2]，发无润泽；无润泽者，骨先死。戊日笃，己日死。

足太阴气绝，则脉不营其口唇。口唇者，肌肉之本也。脉不营，则肌肉不滑泽；肌肉不滑泽，则人中满；人中满，则唇反；唇反，则肉先死。甲日笃，乙日死。

足厥阴气绝，即筋缩引卵与舌卷^[3]。厥阴者，肝脉也。肝者，筋之合也。筋者，聚于阴器而络于舌本，故脉不营，则筋缩急；筋缩急即引卵与舌；故舌卷卵缩，此^[4]筋先死。庚日笃，辛日死。

手太阴气绝，即皮毛焦。太阴者，肺脉也，行气温于皮毛者也。气弗营，则皮毛焦；皮毛焦，则津液去；津液去，即皮节伤^[5]；皮节伤，则皮枯毛折^[6]；毛折者，则毛先死^[7]。丙日笃，丁日死。

手少阴气绝，则脉不通；脉不通，则血不流；血不流，则色泽去，故面色黑如黧，此血先死。壬日笃，癸日死。

三阴^[8]气俱绝者，则目眩转、目瞑，目瞑者，为失志；失志者，则志先死。死，即目瞑也^[9]。

六阳气俱绝者^[10]，则阴与阳相离，阴阳相离，则腠理泄，绝汗乃出，大如贯珠，转出不流，即气先死。旦占^[11]夕死，夕占旦死。

【串注】

［1］手足三阴三阳气已绝，何以为候：见《灵枢·经脉》。

［2］枯：《灵枢·经脉》《脉经》卷三肾膀胱部第五均作"垢"。

［3］引卵与舌卷：《灵枢·经脉》《脉经》卷三肝胆部第一、《甲乙经》卷二第一十二经脉络脉支别均无"卷"字。

［4］此：《灵枢·经脉》"此"作"则"。

［5］皮节伤：《甲乙经》卷二第一十二经脉络脉支别上"伤"作"著"。

［6］皮枯毛折：《脉经》卷三肺大肠部第四、《甲乙经》卷二第一十二经脉络脉支别上"皮"作"爪"。

［7］毛先死：《脉经》卷三肺大肠部第四作"气先死"。

[8] 三阴:《灵枢·经脉》作"五阴"。

[9] 则目眩转……即目瞑也:《灵枢·经脉》作"则目系转,转则目运;目运者,为志先死;志先死则远一日半死矣"。

[10] 六阳气俱绝者:《灵枢·经脉》无三阳分候之法,只有六阳气绝一节,《灵枢·终始》及《素问·诊要经终论》载有三阳绝候之法。

[11] 占:丹波元胤曰:"占,候诊之意。"

【按语】本难与《灵枢·经脉》皆无手厥阴之候。

二十五难

曰:有十二经,五脏六腑十一耳,其一经者,何等经也?

然:一经者,手少阴与心主别脉也[1]。心主与三焦为表里,俱有名而无形[2],故言经有十二也[3]。

【串注】

[1] 手少阴与心主别脉也:孙鼎宜曰:"'少阴'当作'厥阴','与'字疑衍。别脉,犹言别有一脉也。"

[2] 心主与三焦为表里,俱有名而无形:参阅《灵枢·本脏》与《灵枢·邪客》。

[3] 故言经有十二也:孙鼎宜曰:"言五脏六腑止十一。其云十二经者,则取手厥阴心包络以实之。"

二十六难

曰:经有十二,络有十五[1],余三络者,是何等络也?

然:有阳络,有阴络,有脾之大络。阳络者,阳跷之络也。

阴络者，阴跷之络也。故络有十五焉。

【串注】

[1] 络有十五：本难与《灵枢·经脉》有所不同，《灵枢·经脉》中，十二经别，加上督脉络、任脉络与脾之大络。《素问·平人气象论》另有胃之大络。

二十七难

曰：脉有奇经八脉者，不拘于十二经[1]，何也？

然：有阳维，有阴维，有阳跷，有阴跷，有冲，有督，有任，有带之脉。凡此八脉者，皆不拘于经，故曰奇经八脉也。

经有十二，络有十五，凡二十七，气相随上下，何独不拘于经也？

然：圣人图设沟渠，通利水道，以备不然[2]。天雨降下，沟渠溢满，当此之时，霶霈[3]妄作，圣人不能复图也。此络脉[4]满溢，诸经不能复拘也。

【串注】

[1] 不拘于十二经：《脉经》卷二平奇经八脉病第四无此六字。

[2] 以备不然：然，《脉经》卷二平奇经八脉病第四作"虞"，预料之意。

[3] 霶霈：同滂沛，大雨貌。

[4] 此络脉：《难经本义》："'此络脉'三字，越人正指奇经而言也，既不拘于经。直谓之络脉亦可也。"

二十八难

曰：其奇经八脉者，既不拘于十二经，皆何起何继[1]也？

　　然：督脉者，起于下极之俞[2]，并于脊里，上至风府，入属于脑[3]。任脉者，起于中极之下，以上毛际，循腹里，上关元，至喉咽[4]。冲脉者，起于气冲，并足阳明之经[5]，夹脐上行，至胸中而散也。带脉者，起于季胁，回身一周[6]。

【串注】

　　[1] 继：《脉经》卷二平奇经八脉病第四作"系"。

　　[2] 下极之俞：《难经本义》："其脉起于下极之俞，由会阴历长强。"《难经正义》："下极之俞，长强穴也，在脊骶骨端。"

　　[3] 督脉者……入属于脑：《脉经》无"入属于脑"四字。《针灸甲乙经》此下有"上颠循额，至鼻柱，阳脉之海也"十二字。督脉的循行，另参阅《素问·骨空论》《灵枢·经脉》《灵枢·营气》诸篇。《奇经八脉考》曰："其脉起于肾下胞中，至于少腹，乃下行于腰横骨围之中央，系溺孔之端。男子循茎下至篡，女子络阴器，合篡间，具绕篡后屏翳，别绕臀，至少阴与太阳中络者合少阴上股内廉，由会阳贯脊，会于长强穴。在骶骨端与少阴会，并脊里上行，历腰俞、阳关、命门、悬枢、脊中、中枢、筋缩、至阳、灵台、神道、身柱、陶道、大椎，与手足三阳会和，上哑门，会阳维，入系舌本，上至风府，会足太阳阳维，同入脑中，循脑户、强间、后顶，上颠，历百会、前顶、囟会、上星，至神庭，为足太阳督脉之会，循额中至鼻柱，经素髎、水沟，会手足阳明至兑端，入龈交，与任脉足阳明交会而终。"

　　[4] 任脉者……至喉咽：任脉的循行，另参阅《素问·骨空论》《灵枢·经脉》《灵枢·营气》《灵枢·五音五味》诸篇。《奇经八脉考》曰："起于中极之下，少腹之内，会阴之分，上行而外出，循曲骨，上毛际，至中极，同足厥阴、太阴、少阴并行腹里，循关元，历石门、气海，会足少阳冲脉于阴交，循神阙、水分，会

足太阴于下脘，历建里，会手太阳少阳、足阳明于中脘，上脘、巨阙、鸠尾、中庭、膻中、玉堂、紫宫、华盖、璇玑，上喉咙，会阴维于天突、廉泉，上颐，循承浆与手足阳明、督脉会唇下陷中，环唇上至下龈交，复而分行，循面系两目下之中央，至承泣而终。"

[5] 冲脉者……并足阳明之经：并足阳明之经，《素问·骨空论》作"并少阴之经"。冲脉的循行，另参阅《灵枢·逆顺肥瘦》《灵枢·动输》《灵枢·海论》《灵枢·五音五味》诸篇。《奇经八脉考》曰："起于少腹之内胞中，其浮而外者，起于气冲，并足阳明、少阴之间，循腹上行至横骨，夹脐左右各五分，上行至大赫……至胸中而散。"

[6] 带脉者……回身一周：带脉的循行，另参阅《灵枢·经别》："足少阳之正……当十四椎，出属带脉。"《素问·痿论》："阳明、冲脉……皆属于带脉，而络于督脉。"《奇经八脉考》曰："带脉者，起于季胁足厥阴之章门穴，同足少阳循带脉穴，围身一周，如束带然。又与足少阳会于五枢、维道。"

阳跷脉者，起于跟中，循外踝上行，入风池。阴跷脉者，亦起于跟中，循内踝上行，至咽喉[1]，交贯冲脉[2]。阳维、阴维者，维络于身，溢蓄不能环流灌溉诸经者也[3]，故阳维起于诸阳会[4]也，阴维起于诸阴交[5]也[6]。

比于圣人图设沟渠，沟渠满溢，流于深湖，故圣人不能拘通也[7]。而人脉隆盛[8]，入于八脉而不还周[9]，故十二经亦有不能拘之。其受邪气，畜则肿热，砭射之也。

【串注】

[1] 至咽喉：《针灸甲乙经》卷二第二引《难经》作"入喉咙"。

[2] 阳跷脉者……交贯冲脉：交贯冲脉，《太素》卷第十经

脉之三阴阳跷脉杨注引"交贯冲脉"作"交灌冲脉"。阴阳跷脉的内容，另参阅《灵枢·脉度》《灵枢·寒热病》诸篇。《奇经八脉考》曰："阳跷者，足太阳之别脉，其脉起于跟中，出于外踝下足太阳申脉穴。当踝后绕跟，以仆参为本。上外踝上三寸，以跗阳为郄。直上循股外廉，循胁后髀。上会手太阳、阳维于臑俞。上行肩膊外廉，会手阳明于巨骨，会手阳明少阳于肩髃。上人迎，夹口吻，会手足阳明、任脉于地仓。同足阳明上而行巨髎，复会任脉于承泣。至目内眦与手足太阳、足阳明、阴跷五脉会于睛明穴。从睛明上行入发际，下耳后，入风池而终。""阴跷者，足少阴之别脉，其脉起于跟中，足少阴然谷穴之后，同足少阴循内踝下照海穴，上内踝之上二寸，以交信为郄。直上循阴股入阴，上循胸里入缺盆，上出人迎之前，至喉咙，交贯冲脉，入顽内廉，上行属目内眦，与手足太阳、足阳明、阳跷五脉会于睛明而上行。"

[3] 溢蓄不能环流灌溉诸经者也：《太素》卷第十经脉之三阴阳维脉杨注引文："阳维阴维，绮络于身，溢蓄不能环流灌溉，诸经血脉隆盛，溢入八脉而不还也。"

[4] 起于诸阳会：《难经正义》："发足太阳之金门。"

[5] 起于诸阴交：《难经正义》："发于足少阴之筑宾"。

[6] 阳维、阴维者……阴维起于诸阴交也：维脉的内容，另见《素问·刺腰痛》："阳维之脉令人腰痛，痛上怫然肿。刺阳维之脉，脉与太阳合端下间，去地一尺所"，"刺飞阳之脉，在内踝上五寸，少阴之前，与阴维之会"；《奇经八脉考》曰："阳维起于诸阳之会，其脉发于足太阳金门穴，在足外踝下一寸五分。上外踝七寸会足少阳于阳交，为阳维之郄。循膝外廉上髀厌，抵少腹侧，会足少阳于居髎。循胁肋，斜上肘，上会手阳明、手足太阳于臂臑。过肩前，与手少阳会于臑会、天髎。却会手足少阳、足

阳明于肩井，入肩后，会手太阳、阳跷于臑俞。上循耳后，会手足少阳于风池，上脑空、承灵、正营、目窗、临泣，下额与手足少阳、阳明，五脉会于阳白，循头入耳，上至本神而止"，"阴维起于诸阴之交，其脉发于足少阴筑宾穴，为阴维之郄，在内踝上五寸腨肉分中，上循股内廉，上行入少腹，会足太阴、厥阴、少阴、阳明于府舍，上会足太阴于大横、腹哀，循胁肋会足厥阴于期门，上胸膈挟咽，与任脉会于天突、廉泉，上至顶前而终"。

[7] 比于圣人图设沟渠……故圣人不能拘通也：《太素》卷第十经脉之三阴阳维脉杨注引文无此二十四字。

[8] 人脉隆盛：《太素》卷第十经脉之三阴阳维脉杨注引作"血脉隆盛"。

[9] 入于八脉而不还周：《太素》卷第十经脉之三阴阳维脉杨注引作"溢入八脉而不还也"。

二十九难

曰：奇经之为病，何如？

然：阳维维于阳，阴维维于阴，阴阳不能自相维，则怅然失志[1]，溶溶不能自收持[2]。阳维为病苦寒热，阴维为病苦心痛[3]。阴跷为病，阳缓而阴急，阳跷为病，阴缓而阳急[4]。冲之为病，逆气而里急。督之为病，脊强而厥。任之为病，其内苦结，男子为七疝[5]，女子为瘕聚。带之为病，腹满，腰溶溶若坐水中[6]。此奇经八脉之为病也。

【串注】

[1] 怅然失志：《难经本义》："阴不能维于阴，则怅然失志。"

[2] 溶溶不能自收持：丁德用云："溶溶者，缓慢。"滑寿云："阳不能维于阳，则溶溶不能自收持。"

[3] 阳维为病苦寒热，阴维为病若心痛：阳维、阴维之为病，参阅《素问·刺腰痛》："阳维之脉令人腰痛，痛上怫然肿。"《脉经·平奇经八脉病》："诊得阳维脉浮者，暂起目眩，阳盛实者，苦肩息，洒洒如寒。诊得阴维脉沉大而实者，苦胸中痛，胁下支满，心痛。诊得阴维如贯珠者，男子两胁实，腰中痛；女子阴中痛，如有疮状。"

[4] 阴跷为病……阴缓而阳急：参阅《灵枢·大惑论》："病而不得卧者……卫气不得入于阴，常留于阳。留于阳则阳气满，阳气满则阳跷盛，不得入于阴则阴气虚，故目不瞑矣"，"病目而不得视者……卫气留于阴，不得行于阳，留于阴则阴气盛，阴气盛则阴跷满，不得入于阳则阳气虚，故目闭也"。

[5] 七疝：《素问·骨空论》："男子内结七疝。"七疝所指有所不同。《诸病源候论》所载为厥疝、癥疝、寒疝、气疝、盘疝、胕疝、狼疝。《黄帝内经》中记载有冲疝、五脏风疝、厥疝、癫疝、溃疝、狐疝等。参《素问·四时刺逆从论》《素问·大奇论》《素问·脉解》《素问·阴阳别论》及《灵枢·经脉》《灵枢·邪气脏腑病形》。

[6] 带之为病……腰溶溶若坐水中：参阅《素问·痿论》："阳明虚则宗筋纵，带脉不引，故足痿不用也"；《脉经·平奇经八脉病》："左右绕脐，腹腰脊痛，冲阴股也"；《脉经·手检图》："苦少腹痛引命门，女子月水不来。绝继（经）复下止（也），阴辟寒，令人无子，男子苦少腹拘急或失精也"。腰溶溶若坐水中，滑寿云："带脉回身一周，故病状如是。溶溶，无力貌。"

论脏腑

四十五难

曰：经言八会者，何也？

然：腑会太仓[1]，脏会季胁[2]，筋会阳陵泉，髓会绝骨[3]，血会膈俞，骨会大杼，脉会太渊，气会三焦[4]，外一筋直两乳内也。热病在内者，取其会之气穴也[5]。

【串注】

[1] 太仓：中脘别名，出《甲乙经》。《灵枢·根结》："太阴根于隐白，结于太仓。"《脉经》卷三脾胃部第三："胃俞在背第十二椎，募在太仓。"

[2] 季胁：浮肋，此指章门穴。

[3] 绝骨：绝骨穴所指有二，一曰悬钟穴，出《千金要方》；二曰阳辅穴，出《素问·刺疟》王冰注。绝骨穴的位置，《肘后备急方》有所介绍，卷三治风毒脚弱痹满上气方第二十一有"……次灸绝骨二百壮。在外踝上三寸余，指端取踝骨上际，屈指头四寸便是"。

[4] 气会三焦：《灵枢·海论》："膻中者，为气之海。"丹波元胤云："'三焦'直指上焦而言。"

[5] 外一筋直两乳内也……取其会之气穴也：《史记·扁鹊列传正义》作"此谓八会也"。

论穴道

六十二难

曰：脏井荥有五，腑独有六者[1]，何谓也？

然：腑者，阳也。三焦行于诸阳，故置一俞，名曰原。腑有六者，亦与三焦共一气也。

【串注】

[1] 脏井荥有五，腑独有六者：见《灵枢·本输》。

【按语】虞氏曰：此篇疑有缺误，当与《六十六难》参考。

六十三难

曰：《十变》[1] 言，五脏六腑荥合，皆以井为始者，何也？

然：井者，东方春也，万物之始生。诸蚊[2] 行喘息，蜎[3] 飞蠕动[4]，当生之物，莫不以春生。故岁数始于春，日数始于甲，故以井为始也。

【串注】

[1] 十变：古书名，不详。

[2] 蚊：即"蠛蜢"，虫的名称，一种长脚的蜘蛛。

[3] 蜎：蚊子的幼虫，孑孓。

[4] 诸蚊行喘息，蜎飞蠕动：是说冬天蛰伏的各种虫类，到了春天都开始活动了。

六十四难

曰：《十变》又言，阴井木，阳井金；阴荥火，阳荥水；阴俞土，阳俞木；阴经金，阳经火；阴合水，阳合土。阴阳皆不同，其意何也？

然：是刚柔之事也。阴井乙木，阳井庚金。阳井庚，庚者，乙之刚也；阴井乙，乙者，庚之柔也。乙为木，故言阴井木也；庚为金，故言阳井金也。余皆仿此[1]。

【串注】

[1] 余皆仿此：此四字，全书仅此一例，疑传抄时的旁记误入正文。

六十五难

曰：经言，所出为井，所入为合[1]，其法奈何[2]？

然：所出为井，井者，东方春也，万物之始生，故言所出为井也。所入为合，合者，北方冬也，阳气入藏[3]，故言所入为合也。

【串注】

[1] 经言……所入为合：见《灵枢·本输》。

[2] 其法奈何：法，刺法。杨玄操曰："奈何，犹如何也。"

[3] 藏：闭藏。

六十六难

曰：经言[1]，肺之原，出于太渊；心之原，出于太陵[2]；肝之原，出于太冲，脾之原，出于太白；肾之原，出于太溪；少阴之原，出于兑骨^[3]；胆之原，出于丘墟；胃之原，出于冲阳；三焦之原，出于阳池；膀胱之原，出于京骨；大肠之原，出于合谷；小肠之原，出于腕骨。

十二经皆以俞为原者^[4]，何也？

然：五脏俞者，三焦之所行，气之所留止也。

三焦所行之俞为原者，何也？

然：脐下肾间动气^[5]者，人之生命也，十二经之根本也，故名曰原。三焦者，原气之别使^[6]也，主通行三气^[7]，经历于五脏六腑。原者，三焦之尊号也，故所止辄为原。五脏六腑之有病者，皆取其原也。

【串注】

[1] 经言：指《灵枢·九针十二原》与《灵枢·本输》。

[2] 心之原，出于太陵：此谓心包原穴，《灵枢·九针十二原》作"大陵"。

[3] 少阴之原，出于兑骨：另参阅《灵枢·邪客》："少阴，心脉也。心者，五脏六腑之大主也，精神之所舍也，其脏坚固，邪弗能容也。容之则心伤，心伤则神去，神去则死矣。故诸邪之在于心者，皆在于心之包络。包络者，心主之脉也，故独无俞焉。""其外经病而藏不病，故独取其经于掌后锐骨之端。"兑，通锐。

[4] 十二经皆以俞为原者：指《灵枢·九针十二原》皆以五脏俞穴为原，六腑并非如此。

[5] 脐下肾间动气：杨玄操注曰：脐下肾间动气者，丹田也。丹田者，人之根本也，精神之所藏，五气之根元，太子之府也。

[6] 别使：徐大椿曰："根本原气，分行诸经，故曰别使。"

[7] 主通行三气：丹波元胤曰："'三'当是'生'字。《八

难》'生气之源'吕广注作'三气之源'可证。"

六十七难

曰：五脏[1]募皆在阴，而俞在阳[2]者；何谓也？

然：阴病行阳，阳病行阴[3]。故令募在阴，俞在阳[4]。

【串注】

[1] 五脏：孙鼎宜曰："五当作腑，声误。徐大椿曰："疑'五脏'下当有'六腑'二字。"

[2] 五脏募皆在阴，而俞在阳：《素问·金匮真言论》："言人身之阴阳，则背为阳，腹为阴。"《素问·阴阳应象大论》："阳病治阴"，"阴病治阳"。《素问·长刺节论》："迫藏刺背，背俞也。"

[3] 阴病行阳，阳病行阴：《难经本义》："阴阳经络，气相交贯，脏腑腹背，气相通应，所以，阴病有时而行阳，阳病有时而行阴也。"

[4] 募在阴，俞在阳：募穴参见《素问·奇病论》，背俞穴参见《灵枢·背俞》《素问·长刺节论》《素问·气府论》。

六十八难

曰：五脏六腑，皆有井、荥、输、经、合，皆何所主？

然：经言所出为井，所流为荥，所注为输，所行为经，所入为合[1]。井主心下满，荥主身热，输主体重节痛，经主喘咳寒热，合主逆气而泄。此五脏六腑井、荥、输、经、合所主病也[2]。

【串注】

[1] 经言……所入为合：见《灵枢·九针十二原》。

　　[2]井主心下满……此五脏六腑井、荥、输、经、合所主病也：五输穴的刺法，另见《难经·七十三难》《难经·七十四难》。

论针法

六十九难

　　曰：经言虚者补之，实者泻之，不实不虚，以经取之[1]，何谓也？

　　然：虚者补其母，实者泻其子[2]，当先补之，然后泻之。不实不虚，以经取之者，是正经自生病[3]，不中他邪也，当自取其经，故言以经取之。

【串注】

　　[1] 经言……以经取之：见《灵枢·经脉》。

　　[2] 虚者补其母，实者泻其子：补母泻子法为《灵枢·九针十二原》"逆而夺之，恶得无虚？追而济之，恶得无实？"语意所引申。

　　[3] 是正经自生病：《难经·四十九难》"是正经自病"。

七十难

　　曰：经言，春夏刺浅，秋冬刺深者[1]，何谓也？

　　然：春夏者，阳气在上，人气亦在上，故当浅取之；秋冬者，阳气在下，人气亦在下，故当深取之。

春夏各致一阴，秋冬各致一阳者，何谓也？

然：春夏温，必致一阴者，初下针，沉之至肾肝之部，得气引持之，阴也[2]。秋冬寒，必致一阳者，初内针，浅而浮之至心肺之部，得气推内之，阳也[3]。是谓春夏必致一阴，秋冬必致一阳。

【串注】

[1] 经言……秋冬刺深者：见《灵枢·终始》。

[2] 阴也：《难经古义》："方刺之初，先深下之在筋骨之部，窥针下所动之气，及引浮之，留在浅部，而后行针久之。此所谓春夏致一阴之法，而其治专在浅处。盖春夏阳气升浮之时，故人气亦提举以从其道焉。"

[3] 阳也：《难经古义》："其刺之初，先浅内之在皮肤之分，针下得气，渐推下之，留在深处，而后行针久之。此所谓秋冬致一阳之法，而其治专在深处。盖秋冬阳气沉降之时，故人气亦重坠以从之耳。"

七十一难

曰：经言，刺荣无伤卫，刺卫无伤荣[1]，何谓也？

然：针阳者，卧针而刺之；刺阴者，先以左手摄按所针荣俞之处，气散乃内针[2]。是谓刺荣无伤卫，刺卫无伤荣也。

【串注】

[1] 经言……刺卫无伤荣：见《灵枢·刺齐论》。

[2] 气散乃内针：《太平圣惠方》作"候气散乃内针"。

七十二难

曰：经言，能知迎随之气，可令调之；调气之方，必在阴阳 [1] 。何谓也？

然：所谓迎随者，知荣卫之流行，经脉之往来也。随其逆顺而取之，故曰迎随。调气之方，必在阴阳者，知其内外表里，随其阴阳而调之，故曰调气之方，必在阴阳。

【串注】

[1] 经言……必在阴阳：见《灵枢·终始》："知迎知随，气可令和。和气之方，必通阴阳。"

七十三难

曰：诸井者，肌肉浅薄，气少不足使也，刺之奈何？

然：诸井者，木也；荥者，火也。火者，木之子，当刺井者，以荥泻之 [1] 。故 [2] 经言，补者不可以为泻，泻者不可以为补，此之谓也。

【串注】

[1] 当刺井者，以荥泻之：《难经本义》："详越人此说，专为泻井者言也。若当补井，则必补其合。"

[2] 故：《难经经释》："'故'之上当有阙文，必有论补母之法一段，故以此二句总结之，否则不成文理矣。"

七十四难

曰：经言，春刺井，夏刺荥，季夏刺输，秋刺经，冬刺合者[1]，何谓也？

然：春刺井者，邪在肝；夏刺荥者，邪在心；季夏刺输者，邪在脾；秋刺经者，邪在肺；冬刺合者，邪在肾。

其肝、心、脾、肺、肾，而系于春、夏、秋、冬者，何也？

然：五脏一病，辄有五色[2]。假令肝病，色青者肝也，臊臭者肝也，喜酸者肝也，喜呼者肝也，喜泣者肝也。其病众多，不可尽言也。四时有数，而并系于春、夏、秋、冬者也。针之要妙，在于秋毫者也。

【串注】

[1] 经言……冬刺合者：《灵枢·顺气一日分为四时》中，一日分四时的刺法与此有所不同，可参阅该篇。

[2] 辄有五色：《难经集注》作"辄有五也"。

七十五难

曰：经言，东方实，西方虚；泻南方，补北方[1]，何谓也？

然：金、木、水、火、土，当更相平。东方木也，西方金也。木欲实，金当平之；火欲实，水当平之；土欲实，木当平之；金欲实，火当平之；水欲实，土当平之。东方肝也，则知肝实；西方肺也，则知肺虚。泻南方火，补北方水。南方火，火者，木之子也；北方水，水者，木之母也。水胜火。子能令母实，母能令子虚，故泻火补水，欲令金不[2]得平木也。经曰：不能治其虚，何问其余，此之谓也。

【串注】

[1] 经言……补北方：经言不知其所指。

[2] 不：《难经本义》释曰："'不'字疑衍。"

七十六难 [1]

曰：何谓补泻？当补之时，何所取气？当泻之时，何所置气？

然：当补之时，从卫取气 [2]；当泻之时，从荣置气 [3]。其阳气不足，阴气有余，当先补其阳，而后泻其阴；阴气不足，阳气有余，当先补其阴，而后泻其阳。营卫通行，此其要也。

【串注】

[1] 七十六难：可参阅《灵枢·卫气》《灵枢·终始》与《难经·七十八难》的相关内容。

[2] 当补之时，从卫取气：《难经古义》："所谓从卫取气者，浅留其针，得气因推下之，使其浮散之气，取入脉中，是补之也。"

[3] 当泻之时，从荣置气：《难经古义》："从荣置气者，深而留之，得气因引持之，使脉中之气散置于外，是泻之也。"

七十七难

曰：经言，上工治未病，中工治已病 [1]，何谓也？

然：所谓治未病者，见肝之病，则知肝当传之与脾，故先实其脾气 [2]，无令得受肝之邪，故曰治未病焉。中工者，见肝之病，不晓相传，但一心治肝，故曰治已病也。

【串注】

[1] 经言……中工治已病：参见《灵枢·逆顺》。

[2] 所谓治未病者……故先实其脾气：《金匮要略·脏腑经络先后病脉证第一》为"见肝之病，知肝传脾，当先实脾"，《素

问·玉机真脏论》说："肝受气于心，传之于脾。"

七十八难

曰：针有补泻，何谓也？

然：补泻之法，非必呼吸出内针[1]也。知为针者，信其左[2]；不知为针者，信其右[3]。当刺之时，先以左手压按所针荥、输之处，弹而努[4]之，爪而下之，其气之来，如动脉之状，顺针而刺之。得气，因推而内之，是谓补，动而伸之，是谓泻。不得气，乃与，男外女内；不得气，是谓十死不治也。

【串注】

[1] 呼吸出内针：见《素问·离合真邪论》。

[2] 信其左：滕万卿《难经古义》曰："所谓厌按所针，弹而努之，爪而下之者，皆谓用左手之法，如此而气来至，则遂直刺之，而随其针下得气，徐以深之，此即补之之法也。"

[3] 信其右：徐大椿曰："信其右，即上呼吸出内针也。持针以右手，故曰信其右。"

[4] 努：《素问·离合真邪论》作"怒"。"努"与"怒"通。

七十九难

曰：经言[1]，迎而夺之，安得无虚？随而济之[2]，安得无实，虚之与实，若得若失[3]；实之与虚，若有若无[4]，何谓也？

然：迎而夺之者，泻其子也；随而济之者，补其母也[5]。假令心病，泻手心主输，是谓迎而夺之者也；补手心主井，是谓随而济之者也。所谓实之与虚者，牢濡之意也。气来实牢者为得，濡虚者为失，故曰若得若失也。

【串注】

[1] 经言：指《灵枢·九针十二原》与《灵枢·小针解》。

[2] 随而济之：《灵枢·九针十二原》"随"作"追"。

[3] 若得若失：滕万卿《难经古义》曰："所谓得失者，指行针之事而言。虚主聚气，是谓之得；实主散邪，是谓之失。"玄医曰："病邪实者，针头有碍若得；病气虚，针头空虚若失也。"

[4] 若有若无：滕万卿《难经古义》曰："所谓有无者，指病之所在而言。邪气实处，是谓之有；正气虚者处，是谓之无。"玄医曰："虚则弄针补，则空虚处若有；实则以针泻，则滞碍处若无。"

[5] 迎而夺之者……补其母也：《黄帝内经》补泻无虚则补其母（穴），实则泻其子（穴）的说法，实为《难经》补泻的发挥。

八十难

曰：经言[1]，有见如入，有见如出者，何谓也？

然：所谓有见如入、有见如出者，谓左手见气来至，乃内针，针入，见气尽，乃出针。是谓有见如入，有见如出[2]也。

【串注】

[1] 经言：指《灵枢·九针十二原》与《灵枢·小针解》所言。

[2] 有见如出：此四字原无，《难经本义》："所谓'有见如入'下，当欠'有见如出'四字。"

八十一难[1]

曰：经言，无实实虚虚，损不足而益有余[2]，是寸口脉耶？

将病自有虚实耶？其损益奈何？

　　然：是病，非谓寸口脉也，谓病自有虚实也。假令肝实而肺虚，肝者木也，肺者金也，金木当更相平，当知金平木。假令肺实而肝虚，微少气，用针不补其肝，而反重实其肺，故曰实实虚虚，损不足而益有余。此者，中工之所害也。

【串注】

　　[1] 八十一难：所谓八十一数，参《灵枢·九针论》："九而九之，九九八十一，以起黄钟数焉。"

　　[2] 经言……损不足而益有余：孙鼎宜曰："据下文，'无'字当衍。"参见《灵枢·九针十二原》："无实无虚，损不足而益有余，是谓甚病，病益甚。"

第四章 《伤寒论》

辨太阳病脉证并治上第五（节选）

太阳病，发热而渴，不恶寒者，为温病。若发汗已，身灼热者，名曰风温。风温为病，脉阴阳俱浮，自汗出，身重，多眠睡，鼻息必鼾，语言难出。若被下者，小便不利，直视，失溲；若被火者，微发黄色，剧则如惊痫，时瘈疭[1]；若火熏之，一逆尚引日，再逆促命期[2]。（6）（6）

太阳病，头痛至七日已上自愈者[3]，以行其经尽故也。若欲作再经者，针足阳明，使经不传则愈。（8）（8）

太阳病，初服桂枝汤，反烦不解者，先刺风池、风府，却与桂枝汤则愈。（24）（24）

【串注】

[1] 瘈疭：四肢抽搐痉挛。

[2] 一逆尚引日，再逆促命期：一次误治尚可苟延时日，若一再误治，则病人就有生命的危险。

[3] 头痛至七日已上自愈者：参《素问·热论》："其不两感于寒者，七日巨阳病衰，头痛少愈。"

【附注】伤寒论后各段落后附有条文序数，不同版本条文序数有些差异。

辨太阳病脉证并治中第六（节选）

伤寒腹满谵语，寸口脉浮而紧，此肝乘脾也，名曰纵[1]，刺期门。（111）（108）

伤寒发热，啬啬[2]恶寒，大渴欲饮水，其腹必满，自汗出，小便利，其病欲解，此肝乘肺也，名曰横[3]，刺期门。（112）（109）

太阳病中风，以火劫发汗，邪风被火热，血气流溢，失其常度，两阳[4]相熏灼，其身发黄。阳盛则欲衄，阴虚则小便难，阴阳俱虚竭，身体则枯燥。但头汗出，剂颈而还[5]，腹满微喘，口干咽烂，或不大便，久则谵语，甚者至哕，手足躁扰，捻衣摸床，小便利者，其人可治。（114）（111）

伤寒脉浮，医以火迫劫之，亡阳，必惊狂，起卧不安者，桂枝去芍药加蜀漆牡蛎龙骨救逆汤主之。（115）（112）

形作伤寒，其脉不弦紧而弱。弱者必渴，被火者必谵语。弱者发热、脉浮，解之当汗出愈。（116）（113）

太阳病，以火熏之，不得汗，其人必躁，到经不解，必清血[6]，名为火邪。（117）（114）

【串注】

[1]纵：五行顺次相克的形式。

[2]啬啬：机体恶寒收缩貌。

[3]横：五行逆次反克的形式。

[4] 两阳：指风与火。

[5] 但头汗出，剂颈而还：但见头汗出，而颈部以下无汗。剂，《说文》："齐也。"

[6] 到经不解，必清血：热伤阴络，就要清血，大便下血。

脉浮热甚，而反灸之，此为实[1]。实以虚治，因火而动，必咽燥唾血[2]。（118）（115）

微数之脉[3]，慎不可灸，因火为邪，则为烦逆，追虚逐实，血散脉中[4]，火气虽微，内攻有力，焦骨伤筋[5]，血难复也。（119）（116）

脉浮，宜以汗解，用火灸之，邪无从出，因火而盛，病从腰以下必重而痹，名火逆也。欲自解者，必当先烦，烦乃有汗而解。何以知之？脉浮，故知汗出解。（120）（116）

烧针令其汗，针处被寒，核起而赤者，必发奔豚。气从少腹上冲心者，灸其核上各一壮，与桂枝加桂汤，更加桂二两也。（121）（117）

火逆下之，因烧针烦躁者，桂枝甘草龙骨牡蛎汤主之。（122）（118）

太阳伤寒者，加温针，必惊也。（123）（119）

【串注】

[1] 实：《难经·八十一难》有"无实实虚虚"之言。宋·洪适《隶释》："古书字当再读者，即于上字之下为小'二'字，言此字当再度言之。"此"实"字，可能原为"实实"，宋本脱一"实"字而成。

[2] 脉浮热甚……必咽燥唾血：《伤寒论今释》："艾灸所以治阳虚，功效类于姜附。脉浮热甚，乃阳实之病，误用艾灸，则为实实，阳性炎上，故吐血，阳盛津伤，鼓咽燥也。"

[3] 微数之脉：《脉经》卷一脉形状指下秘诀第一："微脉，极细而软，或欲绝，若有若无。""数脉，来去促急。"

[4] 追虚逐实，血散脉中：误以逐寒实的方法，施用于血少阴虚之人，追虚之为害，使血散于脉中。

[5] 焦骨伤筋：《伤寒论今释》："焦骨伤筋，不过极言火毒之言，非谓筋骨真能焦灼，不可以词害意。"

辨太阳病脉证并治下第七（节选）

太阳与少阳并病，头项强痛，或眩冒，时如结胸[1]，心下痞硬者，当刺大椎第一间、肺俞、肝俞，慎不可发汗，发汗则谵语。脉弦，五六日，谵语不止，当刺期门。（147）（142）

妇人中风，发热恶寒，经水适来，得之七八日，热除而脉迟身凉，胸胁下满如结胸状，谵语者，此为热入血室[2]也，当刺期门，随其实而取之[3]。（148）（143）

太阳病，医发汗，遂发热恶寒，因复下之，心下痞，表里俱虚，阴阳气并竭，无阳则阴独，复加烧针，因胸烦，面色青黄，肤瞤[4]者，难治；今色微黄，手足温者易愈。（158）（153）

太阳少阳并病，心下硬，颈项强而眩者，当刺大椎、肺俞、肝俞，慎勿下之。（176）（171）

【串注】

[1] 结胸：是指邪气结于胸中的病证，以胸腹硬满、痛而拒按为特征的一类疾病。

[2] 热入血室：特指妇女经期感受外邪，邪热乘虚而入血室，与血相搏而出现的一组病证。主要有寒热往来，胸胁苦满，白天

神志清醒、夜则神昏谵语等症状。

[3] 此为热入血室也……随其实而取之：方有执认为，"血室，荣血停留之所，经脉集会之处，即冲脉，所谓血海是也。其脉起于气街，并少阴之经，夹脐上行，至胸中而散。故热入而病作，其证则如是也。期门……肝之募也。肝纳血，故刺期门，所以泻血分之实热也"。

[4] 肤𥆧：肌肉𥆧动。

辨阳明病脉证并治第八（节选）

阳明病，下血谵语者，此为热入血室；但头汗出者，刺期门，随其实而泻之，濈然[1]汗出则愈。（221）（216）

【串注】

[1] 濈然：水外流，迅疾貌。

辨少阴病脉证并治第十一（节选）

少阴病，吐利，手足不逆冷，反发热者，不死。脉不至者，灸少阴[1]七壮。（292）（292）

少阴病，得之一二日，口中和，其背恶寒者，当灸之[2]，附子汤主之。（304）（304）

少阴病，下利，便脓血者，可刺。（308）（308）

少阴病，下利，脉微涩，呕而汗出，必数更衣；反少者，当

温其上灸之^[3]。（325）（325）

【串注】

[1]灸少阴：可灸足少阴经的太溪穴。

[2]少阴病……当灸之：陈修园："灸膈关二穴，以救太阳之寒；灸关元一穴，以助元阳之气，益火之源，以消阴翳。"

[3]当温其上灸之：此乃气血俱虚，中阳不运，当回阳以救阴，祛邪以扶正，阴阳两虚，回阳当急，可灸百会穴，以温其上。

辨厥阴病脉证并治第十二（节选）

伤寒六七日，脉微，手足厥冷，烦躁，灸厥阴，厥不还者，死。（343）（343）

伤寒脉促，手足厥逆者，可灸之^[1]。（349）（349）

下利，手足厥冷无脉者，灸之^[2]。不温，若脉不还，反微喘者，死。少阴负趺阳者为顺也^[3]。（361）（362）

【串注】

[1]伤寒脉促……可灸之：尤在泾："脉阳盛则促，阴盛则结。手足厥而脉促者，非阳之虚，乃阳之郁而不通也。灸之所以引阳外出。若厥而脉微者，则必更以四逆汤温之，岂特灸之哉。"

[2]下利……灸之：当灸关元、气海等穴。

[3]少阴负趺阳者为顺也：少阴脉在足内踝后跟骨上动脉陷中太溪穴，趺阳脉在足大趾次趾间上行五寸冲阳穴。少阴以候肾气，趺阳以候胃气，病至手部无脉，诊其足部少阴与趺阳之脉，上下相应不绝，尚为可治；若趺阳盛于少阴，胃气未绝，更可救治，故云"少阴负趺阳者为顺也"。

第五章 《金匮要略》

脏腑经络先后病脉证第一（节选）

夫人秉五常，因风气而生长。风气虽能生万物，亦能害万物，如水能浮舟，亦能覆舟。若五脏元真通畅，人即安和。客气邪风，中人多死，千般疢[1]难，不越三条：一者，经络受邪入脏腑，为内所因也；二者，四肢九窍，血脉相传，壅塞不通，为外皮肤所中也；三者，房室金刃，虫兽所伤。以此详之，病由都尽。

若人能养慎，不令邪风干忤[2]经络；适中经络，未流传腑脏，即医治之；四肢才觉重滞，即导引吐纳，针灸膏摩，勿令九窍闭塞；更能无犯王法，禽兽灾伤，房室勿令竭乏，服食节其冷热、苦酸辛甘，不遗形体有衰，病则无由入其腠理。腠者，三焦通会元真之处，为血气所注。理者，是皮肤脏腑之文理也。

【串注】

[1] 疢：热病，也泛指疾病。

[2] 干忤：触犯。南唐刘崇远《金华子杂编》卷下："朱冲和五经及第，恃其强敏，好干忤人。"

问曰：上工治未病，何也？

师曰：夫治未病者^[1]，见肝之病，知肝传脾，当先实脾^[2]；四季脾王不受邪，即勿补之。中工不晓相传，见肝之病，不解实脾，惟治肝也。夫肝之病，补用酸，助用焦苦，益用甘味之药调之。酸入肝，焦苦入心，甘入脾，脾能伤肾，肾气微弱，则水不行，水不行，则心火气盛，心火气盛，则伤肺，肺被伤，则金气不行，金气不行，则肝气盛，则肝自愈，此治肝补脾之要妙也。肝虚则用此法，实则不在用之。经曰^[3]：虚虚实实，补不足，损有余。是其义也。余脏准此。

【串注】

[1] 治未病者：参见《灵枢·逆顺》"上工，刺其未生者也；其次，刺其未盛者也；其次，刺其已衰者也。下工，刺其方袭者也；与其形之盛者也；与其病之与脉相逆者也。故曰：方其盛也，勿敢毁伤，刺其已衰，事必大昌。故曰：上工治未病，不治已病，此之谓也。"

[2] 见肝之病……当先实脾：《素问·玉机真脏论》"肝受气于心，传之于脾。"《难经·七十七难》"所谓治未病者，见肝之病，则知肝当传之与脾，故先实其脾气，无令得受肝之邪，故曰治未病焉。中工者，见肝之病，不晓相传，但一心治肝，故曰治已病也。"

[3] 经曰：指《灵枢·九针十二原》中的补泻之意。

疟病脉证并治^[1]第四（节选）

师曰：疟脉自弦，弦数者多热，弦迟者多寒。弦小紧者下之瘥^[2]，弦迟者可温之，弦紧者可发汗、针灸也^[3]，浮大者可吐之，弦数者风发也，以饮食消息止之。

【串注】

[1] 疟病脉证并治：有关疟病的论述，另见《素问·疟论》《素问·刺疟》《灵枢·四时气》等篇。

[2] 弦小紧者下之瘥：弦小紧，小紧主里、主实，应该是疟病兼有阳明里实的情况，所以可以用下法下胃肠的饮食积滞。

[3] 弦紧者可发汗、针灸也：这里的紧，跟上面的"小紧"不一样，这里的紧应该是脉浮紧，浮紧是风寒束表，所以可以发汗、针灸。

中风历节病脉证并治[1]第五（节选）

邪在于络，肌肤不仁；邪在于经，即重不胜[2]；邪入于腑，即不识人；邪入于脏，舌则难言，口吐涎。

寸口脉迟而缓，迟则为寒，缓则为虚；荣缓则为亡血，卫缓则为中风[3]；邪气中经，则身痒而瘾疹[4]；心气不足，邪气入中，则胸满而短气。

【串注】

[1] 中风历节病脉证并治：关于中风，另见《素问·生气通天论》《素问·风论》《素问·通评虚实论》《灵枢·刺节真邪》《灵枢·九宫八风》诸篇的论述。

[2] 即重不胜：肢体重滞不易举起。

[3] 荣缓则为亡血，卫缓则为中风：若脉象是沉缓的，则主血液外溢，不能充养脉道的亡血、失血证；若脉象是浮缓的，则主肌表疏松，感受风邪的中风。

[4] 瘾疹：即荨麻疹。

血痹虚劳病脉证并治第六（节选）

问曰：血痹[1]病从何得之？

师曰：夫尊荣人[2]，骨弱肌肤盛，重困疲劳，汗出，卧不时动摇，加被微风，遂得之。但以脉自微涩，在寸口关上小紧。宜针引阳气，令脉和紧去则愈。

【串注】

[1] 血痹：有关血痹的论述，另见《素问·逆调论》："营气虚，则不仁。"《素问·五脏生成论》："卧出而风吹之，血凝于肤者为痹。"《灵枢·九针论》："邪入于阴，则为血痹。"

[2] 尊荣人：指不事劳动、养尊处优的人。

奔豚气病脉证治第八（节选）

发汗后，烧针令其汗，针处被寒，核起而赤者，必发奔豚，气从少腹上至心，灸其核上各一壮，与桂枝加桂汤主之。

呕吐哕下利[1]病脉证治第十七（节选）

下利，手足厥冷，无脉者，灸之不温；若脉不还，反微喘者，死。少阴负趺阳者，为顺也[2]。

【串注】

[1] 呕吐哕下利：有关呕吐哕下利的论述，另见《素问·厥论》《灵枢·经脉》《灵枢·邪气脏腑病形》等篇。

[2] 少阴负趺阳者，为顺也：若趺阳盛于少阴，胃气未绝，更可救治，故云"少阴负趺阳者，为顺也"。

趺蹶手指臂肿转筋阴狐疝蛔虫病脉证治第十九（节选）

师曰：病趺蹶[1]，其人但能前，不能却。刺腨入二寸[2]。此太阳经伤也。

【串注】

[1] 趺蹶：趺，足背，泛指脚。蹶，跌仆。趺蹶，脚病而不能行路。《医宗金鉴》"趺蹶"改作"跌蹶"。

[2] 刺腨入二寸：针承山穴刺入二寸。

妇人妊娠病脉证并治第二十（节选）

妇人伤胎[1]，怀身[2]腹满，不得小便，从腰以下重，如有水气状[3]，怀身七月，太阴当养不养，此心气实，当刺泻劳宫及关元，小便微利则愈[4]。

【串注】

[1] 伤胎:《金匮玉函经》卷六第二十六作"伤寒"。

[2] 怀身: 怀身之"身"《金匮玉函经》作"娠",《汉书·高帝纪上》集注引孟康:"汉史'身'多作'娠',古今字也。"

[3] 水气状:《金匮要略》有《水气病脉证并治》《金匮要略今释》:"水气即水肿也。"

[4] 怀身七月……小便微利则愈:《金匮要略直解》:"七月手太阴经养胎,金为火乘,则肺金受伤而胎失所养,又不能通调水道,故有'腹满不得小便,从腰以下有如水气状'也。劳宫穴在手心,厥阴心主穴也,泻之则火不乘金矣;关元穴在脐下,为小肠之'募',泻之则小便通利矣。"

妇人杂病脉证并治第二十二（节选）

妇人中风,发热恶寒,经水适来,得之七八日,热除,脉迟,身凉和,胸胁满,如结胸[1]状,谵语者,此为热入血室也,当刺期门,随其实而泻之。

阳明病,下血,谵语者,此为热入血室[2],但头汗出,当刺期门,随其实而泻之,濈然汗出即愈。

【串注】

[1] 结胸: 邪气结于胸中的病证。

[2] 热入血室: 热邪侵袭胞宫而引起的全身性症状。

第六章 《肘后备急方》[1]

葛 洪[2]

卷三 治风毒脚弱痹满上气方第二十一（摘录）

次灸三里二百壮。以病人手横掩，下并四指，名曰一夫[3]，指至膝头骨下，指中节是其穴，附胫骨外边，捻之，凹凹然也……次灸绝骨[4]二百壮。在外踝上三寸余，指端取踝骨上际，屈指头四寸便是。

【串注】

[1] 肘后备急方：晋代葛洪撰，原书三卷，后经梁代陶弘景、金代杨用道增为八卷。本书记载临床各科疾病的治疗方药，多为民间常用单验方。书中介绍了一百多个针灸医方，其中大多是灸法，重危病证的灸治多有记载。

[2] 葛洪：东晋道家、医学家。字稚川，号抱朴子，丹阳句容人。对医学有深入的研究。主要医学著作有《金匮药方》百卷，亦作《玉函方》，简约为三卷，称《肘后救卒方》，后作《肘后备急方》。

[3] 夫：《千金要方》针灸上灸例第六："其言一夫者，以四指

为一夫，又以肌肉纹理节解缝会宛陷之中，及以手按之，病者快然，如此仔细安详用心者，乃能得之耳。"

[4] 绝骨:《难经·四十五难》:"髓会绝骨。"《千金要方》卷第二十九针灸上·明堂三人图第一:"绝骨在外踝上三寸。"《素问·刺疟》:"胻酸痛甚，按之不可，名曰胕髓病，以镵针针绝骨出血，立已。"王冰注:"阳辅穴也。"

第七章 《小品方》[1]（转摘）

陈延之[2]

黄帝曰：灸不三分，是谓徒哑。

解曰：此为[3]作炷，欲令根下广[4]三分为适也。减此为不覆孔穴上，不中[5]经脉，火气则不能远达。今江东[6]及岭南地气湿，风寒少，当以二分以还，极一分半也，随人形阔狭耳。婴儿以意作炷也。

【串注】

[1] 小品方：方书名。医书《小品方》早佚，其佚文散见于《外台秘要》《医心方》中。日本发现《经方小品》残卷。今人据之辑出《小品方辑校》本。该段文字转引自《医心方》卷二作艾用火（法）灸治颂第十一。

[2] 陈延之：东晋医学家，著有方书《小品方》十二卷，见《隋书·经籍志》。

[3] 为：当作"谓"也。

[4] 广：《说文通训定声》："广，假借为'横'。"

[5] 不中：偏离之意。

[6] 江东：古时习惯称芜湖至南京段长江以南地区为江东。

第八章 《诸病源候论》[1]

巢元方[2]

卷之四十五　小儿杂病诸候一

养小儿候（节选）

新生无疾，慎不可逆针灸[3]。逆针灸则忍痛动经脉，因喜成痫[4]。河洛间[5]土地多寒，儿喜病痉。其俗生儿三日，喜逆灸以防之，又灸颊以防噤。凡噤者，舌下脉急，牙车筋急，其土地寒，皆决[6]舌下去血，灸颊以防噤。江东地温无此疾。古方既传有逆针灸之法，今人不详南北之殊，便按方用之，多害于小儿。是以田舍小儿，任自然，皆得无横夭。

【串注】

[1] 诸病源候论：我国现存的第一部论述病因和证候学的专著，又名《诸病源候总论》《巢氏病源》。

[2] 巢元方：隋代医学家。

[3] 逆针灸：《针灸聚英》卷二："无病而先针灸曰逆。逆，未至而迎之也。"

［4］痫：癫痫。

［5］河洛间：黄河洛水之间。

［6］决：开、放。

第九章 《备急千金要方》[1]

孙思邈[2]

卷二十九 针灸上

用针略例第五（节选）

夫用针刺者，先明其孔穴，补虚泻实，送坚付濡[3]，以急随缓，荣卫常行，勿失其理。夫为针者，不离乎心，口如衔索[4]，目欲内视[5]，消息[6]气血，不得妄行。

针入一分，知天地之气。针入二分，知呼吸出入，上下水火之气。针入三分，知四时五行、五脏六腑、顺逆之气。针皮毛腠理者，勿伤肌肉。针肌肉者，勿伤筋脉。针筋脉者，勿伤骨髓。针骨髓者，勿伤诸络[7]。

【串注】

[1] 备急千金要方：简称《千金要方》《千金方》，三十卷。唐代孙思邈著。是我国现存的唐代的一部方书名著，广辑唐以前的大量医药资料。

[2] 孙思邈：唐代著名医学家，京兆华原（今陕西耀州）人。著有《备急千金要方》《千金翼方》，《旧唐书》《新唐书》均有其传。

[3]送坚付濡：逐其坚实而充其濡弱，此指纠其太过与补其不及。

[4]索：大绳。

[5]内视：见《备急千金要方》卷二十七第二："常当习黄帝内视法，存想思念，令见五脏如悬盘，五色了了分明，勿辍也。"又曰："心眼观气，上入顶，下达涌泉。"

[6]消息：调节之意。消，消减；息，生长。

[7]针皮毛腠理者……勿伤诸络：参《素问·刺要论》《素问·刺齐论》。

针伤筋膜者，令人愕视失魂[1]。伤血脉者，令人烦乱失神。伤皮毛者，令人上气失魄。伤骨髓者，令人呻吟失志。伤肌肉者，令人四肢不收失智。此为五乱[2]，因针所生。若更失度者，有死之忧也。所谓针能杀生人，不能起死人[3]，谓愚人妄针必死，不能起生人也。

【串注】

[1]愕视失魂：愕视，心神无主。

[2]五乱：《灵枢·五乱》可互参。

[3]针能杀生人，不能起死人：见《灵枢·玉版》："能杀生人，不能起死者也。"

凡用锋针针者，除疾速也，先补五呼，刺入五分留十呼，刺入一寸留二十呼，随师而将息之[1]。刺急者，深纳而久留之。刺缓者，浅纳而疾发针。刺大者，微出其血。刺滑者，疾发针浅纳而久留之[2]。刺涩者，必得其脉，随其逆顺久留之，疾出之，压其穴，勿出其血。诸小弱者，勿用大针，然气不足宜调以百药。余三针[3]者，正中破痈坚、瘤结、息肉也，亦治人疾也。火针亦用锋针，以油火烧之，务在猛热，不热即于人有损也。隔日一报[4]，三报之后，当脓水大出为佳。

【**串注**】

[1] 随师而将息之：以患者的病情适度调摄。师，《尔雅·释言》："人也。"

[2] 刺大者……疾发针浅纳而久留之：《灵枢·邪气脏腑病形》作："刺大者，微泻其气，无出其血。刺滑者，疾发针而浅内之。"

[3] 三针：《针灸聚英》卷三火针："孙曰：'三针者，是锋针、铍针、火针也。'"

[4] 报：《广雅·释言上》："报，复也。"

巨阙、太仓[1]、上下管[2]，此之一行有六穴[3]，忌火针也。大癥块当停针转动须臾为佳。

每针常须看脉，脉好乃下针，脉恶勿乱下针也。下针一宿发热恶寒，此为中病，勿怪之。

【**串注**】

[1] 太仓：即中脘穴。

[2] 管：今作"脘"。

[3] 此之一行有六穴：指下脘、建里、中脘、上脘、巨阙、鸠尾六穴。

灸例第六

凡孔穴在身，皆是脏腑、荣卫、血脉流通，表里往来各有所主，临时救难，必在审详。

人有老少，体有长短，肤[1]有肥瘦，皆须精思商量，准而折之，无得一概，致有差失。其尺寸之法，依古者八寸为尺，仍取病者男左女右手中指上第一节为一寸。亦有长短不定者，即取手大拇指第一节横度为一寸，以意消息，巧拙在人。其言一夫[2]者，以四指为一夫，又以肌肉纹理节解缝会宛陷之中，及以手按之，病者快然，如此仔细安详用心者，乃能得之耳。

凡《经》云横三间寸[3]者，则是三灸两间。一寸有三灸，灸有三分，三壮之处即为一寸。黄帝曰：灸不三分，是谓徒冤，炷务大也，小弱炷乃小作之，以意商量。

凡点灸[4]法，皆须平直，四体无使倾侧。灸时孔[5]穴不正，无益于事，徒破好肉耳。若坐点则坐灸之，卧点则卧灸之，立点则立灸之，反此亦[6]不得其穴矣。

【串注】

[1]肤：《广雅·释器》："肤，肉也。"

[2]一夫：出《肘后备急方·治风毒脚弱痹满上气方第二十一》："次灸三里二百壮。以病人手横掩，下并四指，名曰一夫，指至膝头骨下，指中节是其穴，附胫骨外边，捻之，凹凹然也。"

[3]《经》云横三间寸：《医心方》卷二第二引《龙衔素针经》有横三间寸的说法。

[4]点灸：灸前所做的体表标记。

[5]孔：《针灸资生经》引作"恐"。

[6]亦：《针灸资生经》与《针灸大全》引作"则"。

凡言壮数者，若丁壮遇病。病根深笃者，可倍多于方数[1]。其人老小羸弱者，可复减半。依扁鹊灸法，有至五百壮、千壮，皆临时消息之。《明堂本经》多云：针入六分灸三壮，更无余论。曹氏灸法，有百壮者，有五十壮者，《小品》诸方亦皆有此。仍须准病轻重以行之，不可胶柱守株[2]。

凡新生儿七日以上，周年以还，不过七壮，炷如雀屎大。

凡灸，当先阳后阴，言从头向左而渐下，次后从头向右而渐下，先上后下，皆以日正午巳[3]后，乃可下火灸之。时谓阴气未至，灸无不著[4]。午前平旦谷气虚，令人癫眩，不可针灸也，慎之。其大法如此，卒急者不可用此例。

灸之生熟法，腰以上为上部，腰以下为下部，外为阳部荣，内为阴部卫，故脏腑周流，名曰经络[5]。是故丈夫四十以上，气在腰，老妪四十以上，气在乳，是以丈夫先衰于下，妇人先衰于上。灸之生熟，亦宜撙而节之，法当随病迁变，大法外气务生，内气务熟，其余随宜耳。

【串注】

[1] 方数：常数。《礼记·内则》："方物出谋发虑。"郑玄注："方，犹常也。"

[2] 仍须准病轻重以行之，不可胶柱守株：《针灸资生经》《针灸聚英》《针灸大全》均作"故后人不准，惟以病之轻重而增损之"。

[3] 巳：通"以"。

[4] 著："着"的原字。

[5] 外为阳部荣……名曰经络：此段话语意不通，应根据《金匮玉函经·证治总例》，改作"外为阳部，内为阴部，营卫脏腑周流，名曰经络"。

头者，身之元首，人神之所法[1]，气口[2]精明，三百六十五络，皆上归于头。头者，诸阳之会也。故头病必宜审之，灸其穴不得乱，灸过多伤神，或使阳精玄熟，令阴魄再卒。是以灸头正得满百[3]。脊背者，是体之横梁，五脏之所系着，太阳之会合。

阴阳动发冷热成疾，灸太过熟大害人也。臂脚手足者，人之枝干，其神系于五脏六腑，随血脉出[4]，能远近采物，临深履薄[5]，养于诸经，其地狭浅，故灸宜少，灸过多即内神不得入，精神闭塞，痼滞不仁，即臂不举，故四肢之灸，不宜太熟也。然腹脏之内为性，贪于五味无厌成疾，风寒结痼，水谷不消，宜当熟之。

【串注】

[1] 法：《金匮玉函经》作"注"。

[2] 气口：《金匮玉函经》作"气血"。

[3] 是以灸头正得满百：《普济方》作"是以灸头不得满百"。

[4] 出：《医心方》卷二第二作"出入"。

[5] 临深履薄：《诗经·小雅·小旻》："如临深渊，如履薄冰。"

然大杼、脊中、肾俞、膀胱、八髎，可至二百壮。心主手足太阴，可至六七十壮，三里、太溪、太冲、阴阳二陵泉、上下二廉，可至百壮。腹上下脘、中脘、太仓、关元，可至百壮。若病重者，皆当三报之，乃愈病耳。若治诸沉结寒冷病，莫若灸之宜熟。若治诸阴阳风者，身热脉大者，以锋针刺之，间日一报之。

若治诸邪风鬼注[1]，痛处少气，以毫针去之，随病轻重用之，表针内药，随时用之，消息将之，与天同心，百年永安，终无横病，此要略说之，非贤勿传，秘之。

【串注】

[1] 鬼注：《诸病源候论》卷二十四注病诸候三鬼注候："注之言住也，言其连滞停住也。人有先无他病，忽被鬼排击（视作卒中邪），当时或心腹刺痛，或闷绝倒地，如中恶之类。"

凡微数之脉，慎不可灸，伤血脉，燋[1]筋骨。凡汗以后，勿灸，此为大逆，脉浮热甚，勿灸[2]。

【串注】

[1] 燋：通"焦"。

[2] 凡微数之脉……脉浮热甚，勿灸：参《伤寒论·辨太阳病脉证并治中第六》部分经文。脉浮热甚，勿灸：张仲景的观点，热病不可灸。

头面目咽，灸之最欲生少。手臂四肢，灸之欲须小熟，亦不宜多。胸、背、腹，灸之尤宜大熟。其腰、脊欲须少生，大体皆须以意商量，临时迁改，应机千变万化，难以一准耳。其温病随所著而灸之，可百壮余，少至九十壮。大杼、胃脘可五十壮。手心主、手足太阳可五十壮。三里、曲池、太冲可百壮，皆三报之，乃可愈耳。风劳沉重，九部尽病，及毒气为疾者，不过五十壮，亦宜三报之。若攻脏腑成心腹疹[1]者，亦宜百壮。若卒暴病鬼魅所著者，灸头面、四肢宜多，腹、背宜少。其多不过五十，其少不减三、五、七、九壮。凡阴阳濡风口喝僻者，不过三十壮，三日一报，报如前。微者三报，重者九报，此风气濡微细入，故宜缓火温气，推排渐抽以除耳。若卒暴催迫，则流行细入成痼疾，不可愈也，故宜缓火。凡诸虚疾，水谷沉结流离者，当灸腹、背，宜多，不可过百壮。大凡人有卒暴得风，或中时气，凡百所苦，皆须急灸疗，慎勿忍之停滞也。若王相者，可得无佗[2]，不尔渐久，后皆难愈，深宜知此一条。

【串注】

[1] 疹：《普济方》卷四百十一针灸门灸例作"疼"。

[2] 若王相者，可得无佗：王，盛也，俗作"旺"。相，形色也。佗，异也，加也。意指患者形色充实旺盛，虽暂时失治，疾病也不至于发生其他变化。

凡人吴蜀地游官 [1]，体上常须三两处灸之，勿令疮暂瘥，则瘴疬温疟毒气不能著人也，故吴蜀多行灸法。

有阿是之法，言人有病痛，即令捏 [2] 其上，若里当其处，不问孔穴，即得便快成 [3] 痛处，即云阿是。灸刺皆验，故曰：阿是穴也。

【串注】

[1] 游官：《针灸资生经》第二论壮数多少引《千金要方》："凡宦游吴蜀。"

[2] 捏：《一切经音义》卷四十引《考声》："捏，按也。"又，卷四十二引《古今正字》："捏，捺也。"

[3] 成：《普济方》卷四百十一论壮数多少法引《千金要方》作"或"。

卷三十　针灸下

孔穴主对法

论曰：凡云孔穴主对者，穴名在上，病状在下，或一病有数十穴，或数病共一穴，皆临时斟酌作法用之。其有须针者，即针刺以补泻之，不宜针者，直尔灸之。然灸之大法，但其孔穴与针无忌，即下白针若温针讫，乃灸之，此为良医。其脚气 [1] 一病，最宜针之。若针而不灸，灸而不针，皆非良医也。针灸而药，药不针灸，尤非良医也，但恨下里间知针者鲜耳，所以学者深须解用针，燔针 [2]、白针 [3] 皆须妙解，知针、知药固是良医。

【串注】

[1] 脚气：脚气病的治疗，另见《备急千金要方》卷七第一灸脚气之法。

[2] 燔针：《类经》十四卷第二十章注："燔针者，盖纳针之后，以火燔之使暖也。"

[3] 白针：单纯针刺，不用温针等其他针灸用品，又称冷针。

第十章 《针灸资生经》[1]

王执中 [2]

针灸须药

《千金》云：病有须针者……知药固是良医 [3]。

此言针灸与药之相须 [4] 也。今人或但知针而不灸，灸而不针；或惟用药而不知针灸者，皆犯孙真人所戒也。而世所谓医者，则但知有药而已，针灸则未尝过而问焉。人或诮 [5] 之，则曰，是外科也，业贵精不贵杂也；否则曰，富贵之家，未必肯针灸也。皆自文其过尔。吾故详着《千金》之说以示人云。

【串注】

[1] 针灸资生经：南宋王执中著。七卷本。本书收集前代针灸文献，考订人体穴位，增收了一些经外奇穴。此书重点介绍灸法，并主张方药辅助治疗。

[2] 王执中：南宋针灸学家。字叔权，浙江瑞安人。治疗多用灸法，擅阿是法取穴，其著述《针灸资生经》载有 195 种疾病的针灸治法，并附治验多则。

[3] 固是良医：此段文字见《备急千金要方》卷三十针灸下孔穴主对法第八，即前文中的内容。

[4] 相须：结合交互使用。

[5] 诰:《说文》:"告也。"

针忌（节选）

《千金》云：夫用针者，先明其孔穴，补虚泻实，勿失其理。针毛皮腠理勿伤肌肉，针肌肉勿伤筋脉，针筋脉勿伤骨髓，针骨髓勿伤诸络。伤筋膜者，愕视失魂；伤血脉者，烦乱失神；伤皮毛者，上气失魄；伤骨髓者，呻吟失志；伤肌肉者，四肢不收失智。此为五乱。因针所生，若更失度，有死之忧也[1]。

《素问》亦云：刺骨无伤筋，刺筋无伤肉，刺肉无伤脉，刺脉无伤皮，刺皮无伤肉，刺肉无伤筋，刺筋无伤骨[2]。刺中心一日死，中肝五日死，中肾六日死，中肺三日死，中脾十日死，中胆一日半死，刺跗上中大脉、血出不止死，刺头中脑户、入脑立死[3]。（又无刺大醉大怒大劳大饥大渴大惊新饱云云，详见素问。）

【串注】

[1]《千金》云……有死之忧也：见于《备急千金要方》卷二十九针灸上用针略例第五。

[2]《素问》亦云……刺筋无伤骨：见于《素问·刺齐论》。

[3] 刺中心一日死……入脑立死：见于《素问·刺禁论》。

审方书

　　经云：爪甲与爪甲角，内间与外间，内侧与外侧，与夫陷中宛宛中，要精审，如某穴去某处几寸，与其穴去处同者，自各有经络。

　　灸膏肓云其间当有四肋三间，灸中间者，谓四肋必有三间，当中间灸，不灸边两间也[1]。

　　《千金》曰：经云，横三间寸者，则是三灸两间，一寸有三灸，灸有三分，三壮之处，即为一寸也[2]。

　　又曰：凡量一夫之法，覆手并舒四指，对度四指上下节横过为一夫，夫有两种，有三指为一夫者，若灸脚弱，以四指为一夫也[3]。

【串注】

　　[1] 灸膏肓云其间当有四肋三间……不灸边两间也：见《千金要方》卷三杂病第七及《铜人》膏肓穴下。

　　[2]《千金》曰……即为一寸也：见前灸例所注。

　　[3] 又曰……以四指为一夫也：见《千金要方》卷七论风毒状第一。

点穴

　　《千金》云[1]：人有老少，体有长短，肤有肥瘦，皆须精思商量，准而折之，又以肌肉文理节解缝会宛陷之中，及以手按之，病者快然，如此仔细安详用心者，乃能得之耳。许希[2]亦云：或身短而手长，或手短而身长，或胸腹短，或胸腹长，或瘠或肥，又不可以一概论也。

《千金》云：凡点灸法，皆须平直四体，无使倾侧，灸时恐穴不正，徒破好肉尔（《明堂》云：须得身体平直，四肢无令拳缩，坐点无令俯仰，立点无令倾侧）。若坐点则坐灸，卧点则卧灸，立点则立灸，反此则不得其穴。

《千金》云：凡灸当先阳后阴，言从头向左而渐下，次后从头向右而渐下，先上后下。

《明堂下》[3]云：先灸于上，后灸于下，先灸于少，后灸于多，皆宜审之。

【串注】

[1]《千金》云：本论《千金》所云，见于《千金要方·灸例》。

[2] 许希：宋代医生。开封（今河南）人，以医为业。曾补翰林医学，会仁宗有疾，希以针愈之，遂赐翰林医官等。希请以所赐建扁鹊庙。后官至殿中省尚药奉御，并著《神应针经要诀》，未见行世。

[3] 明堂下：《明堂下经》。《黄帝明堂（上、下）经》及其祖本是在唐代末期所出现的与《黄帝明堂经》同名而内容迥异的一部针灸书，又称《明堂（上、下）经》，共2卷。

论壮数多少

《千金》云[1]：凡言壮数者，若丁壮病根深笃，可倍于方数，老少羸弱，可减半（又云：小儿七日以上，周年以还，不过七壮，炷如雀屎）。扁鹊灸法有至五百壮千壮。曹氏灸法有百壮有五十壮，《小品》诸方亦然，惟《明堂本经》多云针入六分、灸三壮，更无余论，故后人不准，惟以病之轻重而增损之。凡灸头顶止于七壮，积至七七壮（《铜人》）。若治风则灸上星、前顶、百会，皆至二百壮。腹背宜灸五百壮。若鸠尾、巨阙亦不宜多，四肢但去风邪，不宜多灸，灸多则四肢细而无力（《明上》）。而《千金》于足三里穴，乃云多至三二百壮。心俞禁灸，若中风则急灸至百壮，皆视其病之轻重而用之，不可泥一说，而又不知其有一说也，《下经》只云若是禁穴，《明堂》亦许灸一壮至三壮，恐未尽也。

　　《千金》云：凡宦游吴蜀，体上常须三两处灸之，勿令疮暂差，则瘴疠温疟毒气不能着人，故吴蜀多行灸法。有阿是之法，言人有病，即令捏其上，若里当其处，不问孔穴即得，便快成痛处，即云阿是，灸刺皆验，故曰阿是穴。

【串注】

　　［1］千金云：本论《千金》所云，可见《千金要方·卷第二十九针灸上灸例第六》。

艾炷大小

　　《千金》云 [1]：黄帝曰：灸不三分，是谓徒冤。炷务大也，小弱乃小作之（又云：小儿七日以上，周年以还，不过七壮，炷如雀粪）。《明堂下经》云：凡灸欲艾炷根下广三分，若不三分，即火气不能远达，病未能愈，则是艾炷欲其大，惟头与四肢欲小尔。至《明堂上经》乃云：艾炷依小竹箸头作，其病脉粗细状如细线，但令当脉灸之，雀粪大炷，亦能愈疾。又有一途，如腹内疝瘕[2] 痃[3] 癖[4] 块伏梁气[5] 等，惟须大艾炷。故《小品》曰：腹背烂烧，四肢则但去风邪而已。如巨阙、鸠尾，虽是胸腹穴，灸之不过四七炷，只依竹箸头大，但令正当脉灸之，艾炷若大，复灸多，其人永无心力。如头上灸多，令人失精神。臂脚灸多，令人血脉枯渴，四肢细而无力，既失精神，又加于细，即令人短寿（见承浆穴）。此论甚当，故备着之。

【串注】

[1]《千金》云：本论《千金》云，见于《千金要方》卷第二十九针灸上灸例第六。

[2] 疝瘕：《诸病源候论》卷二十疝病诸候疝瘕候："疝者痛也，瘕者假也。其病虽有结瘕，而虚假可推移，故谓之疝瘕也。由寒邪与脏腑相搏所成。其病腹内急痛，腰背相引痛，亦引小腹痛。"

[3] 痃：《中国医学大词典》："积聚之悬于腹中者，此证多因阴阳之气不和，或忿怒而适当饮食，食气相搏，而痰火附之，遂合并成形，近脐左右，各有一条筋脉扛起，大者如臂如筒，小者如指如笔管如弦。"

[4] 癖：《中国医学大词典》："积聚之潜匿于两肋间者，此证因起居饮食无节，伤及脾胃，或强力作劳，精血亏损，邪冷之气搏结不散，藏于隐僻之所，按之若无物，有时而痛，始觉有物。"

[5] 伏梁气：《诸病源候论》卷十九积聚病诸候伏梁候："心之积，名曰伏梁，起于脐上，大如臂，诊得心积，脉沉而芤，时上下无常处，病腹中热而咽干，心烦掌中热，甚即唾血。"

第十一章 《扁鹊心书》[1]

窦　材[2]

卷上　大病宜灸

医之治病用灸，如煮菜需薪，今人不能治大病，良由不知针艾故也。世有百余种大病[3]，不用灸艾、丹药，如何救得性命，劫得病回？如伤寒、疽疮、劳瘵、中风、肿胀、泄泻、久痢、喉痹、小儿急慢惊风、痘疹黑陷等证。若灸迟，真气[4]已脱，虽灸亦无用矣；若能早灸，自然阳气不绝，性命坚牢。

又世俗用灸，不过三五十壮，殊不知去小疾则愈，驻命根则难。故《铜人针灸图经》云：凡大病宜灸脐下五百壮。补接真气[5]，即此法也。若去风邪四肢小疾，不过三、五、七壮而已。

【串注】

[1] 扁鹊心书：灸法专著。三卷本。

[2] 窦材：南宋医家。真定（今河北正定）人。擅针灸，其师为"关中老医"，窦氏主张"灼艾第一，丹药第二，附子第三"，提倡多壮灸法及服用热药。

[3] 百余种大病：《千金要方》卷一第四："一百一病，不治自

愈；一百一病，须治而愈；一百一病，难治难愈；一百一病，真死不治。"

[4] 真气：《灵枢·刺节真邪》："真气者，所受于天，与谷气并而充身也。"

[5] 凡大病宜灸脐下五百壮。补接真气：今本《铜人腧穴针灸图经》无此十四字。

仲景毁灸法云："火气虽微，内攻有力，焦骨伤筋，血难复也[1]。"余观亘古迄今，何尝有灸伤筋骨而死者！彼盖不知灸法之妙故尔。

孙思邈早年亦毁灸法，逮晚年方信，乃曰：火灸，大有奇功。昔曹操患头风，华佗针之，应手而愈，后佗死复发[2]。若于针处灸五十壮，永不再发。

或曰：人之皮肉最嫩，五百之壮，岂不焦枯皮肉乎？曰：否。已死之人，灸二三十壮，其肉便焦，无血荣养故也。若真气未脱之人，自然气血流行，荣卫环绕，虽灸千壮，何焦烂之有哉。故治病必先别其死生，若真气已脱，虽灸亦无用矣。唯是膏粱之人，不能忍耐痛楚，当服睡圣散，即昏不知痛，其睡圣散[3]余自用灸膝神效，放心服之，断不误人。

【串注】

[1] 火气虽微……血难复也：出《伤寒论·辨太阳病脉证并治中第六》，宋本第116条。

[2] 曹操患头风……后佗死复发：其事见《后汉书·方术列传》及《三国志·方技传》。

[3] 睡圣散：古代口服的麻醉剂，用山茄花、火麻花两药制成。

第十二章 《针经指南》[1]

窦汉卿[2]

气血问答

予问：脉之理果是气耶，果是血耶？

答曰：气血之波澜，身体之橐籥[3]，此说特未契理[4]。脉者陌[5]也，魂魄之生，气血之府也，天地之祖，万物之宗，此说极有气味，吾常拟此。

予问：经之理，果何意耶？

答曰：经者气血经历之路也，故曰经。

予问：身寸[6]之寸拟[7]何寸为寸？

答曰：以中指大指相屈如环，取内侧纹两角为寸，各随大小取之。

问曰：手太阴经起自肺何耶？

答曰：食入于胃，输精于脾，播气于肺[8]，此之谓也。

问曰：周身之穴各有两，如补泻时只刺病所？两穴俱刺耶？

答曰：不然，随病左右而补泻之，左则左补泻，右则右补泻。

问曰：何为络？

答曰：横者为络，络穴一十有五。

问曰：《针经》云灸几壮，针讫而复灸何也？

答曰：针则针，灸则灸，若针而弗灸，若灸而弗针。

问曰：荣卫之理果何为耶？

答曰：《难经》云，血为荣，气为卫 [9]，荣行脉中，卫行脉外 [10]。

问曰：捻针之法有左有右，何谓之左？何谓之右？

答曰：以大指次指相合，大指往上进，谓之左；大指往下退，谓之右，如内针时须索一左一右。

【串注】

[1] 针经指南：金元时期针法专著，内载《针经标幽赋》《针经直说》《流注八穴》《手指补泻法》及《叶蛰宫图》等。其中，《针经标幽赋》流传甚广。

[2] 窦汉卿：金元著名针灸学家。初名杰，字汉卿，后改名默，字子声，广平肥乡（今属河北）人。著《针经指南》《铜人针灸密语》等书。《元史》有其传。

[3] 橐籥（tuó yuè）：《老子》："天地之间，其犹橐籥乎？虚而不屈，动而愈出。"吴澄注："橐籥，冶铸所以吹风炽火之器也。为函以周罩于外者，橐也；为辖以鼓扇于内者，籥也。"

[4] 特未契理：契，合也。《周礼·天官》宰夫掌官契以治藏。特未契理，但没有合乎义理。

[5] 陌：田地之间的小路。此指血脉。

[6] 身寸：同身寸。

[7] 拟：《广雅·释诂一》："拟，度也。"量度。

[8] 食入于胃……播气于肺：《素问·经脉别论》："饮入于胃，游溢精气，上输于脾，脾气散精，上归于肺。"

[9] 血为荣，气为卫：见《难经·三十二难》。

[10] 荣行脉中，卫行脉外：见《难经·三十难》。

真言补泻手法[1]

补　法

左手揩穴，右手置针于穴上，令病人咳嗽一声，针入透于腠理，令病人吹气一口，随吹针至分寸，待针头沉紧时，转针头以手循扪，觉气至，却回针头向下，觉针头沉紧，令病人吹气一口，随吸出针乃闭其穴（谓一手急然孔是也）。虚羸气弱痒麻者补之。

泻　法

左手揩穴，右手置针于穴上，令病人咳嗽一声，针入腠理，复令病人吸气一口，随吸气入针至分寸，觉针沉紧，转针头向病所，觉气至病退，便转针头向下，以手循扪，觉针沉闷，令病人吹气一口，随吹气一口，徐出其针不闭其穴，命之曰泻。丰肥坚硬疼痛者泻之。

【串注】

[1] 真言补泻手法：此补泻之法系《灵枢·九针十二原》“迎随补泻”的发挥。

素问泻必用方，补必用圆 [1]

夫泻必用方，以气方盛也，以月方满也，以日方温也，以身方定也，以息方吸而内针。及复后其方吸而转针，及复后其方呼而徐引针，故曰泻。

夫补必用圆，圆者行也，行者移也。行谓行不宣之气，移谓移未复之脉。故刺必中其荣，及复后吸而推针至血，故圆与方非针也。余不知圣人之意，请后之明达之士详究焉。

【串注】

[1] 泻必用方，补必用圆：出《素问·八正神明论》。

春夏刺浅秋冬刺深

《内经》曰：病有浮沉，刺有浅深，各正其理，无是其道 [1]。然春夏为阳，其气在外，人气亦浮，凡刺者，故浅取之。秋冬为阴，其气在内，人气在脏，凡刺者，故当深取之。又言：春夏各致一阴，秋冬各致一阳。秋冬各致一阳者，谓春夏为阳，谓阴所养，故刺之各致一阴。秋冬为阴，谓阳所养，故刺之各致一阳。春夏温必致一阴者，谓下针深刺至肾肝之部，得其气针便出之，是以引持之阴也。秋冬寒必致一阳者，谓下针浅刺至心肺之部，得气推而内之良久出针，是推内之阳也 [2]。故《素问》曰：春夏养阳，秋冬养阴也 [3]。

【串注】

[1] 病有浮沉……无是其道：《素问·刺要论》为"病有浮沉，刺有深浅，各至其理，无过其道"。

[2] 然春夏为阳……是推内之阳也：《难经·七十难》："然，

春夏者，阳气在上，人气亦在上，故当浅取之；秋冬者，阳气在下，人气亦在下，故当深取之。春夏各致一阴，秋冬各致一阳者，何谓也？然，春夏温，必致一阴者，初下针，沉之至肾肝之部，得气引持之，阴也。秋冬寒，必致一阳者，初内针，浅而浮之，至心肺之部，得气，推内之阳也。是谓春夏必致一阴，秋冬必致一阳。"

[3] 春夏养阳，秋冬养阴也：《素问·四季调神大论》："所以圣人春夏养阳，秋冬养阴，以从其根，故与万物沉浮于生长之门。"

呼吸补泻

补泻者，言呼吸出内以为其法。然补之时，从卫取气也。取者，言其有也。《素问》曰：必先扪而循之，切而散之，推而按之，弹而弩之，爪而下之，通而取之。外别其门，以闭其神呼尽内针，静以久留。以气至为故，如待贵宾，不知日暮，其气以至，适而自护。候吸引针，气不得出，各在其处，推阖其门，令神气存，大气留止，故命曰补[1]，是取其气而不令气大出也。当泻之时，从荣置气也[2]，置其气而不用也。故《素问》曰：吸则内针，无令气忤，静以久留，无令邪有。吸则转针，以得气为故，候呼引针，呼尽乃去，大气皆出，故命曰泻[3]。泻者，是置其气而不用也。若阳气不足，而阴血有余者，当先补其阳，而后泻其阴。阴血不足而阳气有余者，当先补其阴，而后泻其阳。以此则阴阳调和，荣卫自然通行，此为针之要也。

【串注】

[1] 必先扪而循之……故命曰补：出《素问·离合真邪论》。

[2] 然补之时……从荣置气也：是《难经·七十六难》"当补之时，从卫取气；当泻之时，从荣置气"。

[3] 吸则内针……故命曰泻：出《素问·离合真邪论》。

寒热补泻 [1]

假令补冷，先令病人咳嗽一声，得入腠理。复令病人吹气一口，随吹下针，至六七分，肾肝之部，停针。徐徐良久复退针一豆许，乃捻针，问病人觉热否？然后针至三四分，及心肺之部，又令病人吸气内针，捻针，使气下行至病所。却外捻针，使气上行，直达所针穴一二寸，乃吸而外捻针出，以手速按其穴，此为补。

夫病后热者，治之以寒也何如？须其寒者，先刺入肠之分，后得气推内至阴之分。复令病人地气入而天气出，谨按生成之息数足，其病人自觉清凉矣。夫病恶寒者，治之以热也何如？

须其热者，先刺入阴之分，后得气徐引针，至阳之分，复令病人天气入而地气出，亦谨按生成之息数足，其病人自觉知暖矣。

【串注】

[1] 寒热补泻：参《卫生宝鉴》卷二十针法门寒热补泻法："凡补泻之法，皆如前也。若病人患热者，觉针气至病所，即退针三二分，令病人口中吸气，鼻中出气，依本经生成数足，觉针下阴气隆至，依前法出针；若病人患寒者，觉针气至病所，即进针至二三分，令病人鼻中吸气，口中出气，依本经生成数足，觉针下阳气隆至，依前法出针。"

生成数法（生加五）

冷补之时，使气至病，更用生成之息数，令病人鼻中吸气出，自觉热矣。

当热泻之时，使气至病，更用生成之息数，令病人鼻中出气，口中吸气，按所病脏腑之数，自觉清凉矣。

手指补泻

经云：凡补泻，非必呼吸出内，而在乎手指何谓也。故动、摇、进、退、搓、盘、弹、捻、循、扪、摄、按、爪、切者是也。今略备于后：

动：动者，如气不行，将针伸提而已。

退：退者，为补泻欲出针时，各先退针一豆许，然后却留针，方可出之，此为退也。

搓：搓者，凡令人觉热，向外针似搓线之貌，勿转太紧。治寒而里卧针，依前转法，以为搓也。

进：进者，凡不得气，男外女内者，及春夏秋冬各有进退之理，此之为进也。

盘：盘者，为如针腹部，于穴内轻盘摇而已，为盘之也。

摇：摇者，凡泻时，欲出针，必须动摇而出者是也。

弹：弹者，凡补时，可用大指甲轻弹针，使气疾行也。如泻，不可用也。

捻：捻者，以手捻针也。务要识乎左右也，左为外，右为内，慎记耳。

循：循者，凡下针于属部分经络之处，用手上下循之，使气血往来而已是也。经云：推之则行，引之则止。

扪：扪者，凡补时，用手扪闭其穴是也。

摄：摄者，下针如气涩滞，随经络上，用大指甲上下切其气血，自得通行也。

按：按者，以手捻针无得进退，如按切之状是也。

爪：爪者，凡下针用手指作力置针，有准也。

切：切者，凡欲下针，必先用大指甲左右于穴切之，令气血宣散，然后下针，是不伤荣卫故也。

迎随补泻

经云：东方实而西方虚，泻南方而补北方[1]，何谓也？

此实母泻子之法，非只刺一经而已。假令肝木之病实，泻心火之子，补肾水之母，其肝经自得其平矣。五脏皆仿此而行之。

【串注】

[1]东方实而西方虚，泻南方而补北方：见《难经·七十五难》。

第十三章 《医经小学》[1]

刘　纯[2]

卷之三　经脉交会八穴[3]一首

公孙冲脉胃心胸，内关阴维下总同，临泣胆经连带脉，阳维目锐外关逢。后溪督脉内眦颈，申脉阳跷络亦通。列缺任脉行肺系，阴跷照海膈喉咙。

【串注】

[1] 医经小学：全书六卷，其中第三卷为经络专篇编成歌诀十一首，便于诵记。

[2] 刘纯：明代医学家。字宗厚，吴陵（今属江苏）人。

[3] 经脉交会八穴：出自《针经指南·定八穴所在》。

第十四章 《普济方》[1]

朱 橚[2]

卷四百十针灸门 诸经贯舌并取廉泉辨

黄帝《针经》[3]曰：手少阴之别，名通里，系舌本[4]，足少阴之正系舌本，足太阴之正贯舌本[5]，足太阴之脉散舌下，足少阴之脉夹舌本。[6]

《针经》云：足阳明之脉，根于厉兑，结于廉泉[7]。一名舌本，在颔下结喉上。治舌下肿难言，舌纵涎出口噤，舌根急缩，下食难。

《刺疟论》[8]云：舌下两脉者廉泉也。

《刺禁论》[9]云：刺舌下脉太过。血不止，为瘖。

《刺节真邪论》[10]云：取廉泉穴，血变而止，以明宜出血，禁用气针[11]。

或问：取廉泉穴二说不同。一说取颔下结喉上，一说取舌下两脉。何者为当？

答曰：舌本者，乃舌根蒂也。若取舌下两脉，是取舌梢也，舌标也，此法误也。当取颔下者为当，此舌根也。况足阳明之脉，根于厉兑，结于廉泉。颔下，乃足阳明脉之所行也。若取舌下两脉，非阳明经也。戊与癸合，廉泉、少阴也，治涎下。

【串注】

[1] 普济方：明代朱橚主纂。原书一百六十八卷，清《四库全书》本改订为四百二十六卷，医学资料极为丰富，是我国现存最大的一部方书，其中409～424卷为"针灸门"，辑载《明堂灸经》《铜人针灸经》《子午流注针经》《针灸资生经》等内容。还载有窦汉卿等诸家著作。

[2] 朱橚：明太祖朱元璋第五子，安徽凤阳人，封周定王。曾主纂《普济方》共四百二十六卷，其中针灸门十五卷。

[3] 针经：或言《灵枢经》，或可能是早出于《灵枢经》的古医书。《灵枢·九针十二原》与《素问·八正神明论》均载有其名，应早于《灵枢经》《黄帝内经素问》二书。本篇当言其为《灵枢经》。

[4] 手少阴之别，名通里，系舌本：见《灵枢·经脉》。

[5] 足少阴之正系舌本，足太阴之正贯舌本：见《灵枢·经别》。

[6] 足太阴之脉散舌下，足少阴之脉夹舌本：见《灵枢·经脉》。

[7] 足阳明之脉，根于厉兑，结于廉泉：《灵枢·根结》作"阳明根于厉兑，结于颡大"。

[8] 刺疟论：《黄帝内经素问》中的篇章。

[9] 刺禁论：《黄帝内经素问》中的篇章。

[10] 刺节真邪论：《灵枢经》中的篇章。

[11] 气针：指毫针，相较火针而言。如《针灸聚英》卷三："气针者，有浅有深，有补有泻，候气候邪之难，不可误行，恐虚者反泻，实者不宣，又以为害。"又曰："若气针微细，一出其针，针孔即闭，风邪不出，故功不及火针。"

第十五章 《神应经》[1]

陈 会

补泻手法

臣瑾[2]曰：夫针灸有劫病之功者，在于手法而已。倘穴不得其真，功罔奏矣；穴得真矣，补泻不得其道，亦徒然矣。

宏纲[3]先生有曰：世俗所谓补泻之法，补者，以大指向外；泻者，以大指向内[4]，此谬之甚。世医之所谓泻，针法之所谓补也；其补者，针法之所谓泻也。孰不知补泻之法，体之左，有左补泻之法；右，有右补泻之法，随气血所行而治之。不合其理，孰为其治？又曰：《素问》内言针而不灸，灸而不针。庸医针而复灸，灸而复针。后之医者不明轩岐之道，针而复灸，灸而复针者有之。孰不知书中所言某穴在某处，或针几分，灸几壮。此言若用针，当用几分；若用灸，当灸几壮。谓其穴灸者不可复针，针者不可复灸。今之医者，凡灸必先灸三壮，乃用针，复灸数壮谓之透，火艾之说是，不识书中之意，不明轩岐之旨，深可慨也。传曰：愚而好自用，良有以也。昔宏纲先生亦常言，惟腹上用针，随灸数壮，以固其穴亦可，他处忌之，不可以一例用之。此医家权变之说也，不可不知。

【串注】

[1] 神应经：明代陈会撰，刘瑾辑。陈会原著《广爱书》十卷，其徒刘瑾从中选辑切于实用的部分成《神应经》一卷。

[2] 瑾：刘瑾。明仁宗朱高炽命刘瑾重校陈会所著之《广爱书》，并取其中一卷实用者，更名为《神应经》。

[3] 宏纲：即陈会，字善同，号宏纲。

[4] 补者……以大指向内：《针灸大成》卷四三衢杨氏补泻（十二字分次第手法及歌）：凡下针之际，治上大指向外捻，治下大指向内捻。外捻者，令气向上而治病；内捻者，令气至下而治病。如出至人部，内捻者为之补，转针头向病所，令取真气以至病所。如出至人部，外捻者为之泻，转针头向病所，令挟邪气退至针下出也。此乃针中之秘旨也。捻针指法不相同，一般在手两般穷，内外转移行上下，邪气逢之疾岂容。

泻诀直说

臣瑾曰：宏纲先生授曰，取穴即正，左手大指掐其穴，右手置针于穴上，令患人咳嗽一声，随咳纳针至分寸[1]。候数穴针毕，停少时用右手大指及食指持针，细细动摇进退，搓捻其针如手颤之状，谓之"催气[2]"。约行五六次，觉针下气紧。却用泻法，如针左边，用右手大指食指持针，以大指向前，食指向后，以针头轻提往左转。如有数针，候依此法俱转毕。仍用右手大指食指持针，却用食指连搓三下，谓之"飞"[3]。仍轻提往左转，略退针半分许，谓之"三飞一退"。依此法行至五六次，觉针下沉紧是气至极矣，再轻提往左转一二次。如针右边，以左手大指食指持针，以大指向前，食指向后，依前法连搓三下，轻提针头往右转，是针右边泻法。欲出针时，令病人咳一声，随咳出针，此谓之泻法也。

【串注】

[1] 随咳纳针至分寸：随咳进针并刺到相应的深度。

[2] 催气：指针刺未得气时应用各种手法以取得感应。《金针赋》有言："动而进之，催气之法。"又说："气不至者，以手循捏，以手切掐，以针摇、动、进、捻、搓、弹，直待气至。"

[3] 谓之"飞"：原注，谓此法为飞法。《金针赋》有"补者一退三飞，真气自归；泻者一飞三退，邪气自避。"《针灸问对》云："陈氏以搓为飞，他家以进为飞。"

补诀直说

臣瑾曰：昔宏纲先生授曰：凡人有疾，皆邪气所凑，虽病人瘦弱，不可专行补法。经曰："邪之所凑，其气必虚[1]"。如患赤目等疾，明见其为邪热所致，可专行泻法。其余诸疾，只宜平补平泻。须先泻后补，谓之先泻其邪，后补真气[2]。此乃先生不传之秘诀也。如人有疾，依前法[3]针，用手法催气、取气，泻之既毕，却行补法。令病人吸气一口，随吸转针，如针左边，捻针头转向右边[4]，以我之右手大指食指持针，以食指向前，大指向后，仍捻针深入一二分，使真气深入肌肉之分。如针右边，捻针头转向左边，以我之左手大指食指持针，以食指向前，大指向后，仍捻针深入一二分。如有数穴，依此法行之即毕，停少时，却用手指于针头上轻弹三下，如此三次。仍用我之左手大指食指持针，以大指连搓三下，谓之"飞"，将针深进一二分，以针头转向左边，谓之"一进三飞"。以此法行至五六次，觉针下沉紧或针下气热，是气至足矣。令病人吸气一口，随吸出针，急以手按其穴。此谓之补法也。

【串注】

［1］邪之所凑，其气必虚：见《素问·评热病论》。

［2］真气：亦称元气，人之先天之气，生命的原动力。《灵枢·刺节真邪》："真气者，所受于天，与谷气并而充身者也。"

［3］前法：见《泻诀直说》中的进针方法。

［4］捻针头转向右边：与下文"捻针头转向左边"，是说补法针左侧时，逆时针捻转；针右侧时，顺时针捻转。

第十六章 《医学正传》[1]

虞 抟[2]

卷之一 医学或问（节选）

或问：针法有补泻迎随之理，固可以平虚实之证。其灸法不问虚实寒热，悉令灸之，其亦有补泻之功乎？

曰：虚者灸之，使火气以助元阳也；实者灸之，使实邪随火气而发散也；寒者灸之，使其气之复温也；热者灸之，引郁热之气外发，火就燥[3]之义也。

其针刺虽有补泻之法，予恐但有泻而无补焉。经谓泻者迎而夺之，以针迎其经脉之来气而出之，固可以泻实矣；谓补者随而济之[4]，以针随其经脉之去气而留之，未必能补虚也。不然，《内经》何以曰，"无刺熇熇之热，无刺浑浑之脉，无刺漉漉之汗[5]"；"无刺大劳人，无刺大饥人，无刺大渴人，无刺新饱人，无刺大惊人[6]"。又曰："形气不足，病气不足，此阴阳皆不足也，不可刺；刺之，重竭其气，老者绝灭，壮者不复矣[7]。"若此等语，皆有泻无补之谓也，学人不可不知。

【串注】

[1] 医学正传：综合性医书，八卷，明代虞抟著。作者广泛

参考诸家学说，结合家传和个人学术经验予以论述，对医学上的一些问题进行辨析。

　　[2] 虞抟：明代医家。字天民，自号花溪恒德老人，浙江义乌人。家世业医，继承家学，钻研各家著述，以医术闻名。

　　[3] 火就燥：出《周易·乾·文言》。

　　[4] 迎而夺之……随而济之：迎而夺之、随而济之，见《难经·七十九难》，《灵枢·九针解》作"迎而夺之""追而济之"。

　　[5] 无刺熇熇之热……无刺漉漉之汗：见《素问·疟论》。王冰注："熇熇，盛热也"，"浑浑，言无端绪也"，"漉漉，言汗大出也"。

　　[6] 无刺大劳人……大惊人：见《素问·刺禁论》。

　　[7] 形气不足……壮者不复矣：见《灵枢·根结》。

第十七章 《针灸聚英》[1]

高 武 [2]

附辨

或问睛明、迎香、承泣、丝竹空，皆禁灸何也？

曰：四穴近目，目畏火，故禁灸也。以是推之，则知睛明可灸，王注误矣。

或问迎而夺之，随而济之[3]。此固言补泻也，然其义何如？

曰：迎者逢其气之方来。如寅时气来注于肺，卯时气来注大肠，此时肺、大肠气方盛而夺泻之也。随者随其气之方去。如卯时气去注大肠，辰时气去注于胃，肺与大肠此时正虚而补济之也。余仿此。

或问髎穴针入几分，留几呼之说？

曰：愚以为初不如是相拘。盖肌肉有浅深，病去有迟速。若肌肉厚实处则可深，浅薄处则宜浅。病去则速出针，病滞则久留针为可耳。故曰：刺虚者须其实，刺实者须其虚[4]也。

或问孙氏[5]以灸为闭门赶贼何如？

曰：夫以火泻者，疾吹其火，则火气与邪气去矣。此《内经》火泻也，又胡为而闭其门乎。至于气针虽微，妄加无病，则气之泻，若河决下流，不可以其微而轻之也。孙氏之云，特归重于火针耳。要之，言不能无弊，故曰立言难。

或问人神[6]随年岁巡历于身，尻神[7]逐日坐临于人，若人死，此神与之俱死乎！抑出于人之身，漂流于天地间而失所依乎，抑别求人而附之乎！若别欲依人，则人人自有神矣，将漂流天地间，无人可依，神亦离散矣。

既曰：神则灵变莫测者也，何必求人而附之乎，人之心为君主之官，神明出焉，胡不驱此神，使身安而不为针灸所犯乎。

曰：人神尻神，后世术家之言，《素》《难》未有也，何足信哉。

【串注】

[1] 针灸聚英：又名《针灸聚英发挥》，四卷本。明代高武编撰。

[2] 高武：明代针灸学家。别号梅孤子，四明（今浙江鄞州）人。撰有《针灸素难要旨》《针灸聚英》，其针灸论述以《黄帝内经素问》《难经》为准兼融诸家经验，崇尚实际，颇多创建。

[3] 迎而夺之，随而济之：见《难经·七十九难》，参《灵枢·小针解》。

[4] 刺虚者须其实，刺实者须其虚：见《素问·宝命全形论》。王冰注曰："言要以'气至有效'而为约，不必守息数而为定法也。"

[5] 孙氏：指孙思邈。

[6] 人神：古代针灸宜忌说之一。《黄帝虾蟆经》："神所藏行，不可犯伤。"意指人神按时巡行各部，其所在部位，忌用针灸。有"九部旁通人神"、十二部人神、"行年人神"、六十甲子日人神、月内逐日人神、十（天干）日人神、十二（地支）日人神、十二时人神、四季人神、五脏人神等说。见《千金翼方》《普济方》《针灸大成》等。

[7] 尻神：即九宫尻神，古代针灸宜忌学说之一。见《针经指南》。简称尻神。系以九宫八卦为依据，按病人年龄来推算人神所在部位，从而避忌刺灸。

或问：胃之大络，名曰虚里，其动应衣，脉宗气也[1]，而不系于补泻之列，岂以偏穴而废之欤？

曰：此固气之所聚，血之盛会，灸刺之禁地也，其过与不及，自有其道焉。盖中焦之气盛衰，而宗气为之盈缩，取之三里，以下其气，而宗气之盈者消，调之三里，以补其气。而宗气之耗者滋，则其气未尝不补泻也。特以非别走他经，故不在诸络之例，此所以举丰隆而不属虚里也欤。

或问：《素问》《难经》论针之旨何如？

曰：《素问》博而详，《难经》精而约，其道则一而已。孟子谓：博学详说。将以反说约，二书不可偏废也。

或问：古人补泻在井荥俞经合，然睛明、瞳子髎治目疼，听宫、丝竹空、听会治耳聋，迎香治鼻，地仓治口㖞，风池、头维治头项，不系井荥俞经合何也？

曰：以其病在上取之上，其高者因而越之之意也。

《素问》补遗注[2]云：动气至[3]而即出针，今针入穴，邪气吸拔，推之不前，引之不后，转之不移，必俟气衰，然后退针豆许，如此者三而可出也，若仅能转针而遂出之，则血随针泻，在于多气少血之经[4]，尤所当忌。吾尝谓遗篇之补，出于后人之托，其经注一律出于一人之手。由是观之，岂特注说未当而已邪。

十二经络髎穴，各有流注衰旺之时，按时补泻固是。今病在各经络者，或按时亦能去病，盖病著于经，其经自有虚实，补虚泻实，亦自中病也。病有一针而愈，有数针始愈，盖病有新故浅深。新且浅，一针可愈，若深痼者，必数针可去。如服药然，有一二剂病退，有多服至四五十剂，或累百而愈。

【串注】

　　[1] 胃之大络……脉宗气也：见《素问·平人气象论》。

　　[2]《素问》补遗注：《素问·骨空论》补遗篇《刺法论》的注文。《素问》原有《刺法论》《本病论》两篇，在唐代王冰次注《素问》时补入。

　　[3] 动气至：《标幽赋》："沉涩紧而已至"，"气之至也，如鱼吞钩饵之沉浮"。

　　[4] 血随针泻，在于多气少血之经：参《灵枢·九针论》，谓少阳、少阴经针刺时，"出气恶血"。

　　或问：针形至微，何以能泻有余补不足？

　　曰：如气球然，方其未有气也，则屚塌不堪蹴踢，及从窍吹之，则气满起胖，此虚则补之之义也。去其窍之所塞，则气从窍出，复屚塌矣，此实则泻之之义也。

　　或问：《素》、《难》、长沙[1]、东垣、窦肥卿[2]、窦桂芳针法何如？

　　曰：素问犹五经之载道，难经犹易之十翼，发明《素问》、长沙、东垣则如濂洛关闽之精思力践，二窦犹老列荀扬文。虽曰体道，不能无偏倚驳杂。要之《素问》、长沙、东垣如美玉，而二窦诚为有瑕之璧也。

　　或问：《医经小学》云，出针不可猛出，必须作三四次，徐徐转而出之，则无血；若猛出必见血也。《素问》补遗篇注云：动气至而即出针，此猛出也，二说将孰从哉？

　　曰：经络有凝血，与欲大泻者，当猛出；若寻常补泻，必当从《医经小学》也。

　　或问：《铜人》《千金》等书空穴多，《十四经发挥》所载空穴少，如风市、督俞、金津、玉液等，彼有此无，不同何也？

曰：十四经发挥，据《素问》骨空篇论及王注，若《铜人》《千金》纂，皆偏书，非岐黄正经也。

【串注】

[1] 长沙：即张仲景，唐代甘伯宗《名医录》记载张仲景曾为长沙太守，故又称"张长沙"，其方书又被称为"长沙方"。

[2] 窦肥卿：即太师窦汉卿，因为同时期有两个窦汉卿，此窦汉卿系广平肥乡人，而以窦肥卿称之。

第十八章 《针灸问对》[1]

汪 机[2]

卷之上（节选）

一 问

或曰:《内经》治病，汤液醪醴为甚少，所载服饵之法才一二，而灸者四五，其他则明针法无虑十八九。厥后，方药之说肆行，而针灸之法，仅而获存者，何也?

曰:《内经》，上古书也。上古之人，其知道乎! 劳不至倦，逸不至流，食不肥鲜以戕其内，衣不蕴热以伤其外，起居有常，寒暑知避，恬淡虚无，精神内守，病安从生[3]? 虽有贼风虚邪，莫能深入，不过凑于皮肤，经滞气郁而已。以针行滞散郁，则病随已，何待于汤液醪醴耶? 当今之世，道德已衰，以酒为浆，以妄为常，纵欲以竭其精，多虑以散其真，不知持满[4]，不解御神，务快其心，逆于生乐[5]，起居无节，寒暑不避，故病多从内生。外邪亦易中也[6]。经曰: 针刺治其外，汤液治其内[7]。病既属内，非藉汤液之荡涤，岂能济乎? 此和、缓[8]以后，方药盛行，而针灸罕用者，实由世不古若，人非昔比。病有深浅，治有内外，非针灸宜于古，而不宜于今；汤液宜于今。而不宜于古也。经曰：上古作汤液，为而弗服；中古之时，服之万全；当今之世，必齐毒药攻其中，针灸治其外，虽形弊血尽而功不立。此之谓也。

【串注】

[1] 针灸问对：明代汪机编著。共三卷。全书采用问答体裁，内容多取自《黄帝内经》及当时通行的针灸书，书中保存了不少未见于《针灸大成》的资料。

[2] 汪机：明代针灸家。字省之，号石山，祁门朴墅（今属安徽）人。有医学著作多种，曾补记滑寿《读素问钞》成《续素问钞》。其《针灸问对》一书，以问答形式论述针灸基础和具体方法，别具其见解。

[3] 上古之人……病安从生：此段文字的文义见《素问·上古天真论》。

[4] 不知持满：王冰注"《老子》曰：持而盈之，不如其已，言爱精保神，如持盈满之器，不慎而动，则倾竭天真。"

[5] 务快其心，逆于生乐：王冰注："快于心欲之用，则逆养生之乐矣。"

[6] 上古之人……外邪亦易中也:《素问·上古天真论》"夫上古圣人之教下也……以其德全不危也"段落之意。

[7] 针刺治其外，汤液治其内:《素问·汤液醪醴论》："必齐毒药攻其中，镵石针艾治其外也。"

[8] 和、缓：指秦医之医和、医缓。

二　问

或曰：针灸宜于古，而不宜于今，吾已闻命矣。然今之病，亦有针灸而愈者，何也？

经曰：病之始起者，可刺而已[1]。又曰：邪之新客也，未起定处，推之则前，引之则止，逢而泻之，其病立已[2]。盖病之初起，邪之新客，当此之时，元气未伤，邪气尚浅，以针除之，甚得其宜。学者察识于此，而于用针治病，亦可以知其大概矣。故曰：上工刺其未生者也，其次刺其未盛者也，其次刺其已衰者也。下工刺其方袭者也，与其形之盛者也，与其病之与脉相逆者也[3]。故曰：方其盛也，勿敢毁伤，刺其已衰，事必大昌[4]。

【串注】

[1] 病之始起者，可刺而已：见《素问·阴阳应象大论》。

[2] 邪之新客也……其病立已：《素问·离合真邪论》：“邪之新客来也，未有定处，推之则前，引之则止，逢而泻之，其病立已。”

[3] 上工刺其未生者也……与其病之与脉相逆者也：见《灵枢·逆顺》。

[4] 方其盛也……事必大昌：见《灵枢·逆顺》。

三　问

或曰：九针之所主，皆外伤欤？抑亦有内伤欤？

经曰[1]：一曰镵针，头大末锐，令无得深入，主病在皮肤无常者。二曰圆针，筒身圆末，主无伤肉分，主病在分肉间者。三曰锓针，大其身，圆其末，主病在血脉，按脉取气，令邪出也。四曰锋针，筒其身，锋其末，两[2]三隅，主四时八风，客于经络为痼病者，令可以泄热出血而发痼病也。五曰铍针，末如剑锋，主寒与热争，两气相搏，合为痈脓，可以取大脓也。六曰圆利针，令尖如氂[3]，且圆且锐，微大其末，反小其身，主虚邪客于经络而为暴痹，令可深内以取之也。七曰毫针，尖如蚊虻喙，长一寸六分，静以徐往，微以久留，主邪客经络，而为寒热痛痹者也。八曰长针，锋利身薄，主深邪远痹，八风内舍于骨解腰脊骨腠间也。九曰大针，大如梃，尖，微圆[4]，主淫邪流溢于节解皮肤之间，以泻机关之水也。九针长短、大小，各有所施。不得其用，疾弗能移。病浅针深，内伤良肉；病深针浅，病气不泻；病小针大，气泻大甚；病大针小，气不泄泄。机按，今之针士，决痈用锋针、铍针。其他诸病，无分皮肤、肌肉、血脉、筋骨，皆用毫针，余者置而不用，甚有背于经旨矣。于此而知九针所主，多系外邪薄凑为病。用针施泻，深中病情。使今之人而有是病，针亦在所必用。若夫病邪大甚，元气已伤，决非针之所能济矣。假如痨瘵阴虚火动，法当滋阴降火，针能滋阴否乎？痿症肺热叶焦，法当清金补水，针能补水否乎？经曰：阴阳形气俱不足，勿取以针，而调以甘药是也[5]。知此，则病之可针不可针，亦可以类推矣。奈何世之专针科者，既不识脉，又不察形，但问何病，便针何穴，以致误针成痼疾者有矣。间有获效，亦偶中耳。因而夸其针之神妙，宁不为识者笑耶！

【串注】

[1] 经曰：参《灵枢·九针十二原》《灵枢·九针论》与《灵枢·官针》。

[2] 两：疑"刃"之误。

[3] 氄：《后汉书》："狗吠不惊，足下生氄。"李贤注："氄，长毛也。"

[4] 大如梃，尖，微圆：《灵枢·九针十二原》："尖如梃，其锋微圆。"

[5] 阴阳形气俱不足……而调以甘药是也：见《灵枢·邪气脏腑病形》。

四　问

或曰：针灸当明经络，可晓以否？

曰：直行者，谓之经。经有十二，所以行血气，通阴阳，以荣于身者也。其始从中焦注手太阴、阳明；阳明注足阳明、太阴；太阴注手少阴、太阳；太阳注足太阳、少阴；少阴注手厥阴、少阳；少阳注足少阳、厥阴；厥阴复注手太阴也。（此则荣气之行也。然卫气昼但行于阳，而不行于阴；夜但行于阴，而不行于阳。不与荣同道，不与息数同应。）

又曰：五脏之道，皆出于经隧，以行气血，气血不和，百病乃变化而生。是故守经隧焉。（隧，潜道也。经脉行而不见，故谓之经隧。详见"阳经外络内，阴经内络外"条。）旁出者，谓之络。（经之横支，交接别经者。）十二经有十二络。（如太阴属肺，络大肠，手阳明属大肠，络肺之类。）兼阳跷络、阴跷络、脾之大络，为十五络[1]也。皆从十二经之所始，转相灌溉，朝于寸口、人迎也。又曰孙络。（小络也。经脉为里，支而横者为络；络之别者为孙络。

又曰：节之交，三百六十五会者，络脉之渗灌诸节者也。节者，神气之所游行出入者也，非髀肉[2]筋骨也。）

【串注】

[1] 十五络：此十五络从《难经》，参《难经·二十六难》。

[2] 髀肉：《灵枢·九针十二原》作"皮肉"。

五　问

或曰：荣卫之气，亦有别乎？

曰：荣者，水谷之精气也。和调于五脏，洒陈于六腑，乃能入于脉也。故循脉上下，贯五脏，络六腑也[1]。卫者，水谷之悍气也。其气慓疾滑利，不能入于脉。故循皮肤之中，分肉之间，熏于肓膜，散于胸腹。逆其气则病，从其气则愈。不与风寒湿气合也[2]。（详见井荣俞经合注。）

【串注】

[1] 荣者……络六腑也：见《素问·痹论》。

[2] 卫者……不与风寒湿气合也：见《素问·痹论》。

六　问

或曰：经脉与络脉异乎？

曰：经脉十二者，伏行分肉之间，深而不见。其虚实也，以气口[1]知之。诸脉之浮而常见者，皆络脉也。诸络脉不能经大节之间，必行绝道[2]而出入，复合于皮中。其会皆见于外，故诸刺络脉者，必刺其结上，甚血者，虽无结，急取之，以泻其邪而去其血，留之发为痹。凡诊络脉，色青则寒且痛，赤则有热。鱼际络青，胃中寒；鱼际络赤，胃中热。其暴黑者，留久痹也。其有赤有黑有青者，寒热气也。青短者，少气也。凡刺寒热，皆多血络。必间日一取，大血尽而止，乃调其血实。

【串注】

[1] 气口：《素问·经脉别论》："气口成寸，以决死生。"气口，即寸口。

[2] 绝道：指与纵经相横截的路线。《灵枢·经脉》："诸络脉皆不能经大节之间，必行绝道而出入。"

七 问

或曰：经病络病。治有异乎？

经曰[1]：邪之客于形也，必先舍于皮毛，留而不去，入舍于孙络，留而不去，入舍于络脉，（络脉，血络也，非十五络之络。）留而不去，入舍于经脉，内连五脏，散于肠胃。阴阳俱感，五脏乃伤。此邪之从皮毛而入，极于五脏之次也。如此，则治其经焉。（邪客于经，左盛则右病，右盛则左病，亦有移易者，左痛未已。而右脉先病，如此者，必巨刺之，左刺右，右刺左，必中其经，非络脉也。）今邪客于皮毛，入舍于孙络，留而不去，闭塞不通，不得入于经，流溢于大络。（即前血络，外不得出，内不得入故也。）而生奇病也。（病在血络谓奇邪。）夫邪客大络者，左注右，右注左，上下左右，与经相干，而布于四末。其气无常处，不入于经俞，故曰缪刺[2]。（络病，其痛与经脉缪处也，亦宜左刺右，右刺左，虽与巨刺同，此刺络而彼刺经也。）

【串注】

[1] 经曰：指《素问·缪刺论》。

[2] 缪刺：首见于《灵枢·终始》，在《素问·缪刺论》里做了具体的论述。

八 问

或曰：十二经脉皆络三百六十五节，节有病，必被[1]经脉，治之亦有法乎？

曰：五脏得六腑，相为表里，经络支节，各生虚实[2]，其病所居，随而调之。病在脉，调之血；病在血，调之络；病在气，调之卫；病在肉，调之分肉；病在筋，调之筋；病在骨，调之骨，焠针药熨；病不知所痛[3]，两跷为上[4]；身形有痛，九候无病，则缪刺之。（缪刺者，刺络脉，左痛刺右，右痛刺左。）痛在于左，而右脉先病者，巨刺之。（巨刺者，刺经脉也，左痛刺右，右痛刺左。）必谨察其九候，针道毕矣。

【串注】

[1] 被：吴崑：“被，及也。”

[2] 各生虚实：原脱，据《素问·调经论》补。

[3] 病不知所痛：吴崑：“病不知所痛者，湿痹为患，而无寒也。故湿胜为寒，寒胜则痛，今不知所痛，湿痹明矣。”杨上善：“诸骨病不定知于病之所在者，可取足少阴两阴跷。”

[4] 两跷为上：上，杨上善：“胜也。”两跷为上，即取阴跷阳跷脉。

九　问

或曰：经病亦有宜刺者乎？

经曰[1]：肝病，实则两胁痛引少腹，善怒；虚则目䀮䀮无所见，耳无所闻，善恐，如人将捕之，取其经，厥阴与少阳。（非其络病，故取其经，取厥阴治肝气，少阳调气逆。）气逆则头痛，耳聋不聪，颊肿。取血者。（胁中气满，独异于常，乃气逆之诊，随其左右，有则刺之。）心病，实则胸中痛，胁支满痛，膺背肩胛间痛。两臂内痛，虚则胸腹大，胁与腰相引痛，取其经，少阴、太阳。舌本下血，其变病，则刺郄中血。（或呕变也，郄在掌后，去腕半寸。）脾病，实则身重善饥，肉痿，足不收，行善瘈，脚下痛。虚则腹满，肠鸣飧泄，食不化。取其经，太阴、阳明、少阴血。肺病，实则喘咳逆气，肩背痛，汗出，尻阴股膝髀腨足皆痛。虚则少气不能报息[2]，耳聋嗌干。取其经，太阴、足太阳外，厥阴内血。（太阳外，厥阴内，则少阴也。视少阴足脉，左右有血满异常者，刺之。）肾病，实则腹大胫肿，喘咳身重，寝汗憎风。虚则胸中痛，大小腹痛，清厥，意不乐。取其经，少阴、太阳血。（注云：凡刺之道，虚补实泻，不虚不实，以经取之，是谓得道，经络有血，刺而去之，是谓守法。犹当揣形定气，先去血脉，而后乃调有余不足也。）

【串注】

[1] 经曰：指《素问·脏气法时论》。

[2] 不能报息：张景岳："报，复也。不能报息，谓呼吸气短，难于接续也。"

十　问

或曰：六腑病形刺法何如？

经曰[1]：大肠病者，肠中切痛而鸣，冬日重感于寒则泻，当脐痛，不能久立，与胃同候，取巨虚上廉。胃病者，腹胀，胃脘当心而痛，上支两胁，膈咽不通，食饮不下，取之三里。小肠病者，小腹痛，腰脊控睾而痛，时窘之后[2]，当耳前热，若寒甚，若独肩上热甚，及手小指次指间热，若脉陷者，此其候也，取之巨虚下廉。三焦病者，腹胀，小腹尤坚，不得小便，窘急，溢则水留为胀，取之委阳[3]。膀胱病者，小腹偏肿而痛，以手按之，即欲小便而不得，肩上热，若脉陷，及胫踝后、足小指外廉皆热，取之委中。胆病者，善太息，口苦，呕宿汁，心中澹澹，恐人将捕之，嗌中介介然，数唾，在足少阳之本末[4]，亦视其脉之陷下者，灸之，取阳陵泉。（凡刺此者，必中气穴，无中肉节，中肉节，则皮肤痛，中筋，则筋缓，邪气不出，补泻反，则病益笃。）

【串注】

[1] 经曰：指《灵枢·邪气脏腑病形》。

[2] 时窘之后：马莳："痛时窘甚，而欲去后也。"

[3] 委阳：原为委中，据《灵枢·邪气脏腑病形》改。

[4] 足少阳之本末：《太素》卷十一腑病合输注："足少阳本在窍阴之间，标在窗笼，即本末也。"《类经》二十卷第二十四注："本末者，在腑为本，在经者为末也。"

十一问

或曰：精、气、津、液、血、脉，亦有别乎？

经曰[1]：两神相搏，合而成形，常先身生，是谓精。上焦开发，宣五谷味，熏肤，充身，泽毛，若雾露之溉，是谓气。腠理发泄，汗出[2]溱溱，是谓津。谷入气满，淖泽注于骨，骨属屈伸，泄泽补益脑髓，皮肤润泽，是谓液。中焦受气，取汁变化而赤，是谓血。壅遏营气，令无所避，是谓脉。精脱者，耳聋；气脱者，目不明；津脱者，腠理开，汗大泄；液脱者，骨属屈伸不利，色夭，脑髓消，胫酸，耳数鸣；血脱者，色白，夭然不泽，其脉空虚。

【串注】

[1] 经曰：指《灵枢·决气》。

[2] 出：原无，据《灵枢·决气》改。

十二问

或曰：病有在气分者，在血分者，不知针家亦分气与血否？

曰：气分血分之病，针家亦所当知，病在气分，游行不定，病在血分，沉著[1]不移。以积块言之，腹中或上或下，或有或无者，是气分也。或在两胁，或在心下，或在脐上下左右，一定不移，以渐而长者，是血分也。以病风[2]言之，或左足移于右足，或右手移于左手，移动不常者，气分也。或常在左足，或偏在右手，著而不走者，血分也。凡病莫不皆然。

须知在气分者，上有病，下取之，下有病，上取之，在左取右，在右取左。在血分者，随其血之所在，应病取之。苟或血病泻气，气病泻血，是谓诛伐无过，咎将谁归？

【串注】

[1] 沉著：隐伏附着。

[2] 病风：指痹证。

十四问

或曰：形气病气，何以别之？

经曰[1]：形气不足，病气有余，是邪胜也，急泻之。形气有余，病气不足，急补之。形气不足，病气不足，此阴阳俱不足也，不可刺之，刺之则重不足，老者绝灭，壮者不复矣。形气有余，病气有余，此阴阳俱有余也，急泻其邪，调其虚实。故曰：有余者泻之，不足者补之，此之谓也。（夫形气者，气谓口鼻中喘息也，形谓皮肉筋骨血脉也。形胜者，为有余，消瘦者，为不足。其气者，审口鼻中气，劳役如故，为气有余也。若喘息气促气短，或不足以息者，为不足。故曰：形气也，乃人之身形中气血也，当补当泻，不在于此，只在病来潮作之时，病气精神增添者，是病气有余，乃邪气胜也，急当泻之。病来潮作之时，精神困穷，语言无力及懒语者，为病气不足，乃真气不足也，急当补之。若病人形气不足，病来潮作之时，病气亦不足，此阴阳俱不足也，禁用针，宜补之以甘药，不已，脐下气海穴取之。）

【串注】

[1] 经曰：见《灵枢·邪气脏腑病形》。

十五问

或曰：病有脏腑、阴阳、内外、高下，何别何治？原详言焉。

经曰[1]：内有阴阳，外也有阴阳。在内者，以五脏为阴，六腑为阳；在外者，筋骨为阴，皮肤为阳。故曰：病在阴之阴者，刺阴之荥腧，病在阳之阳者，刺阳之合，病在阳之阴者，刺阴之经，病在阴之阳者，刺脉络。

又曰[2]：病有形而不痛者，阳之类也；无形而痛者，其阳完而阴伤之也，急治其阴，无攻其阳；有形而不痛者，其阴完而阳伤之也，急治其阳，无攻其阴；阴阳俱动，乍有形乍无形，加以烦心，命曰阴胜其阳，此谓不表不里，其形不久。

【串注】

[1] 经曰：指《灵枢·寿夭刚柔》。

[2] 又曰：仍为《灵枢·寿夭刚柔》。

经曰[1]：风寒伤形，忧恐忿怒伤气。气伤脏乃病；脏伤形乃应[2]；风伤筋脉，筋脉乃应。此形气外内之相应也。治此者，病九日，三刺而已；病一月，十刺而已。多少远近，以此衰之。久痹不去身者，视起血络，尽出其血。帝曰：内外之病，难易之治何如？伯高曰：形先病而未入脏者，刺之半其日，脏先病而形乃应者，刺之倍其日。

【串注】

[1] 经曰：见《灵枢·寿夭刚柔》。

[2] 气伤脏乃病；脏伤形乃应：《灵枢·寿夭刚柔》作："气伤脏，乃病脏；寒伤形，乃应形。"

经曰[1]：刺诸热者，如以手探汤；刺寒清者，如人不欲行。阴有阳疾者，取之下陵、三里，正往无殆，气下乃止[2]，不下复始也。疾高而内者[3]，取之阴之陵泉；疾高而外者[4]，取之阳之陵泉。经曰[5]：病在上者，阳也；病在下者，阴也；痛者，阴也；以手按之不得者，阴也，深刺之。痒者，阳也，浅刺之。病先起阴者，先治其阴，后治其阳；病先起阳者，先治其阳，后治其阴。（病在上者，下取之；在下者，上取之；病在头者，取之足；在腰者，取之腘；病生于头者，头重；生于手者，臂重；生于足者，足重。治病者。先刺其病所从生者也。）

【串注】

[1] 经曰：指《灵枢·九针十二原》。

[2] 气下乃止：《类经》二十二卷第五十三注："气下，邪气退也。"气下乃止，邪气退而停针。

[3] 疾高而内者：《类经》二十二卷第五十三注："疾高者，在上者也，当下取之。然高而内者属脏，故当取足太阴之阴陵泉。"

[4] 疾高而外者：《类经》二十二卷第五十三注："高而外者属腑，故当取足少阳之阳陵泉也。"

[5] 经曰：指《灵枢·终始》。

经曰[1]：病始手臂者，先取手阳明、太阴而汗出。病始头首者，先取项太阳而汗出。病始足胫者，先取足阳明而汗出。足太阴可汗出，足阳明可汗出，故取阴而汗出甚者，止之于阳。取阳而汗出甚者，止之于阴。

【串注】

[1] 经曰：见《灵枢·寒热病》。

十六问

或曰：经言病有虚邪、有实邪、有贼邪、有微邪、有正邪，何谓也？

经曰[1]：从后来者，为虚邪；从前来者，为实邪[2]；从所不胜来者，为贼邪；从所胜来者，为微邪[3]；自病者，为正邪。假令心病由中风得之，为虚邪，木在火后，生火为母也。饮食劳倦得之，为实邪，土在火前，为子也；中湿得之，为贼邪，水克火也；伤寒得之，为微邪，火胜金也，伤暑得之，为正邪，火自病也。

【串注】

[1] 经曰：见《难经·五十难》。

[2] 从后来者……为实邪：此依五行相生关系而论。后，指生我之脏；前，指我生之脏。

[3] 从所不胜来者……为微邪：此依五行相乘关系而论。所不胜，指克我之脏；所胜，指我克之脏。

十七问

或曰：有正经自病，有五邪所伤，针治亦当别乎？

经曰[1]：忧愁思虑，则伤心；形寒饮冷，则伤肺；恚[2]怒气逆，上而不下，则伤肝；饮食劳倦，则伤脾；久坐湿地，强力入水，则伤肾，此正经自病也。盖忧思喜怒，饮食动作之过，而致然也。风喜伤肝，暑喜伤心，饮食劳倦喜伤脾，（劳倦亦自外至）寒喜伤肺，湿喜伤肾，此五邪所伤也。盖邪由外至，所谓外伤也。凡阴阳、脏腑、经络之气，虚实相等，正也。偏实偏虚，失其正，则为邪矣。由偏实也，故内邪得而生。由偏虚也，故外邪得而入。

（机按：经言，凡病皆当辨别邪正、内外、虚实，然后施针补泻。庶不致误。）

【串注】

[1] 经曰：见《灵枢·邪气脏腑病形》。

[2] 恚：恼恨，愤怒。

三十四问

或曰：诸家言某穴主某病，其说亦可从乎？

曰：治病无定穴也。邪客于人，与正周流上下，或在气分，或在血分，无有定止。故喻用针正如用兵，彼动则此应，或出以奇，或守以正[1]，无有定制。医者不究病因，不察传变，惟守某穴主某病之说，执中无权[2]，按谱[3]施治，譬之狂潦[4]泛溢，欲塞下流而获安者，亦偶然耳。

夫病变无穷，灸刺之法亦无穷，或在上，下取之；或在下，上取之；或正取之；或直[5]取之。审经与络，分血与气，病随经所在，穴随经而取，庶得随机应变之理，岂可执以某穴主某病哉？或曰：此固然矣，但学者望洋无下手处。曰：譬犹匠者，教人以规矩取方圆也，规矩之法在师，方圆之法则在子弟。夫圣人之于针，非经络孔穴，无以教后学，后学非经络孔穴，无以传之师。苟不知通变，徒执孔穴，所谓按图索骥，安能尽其法哉？故曰："粗守形，上守神，粗守关，上守机，机之动，不离其空中[6]。"此之谓也。

【串注】

[1] 或出以奇，或守以正：古代兵家术语。《孙子·势篇》："战势不过奇正，奇正之变，不可胜穷也。"

[2] 执中无权：执中，遵守中正之道，无过与不及。权，权

变。执中无权，谓遵守旧规，不知增减变通。

[3] 谱：图书资料类。

[4] 狂潦：狂风暴雨成灾。

[5] 直：疑当作"侧"。

[6] 粗守形……不离其空中：见《灵枢·九针十二原》。

三十五问

或曰：八穴治病，多有效者，何如？

曰：人身正经十二，奇经有八，大络十五，小络三百余，皆所以行气血也。圣人取穴，三百六十有六，按岁之三百六十六日也。后人以为未尽，更取奇穴，是犹置闰月也。故经络不可不知，孔穴不可不认。不知经络，无以知血气往来。不知孔穴，无以知邪气所在。知而用，用而的[1]，病乃可安。今之用八穴者，络穴六，经穴二[2]，余络余经，置而不用。速求巧捷，遂悖圣经。又有六十六穴，拘于日时开阖，用之犹未周备，而况拘于八穴者乎？盖八穴病在气分，则有可劫之功，若在血分，徒损元气，病何由安？正是血病而泻气也。邪在血分，则直求病之所在，而取之可也。今人泥而不用，良可笑耶。

【串注】

[1] 的：喻切中病情。

[2] 络穴六，经穴二：络穴六，八脉交会穴中的公孙、列缺、内关、外关、申脉、照海六穴；经穴二，指足临泣、后溪二穴。

三十八问

或曰：伤寒刺期门穴者，何如？

曰：十二经始于手太阴之云门，以次而传，终于足厥阴之期门。期门者，肝之募也，伤寒过经不解，刺之，使其不再传也。妇人经脉不调，热入血室[1]，刺之，以其肝藏血也。胸满腹胀，胁下肥气[2]，凡是木郁诸疾，莫不刺之，以其肝主病也。经云：穴直乳下两肋端[3]。又曰：在不容旁一寸五分[4]。古人说得甚明，今人不解用也。

【串注】

[1] 热入血室：见《伤寒论·辨太阳病脉证并治》。

[2] 肥气：五积病之一，属肝之积。《难经·五十六难》："肝之积，名曰肥气，在左胁下如覆杯。"

[3] 穴直乳下两肋端：见《千金要方》卷十七肺脏积气第五："直两乳下第二肋端旁一寸五分。"

[4] 不容旁一寸五分：见《针灸甲乙经》卷之三腹自期门上直两乳夹不容两旁各一寸五分下行至冲门凡十四穴第二十二："第二肋端，不容旁各一寸五分，上直两乳。"

五十八问

问曰：《保命全形论》[1]所言刺法，古圣传心之要典也，今之针士，略无一言以及之，何耶？

曰：古语微奥，必须沉潜玩味，乃能深契。今人喜简厌繁，但求熟于歌赋，其于圣经，视为虚文，孰肯留心于此哉？今吾子[2]有志于此，可谓知本者矣，敢详述之于左。岐伯曰：凡刺之真，必先治神[3]。（专其精神，不妄动乱，刺之真要，其在兹乎！）五脏已定，九候[4]已备，后乃存针。（先定五脏之脉，备循九候之诊，而有太过不及者，然后乃存意于用针之法。）众脉不见，众凶弗闻，外内相得，无以形先。（众脉，谓七诊之脉。众凶，谓五脏相乘。外内相得，言形气相得也。无以形先，言不以己形之盛衰寒温，料病人之形气，使同于己。）可玩往来，乃施于人。（玩，谓玩弄，言精熟也。经曰：谨熟阴阳，无与众谋，此其类也。）人有虚实，五虚勿近，五实勿远，至其当发，间不容瞚。（人之虚实，非其远近而有之，盖由气血一时之盈缩耳。然其未发，则如云垂而视之可久；至其发也，则如电灭而指所不及。迟速之殊，有如此矣。瞚，音舜。《太素》作眴。）手动若务，针耀而匀。（手动用针，心如专务于一事。针耀而匀，谓针形圆净，上下均平也。）静意视义，观适之变，是谓冥冥，莫知其形。（冥冥，言血气变化之不可见也。故静意视息，以义斟酌，观所调适经脉之变易耳。虽且针下用意精微，而测量之，犹不知变易形容谁为其象也。新校正云：观其冥冥者，形容荣卫之不形于外，而工独知之。以日之寒温，月之虚盛，四时气之浮沉，参伍相合而调之。工常先见之，然而不形于外，故曰观其冥冥。）见其乌乌，见其稷稷，从见其飞，不知其谁。（乌乌，叹其气至；稷稷，嗟其已应。言所针之得失，如从空中见飞鸟之往来，岂复知其所使之元主耶？是但见经脉盈虚而为信，亦不知其谁之所召遣耳！）伏如横弩，起如发机。（血气之未应针，则伏如横弩之安静；其应针也，则起如机发之迅疾。）帝曰：何如而虚，何如而实。（言血气既伏如横弩，起如发机，然其虚实，岂留呼而可为准定耶？虚实之形，何如而约之？）岐伯曰：刺虚者，须其实；刺实者，须其虚。（刺虚须其实者，阳气隆至针下热，乃去针也；刺实须其虚者，留针阴气隆至针下寒，乃去针也。言要以气至有效而为约，不必守息数而为定法。）经气已至，慎守勿失。（勿变更也，无变法而失经气也。）深浅在志，远近若一，如临深渊，手如握虎，神无营于众物。（深浅在志，知病之内外也。远近如一，深浅其候等也。如临深渊，不敢堕也。手如握虎，欲其壮也。神无营于众物，静志观病人，无左右视也。）

【串注】

[1] 保命全形论：据《素问》，应为"宝命全形论"。

[2] 吾子：对人相亲爱之称呼。

[3] 凡刺之真，必先治神：见《素问·宝命全形论》。

[4] 九候：原作"九法"，据《素问·宝命全形论》改。

五十九问

问曰:《灵枢》第一篇[1],针之大经大法,不可不读也,其中义有不可晓者,奈何?

曰:此上古之书,传写已久,其中多有缺误,但当通其所可通,缺其所可疑也。岐伯曰:小针之要,易陈而难入。(易陈者,易言也。难入者,难著于人也。)粗守形,(守刺法也。)上守神,(守人之血气有余不足,可补泻也。)神乎,神客在门。(神客者,正邪共会也。神,正气;客,邪气。在门者,邪循正气之所出入也。)未睹其疾,恶知其原?(先知邪正何经之疾,然后乃知所取之处也。)刺之微,在速迟。(徐疾之意也。)粗守关,(守四肢而不知血气邪正之往来也。)上守机。(知守气也。)机之动,不离其空,(知气之虚实,用针之疾徐也。)空中之机,清静而微。(针以得气,密意守气勿失也。)其来不可逢,气盛不可补也。其往不可追。(气虚不可泻也。)知机之道者,不可挂以发;(言易失也。)不知机道,叩之不发。(言不知补泻之意,血气已尽,邪气不下也。)知其往来,(知气之逆顺盛虚也。)要与之期。(知气之可取之时也。)粗之暗乎,(冥冥不知气之微密也。)妙哉,工独有之。(尽知针意也。)往者为逆,(言气之虚小。小者,逆也。)来者为顺。(言形气之平。平者,顺也。)明知逆顺,正行无问。(言知所取之处也。)迎而夺之,(泻也,)恶得无虚;追而济之,(补也,)恶得无实。迎之随之,以意和之。虚则实之;(言气口虚而当补也。)满则泻之;(言气口盛而当泻也。)针解曰:气虚则实之者,针下热也。气实乃热也。满而泻之者针下寒也。气虚亦寒也。宛陈则除之;(去血脉也。)邪胜则虚之。(言诸经有盛者,皆泻其邪也。针解曰:出针勿按,穴俞且开,故得经虚,邪气发泄也。)徐而疾则实;(言徐内而疾出也。针解曰:徐出。谓得经气已久,乃出之;疾按,谓针出穴已,疾速按之,则真气不泄,经脉气全,故实。)疾而徐则虚。(言疾内而徐出也。针解曰:疾出,谓针入穴已至于经脉，则疾出之；徐按，谓针出穴已，徐缓按之则邪气得泄，精气复闭，故虚。）**言实与虚，若有若无。**（言实者，有气；虚者，无气也。针解曰：言实与虚者，寒温气多少也。寒温谓经脉阴阳之气；若无若有者，疾不可知也。言其冥昧不可即而知也。不可即知，故若无；慧然神悟，故若有也。）**察后与先，若亡若存。**（言气之虚实，补泻之先后也，察其气之以下与常存之。）**为虚与实，**（针解曰：为虚与实者，工勿失其法。）**若得若失。**（言补则秘然若有得；泻则恍然若有失也。针解曰：若得失者，离其法也。妄为补泻，离乱大经。误补实者，转令若得，误泻虚者，转令若失也。难经曰：实之与虚者，牢濡之意。气来实牢者，为得；濡虚者，为失。气来实牢濡虚，以随济迎夺而为得失也。言实与虚，若有若无者，谓实者有气，虚者无气也。言虚与实，若得若失，谓补者秘然若有得也。泻者恍然若有失也。得失有无，义实相同，故交举而互言之。）**虚实之要，九针最妙。**针解曰：为其各有所宜也。热在头身，宜镵针；肉分气满，宜圆针；脉气虚少，宜锟针；泻热出血，发泄痼病，宜锋针；破痈肿，出脓血，宜铍针；调阴阳，去暴痹，宜元利针[2]；刺治经络中痛痹，宜毫针；痹深居骨解腰脊节腠之间者，宜长针；虚风舍于骨解皮肤之间者，宜大针。（此谓各有所宜也。）**补泻之时，**（与气开阖相合也。气当时刻谓之开，已过未至谓之阖。）**以针为之。**（九针各不同形。长短锋颖不等，或补或泻，宜随其疗而用之。机按：此节示人当知圆机活法，不可守经无权，与夫邪正之所当别，虚实之所当知，补泻之所当审。皆针家之要务，学者不可不熟读也。）

　　泻曰必持纳之，放而出之，排阳得针[3]，邪气得泻。按而引针，是谓内温，血不得散，气不得出也，补曰随之，随之意，若妄之，若行若按，如蚊虻止，如留如还，去如弦绝，令左属右[4]，其气故止，外门已闭，中气乃实。必无留血，急取诛之。持针之道，坚者为宝，正指直刺，无针左右，神在秋毫，属意病者，审视血脉者，刺之无殆。方刺之时，必在悬阳[5]，及与两卫，神属勿去，知病存亡。血脉者，在输横居，视之独澄[6]，切之独坚。
（机按：上节文义不相蒙，恐有脱误，且针解篇亦置之不释，可见非错简则衍文。）

【串注】

[1]《灵枢》第一篇：第一篇为《灵枢·九针十二原》。

[2] 员利针：原作"圆"，据《灵枢·九针十二原》改。

[3] 排阳得针：得，《甲乙经》《太素》（复刻本）作"排阳出针"。

[4] 令左属右：《类经》："右手出针，左手随而按扪之，是令左属右也。"

[5] 悬阳：《针灸问对》："皮肤者，为悬阳。"张志聪："悬阳，心也。"刘衡如："目为悬阳。"今多从刘说。

[6] 视之独澄：《甲乙经》《太素》（复刻本）作"视之独满"。

六十问

问曰：《灵枢》首篇，多有脱误，既闻命矣，其中云："悬阳""两卫"，亦有义乎否乎？

曰：此节文义亦不甚莹[1]，今姑随文释义，以俟明哲正焉[2]。悬者，悬远也。谓皮肤浮浅之气，谓天之阳与地之阴相悬隔也，故曰悬阳。卫者，气也，行于阳，为卫之阳；行于阴，为卫之阴，故曰两卫。总而言之，悬阳、两卫，同一气也。分而言之，皮肤者，为悬阳；肌肉者，为卫之阳；筋骨者，为卫之阴。经曰：内有阴阳，外亦有阴阳。在内者，五脏为阴，六腑为阳；在外者，筋骨为阴，皮肤为阳。故曰：病在阴之阴者，刺阴之荥、俞；病在阳之阳者，刺阳之合；病在阳之阴者，刺阴之经；病在阴之阳者，刺络脉[3]是也。神属勿去者，正气犹相附属也。经曰：身居静处，占神往来[4]。又曰：入脏者死，以神去也[5]。存亡者，死生也。血脉在腧横居者[6]，言邪入血脉，注于穴腧，则横逆也。经曰：血气扬溢[7]是也。澄者，静而明也。经曰：沉而留止[8]。又曰：病深专者，刺大脏[9]是也。坚者，强而急也。经曰：察其脉之缓急，肉之坚脆，而病形定矣[10]是也。盖谓工之用针，当知气之邪正，病之生死也。初则浅之，以候皮肤之气；次则深之，以候肌肉之气。又次则深之，以候筋骨之气。若邪虽内舍，而神犹附属者，则病尚可以生也。或邪入血脉，注于经腧而横逆者，则神将去矣。邪之横逆，审而视之；则渊澄而可见。切而按之，则劲急而可辨。用针之际，岂可不谨候乎。

【串注】

[1] 莹：《说文》："莹，玉色。一曰石之次玉者。"此指透明、明了。

[2] 以俟明哲正焉：以期通达此文证其本义。

[3] 内有阴阳，外亦有阴阳……刺络脉：见《灵枢·寿夭刚柔》。

[4] 身居静处，占神往来：见《灵枢·终始》。

[5] 入脏者死，以神去也：见《素问·痹论》。

[6] 血脉在腧横居者：见《灵枢·九针十二原》。

[7] 血气扬溢：见《素问·八正神明论》。

[8] 沉而留止：见《素问·八正神明论》。

[9] 深专者，刺大脏：见《素问·长刺节论》。

[10] 察其脉之缓急……而病形定矣：见《灵枢·论疾诊尺》。

卷之中（节选）

六十一问

问曰：迎而夺之，恶得无虚？随而济之，恶得无实[1]？然古今所论迎随之义，及所用迎随之法，各各不同，愿发明之。

曰：《素》《难》所论，刺法之正也。今医所传，无稽之言也。不求诸古而师诸今，所谓下乔木，入幽谷，岂能升堂而入室哉？兹以古法释之于前，以今法辨之于后，则古是今非，判然如黑白矣。

岐伯曰：迎而夺之，恶得无虚？言邪之将发也，先迎而亟夺之，无令邪布。故曰：卒然逢之，早遏其路。又曰：方其来也，必按而止之[2]。此皆迎而夺之，不使其传经而走络也。仲景曰：太阳病，头痛七日以上自愈者，以行其经尽故也。若欲作再经者，针足阳明，使经不传则愈[3]。刺疟论曰：疟发身方欲热。刺跗上动脉，开其孔，出其血，立寒；疟方欲寒，刺手阳明、太阴，足阳明、太阴，随井俞而刺之，出其血。此皆迎而夺之之验也。夫如是者，譬如贼将临近境，则先夺其便道，断其来路，则贼失其所利，恶得无虚？而流毒移害，于此而可免矣。随而济之，恶得无实，言邪之已过也，随后以济助之，无令气忤。故曰：视不足者，视其虚络，按而致之，刺之。而刺之无出其血，无泄其气，以通其经，神气乃平[4]，谓但通经脉，使其和利，抑按虚络，令其气致。又曰：太阴疟，病至则善呕，呕已乃衰，即取之[5]。言其衰即取之也，此皆随而济之。因其邪过经虚而气或滞郁也。经曰：刺微者，按摩勿释，着针勿斥，移气于不足，神气乃得[6]。（按摩其病处，手不释散；着针于病处，亦不推之，使其人神气内朝于针，移其人神气令自充足，则微病自去，神气复常。）岐伯曰：补必用圆。圆者，行也。行者，移也[7]。谓行未行之气，移未复之脉，此皆随而济之之证也。所以然者，譬如人弱难步，则随助之以力，济之以舟，则彼得有所资，恶得不实？其经虚、气郁，于此而可免矣。迎夺随济，其义如此。（他章又曰：追而济之[8]。注云：追，补也。或云：追、随同一意。《灵枢》曰：补曰随之，随之意，若妄之，若行若按，如蚊虻止[9]。此又似徐缓之意。后人训，随有随即之意，谓邪去经虚。随即用补以助之。愚谓补法兼此数义，故其所释，各有不同。)《难经》曰：迎而夺之者，泻其子也；随而济之者，补其母也[10]。假令心病，火也。土为火之子，手心主之俞，大陵也。实则泻之，是迎而夺之也。木者，火之母，手心主之井，中冲也。虚则补之，是随而济之也。迎者，迎于前；随者，随其后。此假心为例，余可类推。补写云手心主，所谓少阴无俞，手少阴与手厥阴同治也。调气之方，必在阴阳者，内为阴，外为阳；里为阴，表为阳。察其病之在阴在阳而调之也，如阴虚阳实，则补阴泻阳；阳虚阴实，则补阳泻阴。或阳并于阴，阴并于阳；或阴阳俱虚俱实，皆随其所见而调之。（一说男外女内，表阳里阴。调阴阳之气者，如从阳引阴，从阴引阳；阳病治阴，阴病治阳之类也。）机按：《素》《难》所论迎随不同者，《素问》通各经受病言，《难经》主一经受病言。病合于《素问》者，宜依《素问》各经补泻之法治之。病合于《难经》者，宜从《难经》子母迎随之法治之。各适其宜，庶合经意。又按：《玄珠经》[11]曰：五运之中，必折其郁气，先取化源。其法：太阳司天，取九月，泻水之源。阳明司天，取六月，泻金之源。少阴司天，取三月，泻火之源。太阴司天，取五月，泻土之源。厥阴司天，取年前十二月，泻木之源。乃用针迎而取之之法也。详此迎取之法，乃治气运胜实淫郁，鼓用此法以治之，与《素》《难》之法不同也。

赋曰：足之三阳，从头下走至足；足之三阴，从足上走入腹；手之三阳，从手上走至头；手之三阴，从胸下走至手。捻转逆其经为迎，顺其经为随。假之足之三阳，从头下走至足，捻针以大指向后，食指向前，为逆其经而上，故曰迎；以大指向前，食指向后，为顺其经而下，故曰随。三阴亦准此法。

机按：经曰迎者，迎其气之方来而未盛也，泻之以遏其冲，何尝以逆其经为迎？随者，随其气之方往而将虚也，补之以助其行，何尝以顺其经为随？所言若是，其诞妄可知矣。岂可示法于人哉？

赋曰：迎者，迎于前；随者，随于后。迎接犹提也；随送犹按也。针在孔穴之内，如舟在急流之中，拽上曰逆，撑下曰顺。拽上犹提也，撑下犹按也。故曰：迎而夺之有分寸，随而济之有浅深。又曰：动退空歇，迎夺右而泻凉[12]；推内进搓，随济左而补暖[13]。动退空三字，明言提而出也；推内进三字，明言按而入也，迎随即提按也。

机按：经言提针为泻，按针为补，是知提按只可以言补泻，不可以释迎随之义。

赋曰：吸而捻针，左转为泻为迎，呼而捻针，右转为补为随。

机按：经曰：吸则内针，无令气忤，静以久留，无令邪布，吸则转针，以得气为故，候呼引针，呼尽乃去，大气皆出，故命曰泻。呼尽内针，静以久留，以气至为故，如待所贵，不知日暮；其气已至，适而自护，候吸引针气不得出，各在其处，推阖其门，令神气存，大气留止。故命曰补[14]。（呼谓气出；吸谓气入；转谓转动；扪循谓手摸；欲气舒缓，切谓指按，使经脉宣散；推按谓排壅其皮以闭穴；弹怒使脉气填[15]满爪下，置针准定，审视气已平阔，则慎守勿更改，使疾更生也。即此观之，则呼吸亦可以言补写，不可释迎随。且古人用针，但曰转、曰动而已，并无所谓左转为泻，右转为补。可见赋中所说，率多无稽之谈，学者师之，宁免谬妄！）

【串注】

[1] 迎而夺之……恶得无实：见《灵枢·九针十二原》。

[2] 方其来也，必按而止之：见《素问·离合真邪论》。

[3] 太阳病……使经不传则愈：见《伤寒论》第八条。

[4] 视不足者……神气乃平：见《素问·调经论》。

[5] 太阴疟……即取之：见《素问·刺疟》。

[6] 按摩勿释……神气乃得：见《素问·调经论》。

[7] 补必用圆……移也：见《素问·八正神明论》。

[8] 追而济之：见《灵枢·小针解》。

[9] 补曰随之……如蚊虻止：见《灵枢·九针十二原》。

[10] 迎而夺之者……补其母也：见《难经·七十九难》。

[11] 玄珠经：古代经书，《宋史·艺文志》载有《圆象玄珠经》，五卷，分类为子部五行类。

[12] 动退空歇，迎夺右而泻凉：右，右旋。杨继洲《针灸大成》注："动退，以针摇动而退，如气不行，将针伸提而已。空歇，撒手而停针。迎，以针逆而迎夺，即泻其子也。"

[13] 推内进搓，随济左而补暖：杨继洲《针灸大成》注："推内进者，用针推内而入也。搓者，犹如搓线之状，慢慢转针，勿令太紧。随，以针顺而随之。济，则济其母也。"

[14] 吸则内针，无令气忤……故命曰补：见《素问·离合真邪论》。

[15] 填：《素问·离合真邪论》作膩。

六十二问

或曰：针灸书有针法歌括，又有宏纲陈氏[1]针法，今详述之，以求质正，庶使知有所适从也。

歌曰：先说平针法，含针口内温，按揉令气散，掐穴故教深，持针安穴上，令他嗽一声，随嗽归天地，停针再至人，次提针向病，针退天地人，（掐穴着力重些，最好令嗽一声，左右用针转入孔穴。则针易入不差，病人亦不知痛。）补必随经刺，令他吹气频，随吹随左转，逐归天地人，待气停针久，三弹更熨温，出针口吸气，急急闭其门。泻欲迎经取，吸则内其针，吸时须右转，依次进天人，转针仍复吸，依法要停针，出针吹出气，摇动大其门[2]。（凡出针不可猛出，猛出必见血也，必须作两三次徐徐转而出之。有晕针者，夺命穴[3]救之。穴在手膊上侧筋骨陷中，从肩至肘，正在当中即是，虾蟆儿[4]上边也。）

宏纲陈氏谓：取穴既正，用左手大指掐穴，右手置针穴上，令嗽一声，随嗽内针至分寸，候针数穴毕，停少时，用右手大指及食指，持针细细动摇，进退搓捻，如手颤之状。谓之催气。约行五六次，觉针下沉紧，却用泻法，令患人呼气一口，随呼转针。如针左边，以右手大指、食指持针，大指推前，食指向后，轻提针头左转。若针数穴，俱依此法。转毕仍用右手大指、食指持针，却用食指连搓三下，谓之飞。却轻提住针头左转，略退半分许，谓之三飞一退，依此行至五六次，觉针下沉紧，是气至极矣，再轻提住针头，左转一二次，如针右边，以左手大指食指持针，大指向前，食指向后，依前法轻提针头右转，是针右边泻法。欲出针时，令咳一声，随咳出针，此谓之泻。补则依前法催气毕，觉针下气至，却行补法，令患人吸气一口。随吸转针。如针左边，捻针头转向右边，以我之右手大指食指持针，以大指向后，食指向前，仍捻针深入一二分，使真气深入肌肉之分，如针右边，捻针头转向左边，以我之左手大指食指持针，食指向前，大指向后，仍捻针深入一二分。若针数穴，俱依此法。行毕停少时，却用手指于针头上轻弹三下，如此三次，仍用我之左手大指食指持针，以大指连搓三下，谓之飞。将针深进一二分，轻提针头转向左边，谓之一进三飞。依此法行五六次，觉针下沉紧，或针下气热，是气至足矣。令病人吸气一口，随吸出针，急以手按其穴，此谓之补。

机按：以上二法，大同小异。但陈氏以搓为飞，他家以进为飞，无从可考，莫知谁是。其余有可议者，详辨于后，兹不复赘。

【串注】

[1] 宏纲陈氏：即陈会，字善同，号宏纲。著《广爱书》，后由弟子刘瑾校补，编成《神应经》。

[2] 先说平针法……摇动大其门：此段为"针法歌"。

[3] 夺命穴：《医学纲目》称，夺命穴"在曲泽上一尺"，"直两乳头，以篾量过，当两臑脉络上……俗呼为虾蟆穴也"。

[4] 虾蟆儿：指肱二头肌，隆起如虾蟆状。

六十三问

或曰：捻针之法，有左有右，有内有外，男子左泻右补，女人右泻左补[1]，何谓也？

曰：以食指头横纹至指梢为则，捻针以大指食指相合，大指从食指横纹捻上，进至指梢为左、为外；从指梢捻下，退至横纹为右、为内。内针之时，须一左一右，捻入穴俞。经曰：知为针者信其左，不知为针者信其右[2]。谓当刺时，先以左手压按、弹怒、爪切，使气来如动脉应指，然后以右手持针刺之，待气至针动，因推针而内之，是谓补。动针而伸之，是谓泻。古人补泻心法，不出乎此，何尝有所谓男子左泻右补，女人左补右泻也哉？是知补泻转针，左右皆可，但当识其内则补，伸则泻耳。后人好奇，广立诸法，徒劳无益。

【串注】

[1] 男子左泻右补，女子右泻左补：见何若愚《流注指微赋》。

[2] 知为针者信其左，不知为针者信其右：见《难经·七十八难》。

六十四问

或曰：今针家有十四法，又有青龙摆尾，白虎摇头，苍龟探穴，赤凤迎源，龙虎交战，龙虎升腾，子午捣臼，烧山火，透天凉，阳中隐阴，阴中隐阳，抽添法，调气，进气，纳气，留气，种种诸法，亦可师欤否欤？

曰：此法多出《金针赋》，观其自序可谓得之难，宝之至，考其针法，合理者少，悖理者多，错杂紊乱，繁冗重复，今敢条陈，以俟明哲。

三才法

补者呼气，初针刺至皮内，号曰天才；少停进针，刺至肉内，号曰人才；又停进针，刺至筋骨之间，号曰地才。得之补气，再停良久，退针人部，待气沉紧，倒针朝病，进退往来，飞经走气，尽在其中。泻者，吸气针至天部，少停直至地部，得气泻之，再停良久，退至人部，待气沉紧，倒针朝病，施法同前。少停者，三息也。再停者，五息也。

经曰[1]：徐而疾则实，疾而徐则虚者，谓徐出针而疾按之，则真气不泄而实也；疾出针而徐按之，则邪气得出而虚也。赋言[2]：内针作三次进，出针作三次退。与经文徐而疾、疾而徐之意大不相合。且针出内而分三才，肉厚穴分用之无碍，肉薄去处法将何施？故针者惟当察其肉之厚薄，而酌其宜，庶几无害。经曰：刺有浅深，各正其理，此之谓也。他篇又云：补法三次进，一次退。（假如此穴五分[3]，先针入二分，候得气，再入二分，候得气，更入一分，撞五分止，然后急出其针，便以左手大指按其针孔，勿令出血。）泻法一次进，三次退。（假如此穴合针五分，便针入五分，候得气，便退针二分，少停，又退二分，少停，候得气，则起针，慢出不闭针孔，令其气出。）与此补作三次进，二次退，泻作二次进，三次退。前后所言，亦自相矛盾矣。

经曰：义无斜下者，欲端以正也，谓指直刺，针无左右也。惟针阳分，或卧针取之，赋言倒针朝病，与经相反。其曰飞经走气，考经无载，不敢妄议。

【串注】

[1] 经曰：指《素问·针解》。

[2] 赋言：指《金针赋》。

[3] 分：原文无“分”字，据文义补。

六十七问

或曰：今医用针，动辄以袖覆手，暗行指法。谓其法之神秘，弗轻示人，惟恐有能盗取其法者，不知果何法耶。

曰：《金针赋》十四法，与夫“青龙摆尾”等法，可谓已尽之矣，舍此而他，求法之神秘，吾未之信也。况此等法，证之于经，则有悖于经，质之于理，则有悖于理。彼以为神，我以为诡，彼以为秘，我以为妄。固可以愚弄世人，实所以见鄙识者。古人有善，惟恐不能及人，今彼吝啬至此，法虽神秘。殆必神亦不佑，法亦不灵也，奚足尚哉！

六十八问

或曰：今医置针于穴，略不加意，或谈笑，或饮酒，半晌之间，又将针捻几捻，令呼几呼，仍复登筵，以足其欲，然后起针，果能愈病否乎？

曰：经云：凡刺之真，必先治神[1]。又云：手动若务，针耀而匀，静意视义，观适之变[2]。

又云：如临深渊，手如握虎，神无营于众物[3]。又云：如待所贵，不知日暮[4]。凡此数说，敬乎怠乎？又云：虚之与实，若得若失；实之与虚，若有若无，谓气来实牢者为得，濡虚者为失。气来实牢濡虚，以随济、迎夺而为得失也[5]。

又曰：有见如（如读为而）入，有见如出，盖谓入者。以左手按穴，待气已至，乃下针。针入候其气尽，乃出针也[6]。

又曰：既至也，量寒热而留疾[7]，寒则留之，热则疾之，留者迟也，疾者速也。凡补者，按之迟留；泻者，提之疾速也。

又曰：刺热厥者留针反为寒，刺寒厥者留针反为热。刺热厥者，二刺阴而一刺阳，刺寒厥者，二刺阳而一刺阴[8]。

机按：已上数条，此皆废而隐者也。敬者能之乎？怠者能之乎？古人所以念念在兹，不敢顷刻而怠忽者，惟恐虚实得失而莫知，寒热疾留而失宜也。因摭而辑之于此，庶使后学将以逞今之弊，而变今之习也欤。

【串注】

[1] 凡刺之真，必先治神：见《素问·宝命全形论》。

[2] 手动若务……观适之变：见《素问·宝命全形论》。王冰注："手动用针，心如专务于一事也……针耀而匀，谓针体光净而上下匀平。"

[3] 如临深渊……神无营于众物：见《素问·宝命全形论》。

[4] 如待所贵，不知日暮：见《素问·离合真邪论》。

[5] 虚之与实……迎夺而为得失也：见《难经·七十九难》。

[6] 有见如（如读为而）入……乃出针也：见《难经·八十难》。

[7] 既至也，量寒热而留疾：见《标幽赋》。

[8] 刺热厥者留针反为寒……二刺阳而一刺阴：见《灵枢·终始》。

六十九问

或曰：诸家针书载某穴针几分、留几呼、灸几壮。出于经欤，否欤？

曰：于经不载 [1]，多出于经传也 [2]。经曰："病有浮沉，刺有浅深。浅深不得，反为大贼。过之则内伤，不及则外壅 [3]。"古人治法，惟视病之浮沉，而为刺之浅深，岂以定穴分寸为拘哉？又谓某穴宜留几呼，悖理尤甚。经曰："刺实须其虚者，留针；阴气隆至，针下寒，乃去针也。经气已至，慎守勿失 [4]。"又曰："刺之而气不至，无问其数；刺之而气至，乃去之，勿复针。针各有所宜，各不同形，各任其所为。刺之要，气至而有效。效之信，若风之吹云，明乎若见苍天 [5]。"又曰："气血之未应针，则伏如横弩之安静，其应针也，则起如机发之迅疾 [6]。"然其气血流注，岂留呼而可为准定耶？又曰："静以久留，以气至为故 [7]"，"不以息之多数而便去针 [8]"。是古人用针，惟以气至为期，而不以呼之多少为候。若依留呼之说，气至则可；气若不至，亦依呼数而去针，徒使破皮损肉，有何益于病哉？故曰："凡刺之害，中而不去则精泄，不中而去则致气，精泄则病甚而恇，致气则生为痈疽 [9]。"是也。又谓某穴宜灸几壮，亦非至言，惟当视其穴俞肉之厚薄，病之轻重，而为灸之多少、大小则可耳，不必守其成规。所言某穴针几分、灸几壮，谓病宜针某穴，则宜入几分；病宜灸则宜灸几壮；针则不灸，灸则不针也。不知其说者，既针复灸，既灸复针，为害不浅。

【串注】

[1] 于经不载：疑指《黄帝内经》而言，《灵枢·经水》虽有关于手足阴阳经各针几分、留几呼的记载，但本问对所提的则是某穴的针几分、留几呼。

[2] 多出于经传也：《针灸甲乙经》卷三不仅有诸穴的针几分、留几呼，还增加了灸几壮的定数。

[3] 病有浮沉……不及则外壅：见《素问·刺要论》。

[4] 刺实须其虚者……慎守勿失：《素问·针解论》无"针下寒"三字。

[5] 刺之而气不至……明乎若见苍天：见《灵枢·九针十二原》。

[6] 气血之未应针……则起如机发之迅疾：见《素问·宝命全形论》王冰注文。

[7] 静以久留，以气至为故：见《素问·离合真邪论》。

[8] 不以息之多数而便去针：见《素问·离合真邪论》"静以久留，以气至为故"王冰的注文。

[9] 凡刺之害……致气则生为痈疽：见《灵枢·寒热病》。惺，怯弱貌。疽，《灵枢·九针十二原》及《太素》卷二十六寒热杂说皆作"疡"。

七十一问

或曰：《金针赋》言：诸阳之经，行于脉外；诸阳之络，行于脉内。诸阴之经，行于脉内；诸阴之络，行于脉外。是欤非欤？

经曰：经脉十二，伏行分肉之间，深而不见；诸脉浮而常见者，皆络脉也。又曰：当数者为经，不当数者为络。又曰：诸络脉不能经大节之间，必行绝道而出入，复合于皮[1]。（《十四经发挥》

以十二经之支脉，伏行分肉之间者，皆释为络脉。则络脉亦伏行分肉之间者，而不浮见；亦能经大节，而不行绝道；亦当经脉十六丈二尺之数，而非不当数也，似涉于误。）经曰：百病必先于皮毛，邪中之则腠理开，开则入客于络，（乃血络，非大络。）留而不去，传入于经，又渐传于脏腑。

机按：经言则知诸经皆属于内，诸络皆属于外。经中只言内经外络，未尝言阴阳也。且如荣行脉中，卫行脉外[2]；荣气之行，无分昼夜，卫气昼但行阳，夜但行阴[3]。《素》《难》尝言之矣。今谓阳经外，阳络内；阴经内，阴络外，经无明文，不知何据？

【串注】

[1] 经脉十二……复合于皮：见《灵枢·经脉》。

[2] 荣行脉中，卫行脉外：参《灵枢·营卫生会》《难经·三十难》。

[3] 卫气昼但行阳，夜但行阴：参《灵枢·卫气行》《灵枢·大惑论》《灵枢·口问》。

七十二问

或曰：赋言男子气，早在上，晚在下；女子气，早在下，晚在上。午前为早，午后为晚。从腰已上为上，从腰已下为下。男子早针，气乃上行；晚针，气乃下行。女子早针，气乃下行；晚针，气乃上行。其说亦有据乎？

经曰：荣气行于脉中，周身五十度，无分昼夜，至平旦与卫气会与手太阴。卫气行于脉外，昼行阳二十五度，夜行阴二十五度，至平旦与荣气会于手太阴。机按：卫气之行，但分昼夜，未闻分上下也。男女脏腑经络、气血往来，未尝不同也。今赋所言如是，似涉，无稽之谈，安可为法于人哉？

七十三问

或曰：赋言补泻之法，男用大指进前左转，呼之为补；退后右转，吸之为泻；提针为热，插针为寒。女用大指退后右转，吸之为补；进前左转，呼之为泻；插针为热，提针为寒。午前如此。午后反之。其法是欤非欤？

经曰：冬至四十五日，阳气微上，阴气微下；夏至四十五日，阴气微上，阳气微下[1]。此论一年阴阳之升降也。即此，一日阴阳之升降，午前阳升阴降，午后阴升阳降，无分于男女也。考之《素》《难》，男女、脏腑、经络、穴俞，血气昼夜周流无不同。今赋言午前午后，男女补泻，颠倒错乱如此，悖经旨也甚矣！故曰：诊不知阴阳逆从之理，此治之一失也。又曰：刺实须其虚者，针下寒也；刺虚须其实者，针下热也[2]。曰寒曰热，惟针下为候，何尝以提按而分男女哉？

【串注】

[1] 冬至四十五日……阳气微下：见《素问·脉要精微论》。

[2] 刺实须其虚者……针下热也：见《素问·针解》。

七十四问

或曰：针法刺左边之穴，将针右捻，而气上行，将针左捻，而气下行。刺右边反之。欲补，先呼后吸；欲泻，先吸后呼，其法亦可师欤？

曰：经络周于人身，无有左右上下之别。今针左右不同如此，将谓左之经络与右，上与下，两不相同耶！经曰：刺不知经络之往来，血气之流行，不足以为工。此亦可谓不知经络之往来矣。呼补吸泻，古今皆同，予毋容议。

七十五问

或曰：丹溪言针法，浑是泻而无补，何谓也？

经曰：阳不足者，温之以气；阴不足者，补之以味 [1]。针乃砭石所制，既无气又无味，破皮损肉，发窍于身，气皆从窍出矣，何得为补？经曰：气血阴阳俱不寒，勿取以针，和以甘药是也 [2]。又曰：泻必用方，补必用圆 [3]。盖谓以气方盛，以月方满，以日方温，以身方定，以息方吸而内针，复候其吸而转针，乃复候其方呼而徐引针。故曰：泻必用方，其气而行焉。补必用圆者，圆者，行也，行者，移也。宣其不行之气，令其行也，移其未复之脉，使之复也。夫泻，固泻其盛也，于补亦云，宣不行之气，移未复之脉，曰宣曰移，非泻而何？且考《素问》九针之用，无非泻法。丹溪之言，岂无所本哉？经中须有补法，即张子和所谓祛邪实所以扶正，以旧实所以生新之意也。帝曰：补泻奈何？岐伯曰：此攻邪也，疾出以去盛血，而复其真气 [4]，故云补也。虞氏 [5] 曰：针刺虽有补泻之法，余恐但有泻而无补焉，谓泻者，迎而夺之，以针随其经脉之来气而出之，固可以泻实也。谓补者，随而济之，以针随其经脉之去气而留之，未必能补也。不然，《内经》何以曰形气不足，病气不足，此阴阳皆不足也，不可刺之，刺之重竭其气，老者绝灭，壮者不复矣。若此等语，皆有泻无补之谓也。

【串注】

[1] 阳不足者……补之以味：《素问·阴阳应象大论》："形不足者，温之以气；精不足者，补之以味。"

[2] 气血阴阳俱不寒……和以甘药是也：见《灵枢·邪气脏

腑病形》。

[3] 泻必用方，补必用圆：见《素问·八正神明论》。

[4] 帝曰：补泻奈何？……而复其真气：见《素问·离合真邪论》。

[5] 虞氏：指明代医家虞抟。

卷之下（节选）

七十六问

或曰：病有宜灸者，有不宜灸者，可得闻欤？

曰：大抵不可刺者，宜灸之。一则沉寒痼冷；二则无脉，知阳绝也；三则腹皮急而阳陷也。舍此三者，余皆不可灸，盖恐致逆也。

《针经》云：陷[1]则灸之，天地间无他，惟阴与阳二气而已。阳在外在上，阴在内在下。今言陷下者，阳气下陷入阴血之中，是阴反居其上，而覆其阳，脉证俱见寒在外者，则灸之。（夫病有邪气陷下者，有正气陷下者。邪气陷下者，是经虚气少邪入，故曰：感虚乃陷下也。故诸邪陷下在经者，宜灸之；正气陷下，宜药升之，如补中益气之类。）

经曰：北方之人，宜灸焫也[2]。为冬寒大旺，伏阳在内，皆宜灸之。以至理论，则肾主藏，藏阳气在内，冬三月主闭藏是也。若太过则病，固宜灸焫。此阳明陷入阴水之中是也。

《难经》云：热病在内，取会之气穴[3]。为阳陷入阴中，取阳气通天之窍穴。以火引火而导之，此宜灸也。若将有病者，一概而灸之，岂不误哉？仲景云：微数之脉，慎不可灸。因火为

邪，则为烦逆，追虚逐实，血散脉中，火气虽微，内攻有力，焦
骨伤筋，血难复也。又云：脉浮，宜以汗解。用火灸之，邪无从
出。因火而盛，病从腰已下必重而痹，名火逆也^[4]。脉浮热盛
而灸之，此为实实。因火而动，必咽燥、唾血。又云：身之穴
三百六十有五，其三十穴灸之有害，七十九穴刺之为灾，并中髓
也^[5]。经之所见，邪之所在。脉沉者，邪气在内；脉浮者，邪
气在表。世医只知脉之说，不知病证之禁忌。若表见寒证，身汗
出，身常清，数栗而寒，不渴，欲覆厚衣，常恶寒，手足厥，皮
肤干枯，其脉必沉细而迟。但有一二证，皆宜灸之，阳气下陷故
也。若身热恶热，时见躁作者，面赤、面黄、嗌干、咽干、口
干、舌上黄赤，时渴，咽嗌痛，皆热在外也。但有一二证，皆不
宜灸。其脉必浮数，或但数，亦不可灸，灸之灾患立生。若有鼻
不闻香臭，鼻流清涕，眼睑时痒，或欠，或嚏，恶寒，其脉必
沉，是脉证相应也。或轻手得弦紧者，是阴伏其阳也，虽面赤亦
宜灸，不可拘于面赤也。

机按：《素》《难》诸书，皆言阳气陷下者，脉沉迟也，脉证
俱见寒。在外者，冬月阴寒大旺，阳明入阴水之中者，并宜灸
之。设脉浮者，阳气散于肌表者，皆不宜灸。丹溪亦曰：夏月阳
气尽浮于表。今医灼艾多年在夏月，宁不犯大逆之戒乎？或者因
火而生热胀，发黄，腰痹，咽燥，唾血者，往往有之，尚不知为
火逆所致，宁甘心于命运所遭，悲夫！经曰：春夏养阳^[6]。以火
养阳，安有是理？论而至是，虽愚亦当有知者焉！

【串注】

[1] 陷：《灵枢·经脉》作"陷下"。

[2] 北方之人，宜灸焫也：详见《素问·异法方宜论》。

[3] 热病在内，取会之气穴：见《难经·四十五难》。

[4] 微数之脉……名火逆也：见《伤寒论》116 条。

[5] 身之穴三百六十有五……并中髓也：见《伤寒例》。

[6] 春夏养阳：参见《素问·四气调神大论》。

八十三问

或曰：灸有补泻乎？

经曰：以火补者，无吹其火，须自灭也。以火泻者，疾吹其火，传其艾，须其火灭也[1]。虞氏曰：灸法不问虚实寒热，悉令灸之，亦有补泻乎？曰：虚则灸之，使火气以助元气也；实则灸之，使实邪随火气而发散也；寒者灸之，使其气复温也；热者灸之，引郁热之气外发，火就燥之义也。

【串注】

[1] 以火补者……须其火灭也：见《灵枢·背俞》。

重解"虚则补之"四句

机按：《难经》所解，义犹未悉，且举心言之：经文"虚""实"字，指虚邪、实邪言，非心之虚实也。假如从心之后来者为虚邪，虚邪伤心当补，然心之后肝，肝为心之母也。从心之前来者为实邪，实邪伤心当泻，然心之前脾，脾为心之子也。举此以例，从心所胜来者为微邪。微邪，金也。微邪伤心亦当补。从心所不胜来者为贼邪。贼邪，水也，贼邪伤心亦当泻。可见肝肺同一虚邪而当补，脾肾同一实邪而当泻。至于心之正邪，火也，心病于火，乃本经自病，既非他经之虚邪来伤，亦非他经之实邪来袭，是以不须补泻他经，只就本经之虚实以补泻也。故曰：不虚不实，以经取之。不虚不实，亦指虚邪、实邪言。如此分解，其义方尽。可将此连前后数篇观之，则可见矣。

第十九章 《针灸大成》[1]

杨继洲[2]

卷三 策[3]

诸家得失策

问：人之一身，犹之天地，天地之气，不能以恒顺，而必待于范围之功[4]，人身之气，不能以恒平，而必待于调摄之技。故其致病也，既有不同，而其治之，亦不容一律，故药与针灸不可缺一者也。然针灸之技，昔之专门者固各有方书，若《素问》《针灸图》[5]《千金方》《外台秘要》，与夫补泻灸刺诸法，以示来世矣。其果何者而为之原欤？亦岂无得失去取于其间欤？诸生以是名家者，请详言之！

【串注】

[1] 针灸大成：针灸学名著。明代杨继洲撰著，靳贤增选校补。

[2] 杨继洲：明代针灸学家。名济时，浙江衢州人。其著述《针灸大成》，是在家传《卫生针灸玄机秘要》的基础上，融贯自己的经验与医案，并选录各家针灸文献而成。书中载述针灸方法

及奇穴较多，取材广泛，内容丰富，对针灸学的发展做出了重要的贡献。

[3] 策：古代考官令应试者作答，简称为"策"。

[4] 范围之功：《易·系辞》："范围天地之化而不过。"范围，含有约束、制约、使之就范，合于法度的意思。

[5] 针灸图：指唐以前即有的经穴位置的《明堂图》，《新唐书·刑法志》："太宗尝览《明堂针灸图》。"

对曰：天地之道，阴阳而已矣。夫人之身，亦阴阳而已矣。阴阳者，造化之枢纽，人类之根抵[1]也，惟阴阳得其理则气和，气和则形亦以之和矣。如其拂而戾[2]焉，则赞助调摄之功，自不容已矣。否则，在造化不能为天地立心，而化工以之而息；在夫人不能为生民立命，而何以臻寿考无疆之休哉。此固圣人赞化育[3]之一端也，而可以医家者流而小之耶？

愚尝观之《易》[4]曰："大哉乾元，万物资始"，"至哉坤元，万物资生"[5]。是一元之气，流行于天地之间，一合一辟，往来不穷，行而为阴阳，布而为五行，流而为四时，而万物由之以化生，此则天地显仁藏用之常，固无庸以赞助为也[6]。然阴阳之理也，不能以无愆[7]，而雨旸[8]寒暑，不能以时若[9]，则范围之功，不能无待于圣人也。故《易》曰："后以裁成[10]天地之道，辅相[11]天地之宜，以左右民，此其所以人无夭札[12]，物无疵厉[13]，而以之收立命之功矣。"

【串注】

[1] 造化之枢纽，人类之根抵：意指阴阳是创造化育万物的关键，是人类生存的基础。《庄子·大宗师》："今一以天地为大炉，以造化为大冶。"

[2] 拂而戾：拂戾，违逆。《大学》："而违者俾不通"，郑玄

注："拂戾贤人所为，使功不通于君也。"

[3] 化育：《礼记·中庸》："能尽物之性，则可以赞天地之化育。"

[4] 易：指《周易》。

[5] "大哉乾元，万物资始"，"至哉坤元，万物资生"：语出《易·乾》《易·坤》的辞。

[6] 天地显仁藏用之常，固无庸以赞助为也：《易·系辞》："显诸仁，藏诸用，鼓万物而不与圣人同忧。"

[7] 不能以无愆：不能没有太过与不及。愆，音 qiān。《说文》："愆，过也。"

[8] 旸：《说文》："旸，日出也。"

[9] 不能以时若：不能按常规而至。若，《尔雅·释言》："若，顺也。"

[10] 裁成：加以制裁，使之有所成。

[11] 辅相：辅助之意。

[12] 人无夭札：人无短命早死者。夭，灾害，短命。札，是止住。

[13] 疵厉：疾病，灾害。厉，通"疬"。《列子》："人无夭恶，物无疵厉"。

然而吾人，同得天地之理以为理，同得天地之气以为气，则其元气流行于一身之间，无异于一元之气流行于天地间也。夫何喜怒哀乐心思嗜欲之汩[1]于中，寒暑风雨温凉燥湿之侵于外，于是有疾在腠理者焉，有疾在血脉者焉，有疾在肠胃者焉。然而疾在肠胃，非药饵不能以济；在血脉，非针刺不能以及；在腠理，非熨炳不能以达，是针灸药者，医家之不可缺一者也。夫何诸家之术惟以药，而于针灸则并而弃之，斯何以保其元气，以收圣人寿民之仁心哉?

　　然是针与灸也，亦未易言也。孟子曰:"离娄之明，不以规矩，不能成方圆;师旷之聪，不以六律，不能正五音^[2]。"若古之方书，固离娄之规矩，师旷之六律也。故不溯其源，则无以得古人立法之意，不穷其流，则何以知后世变法之弊。今以古之方书言之，有《素问》《难经》焉，有《灵枢》《铜人图》^[3] 焉，有《千金方》、有《外台秘要》^[4] 焉，有《金兰循经》^[5]、有《针灸杂集》^[6] 焉。然《灵枢》之图，或议其太繁而杂;于《金兰循经》，或嫌其太简而略;于《千金方》，或诋^[7] 其不尽伤寒之数;于《外台秘要》，或议其为医之蔽;于《针灸杂集》，或论其未尽针灸之妙，溯而言之，则惟《素》《难》为最要。盖《素》《难》者，医家之鼻祖，济生之心法，垂之万世而无弊者也。

【串注】

　　[1] 汩:沉沦;埋没。《东坡题跋·评杨氏所藏欧蔡书》:"不为时世所汩没者。"

　　[2] 离娄之明……不能正五音:语出《孟子·离娄上》。离娄:相传为黄帝时代的人，亦作离朱，目力极强。师旷:春秋时期晋国的知名乐师。六律:古代音律，阳律六，阴律六，共为十二律。五音:五个音节。

　　[3] 铜人图:《铜人腧穴针灸图经》的简称，《铜人图》当列于《外台秘要》之后。

　　[4] 外台秘要:又名《外台秘要方》。唐代王焘编著。其中第三十九卷为《明堂灸法》。

　　[5] 金兰循经:《金兰循经取穴图解》的简称。

　　[6] 针灸杂集:当为《针灸杂说》，元代窦桂芳类次，附载于他所集的《针灸四书·针经指南》书末。

　　[7] 诋:毁谤、污蔑。

夫既由《素》《难》以溯其源，又由诸家以穷其流，探脉络，索荣卫，诊表里，虚则补之，实则泻之，热则凉之，寒则温之，或通其气血，或维其真元，以律天时，则春夏刺浅，秋冬刺深也。以袭水土[1]则湿致高原，热处风凉也。以取诸人，肥则刺深，瘠则刺浅也。又由是而施之以动摇进退，搓弹摄按之法，示之以喜怒忧惧，思劳醉饱之忌，穷之以井荣输经合之源，究之以主客[2]标本[3]之道，迎随[4]开合[5]之机。夫然后阴阳和，五气[6]顺，荣卫固，脉络绥[7]，而凡腠理血脉，四体百骸，一气流行，而无壅滞痿痹之患矣。不犹圣人之裁成辅相，而一元之气，周流于天地之间乎！先儒曰："吾之心正，则天地之心亦正，吾之气顺，则天地之气亦顺[8]。"此固赞化育之极功也，而愚于医之灸刺也，亦云。

【串注】

[1] 以律天时……以袭水土：《礼记·中庸》："上律天时，下袭水土。"朱熹注："'律天时'者，法其自然之运；'袭水土'者，因其一定之理。"

[2] 主客：参《针灸大成》卷五"十二经治症主客原络图"。

[3] 标本：《素问·标本病传论》有"本而标之"，王冰注："'本而标之'，谓有先病复有后病也。"

[4] 迎随：《难经·七十二难》："所谓'迎随'者，知荣卫之流行、经脉之往来也，随其逆顺而取之，故曰'迎随'。"逆针为"迎"为泻，顺针为"随"为补。

[5] 开合：《素问·刺志论》："入实者，左手开针空也；入虚者，左手闭针空也。"王冰注："左手持针，左手捻穴，故实者左手开针空以泻之，虚者左手闭针空以补之也。"

[6] 五气：《素问·阴阳应象大论》："人有五脏化五气。"王冰注："五气，谓喜、怒、悲、忧、恐。"

[7] 绥：《广雅》："绥，舒也。"王念孙疏证："绥者，安之舒也。"

[8] 吾之心正……则天地之气亦顺：语出《礼记·中庸》第一章"致中和，天地位焉，万物育焉"。朱熹注："盖天地万物，本吾一体。吾之心正，则天地之心亦正矣；吾之气顺，则天地之气亦顺矣。故其效验至于如此。此学问之极功，圣人之能事，初非有待于外，而修道之教亦在其中矣。"

头不多灸策

问：灸穴须按经取穴，其气易连而其病易除，然人身三百六十五络[1]，皆归于头，头可多灸欤？灸良已，间有不发者，当用何法发之？

尝谓：穴之在人身也，有不一之名，而灸之在吾人也，有至一之会[2]。盖不知其名，则昏谬[3]无措，无以得其周身之理，不观其会，则散漫靡要[4]，何以达其贯通之原。故名也者，所以尽乎周身之穴也，固不失之太繁；会也者，所以贯乎周身之穴也，亦不失之太简。人而知乎此焉，则执简可以御繁，观会可以得要，而按经治疾之余，尚何疾之有不愈，而不足以仁寿斯民也哉。执事[5]发策，而以求穴在乎按经，首阳[6]不可多灸及所以发灸之术，下询承学，是诚究心于民瘼[7]者。愚虽不敏，敢不掇述所闻以对？

【串注】

[1] 三百六十五络：《灵枢·邪气脏腑病形》："十二经脉，三百六十五络，其血气皆上于面而走空窍。"

[2] 至一之会：《荀子·议兵》："夫是之谓大化至一。"杨倞注："至一，极一也。"至一之会，极好而专一的聚合。

[3] 昏谬：昏乱谬误。

[4] 靡要：《诗·大雅·荡》："靡不有初，鲜克有终。"靡要：不得要领。

[5] 执事：在书信或书面回答中，对对方的一种尊称。如韩愈《上张仆射书》："今之王公大人，惟执事可以闻此言；惟愈于执事也。可以此言进。"

[6] 首阳：《灵枢·邪气脏腑病形》："诸阳之会，皆在于面。"《难经·四十七难》："人头者，诸阳之会也。"

[7] 瘼：《说文》："瘼，病也。"指病痛，疾苦。

尝观吾人一身之气，周流于百骸之间，而统之则有其宗，犹化工一元之气，磅礴[1]于乾坤之内，而会之则有其要。故仰观于天，其星辰之奠丽[2]，不知其几也，而求其要，则惟以七宿为经，二十四曜为纬；俯察于地，其山川之流峙[3]，不知其几也，而求其要则惟以五岳为宗，四渎[4]为委，而其他咸弗之求也。

天地且然，而况人之一身？内而五脏六腑，外而四体百形[5]，表里相应，脉络相通，其所以生息不穷，而肖形[6]于天地者，宁[7]无所网维统纪于其间耶！故三百六十五络，所以言其繁也，而非要也；十二经穴，所以言其法也，而非会也。总而会之，则人身之气有阴阳，而阴阳之运有经络，循其经而按之，则气有连属，而穴无不正，疾无不除。譬之庖丁解牛[8]，会则其凑，通则其虚[9]，无假斤斫[10]之劳，而顷刻无全牛焉。何也？彼固得其要也。故不得其要，虽取穴之多，亦无以济人；苟得其要，则虽会通之简，亦足以成功，惟在善灸者加之意焉耳。自今观之，如灸风而取诸风池、百会，灸劳而取诸膏肓、百劳；灸气而取诸气海；灸水而取诸水分；欲去腹中之病，则灸三里；欲治头目之疾，则灸合谷；欲愈腰腿，则取环跳、风市；欲拯手臂，则取肩髃、曲池。其他病以人殊，治以疾异。所以得之心而应之手者，罔不昭然，有经络在焉，而得之则为良医，失之则为粗工，凡以辨诸此也。

【串注】

[1] 磅礴：形容气势雄壮，充沛于天地。

[2] 奠丽：绚丽多彩。

[3] 峙：耸立。

[4] 四渎：《释名·释水》："天下大水四，谓之'四水'，江、河、淮、济是也。"

[5] 百形：《荀子·天论》："形具而神生。"杨倞注："形，谓百骸九窍。"

[6] 肖形：《淮南子·墬形训》："五类杂种，兴乎外肖形而蕃。"高诱注："肖，像也，言相代象而蕃多也。"肖形，犹仿形，亦泛指形状。

[7] 宁：岂，难道。如《史记·陈涉世家》："王侯将相宁有种乎？"

[8] 庖丁解牛：即"庖丁为文惠君解牛"，其事见《庄子·养生主》。

[9] 会则其凑，通则其虚：则，依就。凑，通"腠"，即腠理。虚，指空隙。意为庖丁解牛的技巧，是依就肌腠的天然纹理与骨间间隙，顺其自然进行剖解。

[10] 斫：大锄。此处引申作砍，斩。《书·泰誓下》："斫朝涉之胫。"

至于首为诸阳之会，百脉之宗，人之受病固多，而吾之施灸宜别，若不察其机而多灸之，其能免夫头目旋眩、还视不明之咎 [1] 乎？

不审其地而并灸之，其能免夫气血滞绝、肌肉单薄之忌乎？是百脉之皆归于头，而头之不可多灸，尤按经取穴者之所当究心也。

若夫灸之宜发，或发之有速而有迟，固虽系于人之强弱不同，而吾所以治之者，可不为之所耶？观东垣[2]灸三里七壮不发，而复灸以五壮即发，秋夫[3]灸中脘九壮不发，而溃以露水，熨以热履，熏以赤葱[4]，即万无不发之理，以其见之《图经》[5]《玉枢》[6]诸书，盖班班[7]具载可考而知者。吾能按经以求其原，而又多方以致其发，自无患乎气之不连，疾之不疗，而于灼艾之理，斯过半[8]矣。

【串注】

[1] 咎：罪过。

[2] 东垣：金代医学家李杲，字明之，号东垣老人。真定（今河北正定）人。著有《脾胃论》《内外伤辨惑论》《兰室密藏》等书。

[3] 秋夫：南朝刘宋医家徐秋夫，精针灸。《南史·张融传》有载。

[4] 熨以热履，熏以赤葱：《针灸资生经·治灸疮》引《甲乙经》云："灸疮不发者，用故履底灸令热，熨之，三日即发。今用赤皮葱三五茎，去青，于煻火中煨热，拍破，热熨疮十余遍，其疮三日自发。"

[5] 图经：即《针灸图经》，《隋书·经籍志》录入，已佚。

[6] 玉枢：即《玉枢经》，道教的经本。

[7] 班班：《后汉书·文苑传下·赵壹》："余畏禁，不敢班班显言，窃为《穷鸟赋》一篇。"李贤注："班班，明貌。"

[8] 斯过半：疑为"思过半"之误。《易·系辞下》："知者观其辞，则思过半矣。"

抑愚又有说焉，按经者法也，而所以神明之者心也。苏子有言："一人饮食起居，无异于常人，而愀然[1]不乐，问其所苦，且不能自言，此庸医之所谓无足忧，而扁鹊、仓公之所望而惊焉者。"彼惊之者何也？病无显情，而心有默识[2]，诚非常人思虑所能测者。今之人徒曰："吾能按经，吾能取穴。"而不于心焉求之，譬诸刻舟而求剑，胶柱而鼓瑟[3]，其疗人之所不能疗者，吾见亦罕矣。

然则善灸者奈何？静养以虚此心，观变以运此心，旁求博采以旷此心，使吾心与造化相通，而于病之隐显，昭然无遁情焉。则由是而求孔穴之开合，由是而察气候之疾徐，由是而明呼吸补泻之宜，由是而达迎随出入之机，由是而酌从卫取气，从荣置气[4]之要，不将从手应心，得鱼兔而忘筌蹄[5]也哉！此又岐黄之秘术，所谓百尺竿头进一步者，不识执事以为何如？

【串注】

[1] 愀然：qiǎo rán。《礼记·哀公问》："孔子愀然作色而对曰：'君之及此言也，百姓之德也。'"郑玄注："愀然，变动貌也。"愀然，形容神色变得严肃，不愉快，或忧愁的面容。

[2] 默识：《论语·述而》："默而识之。"意指暗记而不忘。

[3] 胶柱而鼓瑟：汉语成语鼓瑟胶柱，比喻固执拘泥，不知变通。司马迁《史记·廉颇蔺相如列传》："王以名使括，若胶柱而鼓瑟耳。括徒能读其父书传，不知合变也。"

[4] 从卫取气，从荣置气：见《难经·七十六难》。

[5] 得鱼兔而忘筌蹄：《庄子·外物》："筌者所以得鱼，得鱼而忘筌；蹄者所以在兔，得兔而忘蹄。"筌，通荃。筌，捕鱼用的竹器；蹄，捕兔用的网绳。得鱼兔而忘筌蹄，比喻成功而忘其所依。

穴有奇正策

问：九针之法，始于岐伯，其数必有取矣。而灸法独无数焉，乃至定穴，均一审慎，所谓奇穴，又皆不可不知也。试言以考术业之专工。

尝谓：针灸之疗疾也，有数有法，而惟精于数法之原者，斯足以窥先圣之心。圣人之定穴也，有奇有正，而惟通于奇正之外者，斯足以神济世之术，何也？法者，针灸所立之规，而数也者，所以纪其法，以运用于不穷者也。穴者，针灸所定之方，而奇也者，所以翊[1]夫正以旁通于不测[2]者也。数法肇[3]于圣人，固精蕴之所寓，而定穴兼夫奇正，尤智巧之所存。善业医者，果能因法以详其数，缘正以通其奇，而于圣神心学之要，所以默蕴于数法奇正之中者，又皆神而明之焉，尚何术之有不精，而不足以康济斯民也哉？执事发策，而以针灸之数法奇穴，下询承学，盖以术业之专工者望诸生也。而愚岂其人哉？虽然一介之士，苟存心于爱物，于人必有所济，愚固非工于医业者，而一念济物之心，特惓惓[4]焉。矧[5]以明问所及，敢无一言以对。

【串注】

[1] 翊：《三国志·吕凯传》："翊赞季兴。"翊，通"翼"，辅佐。

[2] 不测：《礼记·乐记》："穷高极远而测深厚。"孔颖达疏："测，知也。"

[3] 肇：开始。《书·舜典》："肇十有二。"

[4] 惓惓：《集韵》："惓惓，谨也，又恳至也。"

[5] 矧：况且，如唐代柳宗元《敌戒》："矧今之人，曾不是思。"

夫针灸之法，果何所昉[1]乎？粤[2]稽[3]上古之民，太朴[4]未散，元醇[5]未漓，与草木蓁蓁然，与鹿豕狉狉然[6]，方将相忘于浑噩之天，而何有于疾，又何有于针灸之施也。自羲农以还，人渐流于不古，而朴者散，醇者漓[7]，内焉伤于七情之动，外焉感于六气之侵，而众疾胥[8]此乎交作矣。岐伯氏有忧之，于是量其虚实，视其寒温，酌其补泻，而制之以针刺之法焉，继之以灸火之方焉。至于定穴，则自正穴之外，又益之以奇穴焉。非故为此纷纷也，民之受疾不同，故所施之术或异，而要之非得已也，势也，势之所趋，虽圣人亦不能不为之所[9]也已。

【串注】

[1] 昉：《列子·黄帝》："众昉同疑。"张湛注："昉，始也。"

[2] 粤：是助词。古与"聿""越""曰"通用，用于句首或句中。

[3] 稽：宋代郑樵《通志·总序》："且谓汉绍尧运，自当继尧，非迁作《史记》，厕于秦、项，此则无稽之谈也。"稽，考核，核查。

[4] 太朴：早期人们的质朴率直。

[5] 元醇：开初时的醇厚。

[6] 与草木蓁蓁然，与鹿豕狉狉然：唐代柳宗元《封建论》："草木榛榛，鹿豕狉狉。"《诗周南·桃夭》："桃之夭夭，其叶蓁蓁。"朱熹集传："蓁蓁，叶之盛也。"狉狉，群兽奔走貌。

[7] 朴者散，醇者漓：淳朴的气质渐渐地没有了。

[8] 胥：《诗·小雅·角弓》："尔之教矣，民胥效矣。"胥，都、皆之意。

[9] 为之所：《左传·隐公元年》："姜氏何厌之有，不如早为之所。"所，处置。为之所，为其做出处置。

然针固有法矣，而数必取于九者，何也？

盖天地之数，阳主生，阴主杀，而九为老阳之数，则期以生人，而不至于杀人者，固圣人取数之意也。今以九针言之，燥热侵头身，则法[1]乎天，以为镵针，头大而末锐焉。气满于肉分，则法乎地，以为圆针，身圆而末锋焉。锋如黍米之锐者为锃针，主按脉取气法乎人也。刃有三隅之象者为锋针，主泻导痈血，法四时也。铍针[2]以法音，而末如剑锋者，非所以破痈脓乎？利针[3]以法律，而支似毫毛者，非所以调阴阳乎？法乎星则为毫针，尖如蚊虻，可以和经络，却诸疾也。法乎风则为长针，形体锋利，可以去深邪，疗痹痿也。至于燔针[4]之刺，则其尖如挺[5]，而所以主取大气不出关节者，要亦取法于野而已矣。所谓九针之数，此非其可考者耶！

【**串注**】

[1] 法：《素问·八正神明论》："必有法则焉。"王冰注："法，象也。"

[2] 铍针：《灵枢·九针十二原》作铍针。

[3] 利针：《灵枢·九针十二原》作圆利针。

[4] 燔针：《灵枢·九针十二原》作大针。

[5] 挺：《灵枢·九针十二原》作梃。梃，棍棒。

然灸亦有法矣，而独不详其数者，何也？盖人之肌肤，有厚薄，有深浅，而火不可以概施，则随时变化而不泥于成数者，固圣人望人之心也。今以灸法言之，有手太阴之少商焉，灸不可过多，多[1]则不免有肌肉单薄之忌。有足厥阴之章门焉，灸不可不及，不及则不免有气血壅滞之嫌。至于任之承浆也，督之脊中也，手之少冲，足之涌泉也，是皆犹之少商焉，而灸之过多，则致伤矣。脊背之膏肓也，腹中之中脘也，足之三里，手之曲池也，是皆犹之章门焉，而灸之愈多，则愈善矣。所谓灸法之数，此非其仿佛者耶！

夫有针灸，则必有会[2]数法之全，有数法则必有所定之穴，而奇穴者，则又旁通于正穴之外，以随时疗症者也。而其数维何？吾尝考之《图经》[3]，而知其七十有九焉，以鼻孔则有迎香，以鼻柱则有鼻准，以耳上则有耳尖，以舌下则有金津、玉液，以眉间则有鱼腰，以眉后则有太阳，以手大指则有骨空，以手中指则有中魁；至于八邪、八风之穴，十宣、五虎之处，二白、肘尖、独阴、囊底、鬼眼、髋骨、四缝、中泉、四关，凡此皆奇穴之所在。而九针之所刺者，刺以此也。灸法之所施者，施以此也。苟能即此以审慎之，而临症定穴之余，有不各得其当者乎？

【串注】

[1] 多：疑脱"过"字，当为"过多"。

[2] 会："会"字疑衍文。

[3] 图经：即《针灸图经》，而非《铜人腧穴针灸图经》。《隋书·经籍志》录入，已佚。

虽然，此皆迹也，而非所以论于数法奇正之外也。圣人之情[1]，因数以示，而非数之所能拘，因法以显，而非法之所能泥，用定穴以垂教，而非奇正之所能尽，神而明之，亦存乎其人焉耳。故善业医者，苟能旁通其数法之原，冥会[2]其奇正之奥，时可以针而针，时可以灸而灸，时可以补而补，时可以泻而泻，或针灸可并举，则并举之，或补泻可并行，则并行之，治法因乎人，不因乎数，变通随乎症，不随乎法，定穴主乎心，不主乎奇正之陈迹。譬如老将用兵，运筹攻守，坐作进退，皆运一心之神以为之。而凡鸟占云祲[3]、金版六韬[4]之书，其所具载方略，咸有所不拘焉。则兵惟不动，动必克敌；医惟不施，施必疗疾。

如是虽谓之无法可也，无数可也，无奇无正亦可也，而有不足以称神医于天下也哉！管见如斯，惟执事进而教之！

【串注】

[1] 情：《吕氏春秋·诬徒》："则之教之情也。"高诱注："情，理也。"

[2] 冥会：晋代郭璞《山海经图赞·磁石》："磁石吸铁，瑇瑁取芥，气有潜感，数亦冥会。"冥会，意为默契，暗合。

[3] 鸟占云祲：出自《新唐书·李靖传赞》："世言靖精风角、鸟占、云祲、孤虚之术，为善用兵。"古代的占卜术。观察鸟的飞鸣或云的色彩以占卜吉凶。

[4] 金版六韬：指古代兵书。《庄子·徐无鬼》："从说之则以金板六弢。"陆德明《庄子音义》："金版六弢，皆周书篇名。或曰秘谶也。又作'六韬'，谓太公六韬，文、武、虎、豹、龙、犬也。"

针有深浅策

问：病有先寒后热者，先热后寒者，然病固有不同，而针刺之法，其亦有异乎？请试言之！

对曰：病之在夫人[1]也，有寒热先后之殊，而治之在吾人也，有同异后先之辨。盖不究夫寒热之先后，则谬焉无措[2]，而何以得其受病之源；不知同异之后先，则漫焉无要[3]，而何以达其因病之治。此寒热之症，得之有先后者，感于不正之气，而适投于腠理之中，治寒热之症，得之有后先者，乘其所致之由[4]，而随加以补泻之法，此则以寒不失之惨[5]，以热则不过于灼，而疾以之而愈矣。是于人也，宁不有济矣乎？请以一得之愚[6]，以对扬[7]明问之万一，何如？

盖尝求夫人物之所以生也，本之于太极，分之为二气[8]，其静而阴也，而复有阳以藏于其中；其动而阳也，而复有阴以根于其内，惟阴而根乎阳也，则往来不穷，而化生有体；惟阳而根乎阴也，则显藏有本，而化生有用。然而气之运行也，不能无愆和[9]之异，而人之罹之也，不能无寒热之殊，是故有先寒后热者，有先热后寒者。先寒后热者，是阳隐于阴也，苟徒以阴治之，则偏于阴，而热以之益炽矣。其先热后寒者，是阴隐于阳也，使一以阳治之，则偏于阳，而寒以之益惨矣。夫热而益炽，则变而为三阳之症，未可知也。夫寒而益惨，则传而为三阴之症，未可知也。而治之法，当何如哉？

【串注】

[1] 夫人：《淮南子·本经训》："夫人相乐。"高诱注："夫人，众人也。"

[2] 谬焉无措：陷于谬误而无对策。

[3] 漫焉无要：漫无边际而不得要领。

[4] 由：《论语·为政》："观其所由。"何晏《论语集解》："由，经也。"

[5] 惨：《素问·至真要大论》："则凝肃惨慄。"王冰注："惨慄，寒甚也。"

[6] 一得之愚：源自《史记·淮阴侯列传》："愚者千虑，必有一得。"

[7] 对扬：《书·说命下》："敢对扬天子之休命。"孔传："对，答也。答受美命而称扬之。"

[8] 二气：《易·咸》："二气感应以相与。"指阴阳二气。

[9] 愆和：失和。《明史·弋谦传》："今自去冬无雪，春亦少雨，阴阳愆和，必有其咎。"

吾尝考之《图经》，受之父师，而先寒后热者，须施以阳中隐阴[1]之法焉。于用针之时，先入五分，使行九阳之数，如觉稍热，更进针令入一寸，方行六阴之数，以得气为应。夫如是，则先寒后热之病可除矣。其先热后寒者，用以阴中隐阳[2]之法焉。于用针之时，先入一寸，使行六阴之数，如觉微凉，即退针，渐出五分，却行九阳之数，亦以得气为应。夫如是，则先热后寒之疾瘳矣。夫曰先曰后者，而所中有荣有卫之殊；曰寒曰热者，而所感有阳经阴经之异。使先热后寒者，不行阴中隐阳之法，则失夫病之由来矣。是何以得其先后之宜乎？如先寒后热者，不行阳中隐阴之法，则不达夫疾之所致矣。其何以得夫化裁之妙乎？

抑论寒热之原，非天之伤人，乃人之自伤耳。经曰："邪之所凑，其气必虚[3]。"自人之荡真于情窦也，而真者危[4]；丧志于外华也，而醇者漓[5]；眩心于物牵也，而萃者涣[6]；汩情于食色也，而完者缺[7]；劳神于形役也，而坚者瑕[8]。元阳丧，正气亡，寒毒之气，乘虚而袭。苟能养灵泉于山下，出泉之时[9]，契妙道于日落，万川之中[10]，嗜欲浅而天机深[11]，太极自然之体立矣。寒热之毒虽威，将无隙之可投也。譬如墙壁固，贼人乌得而肆其虐哉？故先贤有言曰："夫人与其治病于已病之后，孰若治病于未病之先。"其寒热之谓欤？

【串注】

[1]阳中隐阴：针刺手法名，见《针灸大全·金针赋》。

[2]阴中隐阳：针刺手法名，见《针灸大全·金针赋》。

[3]邪之所凑，其气必虚：见《素问·评热病论》。

[4]荡真于情窦也，而真者危：《庄子·山木》："见利而忘其真。"陆地明《庄子音义》引司马彪云："真，身也。"

[5]丧志于外华也，而醇者漓：追求外表的华美而丧失志气，由淳朴敦厚的气质而变得浅薄。

[6]眩心于物牵也，而萃者涣：众多事物的诱惑与牵连，无

法集中精力而变得涣散。《礼记·中庸》："诚者物之终始。"郑玄注："物，万物也，亦事也。"

[7] 汩（gǔ）情于食色也，而完者缺：贪恋于食色者，完好的身体会亏损。汩，水流急。汩没，沉沦。

[8] 劳神于形役也，而坚者瑕：精疲力竭的劳作，强壮的身体会像坚固的物件出现裂痕一样。瑕，《广雅·释诂二》："瑕，裂也。"

[9] 养灵泉于山下，出泉之时：语出《易·蒙卦》，喻指男子育龄期。

[10] 契妙道于日落，万川之中：喻指男子老年时期。

[11] 嗜欲浅而天机深：《庄子·大宗师》："其耆（嗜）欲深者，其天机浅。"

卷四　经络迎随设为问答杨氏

问：经脉有奇经八脉。

《难经》云[1]：脉有奇经八脉者，不拘于十二经，何谓也？然，有阳维、有阴维、有阳跷、有阴跷、有冲、有任、有督、有带之脉，凡此八脉，皆不拘于经。

答曰："奇经八脉也。"经有十二，络有十五，凡二十七，气相随上下，何独不拘于经也？然，圣人图设沟渠，通利水道，以备不然[2]，天雨降下，沟渠溢满，当此之时，霶霈[3]妄行，圣人不能复图也。此络脉满溢，诸经不能复拘也。

【串注】

[1]《难经》云：见《难经·二十七难》。

[2] 不然:《脉经》作"不虞"。不虞:不测。《诗·大雅·抑》:"谨而侯度,用戒不虞。"

[3] 霶霈:杨雄《甘泉赋》:"云飞扬兮雨霶霈。"霶霈,形容雨势之大。

【按语】此段取自《难经·二十七难》原文,以取类比象的方法阐述奇经八脉的功能。

问:迎随之法。

经曰:"随而济之是为补,迎而夺之是为泻[1]。"夫行针者,当刺之时,用皮钱[2]擦热针,复以口温针热,先以左手爪,按其所刺荣俞之穴,弹而努之,爪而下之,扪而循之,通而取之,令病人咳嗽一声,右手持针而刺之。春夏二十四息,先深后浅,秋冬三十六息,先浅后深,徐徐而入,气来如动脉之状,针下轻滑。未得气者,若鱼之未吞钩,既吞得气,宜用补泻。补,随其经脉,推而按内之,停针一二时,稍久,凡起针,左手闭针穴,徐出针而疾按之。泻,迎其经脉,提而动伸之,停针稍久,凡起针,左手开针穴,疾出针而徐按之。补针左转,大指努出[3];泻针右转,大指收入[4]。补者先呼后吸,泻者先吸后呼。疼痛即泻,痒麻即补。

【串注】

[1] 随而济之是为补,迎而夺之是为泻:《灵枢·小针解》:"迎而夺之者,泻也,追而济之者,补也。"

[2] 皮钱:兽皮做成的古钱币大小的圆片,用以温针。

[3] 大指努出:大指向前捻针。

[4] 大指收入:大指向后捻针。

【按语】本问阐述了温针的方法，叙述了进针与针后施行迎随补泻的全过程，以及行针息数、针刺深浅与季节的关系。

问：补针之要法。

答曰：补针之法，左手重切十字缝纹，右手持针于穴上，次令病人咳嗽一声，随咳进针，长呼气一口，刺入皮三分。针手经络者，效春夏停二十四息。针足经络者，效秋冬停三十六息。催气针沉，行九阳之数，捻九撅九，号曰天才。少停呼气二口，徐徐刺入肉三分，如前息数足，又觉针沉紧，以生数行之，号曰人才。少停呼气三口，徐徐又插至筋骨之间三分，又如前息数足，复觉针下沉涩，再以生数行之，号曰地才。再推进一豆，谓之按，为截、为随也。此为极处，静以久留，却须退针至人部，又待气沉紧时，转针头向病所，自觉针下热，虚赢痒麻，病势各散，针下微沉后，转针头向上，插进针一豆许，动而停之，吸之乃去，徐入徐出，其穴急扪之。岐伯曰："下针贵迟，太急伤血，出针贵缓，太急伤气 [1]。"正谓针之不伤于荣卫也。是则进退往来，飞经走气，尽于斯矣。

【串注】

[1] 下针贵迟……太急伤气：见《金针赋》。

【按语】本问阐述了针用补法的要领，留针的息数，天、地、人三才法在三部行针，九阳数捻针。

问：泻针之要法。

凡泻针之法，左手重切十字纵纹三次，右手持针于穴上，次令病人咳嗽一声，随咳进针，插入三分，刺入天部，少停直入地部，提退一豆，得气沉紧，搓拈不动，如前息数尽，行六阴之数，捻六撅六，吸气三口回针，提出至人部，号曰地才。又待气至针沉，如前息数足，以成数行之，吸气二口回针，提出至天部，号曰人才。又待气至针沉，如前息数足，以成数行之，吸气回针，提出至皮间，号曰天才。退针一豆，谓之提，为担、为迎也。此为极处，静以久留，仍推进人部，待针沉紧气至，转针头向病所，自觉针下冷，寒热痛痒，病势各退，针下微松，提针一豆许，摇而停之，呼之乃去，疾入徐出，其穴不闭也。

【按语】本问阐述了泻法的要领，注重得气与息数，天、地、人三才法在三部行针，六阴数捻针。从以上两问，还可以看出，杨氏是把"截法"与"随"并论，"担法"与"迎"并论。是把"截"作为补法。把"担"作为泻法。

问：经络。

答曰：经脉十二，络脉十五，外布一身，为血气之道路也。其源内根于肾，乃生命之本也。根在内而布散于外，犹树木之有根本，若伤其根本，则枝叶亦病矣。苟邪气自外侵之，伤其枝叶，则亦累其根本矣。或病发内生，则其势必然，故言五脏之道，皆出经隧，以行血气，经为正经，络为支络，血气不和，百病乃生。但一经精气不足，便不和矣。故经曰：邪中于阳，则溜于经[1]，自面与颈，则下阳明，自项与背，则下太阳，自颊与胁，则下少阳。邪中于阴，则溜于腑[2]，自四末臂胻[3]始，而入三阴，脏气实而不能容，故还之于腑。腑者，谓胆、胃、膀胱、大小肠也，故刺各有其道焉。针下察其邪正虚实以补泻之，随其经脉荣卫以迎随之，其道皆不有违也。凡中外之病，始自皮肤，血脉相传，内连腑脏，则四肢九窍，壅塞不通，内因之病，令气盛衰，外连经络，则荣卫倾移，上下左右，虚实生矣。经云："风寒伤形，忧恐忿怒伤气，气伤脏，乃病脏，寒伤形，乃应形，风伤筋，乃应筋，此形气内外之相应也^[4]。"

外具阴阳：筋骨为阴，皮肤为阳。内具阴阳：五脏为阴，六腑为阳。

【串注】

[1] 邪中于阳，则溜于经：见《灵枢·邪气脏腑病形》。

[2] 邪中于阴，则溜于腑：见《灵枢·邪气脏腑病形》。

[3] 四末臂胻：上肢肘腕之间和下肢小腿内侧部分。

[4] 风寒伤形……此形气内外之相应也：见《灵枢·寿夭刚柔》。

【按语】本段讨论了经络的功能，经气不足是疾病的内因。行针时要从针下查其正邪虚实而选择补泻的方法。

问：子午补泻。

答曰：此乃宣行荣卫之法也。故左转从子，能外行诸阳，右转从午，能内行诸阴，人身则阳气受于四末，阴气受于五脏，亦外阳而内阴也。左转从外则象天，右转从内则象地，中提从中则象人，一左一右一提，则能使阴阳内外之气，出入与上下相参^[1]往来，而荣卫自流通矣。男子生于寅^[2]，寅，阳也，以阳为主，故左转顺阳为之补，右转逆阳为之泻。女子生于申^[3]，申，阴也，以阴为主，故右转顺阴为之补，左转逆阴为之泻，此常法也。然病有阴阳寒热之不同，则转针取用出入，当适其所宜。假令病热，则刺阳之经，以右为泻，以左为补；病寒则刺阴之经，以右为补，左为泻。此盖用阴和阳，用阳和阴，通变之法也。大凡转针逆顺之道，当明于斯。

子（合）穴：尺盛补之，顺其入也。午（荥）穴：寸盛泻之，顺其出也。

【**串注**】

[1] 相参：相应相合。

[2] 男子生于寅：寅为一阳之始，故称男生于寅。

[3] 女子生于申：申为一阴之始，故称女生于申。

【**按语**】子午补泻乃宣行荣卫之法。左右捻转针体因阴阳寒热男女而有别。

问：针头补泻何如？

答曰：此乃补泻之常法也。非呼吸而在手指，当刺之时，必先以左手压按其所针荣俞之处，弹而努之，爪而下之，其气之来，如动脉之状，顺针而刺之，得气推而内之，是谓补。动而伸之，是谓泻。夫实者气入也，虚者气出也。以阳生于外故入，阴生于内故出，此乃阴阳水火出入之气所不同也，宜详察之。

此外有补针导气之法，所谓扪而循之者，是于所刺经络部分，上下循之，故令气血舒缓，易得往来也。切而散之者，是用大指爪甲，左右于穴切之，腠理开舒，然后针之。推而按之者，是用右指捻针按住，近气不失，则远气乃来也。弹而努之者，是用指甲弹针，令脉气䐜满[1]，而得疾行至于病所也。爪而下之者，是用左手指爪连甲，按定针穴，乃使气散而刺荣，使血散而刺卫，则置针各有准也。通而取之者，是持针进退，或转或停，以使血气往来，远近相通，而后病可取也。外引其门以闭其神者，是先用左指收合[2]针孔，乃放针[3]，则经气不泄也。故曰："知为针者信其左。"

【**串注**】

[1] 脉气䐜满：指经气充满。

[2] 收合：此乃闭合。

[3] 放针：此乃出针。

【按语】本段首先谈到了"顺针刺之，得气推而内之"的补与"动而伸之"的泻。而后则以"补针导气之法"为题，具体阐述了行针中左手的应用。

问：候气之法何如？

答曰：用针之法，候气为先，须用左指，闭其穴门，心无内慕，如待贵人，伏如横弩，起若发机；若气不至，或虽至如[1]慢，然后转针取之。转针之法，令患人吸气，先左转针，不至，左右一提也。更不至者，用男内女外之法，男即轻手按穴，谨守勿内；女即重手按穴，坚拒勿出，所以然者，持针居内是阴部，持针居外是阳部，浅深不同，左手按穴，是要分明。只以得气为度，如此而终不至者，不可治也。若针下气至，当察其邪正，分其虚实。经言："邪气来者紧而疾，谷气来者徐而和，但濡虚者即是虚，但牢实者即是实。"此其诀也。

【串注】

[1] 如：《韩非子·五蠹》："民之政计，皆就安利如辟危穷。"如，同"而"。

【按语】这段强调得气的重要，同时讨论了邪气与谷气、气虚与气实的辨识方法。

问：呼吸之理。

答曰：此乃调和阴阳法也。故经言："呼者因阳出，吸者随阴入。"虽此呼吸分阴阳，实由一气而为体，其气内历于五脏，外随于三焦，周布一身，循环经络，流注孔穴，顺其形气之方圆，然后为用不同耳。是故五脏之出入，以应四时。三焦之升降，而为荣卫。经脉之循环，以合天度。然则呼吸出入，乃造化之枢纽，人身之关楗[1]，针家所必用也。诸阳浅在经络，诸阴深在脏腑，补泻皆取呼吸，出内其针。盖呼则出其气，吸则入其气。欲补之时，气出针入，气入针出。欲泻之时，气入入针，气出出针。呼而不过三口，是外随三焦之阳。吸而不过五口，是内迎五脏之阴。先呼而后吸者，为阳中之阴；先吸而后呼者，为阴中之阳，乃各随其病气，阴阳寒热而用之，是为活法，不可误用也。

三阴之经：先吸后呼。三阳之经：先呼后吸。

【串注】

[1] 楗：原作"捷"，按文义改为"楗"。

【按语】 本段谈到呼吸补泻的道理，指出"呼吸是造化的枢纽"，是"人身的关键"，同时对呼吸补泻的操作方法，做了详细的叙述。

问：迎随之理何如？

答曰：此乃针下予夺之机也。

第一要知荣卫之流行。所谓诸阳之经，行于脉外；诸阳之络，行于脉内；诸阴之经，行于脉内；诸阴之络，行于脉外，各有浅深。立针以一分为荣，二分为卫，交互停针，以候其气，见气方至，速便退针引之，即是迎。见气已过，然后进针追之，即是随。故《刺法》[1]云："动退空歇，迎夺右而泻凉，推内进搓，随济左而补暖。"

第二要知经脉之往来。所谓足之三阳，从头走足；足之三阴，从足走腹；手之三阴，从胸走手；手之三阳，从手走头。得

气以针头逆其经脉之所来，动而伸之即是迎。以针头顺其经脉之
所往，推而内之即是随。故经云："实者，绝而止之；虚者，引而
起之。"

　　凡下针之法，先用左手，揣穴爪按，令血气开舒，乃可内
针。若欲出血，勿以爪按。右手持针于穴上，令患人咳嗽一声，
拈之，一左一右，透入于腠理，此即是阳部奇分。《刺要》云：
一分为荣。又云：方刺之时，必在悬阳，然后用其呼吸，徐徐推
之，至于肌肉，以及分寸，此二者，即是阴部偶分。

　　《刺要》又云：二分为卫，方刺之时，必在悬阳，及与两卫，
神属勿去，知病存亡[2]。却以左手按穴令定，象地而不动；右手
持针，法天之运转。若得其气，左手按穴可重五两以来，右手存
意捻针，而行补泻。惟血脉在俞横居，视之独澄[3]，切之独坚，
凡刺脉者，随其顺逆，不出血，则发针疾按之。凡刺浅深，惊针
则止。凡行补泻谷气而已。

　　【串注】

　　[1] 刺法：指《标幽赋》中的刺法。

　　[2] 方刺之时……知病存亡：见《灵枢·九针十二原》。

　　[3] 澄：《甲乙经》卷五第四针道及增补《太素》卷二十一九
针要道作"满"。

　　【按语】杨氏称迎随之法为"予夺之机"。第一要知荣卫之流
行，第二要知经脉之往来。本段还进一步讨论了迎随之法的下针
特点。

　　问：疾徐之理。

　　答曰：此乃持针出入之法也。故经言："刺虚实者，徐而疾
则实，疾而徐则虚[1]。"然此经有两解：所谓徐而疾者，一作徐

内而疾出；一作徐出针而疾按之。所谓疾而徐者，一作疾内而徐出；一作疾出针而徐按之（两说皆通）。盖疾徐二字，一解作缓急之义，一解作久速之义，若夫不虚不实，出针入针之法，则亦不疾不徐，配乎其中可也。

【串注】

[1] 徐而疾则实，疾而徐则虚：参《灵枢·九针十二原》《素问·针解》。

【按语】《黄帝内经》所论徐疾补泻的两种不同的解释。

问：补泻得宜。（一）

答曰：大略补泻无逾三法。

一则诊其脉之动静。假令脉急者，深内而久留之；脉缓者，浅内而疾发针；脉大者，微出其气；脉滑者，疾发针而浅内之；脉涩者，必得其脉，随其逆顺久留之，必先按而循之，已发针疾按其穴，勿出其血；脉小者，饮之以药。

二则随其病之寒热。假令恶寒者，先令得阳气入阴之分，次乃转针退到阳分，令患人鼻吸口呼，谨按生成气息数足，阴气隆至，针下觉寒，其人自清凉矣。又有病道远者，必先使气直到病所，寒即进针少许，热即退针少许，然后却用生成息数治之。

三则随其诊之虚实。假令形有肥有瘦，身有痛有麻痒，病作有盛有衰，穴下有牢有濡，皆虚实之诊也。若在病所，用别法取之，转针向上气自上，转针向下气自下，转针向左气自左，转针向右气自右，徐推其针气自往，微引其针气自来，所谓推之则前，引之则止，徐往微来以除之，是皆欲攻其邪气而已矣。

【按语】确定补泻问题的三个指征：脉、寒热、身形。

问：自取其经。

答曰：刺虚刺实，当用迎随，补其母而泻其子，若不虚不实者，则当以经取，谓其正经自得病，不中他邪，故自取其经也。其法右手存意持针，左手候其穴中之气，若气来至如动脉状，乃内针，要续续而入，徐徐而撞，入荣至卫，至若得气如鲔鱼食钩[1]，即是病之气也，则随本经气血多少，酌量取之，略待少许，见气尽乃出针；如未尽，留针在门，然后出针。经曰："有见如入，有见如出[2]。"此之谓也。

【串注】

[1] 如鲔鱼食钩：《标幽赋》："气之至也，如鱼吞钓饵之浮沉。"鲔鱼，古书上指"鲟鱼"。

[2] 有见如入，有见如出：见《难经·八十难》。

【按语】正经自病，在本经行针，进针候气，得气留针，气尽出针。

问：补者从卫取气，泻者从荣置气[1]。（一）

答曰：十二经脉，皆以荣为根本，卫为枝叶，故欲治经脉，须调荣卫，欲调荣卫，须假呼吸。经曰："卫者阳也，荣者阴也。呼者阳也，吸者阴也。"呼尽内针，静以久留，以气至为故者，即是取气于卫。吸则内针，以得气为故者，即是置气于荣也。

【串注】

[1] 补者从卫取气，泻者从荣置气：见《难经·七十六难》。

【按语】本问应答认为，荣是根本，卫是枝叶。通过呼吸补泻的方法，从卫取气，从荣置气。

问：皮肉筋骨脉病。

答曰：百病所起，皆始于荣卫，然后淫于皮肉筋脉，故经言："是动脉[1]者，气也。所生病者，血也。先为是动，而后所生病也。"由此推之，则知皮肉经脉，亦是后所生之病耳。是以刺法中但举荣卫，盖取荣卫逆顺，则皮骨肉筋之治在其中矣。以此思之，至于部分有浅深之不同，却要下针无过不及为妙也。

一曰皮肤，二曰肌肉，三曰筋骨。

【串注】

[1]动脉：《难经·二十二难》无"脉"字。

【按语】 杨氏认为，皮肉、经脉都应属于所生病的范围。行针中要分清皮肤、肌肉、筋骨三个部分；在针刺时，既不要不及，也不要刺过。

问：刺有久速。

答曰：此乃量病轻重而行，轻者一补一泻足矣，重者至再至三也。假令得病气而补泻之，其病未尽，仍复停针，候气再至，又行补泻。经言："刺虚须其实，刺实须其虚也[1]。"

【串注】

[1]刺虚须其实，刺实须其虚也：参《素问·针解》《素问·宝命全形论》。

【按语】 补泻的次数根据病情的轻重而定，已经一补一泻，仍未除尽病气者，可再次停针候气，再行补泻。

问：诸家刺齐[1]异同。

答曰：《灵枢》所言："始刺浅之，以逐邪气，而来血气（谓绝皮以出阳邪也）。后刺深之，以致阴气之邪（谓阴邪出者少，益深绝皮，致肌肉未入分肉间也）。最后取刺极深之，以下谷气[2]（谓已入分肉之间，则谷气出也）。"此其旨也。余读《难经》，常见针师丁德用[3]所注，乃言人之肌肉，皆有厚薄之处，但皮肤之上，为心肺之部，阳气所行；肌肉之下，为肝肾之部，阴气所行也。是说所以发挥《灵枢》之旨，却甚详明。至于孙氏《千金方》所言：针入一分，则知天地之气。针入二分，则知呼吸出入，上下水火之气。针入三分，则知四时五行，五脏六腑逆顺之气（亦与最后极深，以下谷气意合，乃根本也）。《玄珠密语》[4]言："入皮三分，心肺之部，阳气所行。入皮五分，肾肝之部，阴气所行（取象三天两地之数）。"此说可谓详明矣。及夫后贤所著，则又有自一分，而累至于十分之说，此法益详且密矣。大抵博约不同，其理无异，互相发明，皆不必废。

【串注】

[1] 齐：剂，通假。此指深浅。

[2] 始刺浅之……以下谷气：见《灵枢·官针》。

[3] 丁德用：宋代嘉祐间济阳人。著有《难经补注》。

[4] 玄珠密语：相传为唐代王冰所著。也有说为后人托名之作。

【按语】 杨继洲引用丁德用的《难经补注》、孙思邈的《千金要方》和《玄珠密语》里的内容，阐发了《灵枢经》上浅刺祛阳邪，深刺祛阴邪，更深刺以下谷气之要旨。并就"心肺之部""肝肾之部"，列举出各家的不同看法。

问：阴阳居易之理。

答曰：此则阴阳相乘之意也。以其阳入阴分，阴出阳分，相易而居，成其病也。推原所由，或因荣气衰少，而卫气内伐；或因卫气衰少，而荣气外溢。故令血气不守其位，一方气聚，则为一方实，一方气散，则为一方虚。其实者为痛，其虚者为痒。痛者阴也，痛而以手按之不得者，亦阴也，法当深刺之。痒则阳也，法当浅刺之。病在上者阳也，在下者阴也。病先起于阴者，法当先治其阴，而后治其阳也。病先起于阳者，法当先治其阳，而后治其阴也。

【按语】阴阳居易是荣气衰少卫气内伐，或卫气衰少荣气外溢所造成的气血不守其位。如出现一方气聚，就表现出疼痛为主的实证，针刺时要深；如出现一方气散，就表现出痒为主的虚证，针刺时要浅。

问：顺逆相反之由。

答曰：此谓卫气独不得循于常道也，其名曰厥，为病不同，刺法当别。故经言："刺热厥者，若留针反为寒。刺寒厥者，若留针反为热[1]。"盖被逆气使然。由是言之，刺热厥者，宜三刺阴，一刺阳。刺寒厥者，宜三刺阳，一刺阴[2]。惟其久病之人，则邪气入深，却当深入而久留，须间日而复刺之，必先调其左右，去其血脉。

【串注】

[1] 刺热厥者……若留针反为热：见《灵枢·终始》。

[2] 刺热厥者……一刺阴：《灵枢·终始》："刺热厥者，二阴一阳。刺寒厥者，二阳一阴。"

【按语】杨氏认为卫气不能正常循行于经脉之中时所得之病名为"厥"。厥有寒热，治亦不同。并提出寒、热厥在气逆情况下，以及久病情况下的刺治方法。

问：虚实寒热之治。

答曰：先诊人迎气口[1]，以知阴阳有余不足，以审上下经络，循其部分之寒热，切其九候[2]之变易，按其经络之所动，视其血脉之色状，无过则同，有过则异，脉急以行，脉大以弱，则欲要静，筋力无劳。凡气有余于上者，导而下之。不足于上者，推而扬之。经云："稽留不到者，因而迎之。气不足者，积而从之。大热在上者，推而下之。从下止者，引而去之。大寒在外者，留而补之。入于中者，从而泻之。上寒下热者，推而上之。上热下寒者，引而下之。寒与热争者，导而行之。菀陈而血结者，刺而去之[3]。"

【串注】

[1] 人迎气口：腕后寸口部。亦有左为人迎、右为气口之说。

[2] 九候：脉诊方法。其中全身遍诊法，以头部、上肢、下肢各分天、地、人三部，合为九候；寸口脉法以寸、关、尺三部各分浮、中、沉，合为九候。详三部九候条。参《素问·三部九候论》。

[3] 稽留不到者……刺而去之：参阅《灵枢·阴阳二十五人》及《灵枢·官能》诸篇。

【按语】虚实寒热，须通过脉诊诊察出病人的阴阳、经络、血脉的情况。不同的寒热状况，采用不同的留针运针的方法。

问：补者从卫取气。泻者从荣置气。（二）

卫气者，浮气也，专主于表。荣气者，精气也，专主于里。故经言："荣者水谷之精也，血气调和于五脏，洒陈于六腑，乃能入脉，循上下，贯五脏，络六腑也。卫者水谷之生也，悍疾滑利，不能入脉，故循皮肤之中，分肉之间，熏于肓膜，散于胸腹，逆其气则病，从其气则愈[1]。"如是则荣卫为中外之主，不亦大乎！安得不求其补泻焉。

【串注】

[1] 荣者水谷之精也……从其气则愈：见《素问·痹论》。其"荣者水谷之精也"与"卫者水谷之生也"，《素问·痹论》分别为"荣者水谷之精气也""卫者水谷之悍气也"。

【按语】针刺补泻必须十分注重荣卫理论。荣卫之气都是水谷之精微所化，卫气主表，荣气主里。荣卫是一身内外之主，逆之则病，从之则愈。

问：刺阳者卧针而刺，刺阴者按令阳散乃内针[1]。

答曰：刺阳部者，从其浅也，系属心肺之分。刺阴部者，从其深也，系属肾肝之分。凡欲行阳，浅卧下针，循而扪之，令舒缓，弹而努之，令气隆盛而后转针，其气自张布矣，以阳部主动故也。凡欲行阴，必先按爪，令阳气散，直深内针，得气则伸提之，其气自调畅矣，以阴部主静故也。

【串注】

[1] 刺阳者卧针而刺，刺阴者按令阳散乃内针：《难经·七十一难》："针阳者，卧针而刺之；刺阴者，先以左手摄按所针荣俞之处，气散乃内针。是谓刺荣无伤卫，刺卫无伤荣也。"

【按语】针心肺部穴位要浅刺、卧针刺；肝肾部的穴位可深刺、直刺。

问：能知迎随之气，可令调之[1]。

答曰：迎随之法，因其中外上下、病道遥远而设也。是故当知荣卫内外之出入，经脉上下之往来，乃可行之。夫荣卫者阴阳也，经言："阳受气于四末，阴受气于五脏[2]。"故泻者先深而后浅，从内引持而出之。补者先浅而后深，从外推内而入之。乃是因其阴阳内外而进退针耳。至于经脉为流行之道，手三阳经，从手上头；手三阴经，从胸至手；足三阳经，从头下足；足三阴经，从足入腹。故手三阳泻者，针芒望外，逆而迎之；补者针芒望内，顺而追之，余皆仿此。乃是因其气血往来，而顺逆行针也。大率言荣卫者，是内外之气出入。言经脉者，是上下之气往来。各随所在顺逆而为刺也。故曰迎随耳。

【串注】

[1] 能知迎随之气，可令调之：见《难经·七十二难》，参《灵枢·终始》。

[2] 阳受气于四末，阴受气于五脏：见《灵枢·终始》。

【按语】用迎随之法远端取穴，要熟知经脉的起止点和经气的循行路径。

问：补泻之时，与气开阖相应否？

答曰：此法非止推于十干之穴，但凡针入皮肤间，当阳气舒发之分谓之开。针至肉分间，当阴气封固之分谓之阖。然开中有阖，阖中有开，一开一阖之机，不离孔中，交互停针，察其气以为补泻。故《千金》言："卫外为阳部，荣内为阴部[1]。"

【串注】

[1] 卫外为阳部，荣内为阴部：见《千金要方·针灸上·灸例第六》。

【按语】开阖与针刺深浅度的关系，当浅入皮肤腠理间为开，深入肉分间为阖。开中有阖，阖中有开。

问：方刺之时，必在悬阳，及与两卫。神属勿去，知病存亡[1]。

答曰：悬阳，谓当腠理间朝针之气也。两卫，谓迎随呼吸出入之气也。神属勿去，知病存亡，谓左手占候，以为补泻也。此古人立法，言多妙处。

【串注】

[1] 方刺之时……知病存亡：见《灵枢·九针十二原》。

【按语】"悬阳"与"两卫"的解释，见仁见智，多有所论。

问：容针空豆许。

此法正为迎随而设也。是以气至针下，必先提退空歇，容豆许，候气至然后迎之、随之。经言："近气不失，远气乃来[1]。"

【串注】

[1] 近气不失，远气乃来：见《素问·调经论》。

【按语】为迎随而设，把针尖向上提和短暂的候气时间叫作"容针空豆许"。

问：刺有大小。

答曰：有平补平泻，谓其阴阳不平而后平也。阳下之曰补，阴上之曰泻。但得内外之气调则已。有大补大泻，惟其阴阳俱有盛衰，内针于天地部内，俱补俱泻，必使经气内外相通，上下相接，盛气乃衰，此名"调阴换阳"，一名"接气通经"，一名"从本引末"。审按其道以予之，徐往徐来以去之，其实一义也。

【按语】刺有大小，即大补大泻与平补平泻。大补大泻是在天、人、地三部施行的复式补泻方法。

问：穴在骨所。

答曰：初下针入腠理，得穴之时，随吸内针，乃可深知之。不然，气与针忤[1]，不能进。又凡肥人内虚，要先补后泻；瘦人内实，要先泻后补。

【串注】

[1]忤：逆也。

【按语】骨处穴位，进针入皮后，随吸进入，就能深入到应该刺到的部位。否则，进针困难。

问：补泻得宜。（二）

答曰：凡病在一方，中外相袭，用子午法补泻，左右转针是也。病在三阴三阳，用流注法补泻，荥俞[1]呼吸出纳是也。二者不同。至于弹爪提按之类，无不同者，要明气血何如耳。

【串注】

[1]荥俞：指井、荥、输、经、合五输穴。

【按语】本段强调，局部病痛，用左右转针的子午补泻法。病在三阴三阳经时，用流注法补泻，五输穴法和呼吸出纳等法。

问：迎夺随济，固言补泻，其义何如？

答曰：迎者，迎其气之方来，如寅时气来注于肺，卯时气来注于大肠，此时肺大肠气方盛，而夺泻之也。随者，随其气之方去，如卯时气去注大肠，辰时气去注于胃、肺与大肠，此时正虚，而济补之也。余仿此。

【按语】本段以肺和大肠两经为例，讨论了经脉流注与迎随补泻的关系。

问：针入几分，留几呼？

答曰：不如是之相拘。盖肌肉有浅深，病去有迟速，若肌肉厚实处，则可深；浅薄处，则宜浅。病去则速出针，病滞则久留针为可耳。

【按语】针刺深度与留针时间长短不必拘于定数，可因人之肥瘦与病程之长短而灵活掌握。

问：补泻有不在井荥俞经合者多如何？

答曰：如睛明、瞳子髎治目疼，听宫、丝竹空、听会治耳聋，迎香治鼻，地仓治口㖞，风池、头维治头项，古人亦有不系[1]井荥俞经合者如此。盖以其病在上，取之上也。

【串注】

[1] 不系：不按。

【按语】面部五官附近取穴，叫病在上取之于上。取穴并非拘泥于五输穴，当随证而变。

问：经穴流注，按时补泻，今病有各经络，按时能去病否？

答曰：病著[1]于经，其经自有虚实耳。补虚泻实，亦自中病也。病有一针而愈，有数针始愈。盖病有新痼浅深，而新浅者，一针可愈，若深痼者，必屡针可除。丹溪、东垣有一剂愈者，有至数十剂而愈者，今人用一针不愈，则不再针矣。且病非独出于一经一络者，其发必有六气之兼感，标本之差殊，或一针以愈其标，而本未尽除；或独取其本，而标复尚作，必数针方绝其病之邻也。

【串注】

[1] 著：附着。

【按语】病邪中于经，轻浅者可一次针刺而愈，顽痼者必多次施针。没有传经的本经病，在本经行补泻就能达到治疗效果。

问：针形至微何能补泻？

答曰：如气球然，方其未有气也，则恹塌[1]不堪蹴[2]踢，及从窍吹之，则气满起胖，此虚则补之之义也。去其窍之所塞，则气从窍出，复恹塌矣，此实则泻之之义也。

【串注】

[1] 恹塌：空瘪貌。

[2] 蹴：足踢之意。《孟子·告子上》："蹴尔而与之，乞人不屑。"

【按语】本段用气球的气满与气出比喻补泻。

问：《内经》治病，汤药少而针灸多，何也？

答曰：《内经》，上古书也。上古之人，劳不至倦，逸不至流，食不肥鲜，以戕[1]其内，衣不蕴[2]热，以伤其外，起居有节，寒暑知避，恬澹[3]虚无，精神内守，病安从生[4]？虽有贼风虚邪，莫能深入，不过凑于皮肤，经滞气郁而已。以针行气，以灸散郁，则病随已，何待于汤液耶？当今之世，道德日衰，以酒为浆，以妄为常，纵欲以竭其精，多虑以散其真，不知持满[5]，不解御神[6]，务快其心，过于逸乐，起居无节，寒暑不避，故病多从内生，外邪亦易中也。经曰：针刺治其外，汤液治其内[7]。病既属内，非汤液又不能济也。此和缓以后，方药盛行，而针灸兼用，固由世不古若[8]，人非昔比，亦业针法之不精，传授之不得其诀耳。非古用针灸之多，今用针灸之少，亦非汤液之宜于今，而不宜于古耶。学者当究心焉。

【串注】

[1] 戕（qiāng 羌）：此处指伤害。《孟子·告子上》："子能顺杞柳之性而以为桮棬乎？将戕贼杞柳而后以为桮棬也？"

[2] 蕴：蕴藏。

[3] 恬澹：《类经》一卷第二注："恬，安静也。澹，朴素也。恬澹者，泊然不愿乎其外。"

[4] 恬澹虚无……病安从生：参《素问·上古天真论》。

[5] 持满：《类经》一卷第一注："持，执持也。不知持满，满必倾覆。"

[6] 御神：《类经》一卷第一注："御，统御也。不时御神，神必外驰。"

[7] 针刺治其外，汤液治其内：《素问·移精变气论》："病形已成，乃欲微针治其外，汤液治其内。"

[8] 世不古若：当时不如古代。

【按语】 认为上古注意养生，体格强健，偶有小恙，多从外感所生，针灸可愈。后世不注重养生，病多从内生，故汤药者用之居多。

问：八法流注之要诀何如？

答曰：口诀固多，未能悉录，今先撮[1]其最要者而言之。

上古流传真口诀，八法原行只八穴。口吸生数热变寒，口呼成数寒变热[2]。先呼后吸补自真，先吸后呼泻自捷。徐进疾退曰泻寒，疾进徐退曰补热。紧提慢按似冰寒，慢提紧按如火热。脉外阳行是卫气，脉内阴行是荣血。虚者徐而进之机，实者疾而退之说。补其母者随而济，泻其子者迎夺挈[3]。但分迎夺与济随，实泻虚补不妄说。天部皮肤肌肉人，地部筋骨分三截。卫气逆行荣顺转，夏浅冬深肥瘦别。毋伤筋膜用意求，行针犹当辨骨节。拇指前进左补虚，拇指后退右泻实。牢濡得失定浮沉，牢者为得濡为失。泻用方而补为圆，自然荣卫相交接。右泻先吸退针呼，左补先呼出针吸。莫将此法作寻常，弹努循扪指按切。分筋离骨陷中来[4]，却将机关[5]都漏泄。行人载道欲宣扬，湍水风林没休歇。感谢三皇万世恩，阐尽针经真口诀。

【串注】

[1] 撮：摘取，摄取。《汉书·艺文志》："撮其旨意。"

[2] 口吸生数热变寒，口呼成数寒变热：古代《河图》将一、二、三、四、五，称作生数；六、七、八、九、十称作成数。

[3] 挈：《集解》行韦昭云："缺也。"

[4] 分筋离骨陷中来：分开筋避开骨，在凹陷处取穴。

[5] 机关：周密巧妙的计谋或计策，此指针刺的技术要领。

【按语】"经络迎随设为问答"共36问，是杨继洲的重要著作，是杨氏针刺术的精华，经络与手法的诸多理论以及多种单式复式的针刺操作手法都做了详尽的阐述。

第二十章 《针方六集》[1]

吴　崑 [2]

卷之四　旁通集

针药短长五

药类始于《神农本经》[3]，盖三百六十五种；延至于今时《本草》所载，通计一千八百九十二种，药何繁也！至于针，则九者而已[4]，针何寡也！然有穷年积岁饮药无功者，一遇针家施治，危者立安，卧者立起，跛者立行，是药之多不如针之寡也；然针不难泻实，而难补虚，一遇尫羸[5]，非饮之甘药不可[6]，是针之补不如药之长也。上工以神良自期，必两者通明而时出之，始为全技。

【串注】

[1] 针方六集：明代吴崑编撰。全书分六集。

[2] 吴崑：明代医学家。字山甫，别号鹤皋山人，歙县澄塘（今属安徽）人。撰有《针方六集》，为针灸文献的分类考证之作，还撰有《砭焫考》已佚。

[3] 神农本经：即《神农本草经》，简称《本经》。

[4] 至于针，则九者而已：参《灵枢·九针十二原》《灵枢·九针论》等篇。

[5] 尪赢：瘦弱，此处指瘦弱的病人。晋葛洪《抱朴子·遐览》："他弟子皆亲仆使之役，采薪耕田。唯余尪赢，不堪他劳。"

[6] 然针不难泻实……非饮之甘药不可：《灵枢·邪气脏腑病形》："诸小者，阴阳形气俱不足，勿取以针，而调以甘药也。"

两不精良六

古昔良工，率针药并神，故名高一世。末世持针者不知针，用药者不知药，不能不为之太息。有如针家不明经之阴阳奇正、往来逆顺[1]，穴之八法[2]五门[3]、四根三结[4]，法之补泻迎随、疾徐进退，吾不知其何以为针；药家不审六经所宜、五脏所入，与夫升降浮沉、寒热温平、良毒之性，宣通补泻、轻重滑涩燥湿、反正类从之理，吾不知其何以为药？如是而欲治病，病何赖焉！

【串注】

[1] 逆顺：《灵枢·九针十二原》："往者为逆，来者为顺。"

[2] 八法：八脉交会八穴。《针灸大全》有"八法交会八穴""八法主治病证"等。

[3] 五门：徐凤《针灸大全》注："五门者，天地配合，分于五也。甲于己合，乙与庚合，丙与辛合，丁与壬合，戊与癸合也。"

[4] 四根三结：参《灵枢·根结》。

附：修《金针赋》

赋传补泻议六

《赋》[1]云："补泻之法，妙在呼吸手指。男子者，大指进前左转呼之为补，退后右转吸之为泻；提针为热，插针为寒。女子者，大指退后右转吸之为补，进前[2]左转呼之为泻；插针为热，提针为寒。左与右有异，胸与背不同。午前者如此，午后者反之。"

嗟夫！补泻之法，经有"随济迎夺[3]""推内动伸[4]"之论，至善至当。独奈何"男子者大指进前左转为补，退后右转为泻"？"提针"何以"为热"，"插针"何以"为寒"？男女何以各异[5]，左右何以相殊？胸背何以更别，早暮何以背驰？不知男女无二道，左右无二理，胸背无二因，早暮无二法。假令缪妄者曰，"人参补男而泻女，巴豆泻左而补右，芩连凉胸而热背，桂附朝温而暮寒"，不知人亦信之乎？针学不明，何以异此！

【串注】

[1] 赋：指《金针赋》。

[2] 进前：原为前进，据《针灸大全·金针赋》改。

[3] 随济迎夺：《难经·七十九难》："迎而夺之，安得无虚；随而济之，安得无实。"

[4] 推内动伸：《难经·七十八难》："得气因推而内之，是谓补；动而伸之，是谓泻。"

[5] 男女何以各异：《类经》十九卷针刺类十四经脉应天地呼

吸分补泻曰："又如贵贱之体有不同者，贱者硬而贵者脆也。男女之取法有异者，男子之气早在上而晚在下，女子之气早在下而晚在上；午前为早属阳，午后为晚属阴。男女上下，其分在腰，足不过膝，手不过肘，补泻之宜，各有其时也。"

赋传左捻气上右捻气下议七

《赋》云：欲气上行，将针左捻；欲气下行，将针右捻。不知此法施之于左乎？施之于右乎？左右胸背，男女早暮，亦复相异乎？借曰相异，则与前法乱矣！借曰无异，则与前说悖矣！起赋者于九原[1]，不知何以应我？

【串注】

[1] 九原：当指《灵枢·九针十二原》。

飞经走气四法议十二

《赋》云："若夫过关过节，催运经气，用飞经走气之法。一曰青龙摆尾，如扶船舵，不进不退，一左一右，慢慢拨动。二曰白虎摇头，似手摇铃，退方进圆兼之，左右摇而振之。三曰苍龟探穴，如入土之象，一退三进，钻剔四方。四曰赤凤迎源（展翅之仪），入针至地，提针至天[1]；候针自摇，复进其元，上下左右，四围飞旋。"

此四法之说，不出《素问》"摇大其道[2]"一句，谓摇大孔穴之道，令病邪出之易耳。今谓用之飞经走气，缪矣！盖由摇泄孔穴，经气大虚，为麻为痒，随经而见，遂以为飞经走气耳！且经气流行无一息之停，特为病邪作实，滞塞不通，因而为患。针家摇大其道，泄去病邪，通其滞塞，稍觉麻酸，或随经而汗，则经气复通，而四体康矣。其实经何尝飞、气何尝走耶！故谓之通经接气则当，谓之飞经走气则愚。其循摄爪切，皆所以散沉痼之邪，以病邪久留关节，故以指循环其间，按摄其上，爪搔其经，切掐其陷，所以竭其匿伏之邪，兵家搜山穷穴之技也。

【串注】

[1] 入针至地，提针至天：《金针赋》："初针刺至皮内，乃曰天才，少停进针，刺入肉内，是曰人才，又停进针，刺至筋骨之间，名曰地才。"

[2] 摇大其道：见《素问·调经论》。

久患偏枯，通经接气，定息寸数议二十四

《赋》云："久患偏枯，通经接气之法，已有定息寸数[1]：手足三阳，上九而下十四，过经四寸；手足三阴，上七而下十二，过经五寸[2][3]。"

夫久患偏枯，虚寒证也。先宜以甘药温补[4]，然后施针，通其经脉，接续正气，病可使痊。今言在手足三阳经，上身者须候九息，下身者须候十四息，而经气通行，可过四寸；在手足三阴经，上身者须候七息，下身者须候十二息，可过经五寸。然此说前古未有，又无至里可根，谓之杜撰可也。盖人禀阴阳太少之气不等，有针方落穴，不待旋转而气即行、病即去者；有内针之后，百搓千捻，竭其手法，而气方行、病方去者；有出针以后，经气始行、病始去者。良以[5]阴阳太少虚实不同，故令功验亦早暮不等，《灵枢》之论昭昭[6]也，恶用杜撰穿凿焉[7]！

【串注】

[1] 已有定息寸数：指《流注指微赋》"接气通经，短长依法"。阎明广注："呼吸多少，经脉长短，各有定数之法。"

[2] 五寸：疑"七寸"之误。按《灵枢·脉度》，手阴经长三尺五寸，足阴经长六尺五寸，依"呼吸定息，气行六寸"计，手阴七息为四尺二寸，足阴七息为七尺二寸，均经过七寸。

[3] 手足三阳……过经五寸：《流注指微赋》阎明广注："手三阳接而九呼，过经四寸，手三阴接而七呼，过经五寸；足之三阳接而十四呼，过经四寸；足之三阴接而十二呼，过经五寸。"

[4] 甘药温补：《灵枢·邪气脏腑病形》："诸小者，阴阳形气俱不足，勿取以针，而调以甘药也。"

[5] 良以：确实因为。

[6]《灵枢》之论昭昭：参《灵枢·行针》"或气与针相逢，或针已出气独行，或数刺乃知"等说。

[7] 恶用杜撰穿凿焉：何须臆造、附会而为。

第二十一章 《类经》[1]

张介宾[2]

十九卷 针刺类

十四、经脉应天地呼吸分补泻（节选）

愚按：近代用针撮要，凡足以发明[3]本经、开导后人等法，有不可不知者。如用针之道，以气为主，知虚知实，方可无误。虚则脉虚而为痒为麻，实则脉实而为肿为痛。虚则补之，气至则实；实则泻之，气去则虚。故用补用泻，必于呼吸之际，随气下针，则其要也。

下针之法，先以左手扪摸其处，随用大指爪重按切掐其穴，右手置针于穴上。凡用补者，令病人咳嗽一声，随嗽下针，气出针入。初刺入皮，天之分也；少停进针，次至肉中，人之分也；又停进针，至于筋骨之间，地之分也。然深浅随宜，各有所用。

针入之后，将针摇动搓弹，谓之催气。觉针下沉紧，倒针朝病，向内搓转，用法补之。或针下气热，是气至足矣，令病者吸气一口，退针至人之分，候吸出针，急以指按其穴，此补法也。凡用泻者，令其吸气，随吸入针，针与气俱内。初至天分，少停进针，直至于地，亦深浅随宜而用。却细细摇动，进退搓捻其针如手颤之状，以催其气。约行五六次，觉针下气紧，即倒针迎气，向外搓转以用泻法。停之良久，退至人分，随嗽出针，不闭其穴，此为泻法。故曰"欲补先呼后吸，欲泻先吸后呼[4]"，即此法也。

【串注】

[1] 类经：明代张介宾著。全书共三十二卷，是一部研究《黄帝内经》的重要参考著作，其中对经络、针灸的论述甚为丰富。

[2] 张介宾：明代著名医学家。字景岳，又字（惠）卿，别号通一子，会稽（今浙江绍兴）人，先后著成《类经》《类经图翼》《类经附翼》。晚年著《景岳全书》，为后世医家所重视。

[3] 发明：发现阐明。

[4] 欲补先呼后吸，欲泻先吸后呼：见《金针赋》。

所谓转针者，搓转其针，如搓线之状，慢慢转之，勿令太紧，泻左则左转，泻右则右转，故曰"拈针向外泻之方，拈针向内补之诀[1]"也。

所谓候气者，必使患者精神已朝[2]，而后可入针；针既入矣，又必使患者精神宁定，而后可行气。若气不朝针，则轻滑不知疼痛，如插豆腐，未可刺也。必候神气既至，针下紧涩，便可依法施用。入针后轻浮虚滑迟慢，如闲居静室、寂然无闻者，乃气之未到；入针后沉重涩滞紧实，如鱼吞钓、或沉或浮而动者，乃气之已来。虚则推内进搓以补其气，实在循扪弹怒[3]以引其气。气未至则以手循摄，以爪切掐，以针摇动，进拈搓弹，其气必至。气既至，必审寒热而施治。刺热须其寒者，必留针候其阴气隆至也，刺寒须其热者，必留针候其阳气隆至也，然后可以出针。然气至速者，效亦速而病易痊；气至迟者，效亦迟而病难愈。"生者涩而死者虚，候气不至，必死无疑[4]"，此因气可知吉凶也。

【串注】

[1] 拈针向外泻之方，拈针向内补之诀：见《补泻雪心歌》。

[2] 朝：原误作"潮"。《标幽赋》："凡刺者，使本神朝而后入"。朝，会聚。

[3] 怒：或作"努"。《标幽赋》："循扪弹努。"努，用力。

[4] 生者涩而死者虚……必死无疑：见《金针赋》。

所谓出针者，病势既退，针气必松；病未退者，针气固涩，推之不动，转之不移，此为邪气吸拔其针。真气未至，不可出而出之，其病即复，必须再施补泻以待其气，直候微松，方可出针豆许，摇而少停，补者候吸，徐出针而急按其穴；泻者候呼，疾出针而不闭其穴。故曰"下针贵迟，太急伤血；出针贵缓，太急伤气[1]"也。

所谓迎随者，如"手之三阴，从脏走手；手之三阳，从手走头。足之三阳，从头走足；足之三阴，从足走腹[2]"。逆其气为迎为泻，顺其气为随为补也。

所谓血气多少者，如阳明多血多气，刺之者出血气；太阳厥阴多血少气，刺之者出血恶气；少阳少阴太阳多气少血，刺之者出气恶血也[3]。

所谓子母补泻者，济母益其不足，夺子平其有余。如心病虚者补其肝木，心病实者泻其脾土，故曰"虚则补其母，实则泻其子[4]"。然本经亦有补泻，心虚者取少海之水，所以伐其胜也；心实者取少府之火，所以泄其实也。

【串注】

[1] 下针贵迟……太急伤气：见《金针赋》。

[2] 手之三阴……从足走腹：见《灵枢·逆顺肥瘦》。

[3] 所谓血气多少者……刺之者出气恶血也：参《灵枢·九针论》。

[4] 虚则补其母，实则泻其子：见《难经·六十九难》。

又如贵贱之体有不同者，贱者硬而贵者脆也。男女之取法有异者，男子之气早在上而晚在下，女子之气早在下而晚在上；午前为早属阳，午后为晚属阴。男女上下，其分在腰，足不过膝，手不过肘，补泻之宜，各有其时也。

又如阴阳经穴取各有法者，凡阳部阳经多在筋骨之侧，必取之骨旁陷下者为真，如合谷、三里、阳陵泉之类是也。凡阴部阴经，必取于腘隙之间动脉应手者为真，如箕门、五里、太冲之类是也。至于针制有九，所以应阳九之数也。

针义有五，所以合五行之用也。古人以砭石，后人代以九针，其体则金也。长短小大各随所宜，其劲直象木也。川原壅塞，可决于江河，血气凝滞，可疏于经络，其流通象水也。将欲行针，先摸其穴，含针于口，然后刺之，借我之阳气，资彼之虚寒，其气温象火也。入针以按，出针以扪，按者镇其气道，扪者闭其气门，其填补象土也。

诸如此类，皆针家之要，所不可不知者。

第二十二章 《红炉点雪》[1]

龚居中[2]

卷四 痰火灸法

窃谓人之一身，隐僻奇异等疾，轩岐议究已备，华佗内照[3]无遗矣。然攻病之法，每以针拔为言，而其药饵之中，殊未言及，何也？

盖古人立法，病之轻浅者，则以丸散饮汤调治之。病之年久沉痼者，非针灸不解。以其针有劫夺之功，第今之针法，得妙者稀，且见效者少。若虚怯之体，倏致夭绝者有之，若灸法去病之功，难以枚举。而其寒热虚实，轻重远近，无往不宜。

盖寒病得火而散者，犹烈日消冰，有寒随温解之义也；热病得火而解者，犹暑极反凉，犹"火郁发之[4]"之义也；虚病得火而壮者，犹火迫水而气升，有温补热益之义也；实病得火而解者，犹火能消物，有实则泻之之义也；痰病得火[5]而解者，以热则气行，津液流通故也。

【串注】

[1] 红炉点雪：劳瘵（结核病）治疗专书，明代龚居中所撰，又名《痰火点雪》，四卷本，其中第四卷叙述了劳瘵病的灸法禁

忌及保健气功疗法。

　　[2] 龚居中：明代医家，字应园，江西金溪人。所著《红炉点雪》，重点讲述肺痨病的证治。另著有外科、儿科等医书。

　　[3] 内照：书名，《内照法》，一名《内照经》，旧题汉华佗撰。

　　[4] 火郁发之：见《素问·六元正纪大论》。

　　[5] 痰病得火：《红炉点雪·痰火证治》："夫痰火者，劳瘵之讳名。"

　　所以灸法不虚人者，以一灼谓一壮，以壮人为法也[1]。若年深痼疾，非药力所能除，必借火力以攻拔之。谚云：火有拔山之力，岂虚语哉？若病欲除其根，则一灸胜于药力多矣。但医必择其素熟经络穴道者乃可，不尔，则差之毫厘，谬之千里，非徒无益，而反害之。岂以人命若草菅耶？

　　然火之功用，固有生发之妙，必其人肌肉尚未尽脱，元气尚未尽虚，饮食能进者，乃能任此痛楚，灸后调理月余，则病自除，而体自充。况假此一灸，使病者有所禁戒警惕，自能如法调理，是以一举有两得之妙。若肌体尪羸，元气虚极，饮食不能进，则亦不能禁此燔灼。病本日剧，倘灸后病不得起，不惟无益，必反招病家之怨也，至嘱至告。

　　【串注】

　　[1] 以一灼谓一壮，以壮人为法也：《说文解字》注："医书以艾灸体谓之壮。壮者，灼之语转也。"

第二十三章 《医门法律》[1]

喻 昌 [2]

卷一 明络脉之法

络脉论

喻昌曰：十二经脉，前贤论之详矣，而络脉则未之及，亦缺典也。经有十二，络亦有十二，络者兜络[3]之义，即十二经之外城也。复有胃之大络、脾之大络及奇经之大络，则又外城之通界，皇华出入之总途也，故又曰络有十五焉。十二经生十二络，十二络生一百八十系络，系络生一百八十缠络，缠络生三万四千孙络[4]。自内而生出者，愈多则愈小，稍大者在俞穴肌肉间，营气所主，外廓由是出诸皮毛，方为小络，方为卫气所主。故外邪从卫而入，不遽[5]入于营，亦以络脉缠绊之也。至络中邪盛，则入于营矣。故曰：络盛则入于经，以营行经脉之中故也。然风寒六淫外邪，无形易入，络脉不能禁止，而盛则入于经矣。若营气自内所生诸病，为血为气，为痰饮，为积聚，种种有形，势不能出于络外。故经盛入络，络盛返经，留连不已，是以有取于砭射，以决出其络中之邪。今医不用砭射，已不足与言至巧，而用药之际，不加引经透络，功效羁迟，安得称为良工耶？

【串注】

[1] 医门法律：清代喻昌撰著的六卷本综合性医书，分门别类地论述各类疾病的证治。每门先列"论"，分析每一病证的病因、病理、变化；次为"法"，再次为"律"。论述析理透彻。

[2] 喻昌：清初著名医家。字嘉言，别号西昌老人。著有《尚论篇》《医门法律》《寓意草》等书。

[3] 兜络：明代宋应星《天工开物·白瓷》："凡将碎器为紫霞色杯者，用胭脂打湿，将铁线钮一兜络，盛碎器其中，炭火炙热，然后以湿胭脂一抹即成。"兜络，此处指网络。

[4] 十二经生十二络……缠络生三万四千孙络：参翟良《经络汇编》："十二经出十五络，十五络生一百八十系络，系络生一百八十缠络，缠络生三万四千孙络。"

[5] 遽：急，仓促。《左传·僖公三十二》："且使遽告于郑。""遽"的原义是送信的快车或快马，后引申作"急促"。

至若三部九候[1]，《内经》原有定位，王叔和以相络之故，大小二肠，候之于上。心主之脉，候之于下，而不知络脉所主者外，所关者小，虽是系络表里相通，未可定其诊象。况水谷变化浊秽之腑，去膈上父母清阳之脏，重重脂膜遮蔽，其气迥不相通，岂可因外络连属，反谓右寸之清阳上浮者，为大肠脉，沉者为肺脉。经所谓藏真高于肺者，乃藏真高于大肠矣。周身之治节，浑是大肠主之矣。左寸之浮者，为小肠脉，沉者为心脉。水中污泥，反浮于莲花之上，有是理乎？夫心包之脉，里撷乎心，代君主行事，正如宰相统摄政府，即当从左寸候之。若分属右尺，与三焦同位，忽焉入阁办事，忽焉远窜遐荒，一日万几，舍樽俎[2]而从事道路乎？

【串注】

[1] 三部九候：参《素问·三部九候论》《难经·十八难》。

[2] 樽俎：zūn zǔ，古代盛酒食的器皿。樽以盛酒，俎以盛肉。《庄子·逍遥游》："庖人虽不治庖，尸祝不越樽俎而代之矣。"

切脉论中已定其诊，今再论及，恐安常者不加深察耳。唯是经有十二，络有十五，《难经》以阳跷阴跷，脾之大络，共为十五络，遂为后世定名。反遗《内经》胃之大络，名曰虚里[1]，贯膈络肺。吃紧一段，后人不敢翻越人之案[2]，遂谓当增为十六络。是十二经有四大络矣，岂不冤乎？昌谓阳跷阴跷，二络之名原误，当是共指奇经为一大络也。盖十二经各有一络，共十二络矣。此外有胃之一大络，由胃下直贯膈肓，统络诸络脉于上。复有脾之一大络，由脾外横贯胁腹，统络诸络脉于中。复有奇经之一大络，由奇经环贯诸经之络于周身上下。盖十二络以络其经，三大络以络其络也。《难经》原有络脉满溢，诸经不能复拘之文，是则八奇经出于十二经脉之外，经脉不能拘之，不待言矣。

【串注】

[1] 虚里：参见《素问·平人气象论》。

[2] 越人之案：指《难经》所说的十五络脉。

昌尝推奇经之义，督脉督诸阳而行于背。任脉任诸阴而行于前，不相络也。冲脉直冲于胸中。带脉横束于腰际，不相络也。阳跷阴跷，同起于足跟，一循外踝，一循内踝，并行而斗其捷，全无相络之意。阳维阴维，一起于诸阳之会，一起于诸阴之交，名虽曰维，乃是阳自维其阳，阴自维其阴，非交相维络也。设阳跷、阴跷，可言二络；则阳维阴维，更可言二络矣。督、任、冲、带，俱可共言八络矣。《难经》又云：奇经之脉，如沟渠满溢，流于深湖。故圣人不能图，是则奇经明等之络，夫岂有江河大经之水，拟诸沟渠者哉。《难经》又云：人脉隆盛，入于八脉而不环周，故十二经亦不能拘之，溢蓄不能环流灌溉诸经者也 [1]，全是经盛入络，故溢蓄止在于络，不能环溉诸经也。然则奇经共为一大络，夫复何疑。

【串注】

[1] 奇经之脉……不能环流灌溉诸经者也：见《难经·二十七难》《难经·二十八难》。

【按语】该段评述《难经》"以阳跷阴跷、脾之大络，共为十五络，遂为后世定名"，提出十二经有十二络之外，复有奇经八脉合为一络，胃之大络、脾之大络共十五络，但两者都欠缺可靠的依据，故似应以《灵枢·经脉》的内容为准。

第二十四章 《医学源流论》[1]

徐大椿[2]

卷下　治法

针灸失传论

《灵》《素》两经，其详论脏腑经穴疾病等说，为针法言者，十之七八。为方药言者，十之二三。上古之重针法如此，然针道难而方药易，病者亦乐于服药，而苦于针。所以后世方药盛行，而针法不讲。今之为针者，其显然之失有十，而精微尚不与焉。

两经所言，十二经之出入起止，浅深左右，交错不齐；其穴随经上下，亦参差无定。今人只执同身寸，依左右一直竖量，并不依经曲折，则经非经而穴非穴，此一失也。

两经治病，云某病取某穴者固多，其余则指经而不指穴。如《灵枢》终始篇云：人迎一盛，泻足少阳，补足厥阴[3]；厥病篇云：厥头痛，或取足阳明、太阴，或取手少阴[4]、足少阴；耳聋取手阳明，嗌干取足少阴[5]。皆不言其穴，其中又有泻子补母等义。今则每病指定几穴，此二失也。

两经论治，井、荥、输、经、合最重。冬刺井，春刺荥，夏刺输，长夏刺经，秋刺合[6]。凡只言某经，而不言某穴者，大都皆指井荥五者为言。今则皆不讲矣，此三失也。

【串注】

[1] 医学源流论：清代徐大椿编撰的医学论文集，共收入评论文章九十九篇。

[2] 徐大椿：清代著名医家。字灵胎，又名大业，江苏吴江人。著述颇多，如《难经经释》《医贯砭》《医学源流论》《伤寒论类方》《兰台轨范》等。晚年隐居洄溪画眉泉，因号洄溪老人。

[3] 足厥阴：原为足太阴，据《灵枢·终始》改。

[4] 手少阴：原为手太阳，据《灵枢·厥病》改。

[5] 耳聋取手阳明，嗌干取足少阴：见《灵枢·杂病》。

[6] 冬刺井……秋刺合：见《灵枢·顺气一日分为四时》。

补泻之法《内经》云："吸则内针，无令气忤；静以久留，无令邪布。吸则转针，以得气为故；候呼引针，呼尽乃去，大气皆出"，为泻。"呼尽内针，静以久留，以气至为故；候吸引针，气不得出，各在其处，推阖其门，令神气存，大气留止"，为补[1]。又，必迎其经气，疾内而徐出，不按其痏，为泻；随其经气，徐内而疾出，即按其痏，为补[2]。其法多端。今则转针之时，以大指推出为泻，搓入为补，此四失也。

纳针之后，必候其气。刺实者，阴气隆至乃去针；刺虚者，阳气隆至乃出针[3]。气不至，无问其数，气至即去之，勿复针[4]。《难经》云："先以左手压按所针之处，弹而努之，爪而下之。其气来如动脉之状，顺而刺之。得气因而推内之，是谓补。动而伸之，是谓泻[5]。"今则时时转动，俟针下宽转，而后出针，不问气之至与不至，此五失也。

凡针之深浅，随时不同。春气在毛，夏气在皮肤，秋气在肌肉，冬气在筋骨[6]，故春夏刺浅，秋冬制深，反此有害。今则不论四时，分寸各有定数，此六失也。

【串注】

[1] 吸侧内针……为补：参见《素问·离合真邪论》。

[2] 必迎其经气……为补：参见《灵枢·终始》。

[3] 刺实者……阳气隆至乃出针：见《素问·针解》。

[4] 气不至……勿复针：见《灵枢·九针十二原》。

[5] 先以左手压按所针之处……是谓泻：见《难经·七十八难》。

[6] 春气在毛……冬气在筋骨：见《灵枢·终始》。秋气在肌肉，《灵枢·终始》为"秋气在分肉"。

古之用针，凡疟疾、伤寒、寒热咳嗽，一切脏腑七窍等病，无所不治。今则只治经脉形体痿痹屈伸等病而已，此七失也。

古人刺法，取血甚多，《灵枢·血络论》言之最详。而头痛腰痛，尤必大泻其血[1]，凡血络有邪者，必尽去之。若血射出而黑，必令变色，见赤血而止[2]，否则病不除而反有害。今人则偶尔见血，病者医者已惶恐失据，病何由除？此八失也。

《内经》刺法，有九变、十二节[3]。九变者，输刺、远道刺、经刺、络刺、分刺、大写刺、毛刺、巨刺、焠刺。十二节者，偶刺、报刺、恢刺、齐刺、扬刺、直针刺、输刺、短刺、浮刺、阴刺、旁刺、赞刺。以上二十一法，视病所宜，不可更易，一法不备，则一病不愈。今则只直刺一法，此九失也。

古之针制有九[4]：镵针、圆针、锃针、锋针、铍针、圆利针、毫针、长针、大针，亦随病所宜而用，一失其制，则病不应。今则大者如圆针，小者如毫针而已，岂能治痼疾暴气？此十失也。

【串注】

[1] 头痛腰痛，尤必大泻其血：《灵枢·厥病》："厥头痛……视头动脉反盛者，刺尽去血，后调足厥阴。"《素问·刺腰痛》："解脉令人腰痛……刺解脉，在膝筋肉分间郄外廉之横脉出血，血变而止。""解脉令人腰痛如引带……刺解脉，在郄中结络如黍米，刺之血射以黑，见赤血而已。"

[2] 血射出而黑……见赤血而止：《素问·刺腰痛》："解脉令人腰痛如引带……刺解脉，在郄中结络如黍米，刺之血射以黑，见赤血而已。"

[3] 九变、十二节：见《灵枢·官针》。

[4] 古之针制有九：有关九针的法象、制式形状、功能，参见《灵枢·九针十二原》《灵枢·官针》《灵枢·九针论》及《素问·针解论》。

其大端之失，已如此，而其尤要者，更在神志专一，手法精严。经云："神在秋毫，属意病者，审视血脉，刺之无殆[1]。"又云："经气已至，慎守勿失，深浅在志，远近若一，如临深渊，手如握虎，神无营于众物[2]。"又云："伏如横弩，起如发机[3]。"其专精敏妙如此。今之医者，随手下针，漫不经意，即使针法如古，志不凝而机不达，犹恐无效，况乎全与古法相背乎？其外更有先后之序，迎随之异，贵贱之殊，劳逸之分，肥瘦之度，多少之数，更仆难穷。果能潜心体察，以合圣度，必有神功。其如人之畏难就易，尽违古法，所以世之视针甚轻，而其术亦不甚行也。若灸之一法，则较之针所治之病，不过十之一二。知针之理，则灸又易易耳。

【串注】

[1] 神在秋毫……刺之无殆：见《灵枢·九针十二原》。

[2] 经气已至……神无营于众物：见《素问·宝命全形论》。

[3] 伏如横弩，起如发机：见《素问·宝命全形论》。

水病针法论

凡刺之法，不过补泻经络，祛邪纳气而已。其取穴甚少，惟水病风痰肤胀，必刺五十七穴[1]。又云：皮肤之血尽取之[2]，何也？盖水旺必克脾土，脾土衰，则遍身皮肉皆肿，不特一经之中有水气矣。若仅刺一经，则一经所过之地，水自渐消，而他经之水不消，则四面会聚并一经，已泻之水亦仍满矣。故必周身肿满之处，皆刺而泻之，然后其水不复聚耳。此五十七穴者，皆脏之阴络，水之所客也。此与大禹治洪水之法同。盖洪水泛滥，必有江淮河济，各引其所近之众流以入海，必不能使天下之水只归一河以入海也。又，出水之后，更必调其饮食。经云：方饮无食，方食无饮[3]，（欲使饮食异居，则水不从食，以至于脾土受湿之处也。）无食他食百三十五日，此症之难愈如此。余往时治此病，轻者多愈，重者必复肿。盖由五十七穴未能全刺，而病人亦不能守戒一百三十五日也。此等大症，少违法度，即无愈理，可不慎哉！

【串注】

[1] 五十七穴：水腧五十七穴，参见《素问·气穴论》《素问·水热穴论》。

[2] 皮肤之血者，尽取之：见《灵枢·四时气》。

[3] 方饮无食，方食无饮：见《灵枢·四时气》。刚服过药不要吃东西，刚吃过食物不要立即服药。

卷下　书论

《难经》论

《难经》，非经也。以经文之难解者，设为问难以明之，故曰《难经》。言以经文为难而释之也。是书之旨，盖欲推本经旨，发挥至道，剖晰疑义，垂示后学，真读《内经》之津梁也。但其中亦有未尽善者，其问答之词，有即引经文以释之者。经文本自明显，引之或反遗其要，以至经语反晦，或则无所发明，或则与两经相背，或则以此误彼，此其所短也。其中有自出机杼，发挥妙道，未尝见于《内经》，而实能显《内经》之奥义，补《内经》之所未发。此盖别有师承，足与《内经》并垂千古。不知创自越人[1]乎？抑上古亦有此书，而越人引以为证乎？

自隋唐以来，其书盛著，尊崇之者固多，而无能驳正之者。盖业医之辈，读《难经》而识其大义，已为医道中杰出之流，安能更深考《内经》，求其异同得失乎？古今流传之载籍，凡有舛误，后人无敢议者，比比然也，独《难经》乎哉？

余详余所著《难经经释》[2]中。

【串注】

[1] 越人：扁鹊，战国时名医，姓秦名越人。其医事参见《史记·扁鹊仓公列传》。

[2] 难经经释：为医经著作，二卷，清代徐大椿撰于1727年。徐氏注释《难经》以《黄帝内经》理论为本，阐发《难经》义理及其学术渊源，颇有参考价值。但作者提出"《难经》之必不可违乎《内经》"的观点未免失之偏激。

第二十五章 《神灸经纶》[1]

吴亦鼎[2]

卷之三 证治本义

夫症者，证也。取证于外以验其中，必心无疑似，病无遁情，乃可以云治也。苟证有未明而漫为施治，其能不误人者寡矣。所以古人立四诊[3]之法，"望"以证其形色，"闻"以证其音声，"问"其起居饮食而得所因，"切"其脉象至息[4]而知所病。如此内外详审，皆有明证，然后从而治之，无不得心应手。故夫医之治病，必若禹之治水，疏之瀹之[5]，决之排之，顺水之性，而无庸私智穿凿为也。

【串注】

[1]神灸经纶：清代吴亦鼎编著，是一部内容较为全面的灸法专著。

[2]吴亦鼎：清代针灸学家。字砚丞，安徽歙县人。著有《神灸经纶》四卷，对灸法理论有所发挥。

[3]四诊：《难经·六十一难》："望而知之谓之神，闻而知之谓之圣，问而知之谓之工，切脉而知之谓之巧。"

[4]至息：《难经·十四难》："脉来一呼再至，一吸再至，不

大不小，曰'平'。"

[5] 疏之瀹之：《孟子·滕文公上》："禹疏九河、瀹济漯，而注诸海；决汝汉，排淮泗，而注之江。"瀹，疏通河水。

凡人身之经隧，行有常度，一失其平，则阴阳不和，"阴胜则阳病，阳胜则阴病[1]"，经义昭然，有条不紊。设诊治者取证未确，必至病在阴而反灸其阳，病在阳而反灸其阴；宜灸多者反与之少，则火力不及而病不能除；宜灸少者反与之多，则火力太过而病反增剧。更有禁灸之穴，灸之损人，尤不可不慎。

昔仓公[2]论齐文王病，引"《脉法》曰：年二十脉气当趋，三十当疾步，四十当安坐，五十当安卧，六十以上气当大董[3]，文王年未满二十，方脉气之趋也而徐之，不应天道四时，后闻医灸之即笃，此论病之过也。故年二十，是谓'易质[4]'，法不当砭灸，砭灸至气逐[5]"。又言："齐北宫司空命妇出于[6]病，意诊其脉曰：'病气疝客于膀胱，难于前后溲[7]而溺赤'，灸其足厥阴之脉，左右各一所，即不遗溺而溲清。"以是知灸有所宜，亦有所不宜，在施治者具有灼见，方可为人决死生，拨乱反正，而不失为良医。

【串注】

[1] 阴胜则阳病，阳胜则阴病：见《素问·阴阳应象大论》。

[2] 仓公：见《史记·扁鹊仓公列传》，姓淳于，名意，汉初医学家，曾任齐太仓令，故又称作仓公。

[3] 董：《史记·扁鹊仓公列传》作"董"。裴骃《史记集解》引徐广曰："董，谓深藏之。一作'堇'。"董，通"僮"，谓少。

[4] 易质：质，《史记·扁鹊仓公列传》作"贺"。裴骃《史记集解》引徐广曰："一作'贺'，又作'质'。"质，体质。易，改变。

[5]《脉法》曰……砭灸至气逐：见《史记·扁鹊仓公列传》。

[6]出于：张守节《正义》："命妇名也。"见《史记·扁鹊仓公列传》。

[7]前后溲：出《史记·扁鹊仓公列传》"令人不得前后溲"。司马贞索引："前溲谓小便，后溲谓大便也。"

然此事诚有未易言者，天有四时过不及之气，地有东西南北寒热燥湿之不同，人有老幼少壮膏粱[1]藜藿[2]之迥异；又有先富后贫、先贵后贱、所遇不遂所欲，病机发于隐微。治之者，或同病异治，或异病同治，非生有灵敏之质，何能尽见人之五脏癥结[3]？《难经》曰："知一为下工，知二为中工，知三[4]为上工。上工者十全九，中工者十全八，下工者十全六[5]。"由是观之，医有脉证不明而能为人全治者乎？无有也，人所生病，奇变百出，有一病即有一名，"名不正，则言不顺；言不顺，则事不成[6]。"古之人所以见垣一方[7]者，无他焉，明证善治而已矣。

【串注】

[1]膏粱：《国语·晋语七》："夫膏粱之性难正也。"韦昭注："膏，肉之肥者；粱，食之精者。"

[2]藜藿：《文选·曹植》："予甘藜藿，未暇此食也。"刘良注："藜藿，贱菜，布衣之所食。"

[3]尽见人之五脏癥结：语出《史记·扁鹊仓公列传》。

[4]知三：见《灵枢·邪气脏腑病形》。三指色、脉、尺肤。

[5]知一为下工……下工者十全六：见《难经·十三难》。其中的"八"，《灵枢·邪气脏腑病形》作"七"。

[6]名不正……则事不成：见《论语·子路》。

[7]见垣一方：语出《史记·扁鹊仓公列传》："扁鹊以其言饮药三十日，视见垣一方人。以此视病，尽见五脏。"

第二十六章 《研经言》[1]

莫枚士[2]

卷四 读《经脉篇》书后（节选）

此篇书例：以经所从始曰"起"，以连本经之脏腑者曰"属"，以本经萦[3]相表里之脏腑者曰"络"，由此适彼曰"循"，自下而上曰"上"，自上而下曰"下"，过乎他经曰"行"，过乎肢节之旁曰"过"，穿乎其中曰"贯"，并乎两旁曰"挟"，彼此相互曰"交"，巡绕四边曰"环"，直达其所曰"抵"，自外至里曰"入"，本隐忽见曰"出"，直行曰"直"，平行曰"横"，半横曰"斜"，两支相并曰"合"，一支而歧曰"别"，疾行往聚曰"趣[4]"，去此复回曰"还"。

《内经》中句斟字酌，无过此篇，仿佛《禹贡》[5]、山脉、水道书例。惜乎马元台[6]辈，未能一一注明也。且此篇与《经筋》《卫气》《营气》及《素问》所载阴阳大论诸篇，皆古之奇文，当熟读而精通之。而此篇叙营卫各病之原尤切要。故既校其文，复书其书例于后。

【串注】

[1] 研经言：医论著作，4卷。本书载文156篇，多系研究

中医经典著作之心得，尤以《黄帝内经》为主。

　　[2] 莫枚士：名文泉，清代文字学家，医学家。

　　[3] 萦：缠绕。

　　[4] 趣：动词，通"趋"，趋向；奔赴。如《兰亭集序》："虽趣舍万殊，静躁不同。"

　　[5] 禹贡：《尚书·夏书》的篇名，该篇将全国分为九州，记述了各地的山川、交通、物产、贡辅等。

　　[6] 马元台：即马玄台。名马莳，字仲化，自号玄台子，明会稽（浙江绍兴）人，全文注解《灵枢经》第一人。著有《黄帝内经素问注证发微》《黄帝内经灵枢注证发微》。

下篇 歌赋

第二十七章 《流注指微赋》[1]

何若愚[2]

　　疾居荣卫，扶救者针。观虚实于肥瘦，辨四时之浅深[3]。是见取穴之法，但分阴阳而溪谷；迎随逆顺，须晓气血而升沉[4]。

　　原夫指微论中，赜义成赋[5]；知本时之气开，说经络之流注。每披文而参其法，篇篇之旨审寻。复按经而察其言，字字之功明谕。疑隐皆知，实虚总附。移疼住痛如有神，针下获安；暴疾沉疴至危笃，刺之勿误。

【串注】

　　[1] 流注指微赋：金代何若愚作。初载于《子午流注针经》中。这是一篇关于子午流注的早期著作，《子午流注针经》刊于窦桂芳所辑"针灸四书"中，后《针灸聚英》等书转载此赋时，误作"窦桂芳撰次"。此赋文取自《针灸大成》所辑录之"流注指微赋"。

　　[2] 何若愚：金代针灸学家，里籍南唐，倡子午流注针法，先撰有《流注指微论》，后改写为《流注指微赋》，贞元元年（1153）阎明广作注释，收载于《子午流注针经》中。

　　[3] 观虚实于肥瘦，辨四时之浅深：《难经·七十难》："春夏刺浅，秋冬刺深者，何谓也？然：春夏者，阳气在上，人气亦在上，故当浅取之；秋冬者，阳气在下，人气亦在下，故当深取

之。"《灵枢·终始》："春气在毛，夏气在皮肤，秋气在分肉，冬气在筋骨。刺此病者，各以其时为齐。故刺肥人者，以秋冬之齐；刺瘦人者，以春夏之齐。"

[4] 迎随逆顺，须晓气血而升沉：阎明广注："本论云：夫欲用迎随之法者，要知经络逆顺，深浅之分……""迎而夺之有分寸，随而济之有浅深，深为太过，能伤诸经，浅为不及，安去诸邪。"《灵枢·终始》曰："泻者迎之，补者随之，知迎知随，气可令和。"

[5] 原夫指微论中，赜义成赋：作者以本人所著《流注指微论》三卷中意义深奥的要点为中心，写成此赋。赜：深奥的意思。

详夫阴日血引，值阳气流 [1]；口温针暖，牢濡深求 [2]。诸经十二作数，络脉十五为周；阴俞六十脏主，阳穴七二腑收 [3]。

刺阳经者，可卧针而取；夺血络者，先俾指而柔。呼为泻而吸作补，逆为鬼而从何忧 [3]。淹疾延患，着灸之由。燥烦药饵而难拯，必取八会；痛肿奇经而蓄邪，先由砭瘪。

【串注】

[1] 阴日血引，值阳气流：流，原为"留"，据《普济方》卷四〇九及《杨敬斋针灸全书》卷上改。《医学入门》载："阳日六腑值日者引气，阴中六脏值日者引血。"说明时日阴阳与气血值日的关系。

[2] 牢濡深求：阎明广注："经云：'实之与虚者，牢濡之意，气来实牢者为得，濡虚者为失。凡欲行其补泻，即详五脏之脉，及所刺穴中，如气来实牢者可泻之，虚濡者可补之也。'"

[3] 阴俞六十脏主，阳穴七二腑收：阴经五输计六十六，阳经五输原穴共七十二穴。

[4] 呼为泻而吸作补，逆为鬼而从何忧:《针灸大成》从《针灸大全》为"逆为迎而顺为随，呼为泻而吸作补"，以至于失韵，参《普济方》卷四〇九及《杨敬斋针灸全书》卷上改回。

况夫甲胆乙肝，丁火壬水，生我者号母，我生者名子。春井夏荥乃邪在，秋经冬合方刺矣[1]。犯禁忌而病复，用日衰而难已[2]。孙络在于肉分，血行出于支里。闷昏针晕，经虚补络须然;痛实痒虚，泻子随母要指。

想夫先贤迅效，无出于针;今人愈疾，岂难于医。徐文伯泻孕于苑内，斯由甚速;范九思疗咽于江夏，闻见言稀。

【串注】

[1] 春井夏荥乃邪在，秋经冬合方刺矣:见《难经·七十四难》:"经言春刺井，夏刺荥，季夏刺输，秋刺经，冬刺合者……"

[2] 用日衰而难已:当脏腑之五行受日干五行克制时，如心病遇癸日之水克火，大肠病遇丙日之火克金等，可能会引起脏腑的正气衰退，此时针灸疗疾，恢复起来比较困难。

大抵古今遗迹，后世皆师。王纂针魅[1]而立康，獭从彼出;秋夫疗鬼[2]而获效，魂免伤悲。既而感指幽微，用针真诀，孔窍详于筋骨肉分，刺要察于久新，脏腑寒热。接气通经，短长依法[3];里外之绝，羸盈必别。勿刺大劳，使人气乱而神骧;慎妄呼吸，防他针昏而闭血。

又以常寻古义，犹有藏机;遇高贤真趣，则超然得悟。逢达人示教，则表我扶危。男女气脉，行分时合度[4];养子时刻，注穴必须依[5]。

今详定疗病之宜，神针法式;广搜难素之秘密文辞，深考诸家之肘函妙臆[6];故称庐江流注之指微，以为后学之模规。

【串注】

［1］王纂针魅：据《古今医统大全》，王纂，宋代海陵人，通医学，尤精针灸，其疗效远近闻名。针魅一事是称赞医术的一种传说。

［2］秋夫疗鬼：徐秋夫是南齐徐熙之子，工针善针。秋夫疗鬼为《南史》所载之传说。

［3］接气通经，短长依法：阎明广注："本论云：夫欲取偏枯久患荣卫诸疾，多是愈而复作者，由气不接而经不流，虽有暂时之快，客气胜真，病当未愈也。当此乃上接而下引。呼吸多少，经脉长短，各有数定之法。"

［4］男女气脉，行分时合度：不同个体的技能状态，必须结合当时的季节，采用相应的刺治手法。阎明广注引《流注指微论》："夫男女老幼，气候不同，春夏秋冬，寒暑各异。春气生而脉气缓，夏暑热而脉行速，秋气燥而脉行急，冬气寒而脉凝涩。小儿之脉应春，壮年之脉应夏，四十以上如秋，六十以后如冬……应春冬者，宜留针待气至，应秋夏者，呼吸数毕，便宜去针。"

［5］养子时刻，注穴必须依:《子午流注针经》阎明广注："养子时刻注穴者，谓逐时干旺气注脏腑井荥之法也。"养子关系即相生关系，也就是经生经、穴生穴的关系，是推算子午流注配穴法的主要法则。

［6］深考诸家之肘函妙臆：认真参照各家的临床经验和理论精华。

第二十八章 《标幽赋》[1]

窦汉卿[2]

拯救之法，妙用者针。察岁时于天道[3]，定形气于予心[4]。春夏瘦而刺浅，秋冬肥而刺深[5]。不穷经络阴阳，多逢刺禁[6]；既论脏腑虚实，须向经寻[7]。

【串注】

[1] 标幽赋：全名《针经标幽赋》。始载于《针经指南》，是一篇影响较大的针灸歌赋。标幽，意指用浅近且易于吟咏的语句，来表述《内经》中针灸较为深奥的内容。

[2] 窦汉卿：金元著名针灸学家。初名杰，字汉卿，后改名默，字子声，广平肥乡（今属河北）人。著《针经指南》《铜人针经密语》等书。《元史》有传。

[3] 察岁时于天道：参见《素问·四气调神大论》《素问·生气通天论》《素问·阴阳应象大论》《素问·八正神明论》。

[4] 定形气于予心：参见《素问·血气形志》《素问·宝命全形论》《素问·八正神明论》。形气理论参见《灵枢·终始》《灵枢·寿夭刚柔》。

[5] 春夏瘦而刺浅，秋冬肥而刺深：参见《素问·刺要论》《灵枢·逆顺肥瘦》《灵枢·终始》《难经·七十难》《难经·七十五难》。

[6] 不穷经络阴阳，多逢刺禁：参见《灵枢·经脉》《素问·金匮真言论》。

[7] 既论脏腑虚实，须向经寻：参见《素问·金匮真言论》《难经·六十九难》。

原夫起自中焦，水初下漏，太阴为始，至厥阴而方终[1]；穴出云门，抵期门而最后。正经十二，别络走三百余支；正侧偃伏，气血有六百余候[2]。手足三阳，手走头而头走足；手足三阴，足走腹而胸走手[3]。要知迎随，须明逆顺[4]。

【串注】

[1] 起自中焦……至厥阴而方终：参见《灵枢·经脉》《难经·一难》。

[2] 正经十二……气血有六百余候：《素问·调经论》："夫十二经脉者，皆络三百六十五节"。《灵枢·九针十二原》："节之交，三百六十五会……所言节者，神气之所游行出入也。"此"节"乃腧穴也，左右共六百多穴。腧穴为气血交汇之处所，因此，全身各处的征象都会从这些腧穴部位反映出来，此乃"气血有六百余候"之意。

[3] 手足三阳……足走腹而胸走手：参见《灵枢·逆顺肥瘦》《难经·二十三难》。

[4] 要知迎随，须明逆顺：参见《灵枢·九针十二原》《灵枢·小针解》《灵枢·终始》《难经·七十二难》。

况夫阴阳气血多少为最。厥阴太阳，少气多血；太阴少阴，少血多气；而又气多血少者，少阳之分；气盛血多者，阳明之位[1]。先详多少之宜，次察应至之气[2]。轻滑慢而未来，沉涩紧而已至[3]。既至也，量寒热而留疾[4]；未至者，据虚实而候气[5]。

气之至也，若鱼吞钩饵之浮沉；气未至也，似闲处幽堂之深邃[6]。气速至而效速，气迟至而不治[7]。

【串注】

[1] 况夫阴阳气血多少为最……阳明之位：十二经气血多少，参见《灵枢·九针论》《素问·血气形志》。

[2] 先详多少之宜，次察应至之气：经脉气血多少，参见《素问·血气形志》《素问·离合真邪论》及《灵枢·寿夭刚柔》。

[3] 轻滑慢而未来，沉涩紧而已至：参见《难经·七十八难》："其气之来，如动脉之状。"

[4] 量寒热而留疾：参见《素问·针解》："刺实须其虚者，留针阴气隆至，乃去针也。刺虚须其实者，阳气隆至，针下热乃去针也。"

[5] 据虚实而候气：《针灸大成》杨注："气之未至，或进或退，或按或提，导之引之，候气至穴而方行补泻。经曰：虚则推内进搓，以补其气；实则循扪弹努，以引其气。"

[6] 若鱼吞钩饵之浮沉；气未至也，似闲处幽堂之深邃：徐凤注："气既至，则针自涩紧，似鱼吞钩，或沉或浮而动。其气不来，针自轻滑，如闲居静室之中，寂然无所闻也。"

[7] 气速至而效速，气迟至而不治：《金针赋》："气速效速，气迟效迟……候之不至，必死无疑。"

观夫九针之法，毫针最微[1]，七星上应，众穴主持[2]。本形金也[3]，有蠲邪扶正之道；短长水也，有决凝开滞之机。定刺象木，或斜或正[4]；口藏比火，进阳补羸。循机扪而可塞以象土[5]，实应五行而可知。然是一寸六分[6]，包含妙理；虽细桢于毫发，同贯多歧。可平五脏之寒热，能调六腑之虚实。拘挛闭塞，遣八邪[7]而去矣；寒热痛痹，开四关[8]而已之。

【串注】

[1] 九针之法，毫针最微：参见《灵枢·九针十二原》《灵枢·九针论》。

[2] 七星上应，众穴主持：《针灸玉龙经》王注："古针有九名，毫针按七星（排列第七，好比北斗），斡运璇玑（主宰周天星象），最为常用也。"《类经》十九卷第二注："七以法星，而合于人之七窍，举七窍之大者言，则通身空窍皆所主也。"

[3] 本形金也：《针灸大全》徐注："本形，言针也，针本出于金。"

[4] 定刺象木，或斜或正：《针灸大全》徐注："此言木有斜正，而用针亦有或斜或正之不同。刺阳经者，必斜卧其针……刺阴分者，必正立其针。"

[5] 循机扪而可塞以象土：《针灸大全》徐注："循者，用手上下循之，使气血往来也。机扪者，针毕以手扪闭其穴，如用土填塞之义，故言针应土也。"

[6] 一寸六分：一寸六分的针身长度与《灵枢·九针论》所言相同。

[7] 遣八邪：遣去八风之邪。

[8] 开四关：打通四肢关节。

凡刺者，使本神朝[1]而后入；既刺也，使本神定而气随[2]。神不朝而勿刺，神已定而可施[3]。定脚处，取气血为主意；下手处，认水木是根基[4]。天地人三才也，涌泉同璇玑百会；上中下三部也，大包与天枢地机。阳跷阳维并督带[5]，主肩背腰腿在表之病；阴跷阴维任冲脉[6]，去心腹胁肋在里之疑。二陵二跷二交，似续而交五大[7]；两间两商两井，相依而别两支[8]。

【串注】

[1] 朝：汇聚。《尚书·禹贡》："江汉朝宗于海。"

[2] 本神定而气随：《素问·宝命全形论》："凡刺之真，必先治神。"

[3] 神不朝而勿刺，神已定而可施：《灵枢·本神》："凡刺之法，必先本于神。"

[4] 认水木是根基：《针灸大全》徐注："下手，亦言用针也。水者母也，木者子也，是水能生木也。是故济母裨其不足，夺子平其有余，此言用针，必先认子母相生之义。"

[5] 阳跷阳维并督带：八脉交会八穴中的申脉、外关、后溪、足临泣。

[6] 阴跷阴维任冲脉：八脉交会八穴中的照海、内关、列缺、公孙。

[7] 二陵二跷二交，似续而交五大：《针灸大全》徐注："二陵者，阴陵泉、阳陵泉也。二跷者，阴跷、阳跷也；二交者，阴交、阳交也。续，接续也。五大者，五体也。言此六穴，递相交接于两手，两足并头也。"

[8] 两间两商两井，相依而别两支：《针灸大全》徐注，两间者，二间、三间也。两商者，少商、尚阳也。两井者，天井、肩井也。言六穴相依而分别于手之两支也。

足见取穴之法，必有分寸；先审自意，以观肉分[1]。或伸屈而得之，或平直而安定。在阳部筋骨之侧，陷下为真；在阴分郄腘之间，动脉相应。取五穴用一穴而必端；取三经用一经而可正[2]。头部与肩部详分，督脉与任脉异[3]定。明标与本，论刺深刺浅之经；住痛移疼，取相交相贯之径。

【串注】

[1] 以观肉分:《灵枢·经水》:"其少长、大小、肥瘦，以心撩之。"

[2] 取五穴用一穴而必端；取三经使一经而可正:《针灸大全》徐注:"此言取穴之法，必须点取五穴之中，而用一穴，则可为端的矣。若用一经，必须取三经，而正一经之是非也。"

[3] 异:《聚英》注:"一作易。"

岂不闻，脏腑病，而求门海俞募之微；经络滞，而求原别交会之道。更穷四根三结[1]，依标本[2]而刺无不痊；但用八法五门[3]，分主客而针无不效。八脉始终连八会，本是纪纲；十二经络十二原，是为枢要。一日刺六十六穴之法，方见幽微；一时取十二经之原，始知要妙。

【串注】

[1] 四根三结:四肢末端的井穴为根，结指头、胸、腹三个部位。见《灵枢·根结》前半部分。

[2] 标本:本之穴在四肢，标之穴在头面躯干。见《灵枢·卫气》中段。

[3] 八法五门:八法，即八脉交会八穴。《针灸大全》徐注:"八法者，奇经八脉也：公孙冲脉胃心胸，内关阴维下总同，临泣胆经连带脉，阳维目锐外关逢，后溪督脉内眦颈，申脉阳跷络亦通，列缺任脉行肺系，阴跷照海膈喉咙。"五门者，天地配合，分于五也。甲与己合，乙与庚合，丙与辛合，丁与壬合，戊与癸合也。

原夫补泻之法，非呼吸而在手指；速效之功，要交正而识本经。交经缪刺，左有病而右畔取；泻络远针，头有病而脚上针。

巨刺与缪刺各异，微针与缪刺相通。观部分，而知经络之虚实，视沉浮，而辨脏腑之寒温。且夫先令针耀而虑针损；次藏口内而欲针温[1]。目无外视，手如握虎；心无内慕，如待贵人[2]。左手重而多按，欲令气散；右手轻而徐入，不痛之因。空心恐怯，直立侧而多晕[3]；背目沉掐，坐卧平而没昏。

【串注】

[1] 先令针耀而虑针损；次藏口内而欲针温：参见《素问·宝命全形论》"针耀而匀""口温针暖"，《黄帝内经》《难经》无此说，语见何若愚《流注指微赋》。

[2] 手如握虎……如待贵人：参见《素问·宝命全形论》"手如握虎，神无营于众物"，《素问·离合真邪论》"如待所贵，不知日暮"。

[3] 空心恐怯，直立侧而多晕：参见《灵枢·终始》"已饥勿刺""大惊大恐，必定其气乃刺之"，以及《素问·刺禁论》"无刺大劳人""无刺大惊人"等。

推于十干十变，知孔穴之开合；论其五行五脏，察日时之旺衰[1]。伏如横弩，应若发机[2]。阴交阳别，而定血晕；阴跷阴维，而下胎衣[3]。痹厥偏枯，迎随俾经络接续；漏崩带下，温补使气血依归。静以久留[4]，停针候之。必准者，取照海治喉中之闭塞；端的处，用大钟治心内之呆痴。

【串注】

[1] 推于十干十变……察日时之旺衰：见《流注指微赋》"况夫甲胆乙肝，丁火壬水，生我者号母，我生者名子"，讲日时干支与脏腑五行孔穴开阖的关系。该文继承了《流注指微赋》的说法。

[2] 伏如横弩，应若发机：参见《素问·宝命全形论》"伏如横弩，起如发机"，《灵枢·九针十二原》"知机之道者，不可挂

以发；不知机道，扣之不发"。

[3] 阴交阳别……而下胎衣：这里提到的四个腧穴，阴交当指三阴交；阳别吴注为阳交，阳维之郄穴；阴跷为照海；阴维《针灸大成》杨注作内关。

[4] 静以久留：参见《素问·离合真邪论》："静以久留，无令邪布。"

大抵疼痛实泻，痒麻虚补[1]。体重节痛而俞居，心下痞满而井主[2]。心胀咽痛，针太冲而必除；脾痛[3]胃疼，泻公孙而立愈。胸满腹痛刺内关，胁疼肋痛针飞虎[4]。筋挛骨痛而补魂门；体热劳嗽而泻魄户。头风头痛，刺申脉与金门；眼痒眼痛，泻光明与地五[5]。泻阴郄，止盗汗，治小儿骨蒸；刺偏历，利小便，医大人水蛊。中风环跳而宜刺，虚损天枢而可取。

【串注】

[1] 大抵疼痛实泻，痒麻虚补：参见《灵枢·终始》"病痛者，阴也；痛而以手按之不得者，阴也，深刺之……痒者，阳也，浅刺之""一方实，深取之""一方虚，浅刺之"。《流注指微赋》曰："查麻与痛，分实与虚。"

[2] 体重节痛而俞居，心下痞满而井主：参见《难经·六十八难》，"井主心下满，荥主身热，俞主体重节痛"。

[3] 脾痛：《普济方》《针灸大全》《针灸聚英》《针灸大成》《类经图翼》作"脾冷"。

[4] 飞虎：支沟穴别名。

[5] 地五：徐注："'地五者'，即地五会也。"

由是午前卯后，太阴生而疾温；离左酉南，月死朔而速冷[1]。循扪弹怒[2]，留吸母[3]而坚长；爪下伸提[4]，疾呼子[5]而嘘短。

动退空歇，迎夺右而泻凉；推内进搓，随济左而补暖[6]。

【串注】

[1] 午前卯后……月死朔而速冷：见《金针赋》徐凤注："此以月死生为期。'午前卯后'者，辰巳二时也。当此之时，太阴月之生也。是故月廓空无补，宜疾温之。'离左酉南'者，未申二时也，当此之时，太阴月之死也。是故月廓盈无泻，宜速冷之，将一月而比一日也。"

[2] 循扪弹怒：参见《素问·离合真邪论》"扪而循之""弹而怒之，抓而下之"，《难经·七十八难》"弹而努之，爪而下之"。

[3] 留吸母：参《难经·六十九难》《难经·七十九难》，虚则补其母。

[4] 伸提：参《难经·七十八难》，动而伸之是谓泻。

[5] 疾呼子：参《难经·六十九难》，实则泻其子。留吸母与疾呼子字面互对，留与疾相对，出自《灵枢经》"寒则留之""热则疾之"。吸与呼相对，母与子相对。

[6] 动退空歇……随济左而补暖：《难经·七十八难》："得气，因推而内之是谓补，动而伸之是谓泻。"《难经·七十九难》："迎而夺之者，泻其子也；随而济之者，补其母也。"何若愚《流注指微论》："男子左泻右补，女子右泻左补。转针迎随，补泻之道，明于此矣。"

慎之！大患危疾，色脉不顺而莫针；寒热风阴，饥饱醉劳而切忌[1]。望不补而晦不泻，弦不夺而朔不济[2]。精其心而穷其法，无灸艾而坏其皮；正其理而求其原，免投针而失其位。避灸处而加四肢，四十有九；禁刺处而除六俞，二十有二[3]。

【串注】

[1] 大患危疾……饥饱醉劳而切忌：参见《灵枢·终始》"凡

刺之禁……"及《素问·刺禁论》全篇。

[2]望不补而晦不泻，弦不夺而朔不济：参见《素问·八正神明论》"月生无泻，月满无补，月郭空无治，是谓得时而调之"。

[3]避灸处而加四肢……二十有二：避灸处、禁刺处，刺灸禁穴数，各家说法不一，其主旨乃是避免伤及穴下内脏器官、大血管，可参考《灵枢·背腧》《素问·刺禁论》。

抑又闻，高皇抱疾未瘥，李氏刺巨阙而得苏；太子暴死为厥，越人针维会[1]而复醒。肩井[2]曲池，甄权刺臂痛而复射；悬钟环跳，华佗刺躄足而立行。秋夫针腰俞而鬼免沉疴；王纂针交俞而妖精立出。取肝俞与命门[3]，使瞽士视秋毫之末；取少阳与交别，俾聋夫听夏蚋[4]之声。

【串注】

[1]维会：当《史记·扁鹊仓公列传》中所说的"三阳五会"。

[2]肩井：据《千金要方》《铜人》载："甄权针肩髃二穴，令将弓箭向垛，射之如故。"

[3]命门：《灵枢·根结》："命门者，目也。"

[4]蚋：蚊子一类的昆虫。韩愈《送陆畅归江南》诗："我实门下士，力薄蚋与蚊。"

嗟夫！去圣逾远，此道渐坠。或不得意而散其学，或愆[1]其能而犯禁忌。愚庸智浅，难契于玄言[2]。至道渊深，得之者有几？偶述斯言，不敢示诸明达者焉，庶几乎童蒙之心启。

【串注】

[1]愆：qiān，过失，错过。

[2]玄言：玄理之言。多指老庄之哲理。

附:《金针赋》[1]

徐 凤[2]

观夫针道，捷法最奇，须要明于补泻，方可起于倾危。先分病之上下，次定穴之高低。头有病而足取之，左有病而右取之。男子之气，早在上而晚在下，取之必明其理；女子之气，早在下而晚在上，用之必识其时。午前为早属阳，午后为晚属阴，男女上下，凭腰分之。

手足三阳，手走头而头走足；手足三阴，足走腹而胸走手，阴升阳降，出入之机。逆之者为泻为迎；顺之者为补为随。春夏刺浅者以瘦，秋冬刺深者以肥。更观元气厚薄，浅深之刺犹宜。

原夫补泻之法，妙在呼吸手指。男子者，大指进前左转，呼之为补，退后右转，吸之为泻，提针为热，插针为寒；女子者，大指退后右转，吸之为补，进前左转，呼之为泻，插针为热，提针为寒。左与右各异，胸与背不同，午前者如此，午后者反之。

是故爪而切之，下针之法；摇而退之，出针之法；动而进之，催气[3]之法；循而摄之，行气之法。搓而去病，弹则补虚，肚腹盘旋，扪为穴闭。重沉豆许曰按，轻浮豆许曰提。一十四法，针要所备。补者一退三飞，真气自归；泻者一飞三退，邪气自避。补则补其不足，泻则泻其有余。有余者为肿为痛曰实，不足者为痒为麻曰虚。气速效速，气迟效迟。死生贵贱，针下皆知，贱者硬而贵者脆，生者涩而死者虚，候之不至，必死无疑。

　　且夫下针之法，先须爪按，重而切之[4]，次令咳嗽一声，随咳下针。凡补者呼气，初针刺至皮内，乃曰天才；少停进针，刺入肉内，是曰人才；又停进针，刺至筋骨之间，名曰地才，此为极处，就当补之，再停良久，却须退针至人之分，待气沉紧，倒针朝病，进退往来，飞经走气，尽在其中矣。凡泻者吸气，初针至天，少停进针，直至于地，得气泻之，再停良久，即须退针，复至于人，待气沉紧，倒针朝病，法同前矣。其或晕针者，神气虚也，以针补之，口鼻气回，热汤与之，略停少顷，依前再施。

　　及夫调气之法。下针至地之后，复人之分。欲气上行，将针右捻；欲气下行，将针左捻；欲补先呼后吸，欲泻先吸后呼。气不至者，以手循摄，以爪切掐，以针摇动，进捻搓弹，直待气至。以龙虎升腾之法，按之在前，使气在后，按之在后，使气在前。运气走至疼痛之所，以纳气之法，扶针直插，复向下纳，使气不回。若关节阻涩，气不过者，以龙虎龟凤通经接气，大段之法，驱而运之，仍以循摄爪切，无不应矣，此通仙之妙。

　　况夫出针之法，病势既退，针气微松，病未退者，针气如根，推之不动，转之不移，此为邪气吸拔其针，乃真气未至，不可出之，出之者其病即复，再须补泻，停以待之，直候微松，方可出针豆许，摇而停之。补者吸之去疾，其穴急扪；泻者呼之去除，其穴不闭。欲令腠密，然后调气[5]，故曰贵迟，太急伤血；出针贵缓，太急伤气。已上总要，于斯尽矣。

　　考夫治病，其法有八：一曰烧山火，治顽麻冷痹，先浅后深，凡九阳而三进三退，慢提紧按，热至，紧闭插针，除寒[6]之有准。二曰透天凉，治肌热骨蒸，先深后浅，用六阴而三出三入，紧提慢按，徐徐举针，退热之可凭，皆细细搓之，去病准绳。三曰阳中隐阴，先寒后热，浅而深，以九六之法，则先补后泻也。四曰阴中隐阳，先热后寒，深而浅，以六九之方，则先泻后补也。补者直须热至，泻者务待寒侵，犹如搓线，慢慢转针，盖^[7]法在浅则用浅，法在深则用深，二者不可兼而紊之也。五曰子午捣臼，水蛊膈气，落穴之后，调气均匀，针行上下，九入六出，左右转之，十遭自平。六曰进气之诀，腰背肘膝痛，浑身走注疼，刺九分，行九补，卧针五七吸，待气上行^[8]。亦可龙虎交战，左捻九而右捻六，是亦住痛之针。七曰留气之诀，痃癖癥瘕，刺七分，用纯阳，然后乃直插针，气来深刺，提针再停。八曰抽添之诀，瘫痪疮癞，取其要穴，使九阳得气，提按搜寻。大要运气周遍，扶针直插，复向下纳，回阳倒阴，指下玄微，胸中活法，一有未应，反复再施。

若夫过关过节，催运气血^[9]，以飞经走气，其法有四：一曰青龙摆尾，如扶船舵，不进不退，一左一右，慢慢拨动。二曰白虎摇头，似手摇铃，退方进圆，兼之左右，摇而振之。三曰苍龟探穴，如入土之象，一退三进，钻剔四方。四曰赤凤迎源，展翅之仪，入针至地，提针至天，候针自摇，复进其原，上下左右，四围飞旋，病在上吸而退之，病在下呼而进之。

至夫久患偏枯，通经接气之法，已有^[10]定息寸数。手足三阳，上九而下十四，过经四寸；手足三阴，上七而下十二，过经五寸。在乎摇动出纳，呼吸同法，驱运气血，顷刻周流，上下通接，可使寒者暖而热者凉，痛者止而胀者消，若开渠之决水，立时见功，何倾危之不起哉？《难》曰^[11]：病有三因，皆从气血，针分八法，不离阴阳。盖经脉昼夜之循环，呼吸往来之不息，和则身体康健，否则疾病而生^[12]。譬如天下，国家地方，山海田园，江河溪谷，值岁时风雨均调，则水道疏利，民安物阜。其或一方一所，风雨不均，遭以旱涝，使水道涌竭不通，灾伤^[13]遂至。人之气血，受病三因，亦犹方所之于旱涝也。盖针砭所以通经脉，均气血，蠲邪扶正，故曰捷法最奇者哉。

嗟夫！轩岐[14]古远，卢扁[15]久亡。此道幽深，非一言而可尽；斯文细密，在久习而能通。岂世上之常辞，庸流之泛术。得之者，若科之及第而悦于心；用之者，如射之发中而进于目[16]。述自先贤[17]，传之后学，用针之士，有志于斯，果能洞造玄微，而尽其精妙，则世之伏枕之疴，有缘者遇针到病除，随手而愈[18]。

【串注】

[1]《金针赋》：针灸歌赋名。始载于徐凤《针灸大全》，全名《梓岐风谷飞经走气撮要金针赋》。序言谓此赋出自"梓岐风谷飞经走气补泻之法"，经撮要写成此篇。赋中首次提出烧山火、透天凉、阳中隐阴、阴中隐阳、子午捣臼、进气、留气、抽添、青龙摆尾、白虎摇头、苍龟探穴、赤凤迎源等针法，对后世影响较大。

[2]徐凤：明代针灸学家。字廷瑞，号泉石。弋阳石塘（今属江西）人。1400年（建文二年）学针法于倪孟仲，次年又学于彭九思，传习窦汉卿的针灸书及"梓岐风谷飞经走气补泻之法"。晚年编著《针灸大全》，收集前人针灸著作及自撰《金针赋》《子午流注逐日按时定穴歌》等，对针灸学术的推广有着较大的影响。

[3]催气：《针灸大成》作"催针"。

[4]且夫下针之法……重而切之：《针灸大成》作："且夫下针之先，须爪按重而切之。"

[5]调气：《针灸大成》作"吸气"。

[6]寒：《针灸大成》作"寒之"

[7]盖：《针灸大成》无"盖"字。

[8]待气上行：《针灸大成》作"待气上下"。

[9] 过关过节，催运气血:《针灸大成》作"过关过节催运气"。

[10] 已有:《针灸大成》无"已"字。

[11]《难》曰:《针灸大成》作"虽然"。

[12] 而生:《针灸大成》作"竟生"。

[13] 灾伤:《针灸大成》作"灾忧"。

[14] 轩岐: 轩, 轩辕黄帝; 岐, 岐伯。

[15] 卢扁: 即古代名医扁鹊。因家于卢国，故又名"卢扁"。

[16] 而进于目:《针灸大成》作"而应于目"。

[17] 先贤:《针灸大成》作"先圣"。

[18] 有缘者遇针到病除，随手而愈:《针灸大成》作"有缘者遇针，其病皆随手而愈矣"。

分类编目

1. 脏腑

（1）脏腑与精神情志

《灵枢·本神》《素问·举痛论》《素问·宣明五气论》

（2）五脏变腧

《素问·脏气法时论》

（3）脏腑阴阳表里

《灵枢·本输》《素问·五脏别论》《灵枢·师传》

（4）脏腑与五官

《灵枢·脉度》

（5）五脏大小坚脆与六腑应候

《灵枢·本脏》

（6）营卫与三焦

《灵枢·营卫生会》《灵枢·决气》

2. 经络

（1）十二经脉的循行、病候

《足臂十一脉灸经》《阴阳十一脉灸经》《灵枢·经脉》

（2）十二经配属脏腑

《灵枢·经脉》《难经·二十五难》

（3）经脉流注

《灵枢·动输》《灵枢·营气》《素问·骨空论》《难经·二十三难》

（4）手足三阴三阳经脉的循行走向

《灵枢·逆顺肥瘦》

（5）关于奇经八脉

《难经·二十七难》

（6）奇经八脉循行、病候

《素问·骨空论》《灵枢·动输》《灵枢·逆顺肥瘦》《灵枢·五音五味》《灵枢·寒热病》《灵枢·脉度》《灵枢·刺腰痛》《素问·痿论》《难经·二十八难》《难经·二十九难》《奇经八脉考》

（7）十五络脉（……之别）

《灵枢·经脉》《难经·二十六难》

（8）十二经别

《灵枢·经别》

（9）十二经筋

《灵枢·经筋》

（10）十二皮部

《素问·皮部论》

（11）经隧

《素问·调经论》

（12）经水

《灵枢·经水》

（13）经络之要道

《灵枢·经脉》《灵枢·经别》《素问·五脏别论》

（14）经脉与络脉的区别

《灵枢·经脉》《灵枢·脉度》

（15）经络与生理

《灵枢·邪气脏腑病形》《灵枢·海论》《灵枢·本脏》《灵

枢·五音五味》《素问·上古天真论》

（16）十二经脉气血多少

《灵枢·经水》《素问·血气形志》《灵枢·九针》《灵枢·五音五味》

（17）经络与病理

《灵枢·邪气脏腑病形》《素问·调经论》《素问·缪刺论》《素问·痹论》《素问·离合真邪论》《素问·举痛论》《素问·五脏生成》《素问·气穴论》《难经·二十二难》

（18）经络与诊断

《灵枢·经脉》《素问·经络论》《难经·一难》《难经·八难》

（19）三部九候

《素问·三部九候》

（20）脉象与经脉病候

《灵枢·根结》《灵枢·禁服》《灵枢·五色》《素问·平人气象论》《素问·玉机真脏论》《难经·十五难》

（21）经脉长短

《灵枢·脉度》《难经·二十三难》

（22）营卫的循行流注

《灵枢·营卫生会》《灵枢·卫气》《灵枢·卫气行》《灵枢·营气》《灵枢·本脏》《灵枢·卫气失常》《灵枢·大惑论》《素问·疟论》《素问·风论》《素问·痹论》《难经·三十难》

（23）经脉的表里

《灵枢·九针》《素问·血气形志》

（24）经脉的标本

《灵枢·卫气》

（25）经脉的根结

《灵枢·根结》《素问·阴阳离合论》

（26）脉象与经脉病候

《灵枢·根结》《灵枢·邪气脏腑病形》《灵枢·禁服》《灵枢·五色》《素问·平人气象论》《素问·玉机真脏论》《难经·十五难》

（27）脉气竭绝之症候

《灵枢·经脉》《灵枢·终始》《素问·诊要经终论》《难经·二十四难》

（28）四海

《灵枢·海论》

（39）四街

《灵枢·动输》《灵枢·卫气》

3. 腧穴

（1）腧穴的作用

《灵枢·九针十二原》《灵枢·四时气》《素问·诊要经终论》《素问·气穴论》《素问·痹论》

（2）取穴的原则

《灵枢·终始》

（3）取穴方法

《灵枢·本输》《灵枢·邪气脏腑病形》《素问·血气形志》

（4）一夫法

《肘后备急方·治风毒脚弱痹满上气方第二十一》《备急千金要方·针灸上·灸例第六》《小品方》

（5）骨度

《灵枢·骨度》

（6）气穴

《素问·气穴论》

（7）气府

《素问·气府论》

（8）水俞与热俞

《素问·水热穴论》

（9）髓空

《素问·骨空论》

（10）五输穴

《灵枢·本输》《难经·六十二难》《难经·六十三难》《难经·六十四难》《难经·六十五难》

（11）五输穴的应用

《灵枢·顺气一日分为四时》《难经·六十六难》《难经·七十三难》《难经·七十四难》

（12）原穴

《灵枢·九针十二原》《灵枢·本输》《难经·六十六难》

（13）络穴（络脉起点）

《灵枢·经脉》

（14）郄穴

《针灸甲乙经·卷三》

（15）（下）合穴

《灵枢·邪气脏腑病形》《灵枢·本输》《素问·咳论》

（16）俞穴募穴

《灵枢·背俞》《素问·长刺节论》《难经·六十七难》

（17）八会穴

《难经·四十五难》

（18）八脉交会穴

《针经指南》《医经小学》

（19）颈部七次脉

《灵枢·本输》

（20）足三里穴的应用

《灵枢·四时气》《灵枢·五邪》《灵枢·热病》

4. 刺灸

（1）针灸药之所宜

《素问·移精变气论》《素问·汤液醪醴论》《素问·玉机真脏论》《素问·病能论》《备急千金要方·卷三十针灸下·孔穴主对法第八》《针灸资生经·第二·针灸须药》

（2）九针之形

《灵枢·九针十二原》《灵枢·九针论》

（3）九针之源

《素问·异法方宜论》

（4）九针之应用

《灵枢·官针》《灵枢·刺节真邪论》

（5）用针之要道

《灵枢·九针十二原》《灵枢·官能》《灵枢·小针解》《素问·针解》《素问·宝命全形论》《素问·八正神明论》《备急千金要方·针灸上·用针略例第五》

（6）灸之要道

《备急千金要方·针灸上·灸例第六》

（7）艾炷大小

《备急千金要方·针灸上·灸例第六》《针灸资生经·第二·艾炷大小》

（8）艾灸多少

《备急千金要方·针灸上·灸例第六》《针灸资生经·第二·论状数多少》

（9）大病之灸

《扁鹊心书·大病宜灸》

（10）针刺与神气的关系

《灵枢·九针十二原》《灵枢·小针解》《灵枢·官能》《灵枢·本神》《灵枢·刺节真邪论》《素问·宝命全形论》

（11）得气

《标幽赋》

（12）守气

《灵枢·小针解》《素问·宝命全形论》

（13）候气

《素问·离合真邪论》《灵枢·九针十二原》《灵枢·行针》《灵枢·终始》《灵枢·邪客》《素问·宝命全形论》《素问·通评虚实论》

（14）导气

《灵枢·五乱》《灵枢·阴阳二十五人》

（15）失气

《灵枢·终始》

（16）催气

《神应经·补泻手法》

（17）针刺深浅

《灵枢·九针十二原》《灵枢·小针解》《灵枢·官针》《灵枢·根结》《灵枢·逆顺肥瘦》《灵枢·终始》《素问·刺要论》《素问·刺齐论》《素问·刺禁论》

（18）针刺导引

《灵枢·刺节真邪论》

（19）针刺时机

《灵枢·逆顺》《素问·疟论》

（20）针刺禁忌

《素问·刺禁论》《灵枢·逆顺》《灵枢·终始》《灵枢·五禁》《灵枢·热病》《素问·诊要经终论》《素问·四时刺逆从论》

（21）晕针与滞针

《灵枢·经脉》《灵枢·血络论》

（22）针灸与日时

《素问·八正神明论》《灵枢·本输》《灵枢·四时气》《灵枢·寒热病》《灵枢·师传》《素问·诊要经终论》《素问·四时刺逆从论》《难经·七十难》《难经·七十四难》

（23）针刺与脉象

《灵枢·邪气脏腑病形》

（24）针刺与营卫

《难经·七十一难》《难经·七十六难》

（25）针刺与体质

《灵枢·根结》

（26）人迎寸口脉盛衰与六脉针刺补泻

《灵枢·终始》

（27）针刺与疗效

《灵枢·九针十二原》

（28）针刺与疗程

《灵枢·寿夭刚柔》

（29）补泻原则

《灵枢·九针十二原》《灵枢·经脉》《灵枢·根结》《灵枢·终始》《灵枢·禁服》《灵枢·官能》《灵枢·寿夭刚柔》《灵枢·阴阳清浊》《灵枢·阴阳二十五人》《素问·阴阳应象大论》《素问·通评虚实论》

（30）常用针刺补泻方法的操作

迎随补泻

《灵枢·九针十二原》《灵枢·终始》《灵枢·寒热病》《难经·八十难》

徐疾补泻

《灵枢·九针十二原》《灵枢·小针解》《难经·七十二难》

呼吸补泻

《素问·离合真邪论》《素问·八正神明论》

开合补泻

《灵枢·九针十二原》《灵枢·官能》《素问·针解》《素问·调经论》《素问·刺志》《难经·七十八难》

母子补泻

《难经·六十九难》《难经·七十九难》

（31）补泻感应

《素问·针解》《素问·刺志》《灵枢·终始》《灵枢·四时气》《灵枢·行针》

（32）补泻失当

《灵枢·九针十二原》《灵枢·根结》《灵枢·邪气脏腑病形》《灵枢·终始》《灵枢·胀论》《素问·阴阳应象大论》《素问·离合真邪论》《难经·十二难》《难经·八十一难》

（33）刺微针法

《素问·调经论》

（34）卫气行针法

《灵枢·卫气行》

（35）巨刺法

《素问·缪刺论》《素问·调经论》

（36）缪刺法

《素问·缪刺论》《素问·调经论》

（37）九变刺法

《灵枢·官针》

（38）十二节刺法

《灵枢·官针》

（39）五脏刺法

《灵枢·官针》

（40）五节刺法

《灵枢·刺节真邪论》

（41）三变刺法

《灵枢·官针》《灵枢·寿夭刚柔》

（42）六变刺法

《灵枢·邪气脏腑病形》

（43）络刺法

《灵枢·经脉》《灵枢·刺节真邪论》《灵枢·禁服》《灵枢·血络论》《素问·三部九候论》《素问·针解》

（44）刺经筋法

《灵枢·经筋》

（45）刺寒痹内热法

《灵枢·寿夭刚柔》《灵枢·周痹》

（46）刺寒热法

《灵枢·九针十二原》

（47）灸法

《素问·异法方宜论》《灵枢·官能》《灵枢·刺节真邪论》《灵枢·禁服》《灵枢·背俞》《素问·通评虚实论》《素问·骨空论》

（48）灸之补泻

《灵枢·背俞》

5. 证治

（1）治未病

《难经·七十七难》《金匮要略·脏腑经络先后病脉证第一》

（2）脏腑

《灵枢·邪气脏腑病形》《素问·脏气法时论》《素问·刺热论》《素问·通评虚实论》《灵枢·热病》《灵枢·五邪》《灵枢·四时气》《灵枢·杂病》《灵枢·厥病》《灵枢·癫狂》《灵枢·卫气失常》

（3）热病

《素问·刺热论》《素问·水热穴论》《素问·气穴论》《素问·骨空论》《灵枢·寒热病》《灵枢·热病》《灵枢·刺节真邪论》

（4）疟疾

《素问·疟论》《素问·刺疟》《灵枢·四时气》《金匮要略·疟病脉证并治第四》

（5）气喘

《灵枢·刺节真邪论》《灵枢·癫狂》《灵枢·杂病》《素问·骨空论》

（6）癫狂痫

《灵枢·癫狂》《灵枢·杂病》《灵枢·寒热病》

（7）肿胀

《灵枢·胀论》《灵枢·水胀》《灵枢·杂病》《灵枢·四时气》《素问·水热穴论》《灵枢·癫狂》

（8）中风偏瘫

《灵枢·热病》《灵枢·刺节真邪论》《金匮要略·中风历节病脉证并治第五》

（9）头项

《灵枢·厥病》《灵枢·杂病》《灵枢·寒热病》

（10）五官

《灵枢·寒热病》《灵枢·热病》《灵枢·杂病》《灵枢·厥病》《灵枢·忧恚无言》

（11）腰痛

《素问·刺腰痛》《素问·骨空论》《灵枢·杂病》

（12）痿痹

《素问·痿论》《灵枢·根结》《灵枢·杂病》《灵枢·寒热病》《灵枢·四时气》《灵枢·寿夭刚柔》《灵枢·周痹》《素问·长刺节论》《素问·骨空论》《素问·缪刺论》《金匮要略·血痹虚劳病脉证并治第六》

（13）杂病

《灵枢·刺节真邪论》《灵枢·四时气》《灵枢·杂病》《灵枢·口问》《灵枢·五乱》《灵枢·癫狂》《灵枢·寒热病》《灵枢·上膈》《素问·长刺节论》《素问·气穴论》《素问·骨空论》《金匮要略·痉湿暍病脉证第二》《金匮要略·奔豚气病脉证治第八》《金匮要略·呕吐哕下利病脉证治第十七》《金匮要略·跗蹶手指臂肿转筋阴狐疝蛔虫病脉证治第十九》《金匮要略·妇人妊娠病脉证并治第二十》《金匮要略·妇人杂病脉证并治第二十二》《诸病源候论·卷之四十五·小儿杂病诸候一》

（14）痈疽

《素问·通评虚实论》《灵枢·上膈》

（15）六经辨治

太阳病《伤寒论·辨太阳病脉证并治上、中、下》

阳明病《伤寒论·辨阳明病脉证并治》

少阴病《伤寒论·辨少阴病脉证并治》

厥阴病《伤寒论·辨厥阴病脉证并治》

主要参考书目

马王堆汉墓帛书整理小组.五十二病方［M］.北京：文物出版社，1979.

灵枢经［M］.北京：人民卫生出版社，1963.

黄帝内经素问［M］.北京：人民卫生出版社，1963.

战国·秦越人.难经［M］.广州：广东科技出版社，2022.

汉·张仲景.伤寒论［M］.北京：人民卫生出版社，2005.

汉·张仲景.金匮要略［M］.北京：人民卫生出版社，2005.

晋·葛洪.肘后备急方［M］.北京：人民卫生出版社，1956.

隋·王叔和.脉经［M］.北京：人民卫生出版社，1956.

隋·巢元方.诸病源候论校释［M］.南京中医学院，校释.北京：人民卫生出版社，1983.

唐·孙思邈.备急千金要方［M］.北京：人民卫生出版社，1982.

日·丹波康赖.医心方［M］.北京：华龄出版社，2020.

宋·窦材.扁鹊心书［M］.北京：中国中医药出版社，2015.

宋·王执中.针灸资生经［M］.上海：上海科学技术出版社，1959.

元·窦桂芳.针灸四书［M］.北京：人民卫生出版社，1983.

明·刘纯.医经小学［M］.北京：中国中医药出版社，2015.

明·徐凤.针灸大全［M］.北京：人民卫生出版社，1987.

明·朱橚.普济方［M］.北京：人民卫生出版社，1959.

明·陈会.神应经［M］.北京：中医古籍出版社，1990.

明·虞抟.医学正传［M］.北京：中国医药科技出版社，2021.

明·汪机.针灸问对［M］.上海：上海科学技术出版社，1959.

明·杨继洲.针灸大成［M］.北京：人民卫生出版社，1963.

明·吴崑.针方六集［M］.合肥：安徽科学技术出版社，1992.

明·张介宾.类经［M］.北京：人民卫生出版社，1965.

明·龚居中.红炉点雪［M］.上海：上海科学技术出版社，1959.

清·喻昌.医门法律［M］.北京：人民卫生出版社，2006.

清·徐大椿.医学源流论［M］.北京：人民卫生出版社，2007.

清·吴亦鼎.神灸经纶［M］.北京：中医古籍出版社，1987.

清·莫枚士.研经言［M］.南京：江苏科学技术出版社，1984.

晋·王叔和.脉经［M］.北京：人民卫生出版社，1956.

晋·皇甫谧.针灸甲乙经［M］.北京：人民卫生出版社，2006.

唐·杨上善.黄帝内经太素［M］.北京：人民卫生出版社，1965.

唐·杨上善.黄帝内经太素（增补点校）［M］.北京：科学技术文献出版社，2000.

唐·王冰.黄帝内经素问［M］.北京：人民卫生出版社，1963.

日·丹波元简.灵枢识［M］.北京：中国医药科技出版社，2019.

日·丹波元简.素问识［M］.北京：中医古籍出版社，2017.

宋·王惟一.铜人腧穴针灸图经［M］.北京：中国书店，1987.

元·滑寿.十四经发挥［M］.上海：上海大学出版社，2023.

元·王国瑞.扁鹊神应针灸玉龙经［M］.北京：中医古籍出版社，1990.

明·李时珍.奇经八脉考［M］.北京：中国医药科技出版社，2019.

明·马莳.黄帝内经注证发微［M］.北京：中医古籍出版社，2017.

明·李中梓.内经知要［M］.北京：人民卫生出版社，2007.

明·吴崑.黄帝内经素问吴注［M］.北京：学苑出版社，2012.

清·张志聪.黄帝内经集注［M］.北京：中医古籍出版社，2015.

清·高士宗.黄帝内经素问直解［M］.北京：学苑出版社，2011.

清·周学海.内经评文［M］.北京：学苑出版社，2011.

刘衡如.灵枢经（校勘本）［M］.北京：人民卫生出版社，2013.

河北医学院.灵枢经校释［M］.北京：人民卫生出版社，1982.

山东中医学院，河北医学院.黄帝内经素问校释［M］.北京：人民卫生出版社，1982.

段逸山.《素问》全元起本研究与辑复［M］.上海：上海科学技术出版社，2001.

山东中医学院.针灸甲乙经校释［M］.北京：人民卫生出版社，2009.

明·王九思.难经集注［M］.北京：人民卫生出版社，1956.

清·叶霖.难经正义［M］.上海：上海科学技术出版社，1981.

郭霭春.八十一难经集解［M］.天津：天津科学技术出版社，1984.

南京中医学院.难经校释［M］.北京：人民卫生出版社，1979.

清·程林.金匮要略直解［M］.北京：中国中医药出版社，2015.

陆渊雷.伤寒论今释［M］.北京：学苑出版社，2008.

陆渊雷.金匮要略今释［M］.北京：学苑出版社，2008.

成都中医学院.伤寒论释义［M］.上海：上海科学技术出版社，1964.

李鼎.经络学［M］.上海：上海科学技术出版社，1984.

窦汉卿.针灸二赋译注［M］.李鼎，评注.上海：上海中医药大学出版社，2009.